**INSTITUTO DE MEDICINA INTEGRAL
PROF. FERNANDO FIGUEIRA – IMIP**

Gestação de Alto Risco
Baseada em Evidências

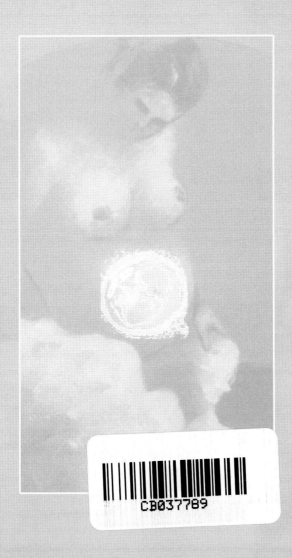

**INSTITUTO DE MEDICINA INTEGRAL
PROF. FERNANDO FIGUEIRA – IMIP**

Gestação de Alto Risco Baseada em Evidências

CENTRO DE ATENÇÃO À MULHER (CAM)

**LUIZ CARLOS SANTOS
VILMA GUIMARÃES DE MENDONÇA**
Coordenadores do CAM – IMIP

ANA MARIA FEITOSA PORTO
Coordenadora da Residência Medica em Ginecologia e Obstetrícia

**GLAUCIA VIRGÍNIA DE QUEIROZ LINS GUERRA
ISABELA CRISTINA COUTINHO DE ALBUQUERQUE NEIVA COELHO**
Coordenadoras da Obstetrícia

LEILA KATZ
Coordenadora da UTI-Obstétrica do CAM – IMIP

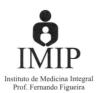

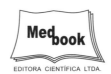

Gestação de Alto Risco Baseada em Evidências

Direitos exclusivos para a língua portuguesa
Copyright © 2011 by
MEDBOOK – Editora Científica Ltda.

Nota da Editora: Os autores desta obra verificaram cuidadosamente os nomes genéricos e comerciais dos medicamentos mencionados; também conferiram os dados referentes à posologia, objetivando informações acuradas e de acordo com os padrões atualmente aceitos. Entretanto, em função do dinamismo da área de saúde, os leitores devem prestar atenção às informações fornecidas pelos fabricantes, a fim de se certificarem de que as doses preconizadas ou as contraindicações não sofreram modificações, principalmente em relação a substâncias novas ou prescritas com pouca frequência. Os autores e a editora não podem ser responsabilizados pelo uso impróprio nem pela aplicação incorreta de produto apresentado nesta obra.

Apesar de terem envidado o máximo de esforço para localizar os detentores dos direitos autorais de qualquer material utilizado, os autores e o editor desta obra estão dispostos a acertos posteriores caso, inadvertidamente, a identificação de algum deles tenha sido omitida.

Reservados todos os direitos. É proibida a duplicação ou reprodução deste volume, no todo ou em parte, sob quaisquer formas ou por quaisquer meios (eletrônico, mecânico, gravação, fotocópia, distribuição na Web, ou outros), sem permissão expressa da Editora.

Editoração Eletrônica: REDB STYLE – Produções Gráficas e Editorial Ltda.
Capa: Isa Pontual

CIP-BRASIL. CATALOGAÇÃO-NA-FONTE
SINDICATO NACIONAL DOS EDITORES DE LIVROS, RJ

G333

Gestação de alto risco baseada em evidências / organizadores Luiz Carlos Santos, Vilma Guimarães de Mendonça. - Rio de Janeiro: MedBook, 2011.
480p.

Inclui bibliografia
ISBN 978-85-99977-56-9

1. Gravidez. 2. Grávidas - Cuidado e tratamento. 3. Grávidas - Saúde e higiene. I. Santos, Luiz Carlos. II. Mendonça, Vilma Guimarães de.

10-4831.   CDD: 612.8
                  CDU: 612.8

22.09.10 04.10.10   021809

Editora Científica Ltda.
Rua Mariz e Barros, 711 – Maracanã
CEP 20.270-004 – Rio de Janeiro – RJ
Tel.: (21) 2502-4438 • 2569-2524
contato@medbookeditora.com.br
medbook@superig.com.br
www.medbookeditora.com.br

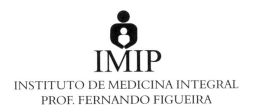

INSTITUTO DE MEDICINA INTEGRAL
PROF. FERNANDO FIGUEIRA

PRESIDENTE DE HONRA
Fernando Figueira

Presidente
Antônio Carlos Figueira

Vice-Presidente
Carlos Morais

Superintendência de Ensino, Pesquisa e Extensão
Fernando Menezes

Superintendência de Atenção à Saúde
Fátima Rabelo

Diretor de Ensino
João Guilherme Bezerra Alves

Diretoria de Pesquisa
Jailson Correia

Organizador e Revisor da 1ª Edição
Luiz Carlos Santos
Ana Maria Feitosa Porto

Dedicatória

Dedicamos este trabalho à memória do Professor Fernando Figueira, fundador e idealizador do IMIP que esta completando 50 anos, e ampliando seu campo de ação na assistência a população carente do Nordeste Brasileiro. Aos nossos pais, esposos, esposas, filhos e netos com amor, respeito e muito carinho.

Colaboradores

Adriana Scavuzzi Carneiro da Cunha

Médica Doutoranda do Instituto de Medicina Integral Prof. Fernando Figueira – IMIP e com Mestrado em Saúde Materno Infantil pelo Instituto de Medicina Integral Prof. Fernando Figueira – IMIP – Recife – PE

Tutora do Curso de Medicina da Faculdade Pernambucana de Saúde – FPS – Recife – PE

Preceptora da Residência de Medicina Ginecologia do Instituto de Medicina Integral Prof. Fernando Figueira – IMIP – Recife – PE

Alex Sandro Rolland Souza

Médico com Doutorado e Mestrado em Saúde Materno-Infantil pelo Instituto de Medicina Integral Prof. Fernando Figueira – IMIP – Recife – PE

Coordenador da Residência Médica em Medicina Fetal do Instituto de Medicina Integral Prof. Fernando Figueira – IMIP – Recife – PE

Preceptor da Residência Médica em Ginecologia e Obstetrícia do Instituto de Medicina Integral Prof. Fernando Figueira – IMIP – Recife – PE

Amaury Cantilino

Médico com Doutorado em Neuropsiquiatria e Ciências do Comportamento pela Universidade Federal de Pernambuco – UFPE – Recife – PE

Coordenador do Programa de Saúde Mental da Mulher da Universidade Federal de Pernambuco – UFPE – Recife – PE

Preceptor da Residência Médica em Psiquiatria do Hospital das Clínicas da Universidade Federal de Pernambuco – HC- UFPE – Recife – PE

Ana Carla Perez Montenegro

Médica Doutoranda em Neuropsiquiatria pela Universidade Federal de Pernambuco – UFPE – Recife – PE

Preceptora da Residência de Clínica Médica do Instituto de Medicina Integral Prof. Fernando Figueira – IMIP – Recife – PE

Tutora do Curso de Medicina da Faculdade Pernambucana de Saúde – FPS – Recife – PE

Ana Maria Feitosa Pôrto

Médica Doutoranda em Saúde Materno-Infantil pelo Instituto de Medicina Integral Prof. Fernando Figueira – IMIP – Recife – PE

Coordenadora da Residência Médica em Ginecologia e Obstetrícia do Instituto de Medicina Integral Prof. Fernando Figueira – IMIP – Recife – PE

Preceptora da Enfermaria de Gravidez de Alto Risco do Instituto de Medicina Integral Prof. Fernando Figueira – IMIP – Recife – PE

Ana Neves Bezerra Cavalcanti

Médica Residente em Ginecologia e Obstetrícia pelo Instituto de Medicina Integral Prof. Fernando Figueira – IMIP – Recife – PE

Ana Thaís Vargas de Oliveira

Médica com Especialização em Endocrinologia e Ginecologia pela Santa Casa de Misericórdia de São Paulo – SP

Médica com Residência em Ginecologia e Obstetrícia pelo Instituto de Medicina Integral Prof. Fernando Figueira – IMIP – Recife – PE

Ariani Impieri de Souza

Médica com Mestrado em Saúde Materno-Infantil pelo Instituto de Medicina Integral Prof. Fernando Figueira – IMIP – Recife – PE

Tutora do Curso de Medicina da Faculdade Pernambucana de Saúde – FPS – Recife – PE

Docente da Pós-Graduação em Saúde Materno-Infantil do Instituto de Medicina Integral Prof. Fernando Figueira – IMIP – Recife – PE

Brena Carvalho Pinto de Melo

Médica com Mestrado em Saúde Materno Infantil pelo Instituto de Medicina Integral Professor Fernando Figueira – IMIP – Recife – PE

Preceptora da Enfermaria de Gestação de Alto Risco e Plantonista da Unidade de Terapia Intensiva Obstétrica do Instituto de Medicina Integral Prof. Fernando Figueira – IMIP – Recife – PE

Tutora do Curso de Medicina da Faculdade Pernambucana de Saúde – FPS – Recife – PE

Carlos Augusto Alencar Junior

Médico com Doutorado em Obstetrícia pela Universidade Federal de São Paulo – UNIFESP – SP

Professor Associado do Departamento de Saúde Materno-Infantil da Universidade Federal do Ceará – UFC

Presidente da Comissão de Obstetrícia da Federação Brasileira das Associações de Ginecologia e Obstetrícia – FEBRASGO e Diretor da Clínica Obstétrica da Maternidade-Escola Assis Chateaubriand – Universidade Federal do Ceará – UFC

Carlos Japhet Matta Albuquerque

Médico com Especialização em Cardiologia pela Associação Médica Brasileira – AMB

Coordenador Clínico da UTI Obstétrica e Cardiologista do Instituto de Medicina Integral Prof. Fernando Figueira – IMIP – Recife – PE

Cardiologista da Secretaria Estadual de Saúde de Pernambuco no Hospital Barão de Lucena – HBL e Cardiologista da EMCOR – Diagnósticos do Coração – Recife – PE

Carlos Noronha Neto

Médico com Doutorado em Saúde Materno Infantil pelo Instituto de Medicina Integral Prof. Fernando Figueira – IMIP – Recife – PE

Preceptor da Residência em Tocoginecologia do Centro Integrado de Saúde Amaury de Medeiros – CISAM, do Instituto de Medicina Integral Prof. Fernando Figueira – IMIP e Preceptor da Residência em Medicina Fetal do Instituto de Medicina Integral Prof. Fernando Figueira – IMIP – Recife – PE

Médico da UTI Obstétrica do Instituto de Medicina Integral Prof. Fernando Figueira – IMIP e do Serviço de Apoio à Mulher em Situação de Violência – HAM – Recife – PE

Médico Ultrassonografista da Biofeto e da Derby Imagem – Recife – PE

Carolina Prado Diniz

Médica Mestranda em Obstetrícia pela Universidade Federal de São Paulo – UNIFESP

Médica com Especialização Medicina Fetal pela Federação Brasileira das Associações de Ginecologia e Obstetrícia – FEBRASGO

Coordenadora do Setor de Imagem do Instituto de Medicina Integral Prof. Fernando Figueira – IMIP Dom Malan

Catarina D'Almeida Lins Beltrão

Médica com Especialização em Ginecologia e Obstetrícia pelo Instituto de Medicina Integral Prof. Fernando Figueira – IMIP – Recife – PE

Preceptora e Assistência na Enfermaria de Alojamento do Instituto de Medicina Integral Prof. Fernando Figueira – IMIP – Recife – PE

Médica do Atendimento Ambulatorial em HIV/AIDS do Instituto de Medicina Integral Prof. Fernando Figueira – IMIP e Médica Plantonista da Maternidade do Centro Integrado de Saúde Amaury de Medeiros – CISAM – Recife – PE

Daniele Sofia de Moraes Barros Gattás

Médica Mestranda em Saúde Materno-Infantil pelo Instituto de Medicina Integral Prof. Fernando Figueira – IMIP – Recife – PE

Preceptora da UTI Obstétrica do Instituto de Medicina Integral Prof. Fernando Figueira – IMIP – Recife – PE

Edvaldo da Silva Sousa

Médico Doutorando em Saúde Materno-Infantil pelo Instituto de Medicina Integral Prof. Fernando Figueira – IMIP – Recife – PE

Médico do Hospital-Dia do Instituto de Medicina Integral Prof. Fernando Figueira – IMIP – Recife – PE

Tutor do Curso de Medicina na Faculdade Pernambucana de Saúde – FPS – Recife – PE

Elza Márcia Targas Yacubian

Médica com Livre-Docencia em Neurologia pela Universidade Federal de São Paulo – UNIFESP

Chefe da Unidade de Pesquisa e Tratamento das Epilepsias da Universidade Federal de São Paulo UNIFESP

Emanuelle Pessa Valente

Médico com Mestrado em Saúde Materno Infantil pelo Instituto Materno Infantil Prof. Fernando Figueira – IMIP – Recife – PE

Preceptora da Residência Médica em Ginecologia e Obstetrícia do Instituto de Medicina Integral Prof. Fernando Figueira – IMIP – Recife – PE

Tutora do Curso de Medicina da Faculdade Pernambucana de Saúde – FPS – Recife – PE

Francisco Edson de Lucena Feitosa

Médico com Doutorado em Tocoginecologia pela Universidade Estadual de Campinas – UNICAMP

Coordenador da Residência em Tocoginecologia da Maternidade Escola Assis Chateaubriand da Universidade Federal do Ceará – UFC

Vice-Presidente da pela Federação Brasileira das Associações de Ginecologia e Obstetrícia – FEBRASGO

Glaucia Virgínia de Queiroz Lins Guerra

Médica com Doutorado em Tocoginecologia pela Universidade Estadual de Campinas – UNICAMP

Preceptora da Gravidez de Alto Risco do Centro de Atenção a Mulher – CAM do Instituto de Medicina Integral Prof. Fernando Figueira – IMIP e Coordenadora da Gravidez de Alto Risco do Centro de Atenção a Mulher – CAM do Instituto de Medicina Integral Prof. Fernando Figueira – IMIP – Recife – PE

Tutora do Curso de Medicina da Faculdade Pernambucana de Saúde – FPS – Recife – PE

Gustavo José Caldas Pinto Costa

Médico com Residência em Clínica Médica no Hospital Barão de Lucena – Recife – PE

Professor do Curso de Especialização e Residência Médica em Endocrinologia e Diabetes do Hospital Agamenon Magalhães – Recife – PE

Médico Assistente da Unidade de Endocrinologia e Diabetes do Hospital Saint Bartholomew's Universidade de Londres

Assessor Médico do Laboratório Paulo Loureiro – Grupo Fleury

Isabela Cristina Coutinho de Albuquerque Neiva Coelho

Médica com Doutorado em Cirurgia pela Universidade Federal de Pernambuco – UFPE e Mestrado em Saúde Materno-Infantil pelo Instituto de Medicina Integral Prof. Fernando Figueira – IMIP – Recife – PE

Preceptora da Residência Médica do Instituto de Medicina Integral Prof. Fernando Figueira – IMIP – Recife – PE

Médica Tocoginecologista da Prefeitura Cidade do Recife – PCR – PE

José Guilherme Cecatti

Médico com Doutorado e Mestrado em Tocoginecologia pela Universidade Estadual de Campinas – UNCIAMP

Professor Titular de Obstetrícia na Universidade Estadual de Campinas – UNICAMP

Presidente do Centro de Estudos em Saúde Reprodutiva de Campinas – CEMICAMP

Leila Katz

Médica com Doutorado em Tocoginecologia pela Universidade Estadual de Campinas – UNCIAMP

Médico com Mestrado em Saúde Materno-Infantil pelo Instituto de Medicina Integral Prof. Fernando Figueira – IMIP – Recife – PE

Coordenadora da UTI Obstétrica do Centro de Atenção à Mulher – CAM do Instituto de Medicina Integral Prof. Fernando Figueira – IMIP – Recife – PE

Luiz Carlos Santos

Médico com Mestrado em Ginecologia e Ostetrícia pela Federação Latino-Americana das Sociedades de Ginecologia e Obstetrícia – FLASOG e Especialização em Reprodução Humana pela Universidade John Hopkins – Baltimore – Estados Unidos

Medico Obstetra Concursado do Ministério da Saúde e da Secretaria Estadual de Saúde de Pernambuco

Coordenador do Centro de Atenção à Mulher – CAM do Instituto de Medicina Integral Prof. Fernando Figueira – IMIP – Recife – PE

Marcelo Marques de Souza Lima

Médico com Mestrado em Obstetrícia pela Universidade Federal de São Paulo – UNIFESP

Médico com Especialização em Medicina Fetal pela Federação Brasileira das Associações de Ginecologia e Obstetrícia – FEBRASGO

Superintendente Instituto de Medicina Integral Prof. Fernando Figueira IMIP – Dom Malan

Márcio Sanctos Costa

Médico com Mestrado em Saúde Materno-Infantil pelo Instituto de Medicina Integral Prof. Fernando Figueira – IMIP e com Especialização em Medicina Intensiva pela AMIB

Supervisor do Programa de Residência em Clínica Médica do Instituto de Medicina Integral Prof. Fernando Figueira – IMIP e Coordenador da Clínica Médica do Hospital Esperança – Recife – PE

Tutor do Curso de Medicina da Faculdade Pernambucana de Saúde – FPS – Recife – PE

Maria Cecília Mac Dowell Dourado de Azevedo

Médica com Residência Médica pelo Instituto de Medicina Interna Prof. Fernando Figueira – IMIP – Recife – PE

Médica do Ambulatório de Pacientes Portadores de HIV do Instituto de Medicina Interna Prof. Fernando Figueira – IMIP – Recife – PE

Médica Auditora do Instituto de Medicina Interna Prof. Fernando Figueira – IMIP – Recife – PE

Médica Auditora da Prefeitura Municipal de Jaboatão dos Guararapes – PE

Maria Luiza Bezerra Menezes

Médica com Doutorado em Ginecologia e Obstetrícia pela Universidade Estadual de Campinas – UNICAMP

Professora Adjunta de Ginecologia e Obstetrícia da Universidade de Pernambuco – UPE – Recife – PE

Membro do Comitê Assessor de Consenso no Manejo de Gestantes Infectadas pelo HIV e Membro do Comitê Assessor de DST do Ministério da Saúde

Marta de Andrade Lima Coelho

Médica Mestranda em Saúde Materno-Infantil pelo Instituto de Medicina Integral Prof. Fernando Figueira – IMIP – Recife – PE

Pneumologista e Plantonista de Clínica Médica do Instituto de Medicina Integral Prof. Fernando Figueira – IMIP – Recife – PE

Pneumologista Preceptora da Residência de Pneumologia do Hospital Octávio de Freitas – Recife – PE

Melânia Maria Ramos de Amorim
Médica com Pós-Doutorado em Tocoginecologia pela Universidade Estadual de Campinas – UNICAMP

Professora de Ginecologia e Obstetrícia da Universidade Federal de Campina Grande – UFCG – PB

Professora da Pós-Graduação em Saúde Materno-Infantil do Instituto de Medicina Integral Prof. Fernando Figueira – IMIP – Recife – PE

Olímpio Barbosa de Moraes Filho
Médico com Mestrado em Tocoginecologia pela Universidade de Pernambuco – UPE – Recife – PE

Médico com Doutorado em Tocoginecologia pela Universidade Estadual de Campinas – UNICAMP

Chefe do Departamento Materno-Infantil da Universidade de Pernambuco – UPE – Recife – PE

Raiane Maria Dutra Negreiros
Médica Residente em Ginecologia e Obstetrícia pelo Instituto de Medicina Integral Prof. Fernando Figueira – IMIP – Recife – PE

Renata Carneiro de Menezes
Médica com Mestrado em Medicina Interna pela Universidade Federal de Pernambuco – UFPE – Recife – PE

Médica com Especialização em Reumatologia pela Sociedade Brasileira de Reumatologia – SBR

Médica Reumatologista do Hospital Oscar Coutinho – Recife – PE

Renata Mota Paixão
Médica Residente em Tocoginecologia pelo Instituto de Medicina Integral Prof. Fernando Figueira – IMIP – Recife – PE

Suelen Cristine de Lima Bezerra
Médica Residente em Ginecologia e Obstetrícia pelo Instituto de Medicina Integral Prof. Fernando Figueira – IMIP – Recife – PE

Vilma Guimarães de Mendonça
Médica com Mestrado Saúde Materno Infantil pelo Instituto de Medicina Integral Prof. Fernando Figueira – IMIP – Recife – PE

Coordenadora do Centro de Atenção à Mulher – CAM do Instituto de Medicina Integral Prof. Fernando Figueira – IMIP – Recife – PE

Presidente da Associação dos Ginecologistas e Obstetras de Pernambuco – AGO- Recife – PE

Prefácio

Como nasceu Jesus?

Como Maria deu a luz a Jesus, alguém sabe?

Na verdade ninguém sabe, suposições é tudo o que há.

Na viagem a Belém, pouco antes da cidade, dores do parto sobrevém. José coloca Maria numa gruta-estábulo e sem perda de tempo corre a cidade, procura parteira à moda dos hebreus. Ao retornar encontra vestido em panos enleados, em uma manjedoura, repousa o menino Jesus.

Surge de novo a pergunta: Como foi que ele nasceu?

Leonardo da Vinci gênio maior, entre seus inúmeros trabalhos retrata o nascimento de Jesus.

E como ele apresenta a mãe?

Agachada, à semelhança das mais inocentes índias do Brasil.

Na discussão das incertezas, talvez seja importante o estudo da Ciência e a Evidencia.

Stephen Hawking "afirma que a física não é uma ciência exata. O físico nunca soube onde o pêndulo está, e sim onde o pêndulo tem mais probabilidade de estar".

O mesmo ocorre em relação às condutas na Medicina, em que estão envolvidos fatores que nos afastam da certeza ou da verdade. A medicina baseada em evidências é uma ciência e um movimento que visa reduzir as incertezas.

A redução das incertezas deve ser feita, para prevenção dos vieses, para aumento do tamanho amostral em cada estudo ou a realização de metanálise, para diminuição dos efeitos do acaso.

O cidadão procura o profissional de saúde porque considera que ele se embase mais na ciência do que outros membros da sociedade, o paciente assume que o profissional está apto a escolher a opção de melhor eficácia e segurança, para si, para sua família e para a sociedade.

Melhorar a eficiência na busca desses objetivos é, em síntese, um papel fundamental da medicina baseada em evidência ou "medicina baseada na redução das incertezas".

Reduzindo-se as incertezas sobre a efetividade e segurança em cada intervenção em saúde, pode se calcular os custos e os benefícios de cada opção, verificar sua eficiência e transformar esses conhecimentos, para que diretrizes clínicas passem a ser implementada. Para isso, é preciso não subestimar a importância do que não se conhece, conhecer e aplicar os horizontes, sobre o que é relevante e não perder a noção do todo nem dos objetivos da ciência médica.

Não há bons ventos para nau sem porto de destino.

Luiz Carlos Santos

Sumário

1. **Aplicando Evidências em Decisões Clínicas** 1
   Adriana Scavuzzi Carneiro da Cunha

2. **Anemias na Gestação** 7
   Ariani Impieri de Souza
   Glaucia Lins Guerra

3. **Hiperêmese Gravídica** 15
   Emanuelle Pessa Valente

4. **Infecção do Trato Urinário na Gestação** 19
   Brena Carvalho Pinto de Melo

5. **Infecções Perinatais: Diagnóstico e Conduta** 25
   Ana Maria Feitosa Pôrto
   Emanuelle Pessa Valente
   Ana Thaís Vargas de Oliveira

   Toxoplasmose 25
   Ana Maria Feitosa Pôrto

   Sífilis 37
   Emanuelle Pessa Valente

   Rubéola 41
   Ana Thaís Vargas de Oliveira

   Citomegalivírus 43
   Emanuelle Pessa Valente

   Hepatites 47
   Ana Thaís Vargas de Oliveira

6. HIV e Gestação 53
Catarina D'Almeida Lins Beltrão
Edvaldo da Silva Sousa
Maria Cecília Mac Dowell Dourado de Azevedo
Maria Luiza Bezerra Menezes

7. Avaliação da Vitalidade Fetal 63
Glaucia Lins Guerra
Isabela Cristina Coutinho de Albuquerque Neiva Coelho
Alex Sandro Rolland de Souza
Carlos Noronha Neto

Ultrassonografia em Gestação de Alto Risco 64
Alex Sandro Rolland de Souza
Carlos Noronha Neto

Dopplervelocimetria Obstétrica 81
Alex Sandro Rolland de Souza

8. Maturidade Fetal 99
Isabela Cristina Coutinho de Albuquerque Neiva Coelho
Raiane Maria Dutra Negreiros
Suelen Cristine de Lima Bezerra

9. Prematuridade 111
Ana Maria Feitosa Pôrto
Daniele Sofia de Moraes Barros Gattás

10. Gestação Prolongada 139
Olímpio Barbosa de Moraes Filho

11. Amniorrexe Prematura 145
Isabela Cristina Coutinho de Albuquerque Neiva Coelho
Renata Paixão

12. Distúrbios do Líquido Amniótico 157
Francisco Edson de Lucena Feitosa
Carlos Augusto Alencar Junior

13. Restrição de Crescimento Fetal 167
Alex Sandro Rolland de Souza

14. Propedêutica do Crescimento Fetal 183
Alex Sandro Rolland de Souza

15. Gemelidade 195
Ana Maria Feitosa Pôrto
Glaucia Lins Guerra

16. Doença Hemolítica Perinatal (DHPN) 207
Marcelo Marques de Souza Lima
Carolina Prado Diniz

17. Hipertensão na Gravidez 215
Melania Maria Ramos de Amorim
Leila Katz
Alex Sandro Rolland Souza

18. Diabetes e Gestação 251
Leila Katz
Melania Maria Ramos de Amorim
Luiz Carlos Santos

19. Doenças da Tireoide e Gestação 285
Ana Carla Montenegro
Brena Carvalho Pinto de Melo

20. Cardiopatias na Gestação 299
Carlos Japhet Matta Albuquerque
Glaucia Lins Guerra
Marta Andrade Lima Coelho
Isabela Cristina Coutinho de Albuquerque Neiva Coelho

21. Pneumopatias na Gestação 323
Marta Andrade Lima Coelho
Isabela Cristina Coutinho de Albuquerque Neiva Coelho

22. Transtornos Psíquicos na Gestação e no Puerpério 355
Amaury Cantilino

23. Epilepsia na Gestação 369
Elza Márcia Targas Yacubian

24. Trombofilia e Gestação 383
Leila Katz
Marcio Santos Costa

25. Doenças Reumatológicas na Gestação..403
Renata Carneiro de Menezes
Glaucia Lins Guerra

26. Síndrome Metabólica na Gestação 417
Gustavo Jose Caldas Pinto Costa
Ana Maria Feitosa Pôrto

27. Indução do Trabalho de Parto..423
Glaucia Lins Guerra
José Guilherme Cecatti

28. Cesariana: Riscos e Benefícios 433
Isabela Cristina Coutinho de Albuquerque Neiva Coelho
Ana Neves Bezerra Cavalcanti

Índice Remissivo 445

INSTITUTO DE MEDICINA INTEGRAL
PROF. FERNANDO FIGUEIRA – IMIP

Gestação de Alto Risco Baseada em Evidências

CAPÍTULO 1

Aplicando Evidências em Decisões Clínicas

Adriana Scavuzzi Carneiro da Cunha

INTRODUÇÃO

A medicina baseada em evidências (MBE) se traduz pela prática da medicina em um contexto em que a experiência clínica é integrada com a capacidade de analisar criticamente e aplicar de forma racional a informação científica de forma a melhorar a qualidade da assistência médica. Na MBE, as dúvidas que surgem ao se resolverem problemas de pacientes são os principais estímulos para que se procure atualizar os conhecimentos. A filosofia da MBE guarda similaridades e pode ser integrada com a metodologia de ensino-aprendizagem denominada aprendizado baseado em problemas.

Na prática diária, as decisões tomadas para resolver o problema do paciente são usualmente baseadas na aplicação consciente da informação avaliável por regras explicitamente definidas. Esta forma de conhecimento explícito pode ser quantificada, modelada, prontamente comunicada e facilmente transposta para diretrizes de conduta clínica baseadas em evidência. No entanto, uma grande quantidade de conhecimento, experiências, valores e habilidades constitui um tipo diferente de evidência, a qual tem forte influência na tomada de decisão. Enquanto os elementos explícitos são ensinados formalmente, os tácitos são adquiridos durante a observação e a prática. Toda informação compreendida, independentemente da forma como foi adquirida e de sua veracidade, costuma ser aplicada na prática clínica.

A DÚVIDA NO ATENDIMENTO AO PACIENTE

A maioria dos procedimentos realizados pelos médicos na prática clínica é feita sem nenhum questionamento crítico. São procedimentos geralmente realizados de forma quase automática, com a certeza de que estão fazendo o melhor pelo paciente. No entanto, algumas vezes o processo de tomada de decisão é mais complexo, gerando dúvidas em relação ao melhor tratamento ou conduta a ser tomada. A despeito da experiência adquirida ao longo de anos de exercício da profissão, os questionamentos acerca do problema apresentado pelo paciente persistem. Com isto, percebe-se que a maioria das informações que adquirimos ao longo da vida profissional é gerada de forma empírica, não sendo, portanto, cientificamente confiável. Na forma como foi baseado o processo de ensino e aprendizagem da maior parte dos médicos que exercem a profissão atualmente, as dúvidas são respondidas sem nenhum senso crítico, com o aprendizado cumulativo, carregado de informações sobre a doença sem nenhuma contextualização do paciente no seu cenário epidemiológico. Como exemplo podemos citar uma paciente de 42 anos que apresentou episódio de síncope sem outras queixas associadas cujos exames de rotina se mostraram normais e questiona o médico sobre a chance de o episódio se repetir. O profissional transfere a pergunta para o preceptor, que responde ser alta a chance de recorrência da síncope, resposta que em nada aliviou a ansiedade da paciente. Nos moldes atuais, o médico transformaria a dúvida em uma pergunta que precisa ser respondida e, após processo de busca na internet, utilizando a sistemática apropriada, conseguiria resgatar vários trabalhos envolvendo o tema de interesse e, depois de uma avaliação crítica dos temas, responderia à paciente de forma mais detalhada, informando que a recorrência nos primeiros seis meses gira em torno de 30%, mas que, passado este período sem crise, a taxa de novo episódio passa a ser de apenas 8% Diferentemente do paradigma anterior, dentro da proposta da medicina baseada em evidências, o paciente recebe informação mais precisa, que lhe propicia participar da tomada de decisão clínica e lhe favorece o controle da ansiedade própria das condições desconhecidas, com consequente alívio da carga emocional decorrente da doença.

COMO ESTRUTURAR A QUESTÃO CLÍNICA

No contexto de aprimorar o atendimento ao paciente, percebemos que a dúvida é elemento-chave no processo de tomada de decisão. Geralmente este questionamento leva à formulação de uma pergunta que precisa ser respondida. A questão clínica elaborada pelo médico pode estar relacionada com aspectos básicos e de definição da doença ou o diagnóstico, a terapêutica ou o prognóstico do paciente. Para que a dúvida seja respondida através da busca de evidências, ela deve ser devidamente organizada, sendo ideal a utilização da forma estruturada de formular a pergunta sintetizada pelo acrônimo P.I.C.O., em que P corresponde a paciente ou população, I de intervenção ou indicador, C de comparação ou controle e O de *outcome* ou desfecho.

A partir da pergunta estruturada, identificamos as palavras-chave ou descritores, que irão constituir a base da busca da evidência nas diversas bases de dados disponíveis.

Esta é a primeira condição básica para que a nossa busca possa ser bem-sucedida; a segunda é encontrar as palavras-chave que melhor descrevem cada uma destas quatro características da questão. Sem estes cuidados, as pesquisas em bases de dados informatizadas costumam resultar em ausência de informação ou em quantidade muito grande de informação que não está relacionada com o nosso interesse. Não é objetivo deste capítulo detalhar os passos utilizados na busca das informações que serão utilizadas para a aplicar a MBE.

Quadro 1.1 Exemplos de perguntas estruturadas a partir do P.I.C.O.

Dúvida diagnóstica: a USG transvaginal pré-operatória prediz o sucesso terapêutico da ressecção laparoscópica de tumores benignos anexiais?

P: Pacientes com tumor benigno anexial

I: USG transvaginal pré-operatória

C: Ressecção por laparoscopia

O: Sucesso terapêutico

Dúvida diagnóstica: O tamanho do cisto em endometriomas ressecados por laparoscopia é fator de risco para recorrência tardia?

P: Pacientes com endometrioma

I: Tamanho do cisto

C: –

O: Recorrência

USG: ultrassonografia.

COMO DEVE SER A PRÁTICA CLÍNICA BASEADA EM EVIDÊNCIAS

O ideal da prática clínica baseada em evidências inclui uma prática reflexiva e cuidadosa, na qual, além da identificação da dúvida, medidas são tomadas momento a momento, com o objetivo de corrigir distorções e desvios de rumo durante o processo de decisão médica. Então, como deve ser a prática clínica reflexiva baseada em evidências? Alguns degraus devem ser percorridos, numa ordem que pode variar:

1. Aceitar a dúvida, procurando a resposta na melhor evidência e, após aplicar na prática, avaliar o desfecho.
2. Procurar o controle e a monitoração consciente dos fatores emocionais envolvidos;
3. Ouvir atentamente o paciente, procurando não o interromper, permitindo que participe da tomada de decisão.
4. Ampliar as evidências, levando em consideração o conhecimento tácito adquirido, de acordo com a visão periférica.
5. Trazer o conhecimento epidemiológico para o atendimento individual.
6. Estabelecer prioridades, sistematizando e hierarquizando o processo de decisão.

O SIGNIFICADO DO GRAU DE RECOMENDAÇÃO E FORÇA DE EVIDÊNCIA

O grau de recomendação e a força de evidência de uma intervenção só podem ser feitos após as avaliações criteriosas do desenho metodológico, resultados e conclusões do estudo no qual foi investigada. A utilização do grau de recomendação associado à citação bibliográfica no texto tem como objetivos principais: conferir transparência à procedência das informações, estimular a busca de evidência científica de maior força, introduzir uma forma didática e simples de auxiliar a avaliação crítica do leitor, que arca com a responsabilidade da decisão frente ao paciente que orienta.

Quadro 1.1 Nível de Evidência Científica por Tipo de Estudo – "Oxford Centre for Evidence-based Medicine" – última atualização maio de 2001

Grau de Recomendação	Nível de Evidência	Tratamento/Prevenção – Etiologia	Prognóstico	Diagnóstico	Diagnóstico Diferencial/ Prevalência de Sintomas
A	1A	Revisão Sistemática (com homogeneidade) de Ensaios Clínicos Controlados e Randomizados	Revisão Sistemática (com homogeneidade) de Coortes desde o início da doença Critério Prognóstico validado em diversas populações	Revisão Sistemática (com homogeneidade) de Estudos Diagnósticos nível 1 Critério Diagnóstico de estudos nível 1B, em diferentes centros clínicos	Revisão Sistemática (com homogeneidade) de Estudo de Coorte (contemporânea ou prospectiva)
	1B	Ensaio Clínico Controlado e Randomizado com Intervalo de Confiança Estreito	Coorte, desde o início da doença, com perda < 20% Critério Prognóstico validado em uma única população	Coorte validada, com bom padrão de referência Critério Diagnóstico testado em um único centro clínico	Estudo de Coorte (contemporânea ou prospectiva) com poucas perdas
	1C	Resultados Terapêuticos do tipo "tudo ou nada"	Série de Casos do tipo "tudo ou nada"	Sensibilidade e Especificidade próximas de 100%	Série de Casos do tipo "tudo ou nada"
B	2A	Revisão Sistemática (com homogeneidade) de Estudos de Coorte	Revisão Sistemática (com homogeneidade) de Coortes históricas (retrospectivas) ou de seguimento de casos não tratados de grupo controle de ensaio clínico randomizado	Revisão Sistemática (com homogeneidade) de estudos diagnósticos de nível ≥ 2	Revisão Sistemática (com homogeneidade) de estudos sobre diagnóstico diferencial de nível ≥ 2b
	2B	Estudo de Coorte (incluindo Ensaio Clínico Randomizado de Menor Qualidade)	Estudo de coorte histórica Seguimento de pacientes não tratados de grupo controle de ensaio clínico randomizado Critério Prognóstico derivado ou validado somente em amostras fragmentadas	Coorte Exploratória com bom padrão de referência Critério Diagnóstico derivado ou validado em amostras fragmentadas ou banco de dados	Estudo de coorte histórica (coorte retrospectiva) ou com seguimento de casos comprometido (número grande de perdas)

	2C	Observação de Resultados Terapêuticos (outcomes research) Estudo Ecológico	Observação de Evoluções Clínicas (outcomes research)		Estudo Ecológico
	3A	Revisão Sistemática (com homogeneidade) de Estudos Caso-Controle		Revisão Sistemática (com homogeneidade) de estudos diagnósticos de nível $\geq$ 3B	Revisão Sistemática (com homogeneidade) de estudos de nível $\geq$ 3B
	3B	Estudo Caso-Controle		Seleção não consecutiva de casos, ou padrão de referência aplicado de forma pouco consistente	Coorte com seleção não consecutiva de casos, ou população de estudo muito limitada
C	4	Relato de Casos (incluindo Coorte ou Caso-Controle de menor qualidade)	Série de Casos (e coorte prognóstica de menor qualidade)	Estudo caso-controle; ou padrão de referência pobre ou não independente	Série de Casos, ou padrão de referência superado
D	5	Opinião desprovida de avaliação crítica ou baseada em matérias básicas (estudo fisiológico ou estudo com animais)			

LEITURA RECOMENDADA

Associação Médica Brasileira. [Homepage on the internet] [cited 30 nov. 2009]. Available from: http://www.amb.org.br

Bernardo WM, Cuce Nobre MC, Jatene FB. A prática clínica baseada em evidências – buscando as evidências em fontes de informação. *Rev Assoc Med Bras* 2004; 50(1):104-8.

Bligh J. Problem-based learning in medicine: an introduction. *Postgrad Med J* 1995; 7: 323-6.

Evidence-Based Medicine Working Group. Evidence-based medicine. A new approach to teaching the practice of medicine. *JAMA* 1992; 268(17):2420-5.

IMH, Messimer SR, Barry HC. Putting computer-based evidence in the hands of clinicians. *JAMA* 1999; 28:1171-2.

Sackett DL, Straus S, Richardson S, Rosenberg W, Haynes RB. *Evidence-based medicine: how to practice and teach EBM.* 2 ed. Londres: Churchill Livingstone; 2000. p.4.

CAPÍTULO 2

Anemias na Gestação

Ariani Impieri de Souza • Glaucia Lins Guerra

COMO DEFINIR ANEMIA NA GRAVIDEZ

Anemia é definida como uma condição na qual a concentração de hemoglobina está abaixo da média da distribuição da concentração de hemoglobina numa população normal, vivendo em uma determinada altitude[1]. O termo "anemia" é muitas vezes utilizado como sinônimo de "anemia ferropriva", uma vez que a carência de ferro é a deficiência nutricional predominante causadora de anemia e, em geral, está presente mesmo quando outras causas são reconhecidas (C)[1,3]. Estima-se que aproximadamente metade das gestantes no mundo tenha esta deficiência, principalmente nos países em desenvolvimento (C)[1-3].

O QUE CAUSA ANEMIA DURANTE A GESTAÇÃO

Entender as alterações anatômicas e fisiológicas que ocorrem no organismo materno durante a gestação ajuda a compreensão da anemia neste período. Na gestação o volume sanguíneo total aumenta devido à elevação tanto do volume plasmático quanto da massa total de eritrócitos e leucócitos na circulação. Estas elevações, porém, não são equivalentes e são controladas por diferentes mecanismos. O volume plasmático eleva-se progressivamente e expande-se mais rapidamente durante o segundo trimestre (14 a 28 semanas de gestação), com consequente hemodiluição.[3,4] Este aumento do volume plasmático está relacionado com o desempenho clínico da gestação e varia amplamente, de modo que multíparas, gestações múltiplas e fetos macrossômicos apresentam incremento maior do volume plasmático quando em comparação com primíparas, gestações únicas e fetos pequenos[2,5]. A massa eritrocitária também se eleva, embora em proporções menores e um pouco mais tarde que o volume plasmático.[4] A expansão da massa eritrocitária materna constitui a principal demanda de ferro na gestação (B)[4,6].

Entre as anemias durante a gestação existem as adquiridas (anemia ferropriva, anemia causada por hemorragia aguda, anemia megaloblástica, anemia causada por inflamação ou neoplasia maligna e anemia aplásica ou hipopoplásica), as hereditárias (talassemias, anemia falciforme e outras hemoglobinopatias) e as anemias hemolíticas, que podem ser adquiridas ou hereditárias[4]. Desse modo, qualquer distúrbio que cause anemia pode se manifestar durante a gravidez.

COMO FAZER O DIAGNÓSTICO DE ANEMIA FERROPRIVA

É difícil estabelecer o diagnóstico clínico de *anemia por deficiência de ferro na gravidez*, uma vez que os sintomas relacionados à anemia ferropriva também podem ser atribuídos às alterações fisiológicas que ocorrem na gestação normal[3,7,8], além do fato de que a concentração de hemoglobina está alterada pela hemodiluição fisiológica[4].

A Organização Mundial da Saúde (OMS)[1] estabelece o limite de 11 g/dL para a concentração de hemoglobina, abaixo do qual se define a anemia na gestação para qualquer período gestacional (C). A concentração da hemoglobina apresenta variações individuais e depende de circunstâncias que nem sempre estão relacionadas com deficiências nutricionais. Tradicionalmente, ela tem sido usada para avaliar a anemia pela necessidade de se estabelecer uma definição que possa ser aplicada à população com um simples teste sanguíneo[5], principalmente em regiões de recursos escassos e com prevalência elevada de anemia. Por outro lado, para decisões clínicas individuais ou em regiões onde haja recursos adequados de diagnóstico, a hemoglobina deveria, sempre que possível, ser interpretada em conjunto com outros critérios laboratoriais, uma vez que a utilização de mais de um indicador aumenta consideravelmente a especificidade do diagnóstico[1,8].

Mais recentemente, a OMS tem cogitado a possibilidade de aceitar o limite da concentração de hemoglobina de 10 g/dL, abaixo do qual se definiria anemia cogitando a possibilidade da influência genética.[1,9,11]

Na avaliação das alterações hematimétricas que ocorrem na gestação, têm sido utilizados, com frequência, além da hemoglobina, valores de hematócrito, volume corpuscular médio (VCM), concentração de hemoglobina corpuscular média (CHCM), red cell distribuition width (RDW) ou variação do tamanho dos eritrócitos e ferritina sérica. Mais amplamente, podem ser utilizados o ferro sérico (FS), a capacidade total de fixação de ferro (CTLF), a saturação da transferrina (ST), a protoporfirina eritrocitária e, mais recentemente, o receptor de transferrina (RfT), por não ser afetado pela gestação[1,12].

A anemia por deficiência de ferro é em geral do tipo microcítica – VCM abaixo de 80 fentolitros (fl). Apesar de indicador confiável da redução da síntese da hemoglobina, o VCM considera a média do tamanho do eritrócito e não está relacionado com deficiências agudas de ferro.[14] Entretanto, durante a segunda metade da gestação a hemoglobina recém-formada apresenta volume caracteristicamente maior[4], fazendo que a evidência morfológica clássica da anemia por deficiência de ferro (hipocrômica e microcitose) seja menos proeminente numa anemia leve ou moderada. Os índices hematimétricos podem não evidenciar uma anemia na fase inicial. Anisocitose (variação no tamanho dos eritrócitos) e poiquilocitose (variação na forma dos eritrócitos) poderão ocorrer apenas nos estágios mais avançados de anemia[3,13].

O RDW, que avalia a variação do tamanho das hemácias, pode ter particular importância durante a gestação, tornando-se útil para definição da anemia ferropriva, quando superior a 16%[11].

A ferritina sérica tem sido referida como a medida mais sensível para detectar a depleção do ferro estocado na ausência de infecção ou inflamação, representando um critério seguro para o diagnóstico da anemia por deficiência de ferro[13-15]. Utilizada junto com concentração da hemoglobina, VCM e RDW, aumenta a especificidade diagnóstica. Contudo, durante a gestação, sua utilização e interpretação ficam prejudicadas, por haver um consumo significativo desses estoques, levando a valores de ferritina diminuídos no final da gestação, mesmo considerando a suplementação de ferro adequada neste período e mesmo havendo produção adequada de eritrócitos pela medula óssea[2,16] (B).

Apesar de variações populacionais e padronização bastante difícil, estudos em indivíduos adultos saudáveis propõem como valores normais da ferritina sérica aqueles acima de 12 ng/mL. Nos processos inflamatórios ou neoplásicos, ou mesmo na gestação, cogita-se o limite mínimo de 30 ng/mL[9,18]. Assim, concentrações séricas normais de ferritina não excluem a deficiência de ferro, porém valores diminuídos a confirmam[4,15].

CONSEQUÊNCIAS DA ANEMIA FERROPRIVA PARA A GESTAÇÃO

A anemia ferropriva no período gestacional pode acarretar problemas para o binômio mãe-filho, particularmente prematuridade e baixo peso ao nascer[1,7] (B). Também têm sido referidos aumento da mortalidade materna por complicações obstétricas, elevação da mortalidade perinatal e recém-nascidos com baixos estoques de ferro[19], embora pouco se tenha relatado qual seria o ponto de corte da concentração da hemoglobina a partir do qual ocorreriam tais efeitos (B). Os efeitos negativos de concentrações baixas de hemoglobina, quando observadas desde o início da gestação, não parecem evidentes, desde que a hemoglobina não esteja abaixo de 7 g/dL ou 8 g/dL, o que traduziria anemia grave[20].

A hipóxia causada pela anemia é considerada fator de indução ao estresse materno e fetal, elevando o risco de prematuridade, restrição de crescimento intrauterino e rotura prematura das membranas.[21-24] Parece adequado especular que o organismo lançaria mão de mecanismos de compensação para garantir adequada oxigenação aos tecidos, ocasionando partos prematuros, possivelmente porque um adequado suprimento de oxigênio aos tecidos é uma condição primordial de sobrevivência[24] (B).

Filhos de mulheres com anemia estariam mais sujeitos a ter reservas de ferro também reduzidas, aumentando o risco de morte e sequelas pós-natais[19]. Entre os outros riscos referenciados para a gestante estão fadiga e redução do desempenho no trabalho, estresse cardiovascular devido à baixa saturação de oxigênio, diminuição da resistência à infecção e menor tolerância à hemorragia por ocasião do parto[23]. Existe ainda um risco do aumento da necessidade de transfusão, com concomitante risco de contaminação pelos vírus das hepatites B e C e vírus da imunodeficiência adquirida humana (HIV)[25] (B).

QUE GRAU DE ANEMIA NECESSITA DE TRATAMENTO E COMO FAZÊ-LO?

O combate à deficiência de ferro e à anemia ferropriva já está bem estabelecido e consiste resumidamente nos seguintes pontos: modificação dos hábitos alimentares, diagnóstico e tratamento das causas da perda crônica de sangue, controle de infecções e/ou infestações que contribuem para gênese e agravamento da anemia, fortificação de alimentos e suplementação medicamentosa com sais de ferro (A)[1,8,26].

O que ainda não está definido é de que forma esta suplementação seria mais eficiente, até que ponto a suplementação profilática de ferro seria necessária e quais o momento e o esquema posológico mais adequados para suprir as necessidades deste período[8,26].

Apesar das evidências de que grande proporção de mulheres na idade reprodutiva carece de reservas de ferro e, portanto, já iniciam suas gestações com estoques baixos[14], a necessidade de *suplementação de ferro de rotina* neste período ainda é controversa[27]. A despeito dessa controvérsia, a OMS e o Ministério da Saúde do Brasil recomendam a suplementação de ferro e ácido fólico de rotina a todas as gestantes[1,2,8]. Não se observam efeitos benéficos da administração rotineira de ferro durante a gestação em termos de peso ao nascer, duração da gestação, morbidade e mortalidade materna e do recém-nascido (B). Não parece que a concentração da hemoglobina deva ser necessariamente acima de 11 g/dL para se obterem resultados materno-fetais satisfatórios[20,27] (B).

Diante da decisão da suplementação, o composto de ferro simples (sulfato, fumarato ou gluconato ferroso), administrado por via oral, longe das refeições (30 minutos) e em doses diárias de 60 mg de ferro elementar, ainda é o medicamento de escolha em nível populacional, por ser de baixo custo e apresentar boa absorção[1,3,4] (B). A suplementação com ferro quelato de liberação entérica apresenta melhor tolerabilidade, embora com custo mais elevado[1,28]. Uma vez estabelecida a necessidade do tratamento, recomenda-se mantê-lo por cerca de três meses após a correção da anemia com o objetivo de repor os estoques de ferro (C)[1,4].

A OMS admite que haja evidências de que 30 mg/dia de ferro elementar possam alcançar resultados similares a doses maiores habitualmente recomendadas. A adequada supervisão das tomadas da medicação, bem como a maior duração do tratamento, tem sido sugerida como essencial para melhorar a resposta[1,28]. Tomada única diária também têm se mostrado como alternativa para melhorar a adesão e, consequentemente, melhorar a resposta ao tratamento[31-33] (B).

Esquemas intermitentes, isto é, com doses menos frequentes que diárias, têm sido propostos para tratamento da anemia na gestação com resultados bastante promissores, encontrando-se respostas semelhantes na elevação da hemoglobina tanto com o esquema semanal quanto com o diário (B)[32]. Segundo o Canadian Task Force on Preventive Health Care, as evidências das pesquisas publicadas até o momento não são suficientes para recomendar, nem para contraindicar, a suplementação de ferro de rotina durante a gestação e até mesmo questiona-se se uma suplementação sistemática de ferro não traria prejuízos, embora se deva continuar recomendando uma dieta balanceada e rica em ferro para as gestantes, além de investigar e tratar adequadamente os casos de anemia diagnosticados[26,27].

A associação de outros micronutrientes, como ácido fólico, vitamina C ou vitamina A, tem sido recomendada apenas em regiões onde se supõe que estas deficiências contribuam com a ocorrência de anemia[1,34] (B).

QUANDO UTILIZAR O FERRO INJETÁVEL

O ferro injetável é uma alternativa recomendada para casos de mulheres que não conseguem seguir adequadamente a prescrição do ferro oral, por condições ou efeitos colaterais insuportáveis (vômitos severos) (C)[35].

Pode ser administrado por via intramuscular ou intravenosa. A preparação mais recentemente aprovada é o gluconato de ferro intravenoso[13]. Recomenda-se uma dose-teste de solução diluída pelo risco eventual de anafilaxia[18]. Por via intramuscular têm sido utilizadas injeções diárias de 100-250 mg de ferro (2-5 mL de ferro dextrano). Salienta-se, entretanto, que tais injeções são dolorosas e podem provocar manchas na pele[35].

QUANDO TRANSFUNDIR

Transfusão de hemácias ou sangue total raramente são indicados para tratamento da anemia ferropriva na gestação, exceto se for necessário realizar procedimento cirúrgico de emergência em anemia grave (Hb abaixo de 6 g/dL)[11,14,27] (C).

PODE HAVER ANEMIA POR HEMORRAGIA AGUDA?

Hemorragia aguda é a segunda causa mais comum de anemia no ciclo grávido-puerperal e não raro está associada a anemia ferropriva, pois a hemorragia leva a perda concomitante de ferro e exaustão das suas reservas[4]. A hemorragia pode ser anteparto, sendo as causas mais comuns: abortamento e gravidez ectópica, no início da gestação, descolamento prematuro da placenta e placenta prévia, no terceiro trimestre ou mais provavelmente no parto e pós-parto, causados por atonia uterina e lacerações do trato genital[27].

Hemorragia excessiva é uma situação de emergência e exige tratamento imediato com reposição de sangue e/ou derivados de modo a poder garantir a perfusão de órgãos vitais. Posteriormente, porém, o tratamento com ferro torna-se necessário com o intuito de tratar uma anemia ferropriva residual. Em situações clínicas em que, apesar da hemorragia, a mulher esteja estável, afebril, deambulando e não apresente risco de hemorragia adicional com concentração de hemoglobina acima de 7 g/dL, pode-se adotar apenas o tratamento com suplementação de ferro, sem necessidade de transfusões[4].

FREQUÊNCIA DE ANEMIA MEGALOBLÁSTICA NA GESTAÇÃO

A anemia megaloblástica ocorre por comprometimento da síntese do DNA, denominada no passado como *anemia perniciosa da gravidez*. Hoje é considerada de frequência muito variada no mundo e rara na América do Norte[4]. No Brasil não há registros oficiais e estudos pontuais mostram baixa frequência (em torno de 1%)[37]. Causada por deficiência de ácido fólico, ocorre em mulheres que não consomem vegetais de folhas verdes, frutas cítricas e proteína animal e que cozinham muito os alimentos. A primeira evidência morfológica em geral é a hipersegmentação dos neutrófilos. Com o desenvolvimento da anemia, os eritrócitos recém-formados são macrocíticos. Quando há deficiência de ferro preexistente ou concomitante, eritrócitos macrocíticos podem não ser detectados apenas pela determinação do VCM, podendo ser observado um RDW alterado em virtude de maior variação do tamanho das hemácias. Se a deficiência de folato torna-se grave, há ainda trombocitopenia e/ou leucopenia. Embora não seja feito de rotina, nível de folato nos eritrócitos inferior a 150 ng/mL é diagnosticado como deficiência de folato[6,18].

O tratamento da anemia megaloblástica induzida pela gestação inclui, além de ácido fólico por via oral na dose de 1 a 5 mg/dia, uma dieta balanceada com fontes de folato (vegetais verdes, frutas cítricas, suco de laranja, amendoim e feijão) e ferro. Após 4 a 7 dias de tratamento pode-se observar uma elevação na contagem de reticulócitos como resposta ao tratamento, assim como ocorre na anemia ferropriva. Além disso, a leucopenia e a trombocitopenia também são imediatamente corrigidas[4,11,18]. A anemia megaloblástica causada por deficiência de vitamina B12 (anemia perniciosa de Addison) é uma doença autoimune extremamente rara na gravidez[4].

COM FAZER O DIAGNÓSTICO DIFERENCIAL DAS ANEMIAS MICROCÍTICAS

Deve ser feito principalmente com as anemias hereditárias[37].

Anemia sideroblástica (anemia falciforme/doença falciforme) – A anemia falciforme (doença SS) e a doença falciforme (doença SC ou S-b-talassemia) são as hemoglobinopatias falciformes mais comuns. A eletroforese das hemoglobinas identifica a hemoglobina S ou C. As hemácias com hemoglobina S sofrem afoiçamento quando são desoxigenadas e a hemoglobina se agrega, o que é traduzido clinicamente por isquemia e infarto em vários órgãos, produzindo dor (crises falciformes). É mais comuns em afrodescendentes. Ocorre uma eritropoiese intensa para compensar a curta vida do eritrócito e, assim, qualquer fator que comprometa a eritropoiese e/ou aumente a destruição do eritrócito agrava a anemia. Há aumento das necessidades de ácido fólico e recomenda-se a suplementação de 1 mg/dia. Na ausência de infecção ou deficiência nutricional, a concentração da hemoglobina em geral não cai abaixo de 7 g/dL. Há controvérsias acerca da utilidade de transfusões profiláticas de eritrócitos durante a gestação[4,13].

Síndromes talassêmicas – Há comprometimento da produção de cadeias de peptídeo globina, levando a eritropoiese ineficaz, hemólise e graus variáveis de anemia. As duas principais formas de talassemia envolvem comprometimento da produção de cadeias peptídicas beta causando β-talassemia (predominante em brancos), ou de cadeias alfa, causando α-talassemia (predominante em negros). A saturação da transferrina (ST) pode ser de grande valor no diagnóstico diferencial entre talassemia e anemia ferropriva, visto que ambas apresentam microcitose e hipocromia, porém a ST é invariavelmente elevada na talassemia[11]. Não há tratamento específico na gravidez, raramente são indicadas transfusões. Recomenda-se administração profilática de ferro (60 mg) e ácido fólico (1 mg) diariamente[4].

REFERÊNCIAS

1. WHO (World Health Organization). Iron deficiency anaemia: assessment, prevention, and control: a guide for programme managers. Geneve: WHO, 2001.
2. Rezende J. Modificações sistêmicas. In: Rezende J. Obstetrícia. 9. ed. Rio de Janeiro: Guanabara Koogan, 2002. p. 138-56.
3. Breymann C. Iron deficiency and anaemia in pregnancy: modern aspects of diagnosis and therapy. Blood Cells Mol Dis 2002; 29(3):506-16.
4. Cunningham FG, MacDonald PC, Gant NF, Leveno KJ, Gilstrap III LC, Hankins GDV, Clark SL. Williams Obstetrícia. 20. ed. Rio de Janeiro: Guanabara Koogan, 2000.
5. Mahomed K, Hytten F. Iron and folate supplementation in pregnancy. In: Chalmers I, Enkin M, Keirse MJNC. Effective care in pregnancy and childbirth. Oxford: Oxford University Press, 1993. v. 2.
6. Frewin R, Henson A, Provan D. ABC of clinical haematology: iron deficiency anaemia. Brit Med J 1997; 314:360-3.
7. Marinho HM, Chaves CD. Hematopatias. In: Rezende J. Obstetrícia. 9. ed. Rio de Janeiro: Guanabara Koogan, 2002. p. 436-46.
8. Souza AI, Batista Filho M. Diagnóstico e tratamento das anemias carenciais na gestação: consensos e controvérsias. Rev Bras Saúde Matern Infant 2003; 3(4):473-9.

9. Cook JD, Skikne BS, Baynes RD. Screening strategies for nutritional iron deficiency. In: Fomon SJ, Zlotkin S (Eds.) Nutritional anemias. New York: Raven, 1992. p 159-68 (Nestlé Nutrition Workshop Series, v. 30).
10. Broek NR van den, Letsky EA, White AS, Shenkin A. Iron status in pregnant women: which measurements are valid? British Jounal of Haematology, 1998; 103(3):817-24.
11. Killip S, Bennett JM, Chambers MD. Iron deficiency anemia. Am Fam Physician 2007;75:671-8.
12. Melo MR, Purini MC, Cançado RD, Kooro F, Chiattone CS. Uso de índices hematimétricos no diagnóstico diferencial de anemias microcíticas: uma abordagem a ser adotada? Rev Assoc Med Bras 1992; 48(3):222-4.
13. Adamson JW. Deficiência de ferro e outras anemias hipoproliferativas. In: Braunwald E et al. Harrison – Medicina Interna. vol. I. McGraw Hill Interamericana do Brasil Ltda. 15. ed., 2002, p. 701-8.
14. Rapaport SI. Introdução à hematologia. In: Rapaport SI. Hematologia. 2. ed. São Paulo: Rocca, 1990. p. 1-41.
15. Lipschitz DA, Cook JD, Finch CA. A clinical evaluation of serum ferritin as an index of iron stores. New Engl J Med 1974; 290:1213-6.
16. Andrade GN, Araújo DAC, Andrade ATL. Alterações dos estoques de ferro durante a gestação na mulher brasileira pela medida da ferritina sérica. J Bras Ginecol 1996; 106(9):345-9.
17. Cançado RD, Chiattone CS. Anemia de doença crônica. Rev Bras Hematol Hemot 2002; 24(2):127-36.
18. Linker CA. Sangue – Anemias. In: LANGE/Tierney Jr L et al. Diagnóstico & Tratamento 2004. São Paulo: Atheneu Editora, 2004. p. 517-22.
19. Preziosi P, Prual A, Galan P, Daouda H, Boureima H, Hercberg S. Effect of iron supplementation on the iron status of pregnant women: consequences for newborns. Am J Clin Nutr 1997; 66(5):1178-82.
20. Little MP, Brocard P, Elliott P, Steer PJ. Hemoglobin concentration in pregnancy and perinatal mortality: a London-based cohort study. Am J Obstet Gynecol 2005; 193(1):220-6.
21. Beaton GH. Iron needs during pregnancy: do we need to rethink our targets? American J Clin Nutr 2000 (suppl); 72(1): 265S-271S.
22. Singla PN, Tyagi M, Kumar A, Dash D, Shankar R. Fetal growth in maternal anaemia. J Trop Pediat 1977; 43(2):89-92.
23. Allen LH. Anaemia and deficiency: effects on pregnancy outcome. Am J Clin Nutr 2000; 71:1280s-1284s.
24. Allen, LH. Biological mechanisms that might underlie iron's effects on fetal growth and preterm birth. J Nutr 2001; 31:581S-9S.
25. Brasil. Ministério da Saúde. Parto, aborto e puerpério: assistência humanizada à mulher. Brasília, DF: Ministério da Saúde, 2001.
26. Pena-Rosas JP, Viteri FE, Mahomed K. Oral iron supplementation with or without folic acid for women during pregnncy (Protocol for a Cochrane review) In: The Cochrane Library, Issue 1, 2005. Oxford:update Software.
27. CDC (Centers for Diseases Control and Prevention). Recommendations to prevent and control iron deficiency in the United States. Morbidity and Mortality Weekly Report 1998; 47(3).
28. Simmons WK, Cook JD, Bingham KC, Thomas M, Jackson J, Jackson M, Ahluwalia N, Kahn SG, Patterson AW. Evaluation of a gastric delivery system for iron supplementation in pregnancy. Am J Clin Nutr 1993; 58:622-6.
29. Brasil. Ministério da Saúde. Assistência pré-natal: manual técnico. Brasília, DF: Ministério da Saúde, 2000.
30. Valle EA, Viegas EC, Castro CAC, Toledo Jr. AC. A adesão ao tratamento. Rev Bras Clín Terap 2000; 26(3):83-6.
31. Ridwan E, Schultink W, Dillon D, Gross R. Effects of weekly iron supplementation on pregnant Indonesian women are similar to those of daily supplementation. Am J Clin Nutr 1996; 63:884-90.
32. Souza AI, Batista Filho M, Ferreira LOC, Figueiroa JN. Efetividade de três esquemas com sulfato ferroso para tratamento de anemia em gestantes. Pan American J Public Health 2004, 15(5):313-5.
33. Souza AI, Batista-Filho M, Bresani CC, Ferreira LOC, Figueiroa JN. Adherence and side effects of three ferrous sulfate treatment regimens on anemic pregnant women in clinical trials. Cad. Saúde Pública 2009; 25(6):1225-33.

34. Ramakrishnan U, Neufeld LM, Gonzalez-Cossio T, Villalpano S, garcia-Guerra A, Rivera J, Martorell R. Multiple micronutrient supplements during pregnanvy do not reduce anemia or improve iron status compared to iron-only supplements in Semirural Mexico. Journal Nutr 2004; 134(4):898-903.
35. Sharma JB, Jain S, Mallika V, Sing T, Kumar A, Arora R, Murthy NS. A prospective partially randomized study of pregnancy outcomes and hematologic responses to oral and intramuscular iron treatment in moderately anemic pregnant women. Am J Clin Nutr 2004; 79(1):116-22.
36. Kamolafe JO, Kuti O, Ijadunola KT, Ogunniyi SO. A comparative study between intramusculart iron dextran and oral ferrous sulphate in the treatment of iron deficiency anaemia in pregnancy. Journal Obstet Gynecol 2003; 23(6):628-31.
37. Arruda IKG. Deficiência de ferro, de folato e anemia em gestantes atendidas no Instituto Materno Infantil de Pernambuco: magnitude, fatores de risco e algumas implicações nos seus conceptos. 1997. 126p. Tese [Doutorado em Nutrição] – Centro de Ciências da Saúde, Universidade Federal de Pernambuco, Recife.
38. Leoneli GG, Imperial RE, Marchi-Salvador DP, Naoum PC, Bonini-Domingos CR. Hemoglobinas anormais e dificuldade diagnóstica. Rev Bras Hematol Hemoter 2000; 22(3):396-403.

Capítulo 3

Hiperêmese Gravídica

Emanuelle Pessa Valente

CONSIDERAÇÕES INICIAIS

Náuseas e vômitos são sintomas comuns da gestação inicial e na maioria das mulheres ocorrem de forma leve e sem repercussões clínicas. A hiperêmese gravídica é uma condição em que os vômitos persistentes podem ultrapassar a 20ª semana e ocasionar desidratação, perda de peso, alcalose metabólica e hipocalemia. Ocorre em 1 a cada 200 gestações e 10% dessas mulheres podem ter sintomas durante toda a gravidez, sendo a hospitalização, às vezes, necessária[1-5]. Doença trofoblástica gestacional, gestação múltipla, trissomia do cromossomo 21 (síndrome de Down), primeira gestação e fatores psicológicos estão associados a aumento dessa incidência[1,3].

ETIOLOGIA E FISIOPATOLOGIA

A causa da hiperêmese gravídica ainda é obscura. Foi proposto que as variações hormonais com aumento rápido dos níveis séricos de gonadotrofina coriônica humana (HCG) seria um dos fatores etiológicos. Outras substâncias também podem estar implicadas, como estrogênio, progesterona, cortisol, prolactina e hormônio do crescimento (B)[2,5].

O aumento significativo dos níveis de complemento, imunoglobulinas e do número total de linfócitos, como também da ativação dos linfócitos *natural killers*, nas pacientes com hiperêmese, parece sugerir que o fator imunológico é importante no processo fisiopatológico[1]. Foi observado que o DNA fetal (*cell-free*) presente no plasma materno, provavelmente proveniente da destruição dos vilos trofoblásticos, tem sua concentração aumentada nas pacientes com hiperêmese gravídica e está diretamente relacionado com a severidade dos sintomas (B)[6,7].

Alguns autores sugerem a associação entre a infecção crônica por *Helicobacter pylori* e a hiperêmese gravídica. As alterações do pH gástrico decorrentes da gestação, as alterações imunológicas e o acúmulo de fluidos causado pelo aumento dos esteroides podem determinar maior suscetibilidade à infecção durante o período gestacional. Mas a maioria das mulheres infectadas permanece assintomática durante a gestação, e a colonização pode estar relacionada com as condições socioeconômicas e não com a gestação (B)[5,8].

Os fatores psicológicos (tentativas inconscientes de rejeição da gestação, ansiedade, insegurança em relação à maternidade e forte dependência materna, entre outros) foram sugeridos por vários profissionais como causadores dos vômitos incoercíveis. Outros autores consideram que esses fatores são resultantes do estresse psicológico da condição de doença durante a gestação, e não a sua causa. Dessa forma, sua contribuição é incerta e não foi evidenciada em trabalhos bem controlados[3,5,9] (B).

DIAGNÓSTICO DIFERENCIAL

Desordens gastrointestinais, genitourinárias, neurológicas, metabólicas e intolerâncias medicamentosas podem cursar com sintomas semelhantes aos de hiperêmese gravídica e devem ser consideradas em casos graves, resistentes à terapêutica ou de início tardio, após nove semanas[2].

TRATAMENTO E COMPLICAÇÕES

O tratamento varia, conforme a gravidade dos sintomas, desde modificações na dieta até uso de medicações antieméticas via oral ou venosas, hospitalização e nutrição parenteral. O bom senso deve guiar a elaboração dos protocolos de acordo com os riscos e benefícios da terapêutica, e as associações entre terapias alternativas e medicamentosas deve ser encorajada (D).

TRATAMENTO NÃO MEDICAMENTOSO

É nossa escolha inicial e deve ser iniciado pela modificação da dieta e dos hábitos alimentares. Devem ser encorajadas as refeições pequenas, frequentes, com alimentos sólidos com alto teor de carboidratos e pequeno de gorduras. Alimentos salgados são mais bem tolerados pela manhã até mesmo do que água, mas deve ser reforçado que a ingestão hídrica/líquidos deverá ser mantida continuamente, mesmo em pequenas quantidades, para evitar desidratação (D). Para essas modificações dos hábitos de vida o suporte familiar se faz necessário, uma vez que essas pacientes podem sentir-se deprimidas ou apresentar outras desordens afetivas (D).

O uso da acupuntura é relatado em alguns trabalhos utilizando a estimulação do ponto P6 Neiguan e, segundo a metanálise da Biblioteca Cochrane, apresenta resultados questionáveis, até o momento não havendo evidências de benefícios (A)[2,3,10,11].

O gengibre é utilizado há muitos anos pela cultura popular como antiemético na forma de chás, biscoitos ou adicionado ao açúcar. Alguns trabalhos procuraram verificar sua eficácia e os resultados são estimulantes, mas os autores alertam que pode haver variações regionais dos ingredientes ativos e que mais trabalhos são necessários para recomendar seu uso rotineiro, apesar do baixo custo e da aparente ausência de efeitos adversos (A)[2,10,11].

TRATAMENTO MEDICAMENTOSO

A piridoxina (vitamina B6) 10-25 mg via oral 3 vezes ao dia reduz as náuseas e não foram encontrados efeitos teratogênicos, devendo ser recomendada sozinha ou em associações, iniciando com as menores doses (A)[10]. A droga mais usada para controle de náuseas e vômitos é a metoclopramida (atua aumentando a pressão do esfíncter esofágico inferior e a motilidade gástrica), que não parece aumentar a incidência de malformações (categoria B – estudos em animais têm falhado em mostrar riscos para o feto e não há estudos bem controlados e adequados em gestantes). Sugerem-se 10 mg via oral 3 a 4 vezes ao dia[3].

O uso de medicação antiemética reduz a frequência de náuseas na gestação inicial (A)[10]. A clorpromazina (10-25 mg via oral/2 a 4 vezes ao dia) e a prometazina (12,5-2 5mg via oral/4 a 6 vezes ao dia) podem ser utilizadas (categoria C – estudos em animais têm mostrado efeitos colaterais sobre o feto e não há estudos adequados e bem controlados em humanos, mas, devido aos benefícios potenciais, essas drogas podem ser utilizadas em gestantes, apesar dos riscos potenciais)[3].

Outras drogas utilizadas rotineiramente são os anti-histamínicos e anticolinérgicos como o meclizine (25 mg via oral a cada 4 ou 6 horas), a difenidramina (25 a 50 mg via oral a cada 4 ou 8 horas) e o dimenidrinato (50 a 100 mg via oral a cada 4 ou 6 horas), todos categoria B para uso na gestação. Este último possui formulações em associação com a vitamina B6 (piridoxina)[3].

Nos casos refratários ao tratamento, poderá ser usado o ondansetron (Zofran), medicação antagonista da 5-hidroxitriptamina (5-HT) com ação principal no sistema nervoso central (SNC). A dose inicial é de 8 mg intravenosos/2 vezes ao dia, com posterior manutenção oral. Os dados sobre efeitos colaterais, interação e repercussões fetais são incertos e o uso geralmente é feito como tentativa de evitar a nutrição parenteral (C). A droga é categoria B[1,3,12].

Outra alternativa para casos refratários acima de 8 semanas, com perda de peso acima de 5 kg, é o uso de corticosteroides. A metilprednisolona (categoria C) pode ser usada na dose de 16 mg até 3 vezes ao dia, com rápida redução dos vômitos e diminuição das reinternações, como foi evidenciado em um estudo comparativo com a prometazina[1,3]. Apesar disso, uma metanálise encontrou aumento do risco de malformações quando o uso foi iniciado no primeiro trimestre (A)[3,13]. Veja o Quadro 3.1.

Quadro 3.1 Terapia medicamentosa para hiperêmese gravídica

Drogas	Doses	Categoria
Vitamina B6	25 mg VO 8/8h	A
Clorpromazina	10 a 25 mg VO 12/12 h a 6/6 h	C
Prometazina	12,5 a 25 mg VO 4/4 a 6/6 h	C
Ondansetron	8 mg VO 8/8 h	B
Difenidramina	25 a 50 mg VO 4/4 a 8/8 h	B
Meclizine	25 mg VO 4/4 a 6/6 h	B
Dimenidrato	50 a 100 mg VO 4/4 a 6/6 h	B
Metoclopramida	5 a 10 mg VO 8/8 h	B
Metilprednisolona	16 mg VO 8/8 h	C

VO: via oral.

A correção dos distúrbios hidroeletrolíticos deve fazer parte da rotina no tratamento dos casos que necessitem de hospitalização. Usualmente preconiza-se dieta zero por 24 h com manutenção de hidratação venosa generosa durante esse período como medida inicial. O controle laboratorial com ionograma não é obrigatório, mas pode nortear a reposição. A dieta deverá ser reintroduzida conforme aceitação da paciente e melhora dos vômitos (D).

REFERÊNCIAS

1. Kuscu NK, Koyuncu F. Hyperemesis gravidarum: current concepts and management. Postgrad Med J 2002; 78:76-9.
2. Sheehan P. Hyperemesis gravidarum assesment and management. Australian Family Physician 2007; 36 (9):698-701.
3. Quinlan JD, Hill DA. Nausea and vomiting of pregnancy. American Family Physician 2003; 68(1):121-8.
4. Kirk E, Papageorghiou AT, et al. Hyperemesis gravidarum: is a ultrasound scan necessary? Human Reproduction 2006; 21(9):2440-2.
5. Verberg MFG, Gillot DJ, et al. Hiperemesis gravidarum, a literature review. Human Reproduction Update 2005; 11(5):527-39.
6. Sugito Y, Sekizawa A et al. Relationship between severity of hyperemesis gravidarum and fetal DNA concentration in maternal plasma. Clinical Chemistry 2003; 49(10):1667-9.
7. Sekizawa A, Sugito Y et al. Cell-free Fetal DNA is increased in plasma of women with hyperemesis gravidarum. Clinical Chemistry 2001; 47(12):2164-5.
8. Karadeniz RS, Ozdegirmenci O et al. Helicobacter pylori seropositivity and stool antigen in patients with hyperemesis gravidarum. Infectious Diseases in Obstetrics and Gynecology 2006; Article ID 73073:1-3.
9. Roberts NJ, Bowskill RJ, Rafferty PG. Self-induced hyperemesis in pregnancy. Journal of the Royal Society of Medicine 2004; 97:128-9.
10. Jewell D, Young G. Interventions for nausea and vomiting in early pregnancy (Cochrane Review). In: The Cochrane Library, Issue 4, 2008.
11. Meltzer DI. Complementary therapies for nausea and vomiting in early pregnancy. Family Practice 2000; 17:570-3.
12. Tincello DG, Johnstone MJ. Treatment of hyperemesis gravidarum with the 5-HT$_3$ antagonist ondansetron (Zofran). Postgraduate Medical Journal 1996; 72(853):688-9.
13. Moran P, Taylor R. Management of hyperemesis gravidarum: the importance of weigth loss as a criterion for steroid therapy. Q J Med 2002; 95:153-8.

Capítulo 4

Infecção do Trato Urinário na Gestação

Brena Carvalho Pinto de Melo

MODIFICAÇÕES DO ORGANISMO MATERNO DURANTE A GESTAÇÃO

Durante a gestação, o organismo materno passa por profundas modificações em todos os seus sistemas, incluindo o sistema urinário. O volume sanguíneo materno aumenta durante a gestação, a fim de garantir uma perfusão adequada dos órgãos vitais (entre eles, o feto e a unidade uteroplacentária) e um preparo adequado para a perda sanguínea durante o parto. O aumento do volume plasmático é proporcionalmente maior que o aumento do volume eritrocitário, o que caracteriza a anemia fisiológica da gestação, por hemodiluição, e consequente aumento da água corporal total de 6,5 L para 8,5 L ao final da gestação. Além desse aumento, a vasodilatação sistêmica, causada pela progesterona, leva a um aumento da taxa de filtração glomerular (TFG), com elevação do *clearance* de creatinina e consequente queda nos níveis séricos de creatinina (de 0,8 mg/dL para 0,5 mg/dL)[1].

Algumas outras alterações do sistema urinário na mulher grávida também favorecem o surgimento da infecção urinária nesta fase. Entre elas, as principais são: compressão da pelve renal pelo útero, que leva à estase relativa de urina nos ureteres e consequente hidronefrose fisiológica da gestação; queda da osmolaridade do filtrado glomerular, secundária à hemodiluição; aumento do pH urinário, por uma excreção aumentada de bicarbonato; e presença de glicosúria, por deficiência na reabsorção por transporte ativo, nos túbulos, da glicose que continua a ser filtrada livremente. Todas essas alterações são exemplos de fatores que, somados, levam a uma falha dos mecanismos de defesa maternos e maior suscetibilidade à infecção urinária durante a gestação[1,2].

DEFINIÇÃO

A infecção urinária na gestação classifica-se de acordo com a topografia da proliferação bacteriana e com o tipo de sinais e sintomas correspondentes, podendo-se destacar a bacteriúria assintomática, a cistite e a pielonefrite.

Bacteriúria assintomática

A bacteriúria assintomática caracteriza-se, classicamente, pela presença de 10^5 unidades formadoras de colônias (UFC) por mililitro, de um único agente, em duas ou mais amostras de jato intermediário da urina. Entretanto, há autores que defendem ser achados de 10^2 a 10^3 (UFC)/mL em amostras urinárias, em gestantes, passíveis de causar sintomatologia. O agente etiológico mais frequentemente isolado é a *Escherichia coli* (em até 80% dos casos), seguido de outros Gram-negativos – como o *Proteus mirabilis* e a *Klebsiella pneumoniae* – ou Gram-positivo – como o *Streptococcus* do grupo B[2].

A prevalência da *bacteriúria assintomática* em gestantes pode variar de 2% a 10%, de acordo com dados epidemiológicos europeus e americanos, podendo chegar a 86,6% em países como a Nigéria[6,7]. Entre suas complicações mais frequentes estão a pielonefrite (que pode ocorrer em até 30% das pacientes não tratadas), o baixo peso ao nascer e o parto prematuro[6]. Alguns estudos recentes têm sugerido sua associação anatimortos, lesões neurológicas perinatais e até mesmo esquizofrenia[8,9]. Por esse motivo, o United States Preventive Services Tasks Force (USPSTF) defende a importância de se rastrear a bacteriúria assintomática através de uroculturas em gestantes entre 12-16 semanas ou na primeira consulta pré-natal (A)[5].

Para o diagnóstico da bacteriúria assintomática, a cultura de urina ainda é o teste diagnóstico considerado padrão-ouro. Entretanto, a fim de possibilitar o rastreio universal, principalmente em países em desenvolvimento, outros testes rápidos e de baixo custo para o diagnóstico de infecção urinária têm sido estudados. O teste do nitrito, baseado na capacidade de certas bactérias em reduzir o nitrato urinário em nitrito, e o teste da estearase de leucócitos demonstraram ter baixa sensibilidade, o que não permite sua utilização como teste de rastreio de infecção para gestantes. Alguns outros métodos mais recentes, como o *dipslide* (uma pá plástica embebida em ágar), parecem demonstrar alta acurácia na identificação de patógenos em laboratório. Contudo, estudos em larga escala e em condições mais pragmáticas ainda são necessários para a sua segura recomendação como exame de rastreio[10,11].

O efeito do tratamento da bacteriúria assintomática com antibióticos foi analisado em recente metanálise em que foram incluídos 14 estudos com 2.302 mulheres. De acordo com a revisão, concluiu-se que houve diminuição dos episódios de pielonefrite e redução da incidência de recém-nascidos com baixo peso ao nascer naquelas pacientes tratadas com antibióticos. Apesar de condizente com as teorias vigentes, a redução do número de partos prematuros não foi observada. Porém, a má qualidade da maioria dos estudos incluídos deve justificar a não observância desta diferença. Por fim, a metanálise concluiu, como recomendação para a prática clínica, estar indicado o tratamento da bacteriúria assintomática durante a gestação, a fim de reduzir o risco de pielonefrite. A escolha do antibiótico deve ser guiada pelo antibiograma. Mas esta decisão está cada vez mais difícil pelos níveis elevados de resistência antimicrobiana a medicações comumente prescritas (A)[6] (Quadro 4.1).

A recomendação prática da Biblioteca de Saúde Reprodutiva (RHL – Reproductive Health Library) da Organização Mundial da Saúde (OMS) é de que a urocultura deve ser

Quadro 4.1 Possíveis esquemas de tratamento da bacteriúria assintomática

Nitrofurantoína	100 mg VO 6/6 h
Cefalexina	500 mg VO 6/6 h
Cefuroxima	250 mg VO 8/8 h
Sulfametoxazol/trimetropima	320/1.600 mg VO 1 × ao dia
Norfloxacina	400 mg VO 12/12 h

VO: via oral.
Fonte: Wing e Mittal, 2005.[2]

realizada em todas as gestantes, no momento da primeira consulta (independentemente da idade gestacional em que esta ocorra), principalmente aquelas com alto risco para pielonefrite, como as portadoras de diabetes, anemia falciforme ou com passado de infecção urinária. Na escolha do antibiótico, indicado em caso de diagnóstico, a nitrofurantoína é uma boa opção. Contudo, o risco de hemólise materno e/ou fetal em portadores de deficiência de G6PD deve ser considerado. Penicilinas e cefalosporinas de amplo espectro têm sido utilizadas com sucesso. As sulfonamidas também podem ser utilizadas (exceto no terceiro trimestre da gestação, pelo risco de hiperbilirrubinemia fetal). A tetraciclina, por outro lado, está contraindicada[12]. A duração ideal do tratamento não está estabelecida, uma vez que a conclusão de uma metanálise sobre o tema foi a de que a rotina habitual de cada serviço deveria ser seguida até a conclusão de ensaios clínicos em andamento (A)[13]. Ao fim do tratamento, uma urocultura de controle deve ser solicitada para confirmação da cura.

Cistite

A cistite se complica em 1% a 4% de todas as gestações e se diferencia da bacteriúria assintomática pela presença de sinais e sintomas como disúria, urgência miccional, hematúria, em pacientes afebris, sem sinais de infecção sistêmica. A piúria (> de 10 leucócitos por campo) geralmente está presente, mas não sempre. Apesar de o diagnóstico ser principalmente clínico, inclui também a presença de uma cultura de urina positiva com 10^5 UFC/ml de um único patógeno[2,14,15].

O tratamento da cistite deve ser iniciado antes da confirmação laboratorial e, assim como na bacteriúria assintomática, deve estar direcionado aos agentes etiológicos mais frequentes. As evidências quanto à duração do tratamento e ao agente terapêutico mais efetivo ainda não estão plenamente estabelecidas. Uma revisão sistemática da Cochrane, em que nove estudos foram incluídos, envolvendo 997 pacientes, concluiu que não há evidências suficientes para a recomendação de esquemas específicos de tratamento da infecção urinária sintomática na gestação. Por esse motivo, o tratamento mais simples e acessível com maior chance de adesão da paciente deve ser o adotado (A)[14].

Pielonefrite

O diagnóstico de pielonefrite deve ser feito nos casos em que há bacteriúria na presença de sinais e sintomas sistêmicos como febre, calafrios, náuseas, vômitos e/ou dor lombar. Os sintomas mais frequentemente observados são febre e dor lombar, e a maioria das pacientes apresenta-se desidratada no momento do diagnóstico[2,15]. Trata-se de uma doença sistêmica grave, com chances de progressão para trabalho de parto prematuro, e é a causa mais comum de choque séptico em grávidas.

A pielonefrite ocorre em 2% a 4% das gestações e pode recorrer, durante a mesma gestação, em até 23% dos casos[15]. Entre os principais fatores de risco se destacam: bacteriúria assintomática (até 30% das pacientes com BA devem evoluir para pielonefrite), história de pielonefrite anterior, malformações do trato urinário e urolitíase. A maioria dos casos ocorre no segundo e/ou terceiro trimestre da gravidez por conta da compressão mecânica do útero sobre o sistema urinário e, como há uma dextrorrotação fisiológica do útero, o lado mais frequentemente acometido é o direito[2].

No momento do diagnóstico, eminentemente clínico, o internamento da paciente é tradicionalmente recomendado. Em um ensaio clínico em que o tratamento ambulatorial da pielonefrite foi comparado com o tratamento hospitalar, apesar da pequena diferença observada entre os grupos quanto aos resultados maternos e perinatais, poucas pacientes apresentavam-se, no momento do diagnóstico, com condições clínicas de elegibilidade para o tratamento ambulatorial. Além disso, entre aquelas pacientes inicialmente consideradas aptas para o tratamento ambulatorial, 30% evoluíram de maneira insatisfatória nas primeiras 24 horas e necessitaram de internamento, o que reforça a recomendação para o internamento (nível de evidência B)[16]. Uma vez internada, a paciente deverá ter seus sinais vitais monitorizados, incluindo o débito urinário, e receber as medidas de suporte necessárias ao seu grau de comprometimento sistêmico (hidratação, suporte de O_2).

A antibioticoterapia deve ser iniciada por via parenteral. Entretanto, não há evidências suficientes para a recomendação de um antibiótico ideal no tratamento da pielonefrite (Quadro 4.2). Sua escolha deverá considerar os agentes etiológicos mais frequentemente isolados (*Escherichia coli*, em até 70% dos casos, *Proteus mirabilis* e *Klebsiella pneumoniae*), e algumas possibilidades de esquemas são: ceftriaxona 1 g EV/IM 24/24 h ou 12/12 h, cefuroxima 750 mg, cefazolina 1 a 2 g EV 6/6 h ou 8/8 h. O uso de cefalotina 1 g EV 6/6 h ou ampicilina 1 g EV 6/6 h deve ser considerado apenas após antibiograma do agente etiológico (B). Os aminoglicosídeos poderão ser utilizados, mas o risco de nefrotoxicidade e ototoxicidade deve ser considerado[2,10,15].

Após a melhora dos sintomas ou cessação da febre, por mais de 24-48 horas, o esquema antibiótico deverá ser continuado por via oral por mais 14 dias (C)[10]. Nos casos de falha do tratamento, alguns fatores de risco devem ser considerados: patógenos resistentes, anomalias do trato urinário e urolitíase.

Ao fim do tratamento, uma urocultura de controle deve ser solicitada para confirmação da cura. Existe a recomendação, baseada em estudos observacionais, para um se-

Quadro 4.2 Possíveis esquemas de tratamento da pielonefrite

Ceftriaxona	1 g EV/IM 24/24 h ou 12/12 h
Cefuroxima	0,75-1,5 g EV 8/8 h
Cefazolina	1-2 g EV 6/6 h ou 8/8 h
Piperacilina	4 g EV 8/8 h

EV: endovenoso; IM: intramuscular.
Fonte: Wing e Mittal, 2005.[2]

guimento com a realização de uroculturas mensais e profilaxia antimicrobiana com doses baixas de nitrofurantoína 100 mg/dia (que deve ser suspensa por volta da 37ª semana) ou cefalexina 250 ou 500 mg/dia. Nos casos de bacteriúria persistente ou recorrente, a vigilância com uroculturas e a profilaxia antimicrobiana deverão ser mantidas por algumas semanas após o parto (B)[15]. Após um episódio de pielonefrite, é importante que haja um seguimento de longo prazo destas pacientes, por conta do risco de cicatrizes renais, que podem levar à insuficiência renal crônica.

CRANBERRY

O oxicoco (*Vaccinium macrocarpon*), ou mais conhecido como *cranberry*, é uma das poucas frutas nativas do norte da América, sendo utilizado, desde o tempo dos nativos americanos, para o tratamento de doenças dos rins e da bexiga.

Apesar de seu mecanismo de ação ainda não estar definitivamente estabelecido, acredita-se que o principal mecanismo envolvido na prevenção da infecção urinária esteja sua capacidade de impedir a aderência da *Escherichia coli* ao epitélio urinário. Constituída por 90% de água, a fruta contém dois componentes: frutose e proantocianidina, que aderem às proteínas das fímbrias da *E. coli*, impedindo a sua aderência ao epitélio uretral.

O suco da *cranberry* tem atividade antibacteriana contra *E. coli*, *Staphylococcus aureus*, *Klebsiella pneumoniae*, *Pseudomonas aeruginosa* e *Proteus mirabilis*, além de ação antiviral contra o poliovírus tipo 1 e o vírus da influenza (B). Sua ação de prevenção contra a aderência também foi observada com o *Helicobacter pylori*, no estômago. Além desses efeitos, a *cranberry* também tem ação antioxidante e seus efeitos anticarcinogênicos têm sido observados *in vitro* (B)[17].

Quanto aos efeitos colaterais, foi observado que o consumo de até 4 L/dia de suco da *cranberry*, por pacientes saudáveis, não trouxe efeitos tóxicos. Já nas crianças, o consumo de mais de 3 L/dia causou efeitos gastrointestinais como diarreia. Nas pacientes com história de cálculo renal, o uso do suco da *cranberry* deve ser moderado pelo risco de formação de cálculos.

Em uma revisão sistemática recente da Cochrane, em que 10 estudos foram incluídos, envolvendo 1.049 pacientes de diferentes subgrupos populacionais, conclui-se que a *cranberry* pode ser efetiva na redução da infecção urinária, principalmente nas mulheres com infecções sintomáticas (A)[18].

Outra revisão sistemática avaliou a segurança e a eficácia do uso da fruta durante a gestação e amamentação e, apesar da ausência de evidências quanto ao seu uso neste grupo populacional, concluiu que a *cranberry* parece ser um agente terapêutico útil na prevenção da infecção urinária em gestantes e lactantes (A)[17].

REFERÊNCIAS

1. Pinckinpaugh J, Hill C. Physiologic changes in pregnancy. Surg Clin N Am 2008; 88(2):391-401.
2. Wing D, Mittal P. Urinary Tract Infections in Pregnancy. Clin Perinatol 2005; 32(3):749-64.
3. Masson P, Matheson S, Webster A, Craig J. Meta-analyses in prevention and treatment of urinary tract infections. Infect Dis Clin N Am 2009; 23 (2): 355-385 doi:10.1016/j.idc.2009.01.00.
4. Demesova D, Hromec J, Krcmery S. Treatment of lower urinary tract infection in pregnancy. Int J Antimicrob Agents 2001; 17(2):279-82.
5. U.S. Preventive Services Task Force. Screening for Asymptomatic Bacteriuria in Adults: U.S. Preventive Services Task Force Reaffirmation Recommendation Statement. Ann Intern Med 2008; 149(1):43-7.

6. Smaill Fiona M, Vasquez Juan C. Antibiotics for asymptomatic bacteriuria in pregnancy. Cochrane Database of Systematic Reviews. In: The Cochrane Library, Issue 2, Art. No. CD000490. DOI:10.1002/14651858.CD000490.pub4.
7. Akerele J, Abhulimen P, Okonofua F. Prevalence of asymptomatic bacteriuria among pregnant women in Benin City, Nigeria. J Obstet Gynaecol 2001; 21(2):141.
8. Lee M, Bozzo P, Einarson A, Koren G. Urinary Tract Infection in Pregnancy. Can Fam Physician 2008; 54(6):853-4.
9. Clarke MC, Tanskanen A, Huttunen M, Whittaker JC, Cannon M. Evidence for an interaction between familial liability and prenatal exposure to infection in the causation of schizophrenia. Am J Psychiatry 2009; 166(9):1025-30.
10. Duarte G, Marcolin A, Quintana S, Cavalli R. Infecção urinária na gravidez. Rev Bras Ginecol Obstet 2008; 30(2):93-100.
11. Mignini L, Carroli G, Abalos E, Widmer M, Amigot S et al. Accuracy of diagnostic test to detect asymptomatic bacteriuria during pregnancy. Obstet Gynecol 2009; 113(2)1:346-52.
12. Jorge E. Tolosa. Antibiotics for asymptomatic bacteriuria in pregnancy. RHL practical aspects (last revised: 14 January 2008). The WHO Reproductive Health Library. Geneva: World Health Organization.
13. Villar José, Widmer Mariana, Lydon-Rochelle Mona, Gülmezoglu A Metin, Roganti Ariel. Duration of treatment for asymptomatic bacteriúria during pregnancy. Cochrane Database of Systematic Reviews. In: The Cochrane Library, Issue 3, Art. No. CD000491. DOI: 10.1002/14651858.CD000491.pub1.
14. Vazquez JC, Villar J. Treatment for symptomatic urinary tract infection during pregnancy (Cochrane Review). In: The Cochrane Library, Issue 4, 2008. Oxford: Update Software.
15. Delzell JE, Lefreve ML. Urinary Tract Infections During Pregnancy. Am Fam Physician 2000; 61:713-21.
16. Wing D, Hendershott C, Debuque L, Millar L. Outpatient treatment of acute pyelonephritis in pregnancy after 24 weeks. Obstet Gynecol 1999; 94:683-8.
17. Dugoua JJ, Seely D, Perri D, Mills E, Koren G. Safety and efficacy of cranberry (Vaccinium Macrocarpon) during pregnancy and lactation. Can J Clin Pharmacol. 2008; 15:e80-6.
18. Jepson Ruth G, Craig Jonathan C. Cranberries for preventing urinary tract infections. Cochrane Database of Systematic Reviews. In: The Cochrane Library, Issue 2, Art. No. CD001321. DOI: 10.1002/14651858.CD001321.pub2.

Capítulo 5

Infecções Perinatais: Diagnóstico e Conduta

Ana Maria Feitosa Porto • Emanuelle Pessa Valente • Ana Thaís Vargas de Oliveira

Toxoplasmose

Ana Maria Feitosa Pôrto

INTRODUÇÃO

A toxoplasmose é uma doença parasitária causada pelo *Toxoplasma gondii*, que infecta acima de um terço da população mundial. Assume grande importância quando acomete a gestante, uma vez que existe o risco da transmissão para o feto, podendo determinar sequelas imediatas ou tardias[1,2] (D).

Agente etiológico e modo de transmissão

O *Toxoplasma gondii* é um protozoário intracelular obrigatório, existindo na natureza sob três formas:

- Oocisto – responsável pela produção de esporozoítos que são excretados nas fezes dos felinos, seus hospedeiros definitivos, que por sua vez acarretam a infecção do hospedeiro intermediário (o homem) através da sua ingestão.
- Forma proliferativa – taquizoíto, que é a forma circulante, estando presente na infecção aguda.
- Forma cística – representada pelos bradizoítos, que são a forma latente e estão presentes nos cistos teciduais, caracterizando a forma crônica da infecção.

O parasita é capaz de infectar o homem por meio de três vias. A contaminação pode ocorrer pela ingestão dos oocistos presentes nas fezes do gato, contaminando solo ou água, pela ingestão dos cistos teciduais presentes na carne crua ou mal cozida de animal contaminado, ou pelos taquizoítos presentes em órgãos transplantados ou sangue contaminado[1,3] (D).

As vias oral e transplacentária são as formas de transmissão mais importantes[4,5] (D). Revisão na literatura indica que a incidência de novas infecções varia de 0,5 a 8,1 por 1.000 grávidas suscetíveis[6]. A transmissão vertical ocorre quando os taquizoítos presentes na circulação materna atingem a placenta e posteriormente são transmitidos para o concepto[7,8] (D).

EPIDEMIOLOGIA

A prevalência da infecção pelo *Toxoplasma gondii* em adultos é diretamente proporcional à idade da população, indicando que a infecção é adquirida ao longo da vida[1], variando de acordo com a população estudada. Esta variação pode ser explicada pela diferença de exposição às duas principais fontes de infecção: os oocistos disponíveis no solo ou água contaminados por fezes de gato e os cistos teciduais presentes na carne de animais contaminados, que levam a uma prevalência variável da infecção toxoplásmica entre os países, bem como entre regiões de um mesmo país[5,9] (B).

Nos Estados Unidos, a prevalência de soropositividade varia de 10% a 30%, sendo de aproximadamente 14% na idade reprodutiva.[7,10] (B) A soropositividade é de apenas 10,9% na Noruega,[11] (B) enquanto na Dinamarca ela sobe para 28%[12] (B), e na Áustria atinge 36,7%[13] (B). Na Malásia foi encontrada, em estudo recente, uma frequência de 49%[14] (B), atingindo cifras de até 70% na França (especialmente em Paris), onde é endêmica[1] (A).

A prevalência de soropositividade para toxoplasmose também pode variar em decorrência das condições socioeconômicas, conforme evidenciado em um estudo realizado em Campos de Goytacazes – Rio de Janeiro, incluindo 1.436 indivíduos, observando-se uma frequência de soropositividade de 84% naqueles de baixo nível, 62% nos de médio e apenas 23% nos de alto nível socioeconômico[15] (B).

No Brasil, as pesquisas realizadas em gestantes têm mostrado prevalência de soropositividade para toxoplasmose variando entre 40% e 80%. Em Salvador, entre 410 gestantes estudadas, encontraram-se 42% de soropositividade[16] (B), enquanto em Fortaleza, avaliando-se gestantes e puérperas, 71,5% eram soropositivas[17] (B). Em Belém do Pará foram avaliadas 531 gestantes em uma maternidade pública de referência, encontrando-se 73% de soroprevalência[18] (B).

Um estudo analisando 2.330 gestantes na primeira consulta pré-natal em hospital universitário no município de São Paulo encontrou soroprevalência de 58%[19] (B), enquanto em Porto Alegre, em um estudo envolvendo 1.261 gestantes em maternidade de atendimento terciário, observou-se uma positividade de 59,8%[20] (B), e numa população de 2.126 gestantes do noroeste do estado do Rio Grande do Sul, esta frequência subiu para 74,5%[21] (B). Estudos realizados no Nordeste do Brasil são raros e, neste sentido, foi realizado um estudo incluindo 503 gestantes atendidas no Instituto de Medicina Integral Prof. Fernando Figueira, na cidade do Recife, encontrando-se soropositividade de 77,5%[22] (B).

TRANSMISSÃO MATERNO-FETAL

A transmissão vertical acontece quando os trofozoítos que se encontram na circulação materna atingem a placenta e são transmitidos ao feto; deste modo, a transmissão congênita só deve acontecer durante a primoinfecção materna, com exceção das gestantes imunodeprimidas[23] (D). Em adultos imunocompetentes, a primoinfecção confere imunidade e a infecção pregestacional praticamente elimina qualquer risco de transmissão vertical.

A transmissão materno-fetal depende de três fatores presentes conjuntamente: parasitemia materna inicial ou recorrente, maturidade da placenta e competência da resposta imunológica materna ao *Toxoplasma gondii*.[1] A transmissão do *Toxoplasma gondii* da mãe para o feto ocorre com uma frequência de 30% a 60% dos casos[4,7] (D).

A taxa de transmissão vertical varia de acordo com a idade gestacional em que acontece a infecção aguda[24] (B). Em um programa de *screening* para obtenção de anticorpos contra *Toxoplasma gondii*, envolvendo 35.940 gestantes na Noruega, no período de 1992 a 1994, foi evidenciada taxa de transmissão materno-fetal de 23%. Destas, 13% no primeiro trimestre, 29% no segundo trimestre e 50% no terceiro trimestre[11] (B). Também para Wong & Remington (1994), a incidência da infecção fetal depende do estágio da gestação em que a grávida adquire a infecção e, sem tratamento, a incidência é de 10% a 15% se a infecção ocorreu no primeiro trimestre, 30% se for no segundo trimestre e 60% se ocorrer no terceiro trimestre[25] (D).

Apesar de menos frequente, a doença fetal é mais grave quando a mãe é infectada no primeiro trimestre da gravidez. Quando a infecção materna acontece no último trimestre, a doença fetal ocorre com maior frequência, porém com menor gravidade. Portanto, no decorrer da gestação há aumento no risco da transmissão vertical e diminuição da gravidade do acometimento fetal[1,8,24,26,27] (D).

As gestantes imunossuprimidas, como as portadoras do vírus da imunodeficiência humana (HIV), mesmo estando na fase crônica da infecção pelo *Toxoplasma gondii*, apresentam risco de transmiti-la aos seus conceptos. Em grávidas soropositivas para o HIV e para *Toxoplasma gondii*, estima-se que o risco de transmissão possa atingir 50%. O principal mecanismo proposto seria a reativação da infecção, levando a uma parasitemia crônica ou intermitente[1] (D).

Uma questão levada aos ginecologistas por mulheres não grávidas em idade reprodutiva, que tiveram o diagnóstico de infecção pelo *Toxoplasma gondii* recentemente adquirida, é qual o intervalo de tempo ideal para engravidar com segurança, para que não exista risco de transmissão da toxoplasmose congênita. Os autores aconselham que o intervalo entre a infecção documentada pelos testes sorológicos e a concepção seja estendido para seis meses, período suficiente para que seja conferida efetiva imunidade contra a transmissão congênita[28] (D).

INCIDÊNCIA DA TOXOPLASMOSE CONGÊNITA

A incidência da toxoplasmose congênita entre fetos infectados é relatada como um equilíbrio entre o número e a virulência do parasita transmitido e do sistema imune do feto. Portanto, a idade do feto no momento da infecção pelo toxoplasma parece ser o maior fator determinante da ocorrência da toxoplasmose congênita entre fetos com infecção pelo toxoplasma[1] (D).

A incidência da toxoplasmose congênita é diretamente relacionada com três fatores:
- Incidência da infecção primária entre gestantes.
- Idade gestacional em que a gestante adquiriu a infecção.
- Programas de saúde pública instituídos para prevenção, detecção e tratamento da infecção durante a gestação[5] (D).

Levando-se em conta que a toxoplasmose congênita é sintomática em apenas 10% dos casos, torna-se muito difícil determinar sua real incidência em países que não realizam o acompanhamento sorológico sistemático durante a gestação. Dados obtidos em diferentes países sugerem que a incidência da toxoplasmose congênita vem caindo nas últimas décadas, porém difere entre as várias populações[8,29] (D).

A incidência relatada de toxoplasmose congênita ao nascimento varia de 0,1 a 1 por 1.000 nascidos vivos[11,26] (B). A incidência da toxoplasmose congênita na Bélgica e na França é de dois a três casos por 1.000 nascidos vivos, sendo 20 vezes maior que nos Estados Unidos, onde a incidência pode ser menor que 0,1 por 1.000 nascidos vivos[2] (D). Estas variações regionais decorrem de diferenças climáticas, práticas culturais e hábitos higieno-dietéticos.

A incidência de toxoplasmose congênita no Brasil é variável. Pedreira (1995) encontrou uma incidência de 2 em cada 1.000 nascidos vivos em um hospital público universitário[19] (B). No estudo realizado por Camargo Neto et al. (2000), avaliando crianças de várias regiões do Brasil, encontrou-se uma prevalência de 0,3 por 1.000 nascidos vivos[30] (B). Em Passo Fundo, Rio Grande do Sul, a incidência foi de 0,8 por 1.000 nascidos vivos[31] (B), enquanto em Uberlândia, Minas Gerais, num estudo recente avaliando 805 amostras de sangue do cordão, a incidência foi de 0,8 por 1.000 nascidos vivos em pacientes de hospital público e 0% em hospitais privados[32] (B).

QUADRO CLÍNICO NA GESTANTE E REPERCUSSÕES PERINATAIS

Em gestantes, a toxoplasmose aguda é geralmente assintomática e os sintomas estão presentes em apenas 10% dos casos, sendo estes na maioria inespecíficos, limitando-se a linfadenopatia e fadiga, geralmente sem febre. Como consequência, o diagnóstico da infecção materna se baseia principalmente nos testes sorológicos[4,7,25] (D).

A toxoplasmose congênita pode apresentar uma das quatro formas clínicas:
- Doença manifesta no período neonatal.
- Doença sintomática nos primeiros meses de vida.
- Sequela ou reativação de uma infecção prévia não diagnosticada.
- Infecção subclínica.

Uma minoria dos neonatos com infecção congênita irá apresentar graves manifestações ao nascimento ou durante a infância. Aproximadamente 85% dessas crianças com infecção congênita parecem normais ao nascimento[4,25] (D).

A infecção que se manifesta no período neonatal é caracterizada pela tríade clássica composta por dilatação dos ventrículos cerebrais, calcificações intracranianas e retinocoroidite bilateral. Estes achados estão presentes em apenas 10% dos casos, porém isto não impede que o restante deles, mesmo assintomáticos ao nascimento, possa desenvolver sequelas oftalmológicas e neurológicas graves ao longo do tempo, como cegueira, convulsões, surdez e retardo mental. Em um estudo de revisão sistemática recentemente publicado pelo *Systematic Review on Congenital Toxoplasmosis – Study Group* (SYROCOT) (2007), foi evidenciado que, com o aumento da idade gestacional, há redução do risco de lesões intracranianas, o que não foi evidenciado nas lesões oculares[27] (A).

Em um estudo realizado por Sáfadi *et al.* (2003) na cidade de São Paulo, com seguimento por cinco anos de 43 crianças com toxoplasmose congênita, encontrou-se predominância de 88% de doença subclínica no momento do parto, sendo que 51% desenvolveram manifestações neurológicas. Sequelas neurológicas foram identificadas em 54% das crianças com calcificações cerebrais e em 47% daquelas sem calcificações. Coriorretinite foi observada em 95% dos casos, tendo sido esta a principal sequela ocular da infecção, enquanto o atraso no desenvolvimento neuropsicomotor foi a principal manifestação neurológica encontrada[33] (B). Em relação à mortalidade perinatal, a toxoplasmose congênita resulta em óbito pré-natal ou pós-natal em menos de 2% dos casos.

DIAGNÓSTICO DA INFECÇÃO MATERNA

O diagnóstico da toxoplasmose é baseado na pesquisa de anticorpos contra o parasita, por meio de testes sorológicos, pela investigação das imunoglobulinas (Ig) M, G, A e E. Na fase aguda da toxoplasmose, primeiro ocorre a produção de IgM, seguida da produção de IgG. Em virtude de os anticorpos específicos de utilidade clínica possuírem formação, ascensão e duração variáveis, a sorologia para toxoplasmose é de difícil interpretação[23,34] (D):

- IgM – seus níveis se elevam em dias, duração superior a seis meses, podendo, com algumas técnicas, permanecer positiva por até dois anos (sua positividade é pouco útil para determinar o momento da infecção).
- IgG – seus níveis tornam-se detectáveis uma a duas semanas após a infecção, eleva-se lentamente durante dois a quatro meses, mantém-se elevada entre 12 e 24 meses e depois decresce, para permanecer positiva por toda a vida.
- IgA – tem uma duração mais curta, entre quatro e cinco meses.
- IgE – menos usada e pouco útil.

Diversos testes sorológicos estão disponíveis. Em geral, a busca sorológica de anticorpos IgG e IgM se realiza por ensaios como: provas imunoenzimáticas (ensaio imunossorvente ligado à enzima [ELISA]), imunofluorescência indireta (IFI), hemaglutinação passiva e teste do corante de Sabin-Feldman (entre outros), podendo ser encontrados os resultados discriminados no Quadro 5.1.

O diagnóstico indiscutível de toxoplasmose na gestação é confirmado pela soroconversão – pacientes soronegativas (suscetíveis) que ao longo da gestação apresentaram positividade e aquelas que apresentam perfil sorológico de toxoplasmose recém-adquirida. No entanto, a soroconverão é um evento raramente observado, de forma que determinar quando aconteceu a parasitemia é imprescindível para estabelecer o risco da infecção fetal e suas sequelas, já que na maioria dos casos, para ocorrer a transmissão fetal, a parasitemia deverá ter acontecido durante a gestação[1,28] (D).

Um dos grandes problemas deste rastreamento inicial é a interpretação clínica do encontro de IgM positiva em paciente com perfil sorológico pré-gestacional desconhecido, uma

Quadro 5.1 Provas imunoenzimáticas

Resultado		Interpretação
IgG	**IgM**	**Suscetibilidade**
Negativa	Negativa	Imunidade
Positiva	Negativa	Possibilidade de doença ativa
Negativa ou positiva	Positiva	

vez que sua presença nem sempre indica infecção aguda recente, pois, com a maior sensibilidade dos testes, a IgM pode permanecer positiva por período superior a um ano[5] (D).

Para ajudar na definição entre infecção recentemente adquirida ou passada, foi desenvolvido o teste ELISA-IgG para a avidez, que avalia a afinidade da ligação do antígeno aos anticorpos IgG contra o *Toxoplasma gondii*, separando os de baixa afinidade produzidos na fase inicial da infecção dos anticorpos de alta afinidade, indicativos de infecção crônica. Alta avidez de IgG se desenvolve em pelo menos 12 a 16 semanas após a instalação da infecção, razão pela qual o teste é de maior utilidade nas gestantes com teste positivo para IgG e IgM nos primeiros meses de gestação (até 16 semanas)[5] (D).

Resumindo, o teste nesta fase, revelando alta avidez, indica que a infecção não foi adquirida nos três meses precedentes, não havendo risco de contaminação fetal, enquanto o encontro de IgG específico de baixa avidez é excelente indicador de infecção por *Toxoplasma* primária recente[35] (D).

DIAGNÓSTICO DA INFECÇÃO FETAL

Diante da confirmação da infecção materna por *Toxoplasma gondii*, impõe-se a investigação fetal pela possibilidade de transmissão materno-fetal. Desmont *et al.*, em 1985, publicaram os primeiros casos de diagnóstico pré-natal de toxoplasmose congênita pela análise do sangue fetal obtido por cordocentese. A partir da década de 1990 é que se introduziu a reação em cadeia da polimerase (PCR) realizada em líquido amniótico (LA) colhido por amniocentese, que é um dos métodos mais confiáveis para detectar ou excluir a infecção fetal, embora ainda com alguns resultados falso-negativos[36] (D).

O exame de PCR determina se o DNA do *Toxoplasma gondii* está presente no líquido amniótico. A amniocentese (colheita de 15 a 20 mL de líquido amniótico) deverá ser realizada com 18 semanas ou mais de gestação, devendo ser evitada com menos de 18 semanas por ser menor a sensibilidade e maior o risco. Tanto a sensibilidade quanto a especificidade são significativamente influenciadas pela idade gestacional[5] (D). Estudo realizado no Brasil utilizando a PCR encontrou sensibilidade de 62,5% e especificidade de 97,4%[37] (B), resultados próximos aos encontrados em estudo realizado na França, que encontrou sensibilidade de 64% e especificidade de 100%. A sensibilidade foi significantemente mais elevada quando a infecção ocorreu entre 17 e 21 semanas de gestação, quando comparada com a ocorrência da infecção antes de 17 ou após 21 semanas de gestação[38] (B).

Na análise do sangue fetal obtido por cordocentese, avaliam-se sinais específicos: presença de IgM específica para toxoplasmose e inoculação em camundongo e sinais inespecíficos – IgM total, eosinofilia, trombocitopenia, e elevação da GGT e da desidrogenase lática (DHL). O diagnóstico por meio da amostra de sangue fetal por cordocentese está sendo abandonado em virtude dos riscos fetais inerentes ao procedimento e do menor poder diagnóstico da infecção congênita, quando em comparação com a técnica de PCR do líquido amniótico colhido por amniocentese[5] (D).

Em um estudo multicêntrico retrospectivo, incluindo seis centros europeus de referência para toxoplasmose, Foulon *et al.* (1999) avaliaram dados de 122 gestantes que apresentaram soroconversão por *Toxoplasma gondii* durante a gestação, com o objetivo de avaliar diferentes métodos diagnósticos da toxoplasmose fetal obtidos por cordocentese e amniocentese, e evidenciaram que a PCR realizada no LA possui alta sensibilidade (81%) e alta especificidade (96%), tendo a cordocentese um papel limitado[39] (B).

Recomenda-se a realização de exame ultrassonográfico, por profissional especializado, quinzenalmente ou mensalmente, para fetos de gestantes com suspeita ou diagnóstico de ter adquirido toxoplasmose aguda na gestação. Os principais achados sugestivos da toxoplasmose congênita incluem:

- Espessamento da placenta pela placentite toxoplásmica.
- Dilatação dos ventrículos cerebrais (hidrocefalia) uni ou bilateral em consequência da presença da lesão causada pelo *Toxoplasma gondii* no aqueduto de Sylvius, obstruindo a drenagem do líquido cefalorraquidiano (LCR).
- Calcificações intracranianas ou intra-hepáticas em decorrência das cicatrizes das lesões necróticas pelo toxoplasma.
- Aumento da circunferência abdominal pela hepatomegalia que reflete uma hepatite toxoplásmica e/ou ascite[1] (D).

DIAGNÓSTICO DA INFECÇÃO NO PERÍODO NEONATAL

Para confirmação diagnóstica nos recém-nascidos com suspeita pré-natal da toxoplasmose congênita, no quadro clínico os sinais e sintomas que podem estar presentes e são comuns a várias infecções congênitas são: hepatomegalia, esplenomegalia, anemia, púrpura, pneumonite, hidropisia, microcefalia, hidrocefalia, convulsão e alterações oftalmológicas como coriorretinite, catarata, glaucoma e microftalmia. Exames laboratoriais inespecíficos, como o hemograma, podem apresentar anemia, trombocitopenia e eosinofilia[1,26](D).

Os exames específicos mais usados são os testes para detecção de IgG e IgM específicas para toxoplasmose. A IgG apresenta dificuldades na interpretação devido à passagem transplacentária de anticorpos da mãe para o feto, enquanto a detecção de anticorpos IgM e/ou IgA específicos no recém-nascido, preferencialmente por amostra de sangue periférico e não do cordão umbilical, confirma o diagnóstico da toxoplasmose congênita. No caso de IgG positiva com anticorpos IgM e IgA negativos, podemos utilizar o DNA por PCR de fluidos corporais do recém-nascido. Os anticorpos transferidos da mãe usualmente declinam e desaparecem em seis a 12 meses[5] (D).

A ultrassonografia e a tomografia são indicadas na identificação das calcificações intracranianas, bem como para outras alterações encefálicas presentes nesta infecção congênita. Aconselha-se também a avaliação auditiva do recém-nascido.

TRATAMENTO NA GESTANTE COM TOXOPLASMOSE AGUDA

O tratamento da gestante com toxoplasmose aguda pode prevenir ou atenuar a doença congênita, porém não existe consenso acerca do tratamento mais apropriado para mulheres grávidas infectadas pelo *Toxoplasma gondii*.

O impacto do tratamento antiparasitário antenatal na taxa de transmissão materno-fetal é demonstrado em estudo de Desmonts e Couvreur (1974), que encontrou 76% de recém-nascidos não infectados de gestantes tratadas com espiramicina no período pré-natal contra 44% das não tratadas. A espiramicina é indicada para o tratamento da infecção aguda, observando-se uma redução de aproximadamente 60% na transmissão vertical. Por outro lado, pelo fato de não atravessar a placenta, existem dados que sustentam a hipótese de que a espiramicina é capaz de bloquear a transmissão do parasita (parasitostática), atuando em nível placentário, porém sendo ineficaz na infecção fetal já instalada[40] (B).

Em 1988, Daffos *et al.*, em um estudo prospectivo avaliando 746 gestantes infectadas pelo toxoplasma, propuseram o uso da espiramicina para reduzir a transmissão vertical e a pirimetamina associada à sulfadiazina nos fetos infectados[41] (B).

Principais esquemas preconizados:

- Espiramicina (Rovamicina®): droga parasitostática que deve ser iniciada no diagnóstico suspeito ou confirmado da infecção materna e deve ser mantida como monoterapia até o termo (se a infecção fetal for afastada), na dose de 3 g/dia (dois comprimidos de 8/8 horas – cada comprimido de espiramicina contém 500 mg ou 1.500.000 UI).

- Pirimetamina (Daraprim® 50 mg/dia – 25 mg de 12/12 horas) associada à sulfadiazina (Sulfadiazina® 3 g/dia – 50 0mg de 6/6 horas) e ao ácido folínico (10 mg/dia – para minimizar o efeito quelante de folatos das drogas associadas), esquema parasiticida que deve ser iniciado após a propedêutica invasiva se a infecção fetal for confirmada.

Pela toxicidade desta associação, devemos alterná-la com o uso exclusivo da espiramicina a cada três semanas, mantendo os esquemas alternados até o termo. Orienta-se a realização de hemograma materno a cada duas semanas pela possibilidade de anemia megaloblástica (efeito quelante de folato). A pirimetamina é considerada teratogênica, sendo contraindicada no primeiro trimestre da gestação[1] (D).

Na França, o tratamento com espiramicina é prescrito imediatamente após o diagnóstico (suspeito ou confirmado) da infecção materna e é alternado com pirimetamina associado à sulfadiazina se a infecção fetal for diagnosticada, enquanto na Áustria as grávidas são inicialmente tratadas com pirimetamina e sulfadiazina (após a 15ª semana de gestação), esquema que é substituído por espiramicina se o diagnóstico fetal for negativo[42] (B).

Em um estudo multicêntrico, Foulon *et al.* (1999), avaliando 144 gestantes que apresentaram soroconversão em cinco centros de referência para toxoplasmose, concluíram que a terapia antiparasitária na gestação não diminui a taxa de transmissão materno-fetal, mas foi observada uma redução na gravidade das lesões decorrentes da toxoplasmose congênita[43] (B), enquanto em um estudo de revisão sistemática concluiu-se que é impossível afirmar se a terapia na gestação é ou não útil na redução da taxa ou gravidade da doença congênita, sugerindo-se a necessidade de ensaio clínico controlado tanto para avaliar o efeito do tratamento, como o impacto de programas de rastreamento[44] (A).

Em estudos recentes, a eficácia do tratamento antiparasitário em evitar a toxoplasmose congênita permanece sendo contestada. Um estudo de revisão sistemática realizado pelo SYROCOT, incluindo 26 estudos de coorte, identificou 1.438 gestantes infectadas pelo *Toxoplasma gondii* triadas pelo *screening* pré-natal, em que foi encontrada fraca evidência da associação entre o tratamento precoce e a redução do risco da toxoplasmose congênita[27] (A).

Apesar da sinalização destes estudos para a pouca eficácia do tratamento antiparasitário, até que estudos com desenho adequado e metodologia correta sejam realizados, a maioria das autoridades no assunto continua a recomendar a espiramicina na infecção por *Toxoplasma gondii*, suspeita ou confirmada, adquirida na gestação. Enquanto não está disponível vacina eficaz para evitar infecção por *Toxoplasma gondii*, as esperanças recaem na nova droga (ainda não disponível para o uso) contra o parasita: atovaquone, que mostra atividade contra cistos teciduais e promete ser segura para gestantes e recém-nascidos[45] (D).

Peyron, em 2009, dada a falta de evidências contra ou a favor do tratamento, recomenda que o tratamento deve ser prescrito após a paciente e familiares terem sido honesta e claramente esclarecidos sobre as dúvidas no benefício do tratamento[46] (D).

Gestantes duplamente infectadas por HIV e *Toxoplasma gondii* que desenvolveram AIDS são de risco para reativar uma infecção latente, desenvolver toxoplasmose materna e transmitir o parasita para o feto. No momento os dados são insuficientes para definir a eficácia do tratamento para prevenir a transmissão do parasita para o feto em gestantes infectadas pelo HIV. Alguns autores consideram que gestantes soropositivas para toxoplasmose com CD4 menor que 200 células/mm³ deveriam receber trimetoprima/sulfametoxazol para prevenir tanto a reativação da infecção pelo toxoplasma como a transmissão do parasita para o feto[5] (D).

TRATAMENTO NO RECÉM-NASCIDO COM SUSPEITA OU DIAGNÓSTICO DE TOXOPLASMOSE CONGÊNITA

O tratamento nos recém-nascidos utiliza as drogas indicadas, com os seguintes esquemas posológicos: sulfadiazina → 50 mg/kg/dia, de 12/12 horas; pirimetamina → 2 mg/kg/dia por dois dias, seguidos de 1 mg/kg/dia por dois a seis meses e 1 mg/kg/dia três vezes por semana, por no mínimo um ano, associado a ácido folínico → 10 mg três vezes por semana. Alguns autores usam pirimetamina-sulfadiazina-ácido folínico alternado com a espiramicina → 100 mg/kg/dia, de 12/12 horas. Quando indicado, associa-se corticosteroide – prednisona → 1 mg/kg/dia de 12/12 horas[5] (D).

Um estudo realizado pelo Chicago Toxoplasmosis Study Group, estudando recém-nascidos entre 1981 e 2004, encontrou resultados favoráveis em recém-nascidos tratados, indicando a importância do diagnóstico e tratamento dos recém-nascidos com toxoplasmose congênita[47] (B).

PREVENÇÃO

A prevenção da toxoplasmose congênita pode ser dividida em três categorias.
- Primária – a prevenção primária caracteriza-se por programas educativos com orientações higienodietéticas (baseadas no conhecimento dos fatores de risco para a infecção), recomendando às gestantes suscetíveis evitar contato com ambientes ou alimentos contaminados com fezes de gatos (Quadro 5.2). Desde que as vias de contaminação sejam conhecidas, é possível reduzir o risco de infecção durante a gestação por adequado programa educativo. Essas orientações, quando aplicadas no pré-natal, contribuem para redução de 63% da primoinfecção na gestação[4,26] (D).

Quadro 5.2 Medidas para prevenção da infecção por *Toxoplasma gondii* na gestação

- Evitar contato com alimentos ou água potencialmente contaminados por fezes de gato
- Não comer carne crua ou malcozida
- Evitar exposição ao solo potencialmente contaminado por fezes de gato
- Lavar bem frutas e verduras antes de consumir
- Usar luvas ao cuidar da terra na jardinagem
- Lavar mãos após contato com carne crua
- Evitar contato com a mucosa dos olhos e boca ao manusear carne crua
- Evitar andar sem calçados
- Evitar contato com gatos ou ambientes que possam conter fezes de gato

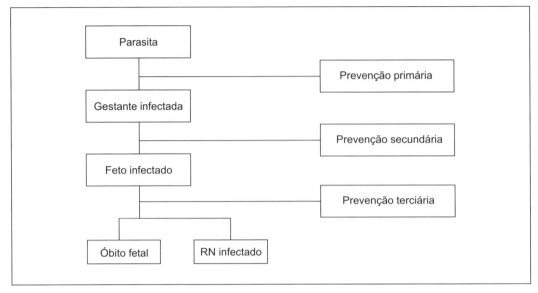

Fig. 5.1 Níveis de prevenção de toxoplasmose congênita.

- Secundária – a prevenção secundária consiste em tentar evitar a transmissão transplacentária do parasita pela administração de espiramicina nas gestantes com diagnóstico de infecção aguda, objetivando prevenir a transmissão materno-fetal e posterior contaminação do feto.
- Terciária – a prevenção terciária é iniciada após o diagnóstico da infecção fetal ou neonatal, com o intuito de diminuir as sequelas da infecção nos fetos ou recém-nascidos infectados, com base no uso da pirimetamina associada à sulfadiazina.

Entretanto, tanto a prevenção secundária como a terciária só são possíveis caso se confirme a infecção ativa – geralmente assintomática – durante a gravidez. Este é um ponto crítico, porque o rastreamento universal das gestantes para toxoplasmose permanece controverso, por diversas razões:

- Diagnósticos falso-positivos, uma vez que cerca de 1,3% das mulheres apresentam imunoglobulina da classe M (IgM) falso-positiva durante a gestação.
- A incidência de infecção materna primária é relativamente baixa, variando entre 0,15% e 0,5%, inferior até mesmo à taxa esperada de falso-positivos de IgM. Diferenças na incidência podem justificar o rastreamento em algumas regiões, e não em outras.
- Mesmo quando o diagnóstico da infecção materna pode ser corretamente estabelecido, a eficácia do tratamento antenatal é incerta.

Nos países que adotam o rastreio sorológico, a frequência da repetição sorológica nas pacientes suscetíveis durante a gestação varia de mensal, como na França, a trimestral, como utilizado na Áustria.

O National Workshop on Toxoplasmosis: Preventing Congenital Toxoplasmosis (NWTPCT), um fórum para avaliar os esforços atualmente em prática para prevenir a toxoplasmose, evidenciou três tipos de abordagem[7] (D):

a. O rastreamento das gestantes adotado na França, Áustria e Finlândia.
b. O rastreamento dos recém-nascidos, preconizado na Dinamarca e nos Estados Unidos.
c. A prática educativa para as gestantes de como prevenir a infecção utilizada na Bélgica, Inglaterra e no Canadá.

No Brasil, a triagem sorológica para toxoplasmose não é recomendada pela Federação Brasileira das Sociedades de Ginecologia e Obstetrícia (FEBRASGO, 2000), enquanto o Ministério da Saúde recomenda, sempre que possível, a triagem, por meio da detecção de anticorpos da classe IgM (ELISA ou imunofluorescência), para todas as gestantes que iniciam o pré-natal[48] (D).

Informações considerando como evitar a toxoplasmose na gestação podem, na teoria, ser uma abordagem custo-eficaz para prevenir a toxoplasmose congênita, mas não há ensaios clínicos randomizados comparando as práticas educativas com nenhuma intervenção[45] (D).

Uma revisão sistemática realizada com o objetivo de avaliar o efeito da prática educativa pré-natal para prevenir a toxoplasmose congênita encontrou apenas um ensaio clínico randomizado em *cluster*, de pobre qualidade metodológica, avaliando 432 mulheres e concluindo que a prática educativa pré-natal, apesar de efetivamente modificar o comportamento materno pessoal e a higiene dos alimentos, não existe até o momento ensaios clínicos randomizados que avaliem sua efetividade como é sugerido por estudos observacionais. Concluem os autores pela necessidade de futuros ensaios para confirmar os benefícios e quantificar o impacto de diferentes programas de práticas educativas[49] (A).

O consenso é que cada país ou comunidade deve estabelecer a sua prevalência, sua taxa de soroconversão materna e sua incidência de toxoplasmose congênita, bem como os custos do rastreamento materno universal e do tratamento das crianças infectadas, para então concluir sobre a relação custo *versus* benefício da implantação de um programa de prevenção[25] (D).

REFERÊNCIAS

1. Remington JS, Mc Leod R, Thulliez P, Desmonts G. Toxoplasmosis. In: Remington JS, Klein JO, editors. Infectious diseases of the fetus and newborn infants. 6th ed. Philadelphia: Elsevier Saunders, 2006:947-1091.
2. Pinard JA, Leslie NS, Irvine PJ. Maternal serologic screening for toxoplasmosis. J Midwifery Women's Health 2003; 48:308-16.
3. Jones JL, Lopez A, Wilson M, et al. Congenital toxoplasmosis: a review. Obstet Gynecol 2001; 56:296-305.
4. Hall SM. Congenital toxoplasmosis [Review]. BMJ 1992; 305:291-7.
5. Montoya JG, Rosso F. Diagnosis and Management of Toxoplasmosis. Clin Perinatol 2005; 32:705-26.
6. Cunningham FG, Leveno KJ, Bloom SL, et al. Williams Obstetrics. 22th ed. United States of America: McGraw-Hill Companies, 2005. p. 1289.
7. Lopez A, Dietz VJ, Wilson M, et al. Preventing Congenital Toxoplasmosis. Centers for Diseases Control and Prevention. CDC Recommendations regarding selected conditions affecting women's Health. MMWR 2000; 49 (RR-2).
8. Montoya JG, Liesenfeld O. Toxoplasmosis. The Lancet 2004; 363:1965-76.
9. Ertug S, Okyay P, Turkmen M, et al. Seroprevalence and risk factors for toxoplasma infection among pregnant women in Aydin province, Turkey. BMC Public Health 2005; 5:66.

10. Jones JL, Kruszon-Moran D, Wilson M. Toxoplasma gondii Infection in the United States, 1999-2000. Emerging Infectious Diseases. www.cdc.gov/eid 2003; 9:1371-4.
11. Jenum PA, Stray-Pedersen B, Melby KK, et al. Incidence of Toxoplasma gondii infection in 35,940 pregnant women in Norway and pregnancy outcome for infected women. J Clin Microbiol 1998; 36:2900-6.
12. Lebech M, Anderson O, Christensen NC, et al. Feasibility of neonatal screening for toxoplasma infection in the absence of prenatal treatment. Danish Congenital Toxoplasmosis Study Group. Lancet 1999; 1834-7.
13. Aspöck H, Pollak A. Prevention of prenatal toxoplasmosis by serological screening of pregnant women in Austria. Scand J Infect Dis 1992; 84:32-8.
14. Nissapatorn V, Noor Azmi MA, Cho SM, et al. Toxoplasmosis: prevalence and risk factors. J Obstet Gynecol 2003; 23:618-24.
15. Bahia-Oliveira LMG, Jones JL, Azevedo-Silva J, et al. Highly endemic, waterborne toxoplasmosis in north Rio de Janeiro State, Brazil. Emerg Infect Dis [serial online] 2003 Jan. Available from: URL: http://www.cdc.gov/ncidod/EID/vol19no1/02-0160.htm
16. Moreira LMO. Sorologia para toxoplasmose em uma população de gestantes da cidade de Salvador [tese doutorado]. Bahia: Faculdade de Medicina da Universidade Federal da Bahia; 1988.
17. Rey LC, Ramalho ILC. Soroprevalência da toxoplasmose em Fortaleza, Ceará, Brasil. Rev Inst Med Trop S. Paulo 1999; 41:171-4.
18. Oliveira BC. Toxoplasmose: perfil sorológico durante a gravidez e repercussões neonatais em maternidade pública de referência na cidade de Belém do Pará [dissertação mestrado]. São Paulo: Escola Paulista de Medicina, Universidade Federal de São Paulo; 2002.
19. Pedreira DAL. Contribuição ao estudo da toxoplasmose congênita [dissertação de mestrado]. São Paulo: Faculdade de Medicina, Universidade de São Paulo; 1995
20. Varella IS, Wagner MB, Darela AC, et al. Prevalência de soropositividade para toxoplasmose em gestantes. J Pediatr 2003; 79:69-74.
21. Spalding SM, Amendoeira MRR, Ribeiro LC, et al. Estudo prospectivo de gestantes e seus bebês com risco de transmissão de toxoplasmose congênita em município do Rio Grande do Sul. Rev Soc Bras Med Trop 2003; 36:483-91.
22. Porto AMF. Perfil sorológico para toxoplasmose em gestantes atendidas no ambulatório pré-natal de uma maternidade-escola do Recife [dissertação mestrado]. Recife: Instituto Materno Infantil Prof. Fernando Figueira; 2005.
23. Kravetz JD, Federman DG. Toxoplasmosis in pregnancy. Am J Med 2005; 118:212-6.
24. Dunn D, Wallon M, Peyron F, et al. The mother-to-child transmission rate of treated toxoplasmosis in pregnancy increased with gestational age. Evidence-based Obstetrics & Gynecology 2000; 2:37-8.
25. Wong SY, Remington JS. Toxoplasmosis in pregnancy. Clin Infect Dis 1994; 18:853-62.
26. Guerina NG. Congenital infection with Toxoplasma gondii. Pediatric annals 1994; 23:138-51.
27. SYROCOT (Systematic review on congenital toxoplasmosis) study group. Effectiveness of prenatal treatment for congenital toxoplasmosis: a meta-analysis of individual patients' data. Lancet 2007; 369:115-22.
28. Montoya JG, Remington JS. Management of Toxoplasma gondii infection during pregnancy. Clin Infect Dis 2008; 47:554-66.
29. Foulon W, Naessens A, Ho-Yen D. Prevention of congenital toxoplasmosis. J Perinat Med 2000; 28:337-45.
30. Camargo Neto E, Anele E, Rubim R, et al. High prevalence of congenital toxoplasmosis in Brazil estimated in a 3-year prospective neonatal screening study. Int J Epidemiol 2000; 29:941-7.
31. Mozzato L, Procianoy RS. Incidence of congenital toxoplasmosis in southern Brazil: a prospective study. Rev Inst Med Trop S. Paulo 2003; 45:147-51.
32. Segundo GRS, Silva DAO, Mineo JR, et al. A comparative study of congenital toxoplasmosis between public and private hospitals from Uberlândia, MG, Brazil. Mem Inst Oswaldo Cruz 2004; 99:13-7.
33. Sáfadi MAP, Berezin EM, Farhat CK, et al. Clinical presentation and follow up of children with congenital toxoplasmosis in Brazil. Braz J Infect Dis 2003; 7:325-31.
34. Martin FC. Toxoplasmosis congenital. Una enfermedad con demasiados interrogantes. An Pediatr (Barc) 2004; 61:115-7.
35. Lappalainen M, Hedman K. Serodiagnosis of toxoplasmosis. The impact of measurement of IgG avidity. Ann Ist Sanità 2004; 40: 81-88.

36. Desmont G, Daffos F, Forestier F, et al. Prenatal diagnosis of congenital toxoplasmosis. The Lancet 1985; 1:500-4.
37. Vidigal PVT, Santos DVV, Castro FC, et al. Prenatal toxoplasmosis diagnosis from amniotic fluid by PCR. Rev Soc Bras Med Trop 2002; 35:1-6.
38. Romand S, Wallon M, Frank J, Thulliez P, Peyron F, Dumon H. Prenatal diagnosis using polymerase chain reaction on amniotic fluid for congenital toxoplasmosis. Obstet Gynecol 2001; 97:296-300.
39. Foulon W, Pinon JM, Stray-Pedersen B, et al. Prenatal diagnosis of congenital toxoplasmosis: a multicenter evaluation of different diagnosis parameters. Am J Obstet Gynecol 1999; 181:843-7.
40. Desmonts G, Couvreur J. Congenital toxoplasmosis. A prospective study of 378 pregnancies. N Engl J Med 1974; 290:1110-6.
41. Daffos F, Forestier F, Capella-Pavlovsky M, et al. Prenatal management of 746 pregnancies at risk for congenital toxoplasmosis. N Engl J Med 1988; 318:271-5.
42. Thiébaut R, Gilbert RE, Gras L, et al. Timing and type of prenatal treatment for congenital toxoplasmosis (Protocol for a Cochrane Review). In: The Cochrane Library, Issue 1, 2004, Oxford.
43. Foulon W, Villena I, Stray-Pedersen B, et al. Treatment of toxoplasmosis during pregnancy: A multicenter study of impact on fetal transmission and children's sequelae at age 1 year. Am J Obstet Gynecol 1999; 180:410-5.
44. Peyron F, Wallon M, Liou C, et al. Treatments for toxoplasmosis in pregnancy. Cochrane Database of Systematic Reviews. In: The Cochrane Library, Issue 3, Art. No. CD001684. DOI: 10.1002/14651858.CD001684.pub3 2009
45. Petersen E. Prevention and treatment of congenital toxoplasmosis [Review]. Expert Rev Anti Infect Ther 2007; 5:285-93.
46. Peyron F. When are we going to celebrate the centenary of the discovery of efficient treatment for congenital toxoplasmosis? Mem Inst Oswaldo Cruz 2009; 104:316-9.
47. McLeod R, Boyer K, Karrison T, et al. for the Toxoplasmosis Study Group. Outcome of treatment for congenital toxoplasmosis, 1981-2004: the National Collaborative Chicago-Based, Congenital Toxoplasmosis Study. Clin Infect Dis 2006; 42:1383-94.
48. Ministério da Saúde – Secretaria de Atenção à Saúde – Manual Técnico Pré-natal e Puerpério Atenção qualificada e humanizada. Brasília, 2006
49. Di Mario, Basevi V, Gagliotti C, Spettoli D, Gori G, D'Amico R, Magrini N. Prenatal education for congenital toxoplasmosis. Cochrane Database of Systematic Rewiews. In: The Cochrane Library, Issue 3, Art. No. CD006171. DOI: 10.1002/14651858.CD006171, 2009

Sífilis

Emanuelle Pessa Valente

ETIOLOGIA E PREVALÊNCIA

A sífilis é causada pelo *Treponema pallidum*, um espiroqueta que teve sua sequência de genoma identificada apenas recentemente. É uma importante doença, na maioria das vezes de transmissão sexual, que continua com grandes incidências na África, Ásia e América Latina. A Organização Mundial da Saúde (OMS) estima que 1 milhão de gestações sejam afetadas pela sífilis em todo o mundo, resultando em aborto ou morte perinatal, prematuridade, baixo peso e sífilis congênita em proporções variadas. Suas implicações negativas para a gestação são conhecidas há mais de 100 anos, mas, apesar disso, ainda falta muito a se descobrir sobre a fisiopatologia dessa infecção durante a gestação[1,2].

O *Treponema pallidum* tem uma membrana externa rica em lipídios e pobre em proteínas, daí a grande capacidade de gerar reação inflamatória sistêmica, mas com dificuldade de *clearance* imunológico. Entre as dificuldades para a pesquisa está que esse microrganismo não é cultivado em meios artificiais, somente com inoculação em coelhos, cujo tempo para identificar a soroconversão é de aproximadamente três meses, e as evidências geradas a partir de modelos animais são nível D. Deve-se ao seu metabolismo e biossíntese limitados a ausência de resistência identificada ao tratamento[1].

No Brasil a sífilis congênita permanece como grave problema de saúde pública e sua incidência teve crescimento com a entrada da população feminina na epidemia de HIV/AIDS. Lima e Viana, em recente estudo sobre prevalência e fatores de risco para doenças sexualmente transmissíveis (DST) em estado do Sudeste do Brasil, encontraram 2,1% de puérperas e 3,6% de gestantes infectadas, sendo que 94,1% e 100%, respectivamente, afirmavam ter feito ou estar fazendo acompanhamento pré-natal (B)[3]. Esses dados levantam as hipóteses que os testes podem não estar sendo feitos ou realizados de forma inadequada, ou, ainda, que o tratamento possa estar sendo feito incompleto ou incorreto. Os principais fatores de risco relacionados foram: história prévia de DST ou DST durante a gestação atual, coitarca antes dos 16 anos, história de violência doméstica, parceiro com múltiplas parceiras, parceiro usuário de drogas ou álcool e, ainda, história de DST em parceiro (B)[3].

A sífilis congênita é uma doença de notificação compulsória no Brasil desde 1986 (Portaria nº 542, de 22/12/86 – Ministério da Saúde). Deve ser investigado e notificado todo caso de nascituro, vivo ou morto, filho de mulheres com sífilis. A partir de 1993 passaram a ser digitadas no Sistema de Informações e Agravos de Notificação (SINAN). Foram registrados 49,7% dos casos na região Sudeste, 28,9% na região Nordeste, 7,5% na região Norte, 7,3% na região Centro-Oeste e 6,7% na região Sul, com 1.118 óbitos no país por sífilis congênita de 1996 a 2006. Os dados discordantes encontrados em pesquisas de prevalência e os dados oficiais reforçam as hipóteses do grande número de subnotificações em nosso país[4-6].

FORMAS CLÍNICAS E TRANSMISSÃO

A sífilis primária caracteriza-se pelo surgimento de um cancro no local de inoculação do agente que pode, inclusive, ser extragenital, em incubação de 15 a 20 dias e aumento de linfonodos locais. Após, em média, oito semanas do desaparecimento do cancro, podem aparecer lesões de diferentes aspectos, principalmente máculas, caracterizando a sífilis secundária. Tanto a sífilis primária quanto a secundária podem regredir espontaneamente, mesmo sem tratamento. A sífilis terciária, com manifestações neurológicas decorrentes de longos anos de infecção sem tratamento, hoje é raramente descrita. Quando não são evidenciadas manifestações clínicas da doença, diz-se que temos a sífilis latente, que pode ainda ser subdividida em precoce e tardia[4].

A transmissão vertical ocorre por via hematogênica, dependente da espiroquetemia, ou com contato direto com as lesões durante o momento do parto. Na sífilis recente a probabilidade de infecção fetal é de 100%, devido aos altos títulos, e permanece em torno de 70% mesmo após quatro anos, sífilis secundária ou tardia. Os fatores determinantes da infecção fetal são, portanto, o estágio da sífilis materna e o tempo de exposição intraútero[1]. Vásquez-Manzanilla *et al.* encontraram clara associação entre altos títulos de pesquisa laboratorial de doenças venéreas (VDRL) e baixos pesos de nascimentos em mães infectadas por sífilis (B)[2].

Atualmente já se sabe que o treponema atravessa a placenta desde o início da gestação, podendo ser encontrado mesmo em abortamentos. Mas somente a partir de 22 semanas é que o sistema imunológico fetal se mostra capaz de elaborar resposta inflamatória à infecção, sendo esta a principal manifestação histológica encontrada nos diversos órgãos envolvidos[1]. A gestação pode evoluir para abortamentos, natimorto e óbito perinatal[6].

A sífilis congênita pode ser dividida em dois períodos: precoce (manifestações até 2 anos de vida) e tardia (surge após dois anos de vida). Cerca de 70%, no entanto, são assintomáticos, os 30% restantes podem apresentar prematuridade, baixo peso, hepatoesplenomegalia, lesões cutâneas variadas, periostite, osteocondrite, pseudoparalisia dos membros, icterícia, anemia, linfadenopatia generalizada, convulsões, entre outros[6]. Nos casos em que a exposição fetal foi prolongada, pode-se observar placentomegalia[2].

DIAGNÓSTICO

Os roteiros para *screening* diagnóstico adotados por cada país devem levar em consideração custos dos testes, facilidades de acesso e de uso, necessidade de automação e compatibilidade com outros testes já usados (D)[7]. Existem evidências, apoiadas em metanálises, de que o sucesso do rastreio pré-natal previne a sífilis congênita e que a efetividade do rastreio depende do início precoce do pré-natal (A)[8].

A OMS recomenda o uso do teste VDRL ou *Rapid Plasma Reagin* (RPR) ou, ainda, o teste *Treponema pallidum Haemagglutination Assay*, (TPHA) para rastreio inicial. Os dois primeiros são testes não treponêmicos, quantitativos e de alta sensibilidade, que podem ter resultados positivos por anos mesmo após a cura, com diminuição progressiva das titulações. Esse último, o *fluorescence treponemal antibody-absorption* (FTA-ABS), o *microhemaglutination – Treponema pallidum* (MHA-TP) e ainda o ELISA, são testes qualitativos e específicos, porém com menor sensibilidade. São utilizados para exclusão de resultados falso-positivos. Uma vez positivos, tendem a não negativar mesmo após a cura da infecção (Quadro 5.3)[4,7].

O Ministério da Saúde recomenda a realização de, no mínimo, dois testes sorológicos durante a gestação: o primeiro no início do pré-natal e o segundo em torno de 28 semanas. Além disso, recomenda-se o rastreio na admissão em maternidades para parto e abortamento[4].

Quadro 5.3 Características de testes usados para rastreio de sífilis

Características	Testes			
	RPR	VDRL	TPHA	FTA-ABS
Tipo	Não treponêmico	Não treponêmico	Treponêmico	Treponêmico
Sensibilidade	86%-100%	7%8-100%	85%-100%	70%-100%
Especificidade	93%-98%	98%	98%-100%	94%-100%
Facilidade de uso	Fácil	Fácil	Complexo	Complexo

Fonte: Modificado de Boletim da Organização Mundial da Saúde[9].

Quadro 5.4 Tratamento da sífilis

Primária	Penicilina G benzatina – 2,4 milhões de UI IM dose única
Secundária	Penicilina G benzatina – 2,4 milhões de UI IM dose única
Latente precoce	Penicilina G benzatina – 2,4 milhões de UI IM dose única
Latente tardia	Penicilina G benzatina – 7,2 milhões UI IM divididas em 3 doses de 2,4 milhões de UI com intervalos de 1 semana
Latente de duração incerta	Penicilina G benzatina – 7,2 milhões UI IM divididas em 3 doses de 2,4 milhões de UI com intervalos de 1 semana

TRATAMENTO

A penicilina é efetiva no tratamento da sífilis e prevenção da sífilis congênita, e isso foi estabelecido logo após sua descoberta nos anos 1940 e reforçado por estudos científicos posteriores (A)[10]. Ainda restam dúvidas quanto ao regime ideal, mas existe consenso de que tanto a duração quanto a dose são importantes, as infecções primárias têm baixos níveis de retratamento e que as preparações de longa duração são igualmente efetivas[10].

São escassos os ensaios controlados comparando diferentes regimes de tratamento, e o Centers for Disease Control and Prevention (CDC) recomenda que o tratamento seja de acordo com o estágio da sífilis materna (D)[11] (Quadro 5.4).

Para o CDC e a OMS as pacientes HIV-positivas devem receber o mesmo tratamento anteriormente recomendado. Apesar disso, alguns autores sugerem que uma segunda dose de penicilina benzatina deva ser acrescentada nos casos de sífilis primária, secundária e latente precoce para atingir melhores concentrações no líquido cefalorraquidiano[1,10,11]. Mas o número de doses que se consegue realizar, principalmente em países subdesenvolvidos, está direta e fortemente associado ao início precoce da assistência pré-natal, e novos trabalhos devem ser desenvolvidos no sentido de elucidar essa questão (C)[1,12].

Apesar de 5% a 20% das pacientes acreditarem serem alérgicas à penicilina, apenas em 1% dos casos observa-se reação grave de hipersensibilidade (tipo 1), e o tratamento com penicilina deve ser mantido após dessensibilização, pois é a única droga que trata o feto[1,4]. A eritromicina tem efetividade questionável e a ceftriaxona necessita de novos trabalhos para confirmar sua ação em gestantes[1].

Outra complicação que pode ocorrer em decorrência do tratamento é a reação de Jarish-Herxheimer, usualmente nas primeiras 24 horas após o início do tratamento, caracterizada por mialgia, cefaleia e piora das lesões cutâneas, causada pela liberação de grande número de espiroquetas na corrente sanguínea. Nas gestantes tratadas ocorre em aproximadamente 40% e pode ser acompanhada de contrações uterinas e desacelerações variáveis da frequência cardíaca fetal com resolução espontânea[1].

REFERÊNCIAS

1. Berman SM. Maternal syphilis: pathophysiology and treatment. Bulletin of the World Health Organization 2004; 82 (6):433-8.
2. Vásquez-Manzanilla O, Dickson-Gonzalez SM, Salas JG et al. Influence of mother VDRL titers on the outcome of newborns with congenital syphilis. Tropical Biomedicine 2008; 25(1):58-63.

3. Lima LHM, Viana MC. Prevalence and risk factors for HIV, syphilis, hepatitis B, hepatitis C, and HTLV-I/II infection in low-income postpartum and pregnant women in Greater Metropolitan Vitória, Espírito Santo State, Brazil. Cad. Saúde Pública 2009; 25(3):668-76.
4. Milanez H, Amaral E. Por que ainda não conseguimos controlar o problema da sífilis em gestantes e recém-nascidos? Rev Bras Ginecol Obstet. 2008; 30(7):325-7.
5. Saraceni V, Leal MC. Avaliação da efetividade das campanhas para eliminação da sífilis congênita na redução da morbi-mortalidade perinatal. Município do Rio de Janeiro, 1999-2000. Cad. Saúde Pública 2003; 19(5):1341-9.
6. Informe Técnico Institucional – Serviço de Vigilância Epidemiológica, Coordenação do Programa Estadual DST/Aids – SP, Coordenadoria de Controle de Doenças CCD, Secretaria de Estado da Saúde SES-SP. Sífilis Congênita e Sífilis na Gestação. Rev Saúde Pública 2008; 42(4):768-72.
7. Young H. Guidelines for serological testing for syphilis. Sex Transm Inf 2000; 76:403-5.
8. Wolff T, Shelton E, Sessions C et al. Screening for Syphilis Infection in Pregnant Women: Evidence for the U.S. Preventive Services Task Force Reafirmation recommendation Statement. Annals of Internal Medicine 2009; 150(10):710-6.
9. Peeling RW, Ye H. Diagnostic tools for preventing and managing maternal and congenital syphilis: an overview. Bulletin of the World Health Organization 2004; 82(6):439-46.
10. Walker Godfrey JA. Antibiotics for syphilis diagnosed during pregnancy. Cochrane Database of Systematic Reviews. In: The Cochrane Library, Issue 3, Art. No. CD001143. DOI: 10.1002/14651858. CD001143. pub3.
11. Centers for Disease Control and Prevention 2006. Sexually Transmitted diseases treatment guidelines 2006. Morbidity and Mortality Weekly Report 2006; 55:24-37.
12. Mullick S, Beksinksa M, Msomi S. Treatment for syphilis in antenatal care: compliance with the three dose standard treatment regimen. Sex Transm Infect 2005; 81:220-2.

Rubéola

Ana Thaís Vargas de Oliveira

É uma doença exantemática aguda causada por um vírus pertencente ao gênero *Rubivirus*, família *Togaviridae*. A rubéola apresenta alto poder de contágio, podendo acometer qualquer faixa etária e sendo mais comum em crianças.

A doença tem curso benigno mas, apesar disso, tem importância epidemiológica, pois está relacionada com síndrome da rubéola congênita (SRC), quando a infecção ocorre durante a gestação, podendo causar uma série de malformações fetais e abortamentos.

O contágio se dá por meio do contato com as secreções nasofaríngeas de pessoas infectadas. A infecção se produz por disseminação de gotículas ou contato direto com os pacientes. A transmissão indireta, mesmo sendo pouco frequente, ocorre mediante contato com objetos contaminados com secreções nasofaríngeas, sangue e urina.

O período de incubação varia de 14 a 21 dias a partir do contato com o doente, durando em média 17 dias. A variação máxima observada é de 12 a 23 dias. A pessoa infectada tem capacidade de transmitir o vírus da rubéola aproximadamente de 5 a 7 dias antes do início do exantema e de 5 a 7 dias após.

O quadro clínico é caracterizado por exantema maculopapular e puntiforme difuso, iniciando-se em face, couro cabeludo e pescoço e espalhando-se posteriormente para tronco e membros. Além disso, apresenta febre baixa e linfadenopatia retroauricular, occipital e cervical posterior, geralmente antecedendo o exantema no período de 5 a 10 dias e podendo perdurar por algumas semanas. Formas assintomáticas são frequentes, principalmente em crianças. Adolescentes e adultos podem apresentar um período prodrômico com febre baixa, cefaleia, dores generalizadas (artralgias e mialgias), conjuntivite, coriza e tosse[1]. Não existe tratamento específico e o paciente deve ser medicado com sintomáticos.

Para o ginecologista e obstetra a rubéola é uma infecção de grande importância, pois a SRC geralmente é grave e pode acometer de 40% a 60% dos recém-nascidos (RNs) cujas mães foram infectadas durante os dois primeiros meses de gestação; 30% a 35% dos RNs, no terceiro mês de gestação, e 10%, no quarto mês de gestação, sendo raro o acometimento após a 20ª semana (D). As alterações anatômicas e funcionais encontradas são de maior gravidade quanto mais precoce for a infecção materna. Os principais sinais e sintomas da infecção intrauterina são aborto espontâneo, malformação congênita de grandes órgãos e sistemas como oculares (catarata, glaucoma, microftalmia, retinopatia), cardíaco (persistência do canal arterial, estenose aórtica, estenose pulmonar), deficiência auditiva e alterações neurológicas, retardo mental. A prematuridade e o baixo peso ao nascer estão também associados à rubéola congênita. É possível a ocorrência de formas leves, com surdez parcial ou pequenas deficiências cardíacas, só diagnosticadas muitos anos após o nascimento[2,3].

O diagnóstico da rubéola na gestação deve ser feito o mais rápido possível para que a gestante seja acompanhada em um serviço adequado para diagnosticar as possíveis alterações fetais e fazer o devido acompanhamento do RN. São colhidas duas amostras de sangue, uma logo após a suspeita de contágio e a outra de 10 a 14 dias depois do início do exantema, para confirmar o diagnóstico de rubéola. O que se pretende detectar são os anticorpos IgM no sangue, encontrados na fase aguda da doença, e anticorpos específicos da classe IgG, que podem eventualmente aparecer na fase aguda da doença, mas que caracterizam infecção antiga, podendo, ainda, ser detectados muitos anos após a infecção. Os resultados das sorologias e suas interpretações estão no Quadro 5.5.

Quando a gestante é diagnosticada com a infecção aguda de rubéola, o próximo passo é diagnosticar o feto. A ultrassonografia (US) e o ecocardiograma fetal devem fazer parte da rotina de detecção de alterações graves, mas, quando os resultados são inconclusivos, um diagnóstico mais invasivo e mais preciso se faz necessário. A amniocentese após a 14ª semana de gestação deve ser considerada após 30 dias da infecção materna para que o agente etiológico seja detectado no líquido amniótico pelo método da reação em cadeia da polimerase (PCR) e cultura viral (D). A cordocentese também pode ser feita após a 22ª semana de gestação para que a IgM fetal específica possa ser detectada, além das provas

Quadro 5.5 Sorologias para rubéola

IgG + / IgM −	Infecção antiga
IgG + / IgM +	Infecção aguda? (confirmar com a segunda amostra)
IgG − / IgM +	Infecção aguda
IgG − / IgM −	Sucetível

de função hepática e renal fetal, anemia, plaquetopenia, alteração da desidrogenase lática (DHL) para avaliar o grau de comprometimento sistêmico fetal (D).

A vacina tríplice viral foi implantada no Brasil de forma gradativa, iniciando-se em 1992, no estado de São Paulo, e alcançando a totalidade das demais unidades federadas em 2000. A vacina é a única forma de prevenir a ocorrência da rubéola na população, sendo sua principal medida de controle. Esquema básico: uma dose da vacina tríplice viral (sarampo, rubéola e caxumba) aos 12 meses de idade. A partir de 2004, o Calendário Nacional de Vacinação indica a segunda dose da vacina tríplice viral para crianças de 4 a 6 anos de idade, para corrigir possível falha vacinal primária e vacinar aqueles que porventura não tenham sido vacinados anteriormente[1,2]. A vacina também está disponível para mulheres em idade fértil e durante as campanhas nacionais de vacinação, como a que aconteceu em 2002, na qual até mesmo os homens foram vacinados.

Ainda restam controvérsias sobre o risco da SRC nas pacientes vacinadas durante a gravidez, mas o consenso geral é de evitar a vacinação das mulheres conhecidamente grávidas (D).

REFERÊNCIAS

1. Ministério da Saúde. Secretaria de Vigilância em Saúde. Departamento de Vigilância Epidemiológica – Caderno 2. Rubéola. 2006.
2. Ministério da Saúde. Secretaria de Vigilância em Saúde. Departamento de Vigilância Epidemiológica. Doenças Infecciosas e Parasitárias – Guia de Bolso. 6ª edição revista. Série B. Textos básicos em saúde 2006.
3. Ministério da Saúde. Secretaria de Vigilância em Saúde. Departamento de Vigilância Epidemiológica. Guia de Vigilância Epidemiológica. 6ª edição. Série A. Normas e Manuais técnicos. Síndrome da Rubéola Congênita, 2005.

Citomegalovírus

Emanuelle Pessa Valente

CONSIDERAÇÕES INICIAIS

Uma das causas mais comuns de infecções congênitas em todo o mundo é o citomegalovírus (CMV) ou herpesvírus humano 5, que possui uma dupla fita de DNA. A maioria das infecções é assintomática, cerca de 90%, mas sérios danos podem ser causados ao feto durante a primoinfecção (primeiro contato com o vírus) na gestação ou durante recorrências (reativação ou reinfecção)[1,2].

Geralmente a primoinfecção é seguida por um período de latência sem sintomas de doença, porém pode ocorrer clínica exuberante em imunossuprimidos (transplantados ou pacientes com AIDS) e após infecção intrauterina que ocorreu antes de 16 semanas (período de desenvolvimento do sistema nervoso e migração neuronal)[2]. O risco de transmissão transplacentária é de 30%-40% durante a primoinfecção e de 0,15%-2,2% durante as recorrências[1].

A incidência da primeira infecção entre mulheres em idade reprodutiva varia nos diferentes países de 35% a 95%, dependendo de atividade sexual, profissão e contato com crianças.[1] Em gestantes varia de 0,5% a 4%, com soroconversão de 0,4% a 2% (maior em países com baixa prevalência e menor em países com alta prevalência)[1].

Nos Estados Unidos, cerca de 8 mil crianças por ano têm infecção congênita por CMV, com um custo estimado com serviços de US$ 300.000/*per capita*/ano na década de 1990[3]. Mesmo assim o *screening* rotineiro não é recomendado por nenhum sistema público de saúde do mundo (D), pois, quando se analisa a história natural da doença, além das dificuldades do diagnóstico da primoinfecção materna, tem-se que considerar que apenas uma pequena fração de todos os fetos expostos intraútero vai ser clinicamente afetada em algum grau[1,3,4].

TESTES DIAGNÓSTICOS

- Anticorpos IgG e IgM: podem ser dosados em qualquer momento da gestação, de preferência no primeiro trimestre. A presença de IgM (+) não determina necessariamente infecção ativa (apresenta pico por 1 a 3 meses após a primoinfecção, mas pode permanecer por anos na circulação com títulos baixos) e pode ser produzida também na reativação e reinfecção[4,5].

- Avidez IgG: pode ser realizado durante a gestação juntamente com a dosagem dos anticorpos e pode indicar o tempo do primeiro contato com o vírus. A baixa avidez persiste por aproximadamente 17 semanas e indica infecção primária durante esse período de tempo. Quanto maior a avidez, mais antigas a ligação antígeno-anticorpo e a infecção. Esse teste foi inicialmente utilizado para infecções por toxoplasmose, mas recentemente vem sendo utilizado para CMV com resultados promissores[4,5].

- Amniocentese: realizada para detectar, por PCR e cultura viral, a presença de CMV no líquido amniótico; padrão-ouro, indica infecção fetal em aproximadamente 100% dos casos (altas sensibilidade e especificidade) (B). Tem riscos potenciais a serem considerados, como abortamentos, infecções por contaminação e amniorrexe, além do alto custo. Deve ser realizada pelo menos sete semanas após a infecção materna para diminuir a possibilidade de resultados falso-negativos e tem sensibilidade aumentada após 24 semanas (74%), o que limita seu uso nos países onde a interrupção da gestação é uma possibilidade a ser considerada em caso de resultado fortemente positivo[4-7].

Em uma coorte de 600 gestantes, Munro *et al.* propõem um algoritmo para interpretação e seguimento das pacientes após os testes laboratoriais utilizando o teste de avidez e considerando a idade gestacional (B) (Fig. 5.2)[5].

Os possíveis testes adicionais, necessários quando o risco de transmissão é alto, são avaliações da viremia materna (PCR da urina ou sangue) avaliação fetal com US, e podem ser considerados os testes invasivos, como a amniocentese, já citada, e a cordocentese, para avaliação direta do sangue fetal[5].

Romanelli *et al.* descrevem que a ultrassonografia não tem diferenças estatisticamente significativas em relação à ressonância nuclear magnética para detecção de anomalias causadas pela infecção do CMV. Nos fetos sintomáticos a US tem sensibilidade de 80%, especificidade de 62,5% e valores preditivos positivo e negativo de, respectivamente, 57,1% e 83,3% (C)[6].

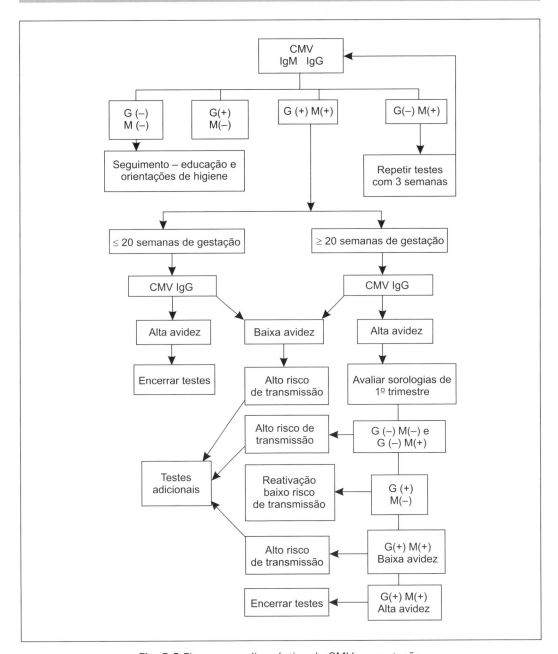

Fig. 5.2 Fluxograma diagnóstico de CMV na gestação.

RESPOSTA FETAL À INFECÇÃO

Os anticorpos maternos do tipo IgM geralmente não atravessam a placenta, pois possuem uma estrutura pentamérica, enquanto o tipo IgG tem menor peso molecular e um mecanismo de transporte específico na placenta. Portanto, o aparecimento de IgM na circulação fetal ao nascimento indica infecção intrauterina. Apesar da produção de anticorpos, a resposta imune do feto é reduzida em comparação com a do adulto, apresentando baixos níveis de interferon (IFN)-γ e altos níveis de interleucina-8, conforme encontrado por Hassan et al. (B)[2].

A infecção fetal pode resultar em óbito fetal intraútero ou após o nascimento devido a comprometimento neurológico grave. Podem-se encontrar microcefalia, calcificações periventriculares, coriorretinite, convulsões, paralisias espásticas, hepatoesplenomegalia, anemia, trombocitopenia, deficiências auditivas e atrofia do nervo ótico levando a cegueira. O diagnóstico ao nascimento deve ser realizado com exame físico minucioso, testes sorológicos, PCR da urina, "teste da orelhinha", ultrassonografia transfontanela, exame de fundo de olho, entre outros. Deve-se manter acompanhamento das crianças, pois as manifestações clínicas podem surgir anos após o nascimento (D)[3,8,9].

MEDIDAS TERAPÊUTICAS

A globulina hiperimune para CMV tem sido usada com segurança em estudos envolvendo pacientes com primoinfecção durante a gestação. Diminui a replicação do vírus e aumenta o número de linfócitos *natural killers* e células de defesa HLA-DR+ e presumivelmente reduz a inflamação placentária melhorando a perfusão fetal. Não parece prevenir infecção fetal, mas seus efeitos mostram-se promissores para o tratamento de fetos já infectados (B)[8]. Seu uso na prática diária encontra limitação no alto custo e ainda são necessários estudos randomizados que reforcem essas evidências de benefícios.

A meta a ser atingida pelos pesquisadores é o aperfeiçoamento de uma vacina custo-eficaz, segura e imunogênica por um tempo prolongado contra a infecção por CMV nas mulheres jovens e contra a transmissão fetal[10].

REFERÊNCIAS

1. De Paschale M, Agrappi C, Manco MT et al. Incidence and Risk of Cytomegalovirus Infection during Pregnancy in an Urban Area of Northern Italy. Infectious Diseases in Obstetrics and Gynecology 2009; Article ID 206505: 1-5.
2. Hassan J, Dooley S, Hall W. Immunological response to cytomegalovirus in congenitally infected neonates. Clinical and Experimental Immunology 2007; 147:465-71.
3. Rahav G. Congenital Cytomegalovirus Infection – a Question of Screening. IMAJ 2007; 9:392-4.
4. Schlesinger Y. Routine Screening for CMV in Pregnancy: Opening the Pandora Box? IMAJ 2007; 9:395-7.
5. Munro SC, Hall B, Whybin LR et al. Diagnosis of and Screening for Cytomegalovirus Infection in Pregnant Women. Journal of Clinical Microbiology 2005; 43 (9): 4713-8.
6. Romanelli RMC, Magny JF, Jacquemard F. Prognostic Markers of Symptomatic Congenital Cytomegalovirus Infection. The Brazilian Journal of Infectious Diseases 2008; 12(1):38-43.
7. Goegebuer T, Van Meensel B, Beuselinck K et al. Clinical Predictive Value of real-time PCR Quantification of Human Cytomegalovirus DNA in Amniotic Fluid Samples. Journal of Clinical Microbiology 2009; 47 (3):660-5.
8. Nigro G, Adler SP, La Torre R et al. Passive Immunization during Pregnancy for Congenital Cytomegalovirus Infection. N Engl J Med 2005; 353 (13):1350-62.
9. Rafailidis PI, Mourtzoukou EG, Varbobitis IC et al. Severe cytomegalovirus infection in apparently immunocompetent patients: a systematic review. Virology Journal 2008; 5(47).
10. Pass RF, Zhang C, Evans A et al. Vaccine Prevention of Maternal Cytomegalovirus Infection. N Engl J Med 2009; 360(12):1191-9.

Hepatites

Ana Thaís Vargas de Oliveira

As hepatites virais são causadas por vários agentes etiológicos com características epidemiológicas, quadros clínicos e laboratoriais semelhantes, mas guardam, cada uma delas, particularidades importantes. A distribuição é universal, com diferenças da ocorrência dos diversos tipos por regiões, assim como acontece no Brasil.

Existem pelo menos cinco tipos distintos de hepatites virais: hepatite A, hepatite B, hepatite C, hepatite D e hepatite E. Cada uma delas causada por um vírus distinto, salvo a hepatite D, que é causada por um agente delta associado ao vírus da hepatite B.

Nos seus quadros clínicos as hepatites são muito semelhantes entre si, podendo, a sua grande maioria, se mostrar assintomática ou apresentar-se de forma subclínica com sinais e sintomas inespecíficos e de curta duração. As hepatites B e C são passíveis de cronificação com taxas variáveis. Os quadros clínicos são graves quando levam a cirrose e câncer hepático ao longo dos anos. Apesar dos diferentes tempos de incubação, icterícia, colúria e acolia fecal aparecem somente uma ou duas semanas depois dos sintomas prodrômicos, que incluem febre, vômito, náusea, cefaleia e astenia. O tratamento baseia-se em repouso relativo, boa alimentação de acordo com a aceitação do paciente, hidratação e sintomáticos para os sintomas da fase aguda. O uso do interferon é feito nos casos de hepatite C na tentativa de evitar altas taxas de cronificação.

O pré-natalista deve também estar atento e fazer o diagnóstico diferencial com outras afecções de semelhante quadro clínico, como a hepatite autoimune, hepatite medicamentosa, litíase biliar, colestase intra-hepática da gravidez e síndrome hemólise, elevação de enzimas hepáticas e plaquetopenia (HELLP), que também leva a alterações significativas das enzimas hepáticas.

HEPATITE A

Causada por um RNA vírus, tem transmissão fecal-oral por contato inter-humano e/ou água e alimentos contaminados. O paciente elimina os vírus nas fezes nas duas semanas que antecedem o aparecimento dos sintomas. A doença é autolimitada e tem caráter benigno, sendo raros os casos de insuficiência hepática aguda grave. Acomete, na sua maioria, crianças em idade pré-escolar e idosos. Nas grávidas, a hepatite A não tem seu curso alterado e o prognóstico permanece sem alterações, assim como o prognóstico da gravidez. A hepatite A não está associada a taxas significativas de transmissão vertical e perinatal, sendo o uso da imunoglobulina no recém-nascido ainda controverso. O paciente que já teve hepatite A apresenta imunidade para o HAV, mas ainda encontra-se suscetível às outras hepatites virais.

O diagnóstico da hepatite A, além de clínico e laboratorial com análise das enzimas hepáticas, também pode ser feito pela dosagem dos anticorpos produzidos pelo sistema imunológico do hospedeiro. No Quadro 5.6 são apresentados testes sorológicos e suas interpretações.

Quadro 5.6 Hepatite A: Interpretação dos resultados sorológicos

Anti-HAV total	Anti-HAV IgM	Interpretação
(+)	(+)	Infecção recente pelo vírus da hepatite A
(+)	(–)	Infecção passada pelo vírus da hepatite A
(–)	(–)	Ausência de contato com vírus da hepatite A. Não imune

HEPATITE B

Causada por um DNA vírus com transmissão por via parenteral, vertical e sexual, é considerada uma DST. Dessa forma, a hepatite B pode ser transmitida por solução de continuidade (pele e mucosa), relações sexuais desprotegidas e por via parenteral (compartilhamento de agulhas e seringas, tatuagens, *piercings*, procedimentos odontológicos ou cirúrgicos). Outros líquidos orgânicos, como sêmen, secreção vaginal e leite materno, também podem conter o vírus e constituir-se fonte de infecção. A cronificação da doença, persistência do vírus por mais de seis meses, ocorre em aproximadamente 5% a 10% dos indivíduos adultos infectados. Caso a infecção ocorra por transmissão vertical, o risco de cronificação dos recém-nascidos de gestantes com evidências de replicação viral (HBeAg reagente e/ou HBV DNA > 104) é de cerca de 70% a 90%. Desses infectados, estima-se que 25% irão desenvolver a forma grave da doença, cursando com cirrose e hepatocarcinoma.

Sendo então alto o risco de quadros graves e a alta taxa de infecção e cronificação do HBV, o rastreio das gestantes portadoras se faz imperativo para que medidas sejam tomadas para limitar a infecção do concepto e recém-nascido. Quando a gestante não está apresentando o quadro agudo da doença, devem ser solicitadas as sorologias para a identificação da infecção ou do *status* de imune quando houve vacinação completa e bem-sucedida. No Quadro 5.7 encontram-se os vários marcadores sorológicos existentes para a identificação da hepatite B e suas devidas interpretações.

Quadro 5.7 Hepatite B: interpretação dos marcadores sorológicos

Marcador	Significado
HBsAg	É o primeiro marcador que aparece no curso da infecção pelo HBV. Na hepatite aguda ele declina a níveis indetectáveis em até 24 semanas. Sua presença por mais de 24 semanas é indicativa de hepatite crônica.
Anti-HBc IgM	É marcador de infecção recente, encontrado no soro até 32 semanas após a infecção.
Anti-HBc Total	É marcador presente nas infecções agudas pela presença de IgM e crônicas pela presença de IgG. Representa contato prévio com o vírus.
HBeAg	É marcador de replicação viral. Sua positividade indica alta infecciosidade. Na infecção crônica está presente enquanto ocorrer alta replicação viral.
Anti-HBe	Surge após o desaparecimento do HbeAg e indica o fim da fase replicativa.
Anti-HBs	É o único anticorpo que confere imunidade ao HBV. Está presente no soro após desaparecimento do HBsAg, sendo indicador de cura e imunidade. Está presente isoladamente em pessoas vacinadas.

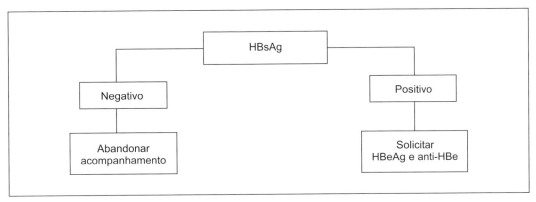

Fig. 5.3 Fluxograma da sorologia.

Diante dessa grande quantidade de opções para a detecção das diferentes fases da hepatite B faz-se necessário frisar que no pré-natal iniciamos o rastreio solicitando o HBsAg seguindo o fluxograma da Fig. 5-3:

Estando o HBeAg positivo, temos a comprovação sorológica de que a infecção está em sua fase aguda; e quando o Anti-HBeAg está positivo, temos a comprovação sorológica da presença de hepatite crônica. No Quadro 5.8 estão listadas as sorologias, seus possíveis resultados e seus significados.

Aceita-se que sem nenhuma prevenção e nenhuma medida profilática o risco de transmissão vertical do HBV esteja em torno de 8% nas portadoras crônicas, podendo chegar a 80% nas pacientes com infecção aguda no fim da gravidez; por isso se faz importante conhecer o *status* da infecção na gestante. A gestação não interfere no prognóstico nem na evolução da doença crônica, assim como a hepatite crônica também não muda o curso

Quadro 5.8 Hepatite B: interpretação dos resultados sorológicos

Interpretação	HBsAg	HBeAg	Anti-HBc IgM	Anti-HBc IgG	Anti-HBe	Anti-HBs
Suscetível	(–)	(–)	(–)	(–)	(–)	(–)
Incubação	(+)	(–)	(–)	(–)	(–)	(–)
Fase aguda	(+)	(+)	(+)	(+)	(–)	(–)
Fase aguda final ou hepatite crônica	(+) (+) (+)	(+) (–) (–)	(–) (–) (–)	(+) (+) (+)	(–) (+) (–)	(–) (–) (–)
Início fase convalescente	(–)	(–)	(+)	(+)	(–)	(–)
Imunidade, infecção passada recente	(–)	(–)	(–)	(+)	(+)	(+)
Imunidade, infecção passada	(–)	(–)	(–)	(+)	(–)	(+)
Imunidade, infecção passada	(–)	(–)	(–)	(+)	(–)	(–)
Imunidade, resposta vacinal	(–)	(–)	(–)	(–)	(–)	(+)

normal da gravidez. No entanto, a infecção aguda pode acarretar trabalho de parto prematuro, hepatite neonatal e mesmo morte fetal, mais pelo comprometimento do organismo materno do que pela simples presença do vírus.

A via de parto dessas gestantes é uma decisão obstétrica, não sendo a cesariana uma opção para a diminuição de transmissão neonatal. A amamentação não é contraindicada e deve ser estimulada.

Quando do nascimento, o recém-nascido de mãe portadora da hepatite B crônica, com HBeAg e Anti-HBeAg positivos, deve receber, nas primeiras horas de vida, a imunoglobulina humana anti-hepatite B. A primeira dose da vacina contra hepatite B também deve ser aplicada nas primeiras 12 horas de vida do recém-nascido, sendo as outras doses subsequentes no terceiro e sexto meses de vida.

HEPATITE C

Causada por um RNA vírus descoberto e isolado em 1989, é o principal agente etiológico da hepatite crônica anteriormente chamada de hepatite Não-A-Não-B. A transmissão do vírus da hepatite C (HCV) se dá principalmente por via parenteral, sendo impossível identificar a via de transmissão em uma grande parte dos casos diagnosticados. Importante frisar que pacientes que receberam transfusão de sangue anterior ao ano de 1993 são pessoas incluídas no grupo de risco para serem portadores do vírus. A transmissão sexual é pouco frequente, podendo chegar a 1% dos casos em pessoas com parceiros estáveis. A associação do vírus da hepatite C com alguma outra DST facilita a sua transmissão. A transmissão vertical é rara quando comparada com a hepatite B, mas quando o HCV está associado ao HIV, o risco de transmissão da doença para os recém-nascidos aumenta. Dos portadores do HCV, 70%-80% vão desenvolver a forma crônica da doença, podendo evoluir para formas graves de doença hepática, como a cirrose e o hepatocarcinoma, em um período de 20 anos.

Para o diagnóstico da hepatite C o marcador sorológico a ser solicitado é o anti-HCV, que, quando positivo, indica contato prévio com o vírus da hepatite C, mas é incapaz de definir se a infecção é aguda ou pregressa ou se houve cronificação da doença.

Nas pacientes gestantes e portadoras do HVC o curso da doença não é alterado pela gestação. Não existem evidências ligando o HCV a malformações fetais. O curso habitual da gestação pode ser maculado pelo estado geral da gestante quando da infecção aguda, podendo levar a trabalho de parto prematuro e restrição de crescimento fetal intrauterino.

Não existe um tratamento específico para a hepatite C e também não há evidências de medidas profiláticas eficazes para evitar a transmissão vertical. A via de parto deve ser uma decisão obstétrica, uma vez que não existem evidências consistentes quanto à proteção da cesariana na transmissão intraparto. A amamentação não está contraindicada e deve ser estimulada.

REFERÊNCIAS

1. Ximenes RAA, Martelli MCT, Merchan-Hamann E. Multilevel analysis of hepatitis A infection in children and adolescents: a household survey in the Northeast and central-west regions of Brazil. International Journal of Epidemiology 2008; 37:852-61.
2. Conceição JS, Diniz-santos DR, Ferreira CD, Paes FN, Melo CN, Silva LR. Conhecimento dos obstetras sobre a transmissão vertical da hepatite B. Centro de Estudos em Gastroenterologia e Hepatologia Pediátricas – Universidade Federal da Bahia, Salvador, BA. Artigo Original 2009.

3. Yang J, Zeng X, Men Y, Zhao L. Elective caesarean section versus vaginal delivery for preventing mother to child transmission of hepatitis B virus – a systematic review. Virology Journal 2008; 5:100.
4. Tram T. Management of hepatitis B in pregnancy: Weighing the options. Cleveland Clinic Journal of Medicine volume 76 supplement 3. May 2009.
5. Pergam AS, Wang CC, Gardella CM, Sandison TG, Phipps WT, Hawes SE. Pregnancy Complications Associated with Hepatitis C: Data from a 2003-2005 Washington State Birth Cohort. Am J Obstet Gynecol. 2008 July; 199(1):38.e1-38.e9.
6. Dowd KA, Hershow RC, Yawetz S, LaRussa P, Diaz C, Landesman SH, Paul ME, Read JS, Lu M, Thomas DL, Netski DM, Ray SC. Maternal Neutralizing Antibody and Transmission of HCV to her Infant. J Infect Dis. 2008 December 1; 198(11):1651-5. 10.1086/593067.
7. Ministério da Saúde. Secretaria de Vigilância em Saúde. Departamento de Vigilância Epidemiológica. Hepatites virais: o Brasil está atento/Ministério da Saúde, Secretaria de Vigilância em Saúde, Departamento de Vigilância Epidemiológica. – 3. ed. – Brasília: Ministério da Saúde, 2008.

Capítulo 6

HIV e Gestação

Catarina D'Almeida Lins Beltrão • Edvaldo da Silva Sousa
Maria Cecília Mac Dowell Dourado de Azevedo • Maria Luiza Bezerra Menezes

INTRODUÇÃO

A epidemia de AIDS no mundo tem sido objeto de inúmeros estudos e pesquisas que buscam não apenas a redução da transmissão e mortalidade, mas também a melhoria da qualidade de vida dos indivíduos que vivem com o HIV.

Dados recentes do Programa Conjunto das Nações Unidas sobre HIV/AIDS (UNAIDS), no seu relatório anual de 2007, revelam 33,2 milhões de indivíduos no mundo infectados pelo HIV. Desse total, 30,8 milhões são adultos (50% são mulheres) e cerca de 2,5 milhões são crianças com idade inferior a 15 anos.

Estima-se cerca de 1,6 milhão de indivíduos vivendo com o HIV na América Latina, dos quais um terço encontra-se no Brasil. Acredita-se em 100 mil novos casos e cerca de 58 mil mortes no ano de 2007 devido à infecção pelo HIV.

No Brasil, desde 1996, o Ministério da Saúde vem garantindo o acesso ao tratamento antirretroviral a todas as pessoas que vivem com HIV e que têm indicação de recebê-lo, conforme as recomendações terapêuticas vigentes no país.

A detecção precoce do HIV em gestantes e as medidas adotadas na tentativa de reduzir a transmissão para as crianças, evitando o surgimento de novos casos de AIDS infantil, têm sido uma das prioridades do Ministério da Saúde dentro do Programa Nacional DST/AIDS.

TRASMISSÃO VERTICAL DO HIV

Por transmissão vertical (TV) do HIV entende-se a passagem do vírus do HIV de mãe para filho durante gestação, parto e amamentação. É responsável por cerca de 95% dos casos de AIDS na infância.

A maioria dos casos de TV do HIV (em torno de 65%) ocorre durante o trabalho de parto e no parto propriamente dito, e os 35% restantes ocorrem intraútero (sobretudo nas últimas semanas de gestação), havendo ainda o risco de transmissão pós-parto através da amamentação.

Existe uma série de fatores que aumentam o risco da transmissão vertical do HIV, e por isso necessitam de identificação precoce, que possibilite intervenção adequada, sempre que possível.

FATORES DE RISCO

Comportamentais

- Uso de drogas.
- Prática sexual desprotegida.
- Multiplicidade de parceiros.

Maternos

- Carga viral (CV) materna elevada: do ponto de vista prático, a TV ocorre em gestantes com CV > 1.000 cópias/ml (a transmissão com CV inferior a este número é considerada um evento raro).
- Baixa contagem de linfócitos T-CD$_4^+$: de forma geral, a redução dos linfócitos T-CD$_4^+$ relaciona-se com elevada CV.
- Redução de anticorpos neutralizantes.
- Infecção aguda durante a gestação: nessa situação, a transmissão ocorre em mais de 50% das vezes.
- Infecções associadas: infecções genitais e sistêmicas aumentam a TV.
- Tabagismo: o cigarro provoca lesões placentárias que permitem a passagem do vírus através deste órgão.
- Uso de drogas ilícitas.
- Não utilização (profilática ou terapêutica) de antirretrovirais (ARV). A utilização da terapia antirretroviral (TARV) é uma das ações mais efetivas para a redução da TV, o que vem sendo demonstrado em vários estudos (nível de evidência 1a, grau de recomendação A).

Obstétricos

- Ruptura prolongada das membranas: o risco passa a ser importante a partir de 4 horas da ruptura das membranas.
- Trabalho de parto prolongado.
- Exposição ao sangue materno: diminuir o contato do recém-nascido com o sangue materno reduz a chance de TV (deve-se evitar a realização de episiotomia, promover rápido clampeamento do cordão umbilical, banho do recém-nascido assim que possível).

- Propedêutica fetal invasiva: procedimentos invasivos aumentam o risco de TV (cordocentese, amniocentese, entre outros).
- Tipo de parto: diversos estudos evidenciam que a cesárea eletiva reduz as chances de TV do HIV em mulheres com CV > 1.000 cópias/ml (não há evidências de benefícios da cerárea eletiva em mulheres com CV abaixo deste nível). O parto vaginal (sobretudo com episiotomia ou instrumentalizado com fórceps) apresenta risco maior de TV até mesmo quando em comparação com as cesáreas de urgência em mulheres com CV > 1.000 cópias/mL (nível de evidência 1a, grau de recomendação A).
- Idade gestacional – a taxa de TV é inversamente proporcional à idade gestacional, ou seja, todo esforço deve ser empenhado para uma boa qualidade da assistência pré-natal, no sentido de evitar o trabalho de parto pré-termo.

Fetais

- Suscetibilidade genética: fetos e recém-nascidos que expressam os receptores secundários do HIV (sobretudo CCR-5, CXCR-4).
- Função reduzida dos linfócitos citotóxicos fetais.
- Falha na integridade da pele e das mucosas.
- Prematuridade e baixo peso ao nascer.

Anexiais

- Expressão dos receptores do HIV na placenta: a expressão de receptores CD4, CXCR-4 e CCR-5 na placenta aumenta o risco de infecção deste tecido e, consequentemente, a TV.
- Comprometimento da integridade da placenta: infecções anexiais (placenta e membranas), traumas e soluções de continuidade da superfície placentária decorrentes de infecções e tabagismo.

Virais

- Genótipo e fenótipo viral: os subtipos D e E do HIV 1 são mais virulentos e mais transmissíveis que os demais.
- Resistência aos ARVs.
- Maior tropismo por macrófagos.

Pós-natais

- Amamentação (há um risco adicional a cada mamada, que varia de 7% a 22%).

DIAGNÓSTICO

A precocidade do diagnóstico constitui o aspecto fundamental para a profilaxia da TV do HIV, uma vez que viabiliza a aplicação de todos os recursos disponíveis neste sentido (1A, grau de recomendação A).

A investigação diagnóstica deverá ser precedida de aconselhamento e consentimento para a realização de testes sorológicos e do relato à paciente sobre a importância do diagnóstico precoce para ela e para seu filho, bem como a possibilidade de redução da TV com o uso da TARV.

A maioria das gestantes infectadas pelo HIV apresenta-se na fase assintomática da infecção, portanto o exame clínico pouco acrescenta neste sentido.

Na fase aguda da infecção, ou quando a gestante apresenta sinais de imunodeficiência, o diagnóstico poderá ser aventado; no entanto, confirmado apenas exames sorológicos.

O diagnóstico laboratorial do HIV durante o pré-natal é realizado por técnica imunoenzimática (ensaio imunossorvente ligado à enzima [ELISA], teste de alta sensibilidade), que evidencia a presença de anticorpos contra o HIV em amostra de sangue. Se o resultado for positivo, a sorologia deverá ser repetida em uma segunda coleta. Continuando a positividade do ELISA, faz-se necessária a realização de um teste confirmatório, que apresente maior especificidade (imunofluorescência indireta ou *Western-blot*).

O diagnóstico laboratorial do HIV pode ainda ser realizado por testes rápidos seguindo o algoritmo da Fig. 6.1, que permitem a liberação do resultado em poucos minutos, e dessa forma objetivam abreviar o tempo até a definição do diagnóstico (o Ministério da Saúde no Brasil e o Centers for Disease Control and Prevention [CDC] promoveram estudos comparando sua sensibilidade e especificidade com o ELISA e *Western-blot*).

Os testes rápidos são indicados em situações que requerem intervenção profilática de emergência: parturientes ou puérperas que não tenham realizado a investigação durante o pré-natal ou cujo resultado não esteja disponível ou, ainda, aquelas que tenham resultados negativos, mas que estejam em possível janela imunológica, como, por exemplo, as parceiras de homens infectados pelo HIV, usuárias de drogas ou profissionais do sexo.

Esses testes ainda podem ser utilizados para diagnóstico de infecção pelo HIV em serviços de saúde situados em localidades onde não há uma rede de laboratórios capaz de atender a demanda dos exames sorológicos existentes (Portaria nº 34/SVS/MS, de 28 de julho de 2005).

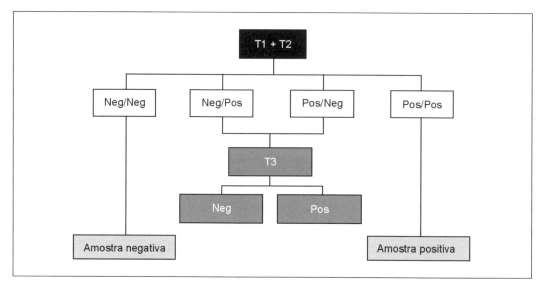

Fig. 6.1 Algoritmo para o diagnóstico da infecção pelo HIV utilizando testes rápidos.

ASSISTÊNCIA PRÉ-NATAL NA PRIMEIRA CONSULTA

Acolhimento

Esclarecer a paciente sobre sua condição sorológica, assegurando-lhe as condições necessárias para o enfrentamento dessa realidade; observar as condições familiares para participação no diagnóstico, situação socioeconômica, entre outros.

Anamnese

Questionar sobre riscos de exposição ao HIV, soropositividade do parceiro atual, história ou presença de DST, diarreia, febre, perda de peso ou linfadenomegalia.

Exame físico geral e tocoginecológico

Deve ser minucioso em busca de possíveis sinais sugestivos de infecções gerais ou oportunistas. Deve ser realizado na primeira consulta pré-natal e repetido sempre que necessário.

Exames complementares

- Complementar diagnóstico do HIV (quando necessário).
- Hemograma com contagem de plaquetas.
- Provas de função hepática, ureia e creatinina.
- Lipidograma (colesterol e triglicerídeos).
- Contagem de $T\text{-}CD_4^+/CD8$ e CV.
- Colposcopia e colpocitologia oncótica.
- Cultura de secreção vaginal e endocérvice.
- Sorologias para STORCH e hepatites B e C.
- Mantoux.
- Demais exames de rotina considerados básicos no pré-natal, chamando a atenção para a repetição da pesquisa laboratorial de doenças venéreas (VDRL) a cada trimestre da gestação.

Conduta

- Tratar as afecções passíveis de diagnóstico na primeira consulta.
- Se a paciente é assintomática, informar que a TARV será iniciada após a 14ª semana de gestação. Se a gestante já fazia uso da TARV, fazer ajustes, se necessário, no sentido de evitar os ARVs de possíveis efeitos teratogênicos e reintroduzir, se possível, AZT, caso tenha sido suspenso previamente.
- Explicar quando há indicação de cesárea eletiva.
- Iniciar uso do sulfato ferroso.
- Falar do aleitamento artificial.

- Orientar o uso de preservativo.
- Oferecer seguimento com equipe multidiciplinar (psicólogos, assistentes sociais, enfermeiros, infectologistas).

ASSISTÊNCIA PRÉ-NATAL NAS CONSULTAS SUBSEQUENTES

O primeiro retorno deve ser agendado o mais breve possível para resgate e avaliação dos exames realizados.

No momento de introdução da TARV, deve-se agendar um retorno dentro de uma a duas semanas, para averiguar com as pacientes possíveis efeitos colaterais dessas drogas.

Daí em diante, os retornos podem seguir a orientação geral para os demais pré-natais, conforme as necessidades de cada paciente (anamnese, exame físico geral e tocoginecológico, exames complementares).

A avaliação da CV e a contagem de T-CD$_4^+$ devem ser repetidas em torno da 28ª (para reavaliação da TARV) e 34ª semanas de gestação, pois têm importância decisiva na escolha e orientação da via de parto, objetivando a redução dos riscos de TV.

TARV NA GESTAÇÃO

A TARV na gestação tem como objetivo a profilaxia da TV e o tratamento materno, quando este se faz necessário.

A taxa TV do HIV sem qualquer intervenção situa-se em torno de 25%. No entanto, diversos estudos demonstram a redução da TV para níveis inferiores a 2%, através de intervenções preventivas, como o uso de TARV, o parto por cesárea eletiva quando CV maior que 1.000 cópias/mL, o uso de AZT na parturiente e no recém-nascido e a não amamentação (nível de recomendação 1a, grau de evidência A).

Estudos clínicos e observacionais sinalizam importante redução na TV do HIV quando utilizados (esquema ARV) potentes, que diminuem drasticamente a CV materna (nível de recomendação 1a, grau de evidência A).

Algumas orientações básicas devem ser observadas ao se iniciar a TARV na gestação:
- Toda gestante infectada pelo HIV deve ser medicada com ARV independentemente de seu estado imunológico ou virológico.
- Sempre que possível, deve ser realizada coleta de sangue antes do início da TARV, para dosagem de CV e T-CD$_4^+$ (isso possibilitará a avaliação do esquema terapêutico e a necessidade de quimioprofilaxia para infecções oportunistas).
- A zidovudina (AZT) deverá fazer parte de qualquer esquema terapêutico adotado para a gestante infectada pelo HIV, sempre que possível.
- A TARV deve ser iniciada a partir da 14ª semana de gestação, sempre com combinação de drogas (dois inibidores da transcriptase reversa análogos do nucleosídeo [ITRN], associados a um inibidor da transcriptase reversa não análogo de nucleosídeo [ITRNN] ou a um inibidor da protease reforçado com ritonavir [IP/r]), a exemplo do recomendado para início da TARV em indivíduos infectados pelo HIV de forma geral. Há estudos que evidenciam equivalência na resposta virológica entre pacientes que iniciam TARV com 2 ITRN + 1 ITRNN e aqueles que iniciam a TARV com 2 ITRN + 1 IP/r (nível de evidência 1a, grau de recomendação A).

- Quando a oportunidade de início da TARV no começo da gestação for perdida, ela deverá ser instituída em qualquer idade gestacional, e o AZT, usado no momento do parto.
- O AZT deve ser usado durante o trabalho de parto e no parto propriamente dito, sendo mantido até o clampeamento do cordão umbilical, ainda que o AZT não tenha utilizado durante a gestação.
- As mulheres que já faziam uso de TARV previamente à gestação devem ser orientadas quanto aos potenciais riscos e benefícios da manutenção ou modificação do tratamento para a sua saúde, bem como os potenciais efeitos adversos sobre a criança.
- Monitorar e avaliar hemograma, plaquetas e função hepática da gestante a cada um ou dois meses.
- Sempre que possível, a reavaliação clínica e laboratorial pós-parto deverá ser feita por clínico/infectologista, que realizará a suspensão ou manutenção da TARV combinada de acordo com sua condição clínica, laboratorial e virológica.

Nas gestantes, o esquema mais recomendado de TARV no Brasil é o seguinte: zidovudina (AZT) 300 mg + lamivudina (3 TC) 150 mg (combinação denominada Biovir® – um comprimido 2 vezes ao dia) associadas a lopinavir/ritonavir (LPV/r) 200/50 mg (combinação denominada Kaletra® – dois comprimidos 2 vezes ao dia). Nos casos de intolerância ao Kaletra® pode-se substituí-lo pela nevirapina (NVP) 200 mg (um comprimido 2 vezes ao dia); no entanto, deve-se evitá-la quando T-CD_4^+ > 250 céls/mm, pelo maior risco de hepatotoxicidade (neste caso, optar pela substituição pelo atazanavir (ATV) 300 mg (um comprimido 1 vez ao dia) associado ao ritonavir 100 mg (um comprimido ao dia).

Esquemas alternativos podem ser considerados em função de uso prévio de outros ARVs, tolerabilidade da gestante, condições clínicas, entre outros (o manejo deve ser realizado em conjunto com clínico/infectologista).

A diferenciação entre TARV *profilática* (portanto suspensa após o parto) e *terapêutica* (ou seja, mantida após o parto) é feita da seguinte forma:

- *Profilática:* iniciada apenas na gestação em pacientes assintomáticas e com T-CD_4^+ > 350 céls/mm.
- *Terapêutica:* iniciada anteriormente à gestação, segundo consenso de adultos infectados com o HIV, ou durante a gestação em pacientes sintomáticas ou com T-CD_4^+ < 350 céls/mm.

TOXICIDADE DAS DROGAS ARV NA GESTAÇÃO

De uma forma geral os ARVs são bem tolerados, embora possam ocorrer efeitos adversos e risco de toxicidade materna e fetal.

Há ainda que se considerar o risco de resistência viral.

Com o uso do AZT podemos observar toxicidade medular, anemia macrocítica (grave quando Hb < 8 g/dL) e neutropenia (grave quando leucócitos < 1.000 céls/mm³).

Com o uso da NVP podem surgir efeitos adversos como *rash* cutâneo, síndrome de Steven-Johnson, toxicidade hepática.

Os inibidores da protease podem apresentar os seguintes efeitos adversos: elevação do colesterol total, da lipoproteína de baixa densidade (LD) e dos triglicerídeos; maior ação aterogênica; hiperglicemia. Estes aspectos aumentam os riscos de hipertensão arterial sistêmica (HAS), diabetes gestacional e macrossomia fetal.

ARV CONTRAINDICADOS NA GESTAÇÃO E SEUS EFEITOS

Teratogênicos

- Efavirenz: anencefalia, anoftalmia, microftalmia, fenda palatina, mielomeningocele.
- Amprenavir: síndrome do álcool fetal.
- D4T + DDI: esteatose hepática e acidose lática.
- Tenofovir: osteomalacia (estudo em animais).
- Indinavir: associado a hiperbilirrubinemia e nefrolitíase.

ASSISTÊNCIA AO PARTO DE GESTANTE INFECTADA PELO HIV

A cesárea eletiva (aquela programada na 38ª semana de gestação sem estar em trabalho de parto e com as membranas íntegras) vem sendo recomendada como uma das medidas mais eficazes na profilaxia da TV. Estudos evidenciam redução importante da TV quando a cesárea é realizada em mulheres infectadas com CV desconhecida ou maior que 1.000 cópias/mL, colhida a partir da 34ª semana de gestação, associada à infusão venosa de AZT iniciada pelo menos 3 horas antes e mantida até o clampeamento do cordão umbilical, conforme o quadro de infusão (Quadro 6-1) a seguir (nível 1a, grau de recomendação A).

Diante deste cenário, a cesárea é recomendada ainda que a gestante inicie o trabalho de parto, desde que a dilatação cervical seja inferior a 4 cm, uma vez que a cesárea intraparto apresenta maiores riscos de infecção puerperal quando em comparação com o parto normal, e não haja evidências da redução da TV do HIV quando a parturiente encontra-se na fase ativa do trabalho de parto.

Para as pacientes que apresentem CV < 1.000 cópias/mL colhida a partir de 34 semanas de gestação não há evidências suficientes de que a cesárea eletiva traga benefícios para a redução da TV do HIV. Neste caso, o parto vaginal (sobretudo sem episiotomia ou aplicação de fórceps) deve ser o recomendado, associado à infusão contínua de AZT até o clampeamento do cordão umbilical (nível de evidência 1a, grau de recomendação A).

Deve-se evitar que as parturientes permaneçam com bolsa rota por mais de 4 horas ou em trabalho de parto avançado, visto que a taxa de TV aumenta progressivamente após esse prazo (cerca de 2% a cada hora até 24 horas), devendo, portanto, ser indicada a condução do trabalho de parto com ocitócitos, respeitando-se as contraindicações para seu uso e correto manuseio.

AMAMENTAÇÃO

Após o parto, a paciente deve ser informada sobre o risco de transmissão do HIV através do aleitamento materno e, portanto, da importância de não amamentar (nível de evidência 2a, grau de recomendação B).

Quadro 6.1 Consenso brasileiro via de parto

Carga viral	Idade gestacional	Recomendação
> 1.000 cópias/ml ou desconhecida	> 34 semanas	Césarea eletiva com 38 sem.
< 1.000 cópias/ml	> 34 semanas	Césarea eletiva com 38 sem.

	Peso da paciente	40kg	50kg	60kg	70kg	80kg	90kg
Ataque (2 mg/kg) Correr na peimeira hora em 100 mL	Quantidade do AZT	8 mL	10 mL	12 mL	14 mL	16 mL	18 mL
	Número de gotas/minuto	36 gts/min	37 gts/min	37 gts/min	38 gts/min	39 gts/min	39 gts/min
Manutenção (1 mg/kg/hora) em infusão contínua em 100 mL	Quantidade do AZT	4 mL	5 mL	6 mL	7 mL	8 mL	9 mL
	Número de gotas/minuto	35 gts/min	35 gts/min	35 gts/min	36 gts/min	36 gts/min	36 gts/min

Esquema alternativo (EXCEPCIONAL): AZT oral
300 mg no começo do TP
300 mg de 3/3 h, até clampear o cordão

Fig. 6.2 Preparação do AZT para infusão intravenosa em solução glicosada a 5%.

Caberá à equipe médica assistente o bloqueio à lactação. Recomenda-se a administração de cabergolina (1 g) em dose única no pós-parto imediato.

A puérpera deverá ser orientada sobre o preparo adequado de formas lácteas (em nosso país, é assegurada pelo Ministério da Saúde a distribuição do leite modificado durante os primeiros 6 meses de vida da criança).

PUERPÉRIO

O seguimento obstétrico da mulher infectada pelo HIV no puerpério é igual ao de qualquer outra mulher em situação de pós-parto. Deve ser orientada quanto à importância de seu acompanhamento clínico e ginecológico, bem como sobre o acompanhamento da criança até a definição de sua situação sorológica.

Dentro de um período de 30 dias, deverá ser reavaliada pelo clínico/infectologista, ocasião em que será mantida ou não a TARV, de acordo com as recomendações constantes no consenso para tratamento antirretroviral de adultos infectados pelo HIV.

Ainda neste retorno puerperal serão abordadas questões relativas ao planejamento familiar, enfatizando-se a necessidade do uso regular de preservativos. Para aquelas imunocompetentes sem uso de TARV não há contraindicação a qualquer método contraceptivo, salvo na existência de outras contraindicações. Para as usuárias de TARV com IP recomenda-se não associar pílulas e injetáveis combinados, pela interação negativa e recíproca do estrógeno e do IP em seus níveis plasmáticos, o que pode reduzir a eficácia de ambos. E para as imunodeprimidas não é recomendado o uso de dispositivo intrauterino (DIU).

A esterilização cirúrgica (ligadura tubária ou vasectomia dos parceiros) deve seguir as mesmas recomendações da Norma Técnica do Ministério da Saúde.

REFERÊNCIAS

1. Brasil. Ministério da Saúde. Secretaria de Vigilância em Saúde. Porgrama Nacional de DST e Aids. Recomendações para Terapia Antirretroviral em adultos infectados pelo HIV: 2008. 7ª ed. Brasília: Ministério da Saúde, 2008.
2. Brasil. Ministério da Saúde. Secretaria de Vigilância em Saúde. Porgrama Nacional de DST e Aids. Recomendações para Profilaxia da Transmissão Vertical do HIV e Terapia Antirretroviral: 2007. Brasília: Ministério da Saúde, 2007.
3. Brasil. Ministério da Saúde. Secretaria de Vigilância em Saúde. Porgrama Nacional de DST e Aids. Recomendações para Profilaxia da Transmissão Vertical do HIV e Terapia Antirretroviral: 2009. Brasília: Ministério da Saúde. in press).
4. British HIV Association and Children´s HIV Association guidelines for the management of HIV infection in pregnant women 2008.
5. Connor EM et al. Reduction of maternal-infant transmission of human immunodeficiency virus type 1 with zidovudine treatament. N Engl J Med 1994;331(18):1173-80.
6. Duarte G. Vírus da imunodeficiência humana tipo 1. In: Duarte G. Diagnóstico e conduta nas infecções ginecológicas e obstétricas. Ribeirão Preto: Funpec, 2004. p. 1-19.
7. Horvath T, Madi BC, Iuppa IM, Kennedy GE, Rutherford G, Read JS. Interventions for preventing late postnatal mother-to-child transmission of HIV. Cochrane Database of Systematic Reviews 2009, Issue 1. Art. No. CD006734.DOI:10.1002/14651858.CD006734.pub2.
8. Mother-to-Child transmission of HIV: an Umbrella Review. Evid.-Based Child Health: a cochrane review journal 2007; 2:4-24.
9. Norma Técnica do Ministério da Saúde para Planejamento Familiar (LEI 9.263 de 12 de janeiro de 1996 regulamenta o Parágrafo 7º do art. 226 da Constituição Federal, que trata do planejamento familiar, estabelece penalidades e dá outras providências).
10. Public Health Service Task Force Recommendations for use of Antiretroviral Drugs in Pregnant HIV-infected womem for Maternal Health and Interventions to Reduce Perinatal HIV Transmission in the United States (November, 2007). Disponível em < http://AIDSinfo.nih.gov >. Acesso em: 24 mar 2009.
11. Read JS, Newell ML. Efficacy and safety of cesarean delivery for prevention of mother-to-child transmission of HIV-1. Cochrane Database of Sistematic Reviews 2005, Issue 4. Art. No. CD005479. DOI:10.1002/14651858.CD005479.
12. Santos LC, Porto AM, Amorim M, Figueredo SR, Guimarães V. Aids, a Mulher e a Gravidez. In: Atualização Assistência Pré-natal, Parto e Puerpério, Pré-Natal de Alto Risco, Emergências Obstétricas, Saúde da Mulher. Recife: Série Publicações Científicas do Imip. N. 7. 2005. p. 539-43.
13. Turchi MD, Duarte LS, Martelli CMT. Transmissão vertical do HIV: fatores associados e perdas de oportunidades de intervenção em gestantes atendidas em Goiânia, Goiás, Brasil. Cad Saúde Pública 2007; 23(supl.) [periódico na internet] [citado em 25 mar 2009].
14. UNAIDS/WHO. Aids Epidemic update: december. Switzerland, 2007.
15. Wade NA, Birkhead GS, Warren BL, et al. Abbreviated regimens of zidovudine prophylaxis and perinatal transmission of the human immunodeficiency virus. N Engl J Med 1998; 339(20):1409-14.
16. Warszawski J, Tubiana R, Le Chenadec J, Blanche S, Teglas JP, Dollfus C. Mother-to-Child HIV Transmission Despite Antiretroviral Therapy in the ANRS French Perinatal Cohort. AIDS 2008; 22:289-9.
17. World Health Organization. Medical elegibility criteria for contraceptive use. Reproductive Health and Research. 3th ed. Geneve: World Health Organization, 2004.

CAPÍTULO 7

Avaliação da Vitalidade Fetal

Glaucia Lins Guerra • Isabela Cristina Coutinho de Albuquerque Neiva Coelho
Alex Sandro Rolland de Souza • Carlos Noronha Neto

O objetivo da obstetrícia é oferecer cuidados pré-natais adequados para se obter uma gestação saudável, com um resultado satisfatório para a mãe e o feto. A avaliação da vitalidade fetal antenatal faz parte dos cuidados pré-natais em qualquer gravidez. A simples constatação da movimentação fetal pela gestante faz parte do interrogatório sintomatológico em todas as consultas pré-natais. A percepção dos movimentos fetais pela gestante é um sinal tranquilizador para a mesma em relação à saúde do feto e geralmente é percebida entre a 16ª e a 20ª semana de gestação (Lindeka & Hofmeyer, 2009).

Sadovsky & Yaffe (1973), em Israel, documentaram pela primeira vez a redução ou parada dos movimentos fetais precedendo a parada da frequência cardíaca fetal em duas pacientes com insuficiência placentária. Já em 1969, Sadovsky *et al.* relatam que a movimentação fetal aumenta a partir da 18ª semana de gestação, atingindo um máximo entre a 29ª e a 38ª semana, passando então a diminuir progressivamente até o parto, e que em condições fisiológicas ocorrem de 30 a 40 movimentos fetais por dia. Esse número pode ser menor sem que signifique, necessariamente, sofrimento fetal, e cada feto apresenta seu ritmo de movimentação. Sadovsky e Yaffe (1973) sugerem que os movimentos fetais deveriam ser anotados durante uma hora pela manhã, tarde e noite e após ser mutiplicado por quatro para se obter a taxa de movimentos fetais diários. E se ocorressem três ou menos movimentos fetais em uma hora, a observação deveria se estender por 6 ou 12 horas. Ainda relatam que a contagem diária dos movimentos fetais é valiosa em situações de insuficiência placentária, que geralmente está associada a hipoxia crônica com redução gradual da movimentação fetal. Em casos de hipoxia aguda não se aplica, pois a parada dos movimentos fetais acontece de forma brusca.

Pearson e Weaver (1976) encontraram que o valor mediano dos movimentos fetais reduziu progressivamente de 90, em 12 horas na 32ª semana de gestação, para 50 na 40ª semana de gestação, e que apenas 2,5% das gestantes relataram menos de 10 movimentos em 12 horas. Portanto, essa quantidade de 10 movimentos em 12 horas foi utilizada para definir o valor mínimo da normalidade.

Apesar da importância da contagem dos movimentos fetais (mobilograma) para as gravidezes de risco, sua utilização em populações de baixo risco causa ansiedade sem melhorar o resultado perinatal, pois alguns óbitos fetais ocorrem em gestações aparentemente de baixo risco e são imprevisíveis, principalmente quando a gestante não apresenta nenhum sintoma ou sinal de doença que possa levar o obstetra a suspeitar de uma situação de risco para o feto. Lindeka e Hofmeyer (2009), em uma revisão sistemática com mais de 70 mil gestantes, concluíram não existir ensaios clínicos comparando contagem formal dos movimentos fetais com a não contagem e sua assoaição a óbito intrauterino, além de que são necessários ensaios clínicos randomizados empregando as duas modalidades de vigilância fetal para se chegar a uma conclusão baseada em evidências.

A orientação básica é de que cada feto apresenta o seu próprio ritmo de movimentação fetal, e que a gestante percebe as alterações desse padrão. A partir da modificação desse ritmo, a mesma deve ser orientada a procurar o serviço de saúde para uma avaliação mais detalhada da vitalidade fetal.

LEITURA RECOMENDADA

Lindeka M, Justus HG. Fetal movement counting for assessment of fetal wellbeing. Cochrane Database of Systematic Reviews. In: The Cochrane Library, Issue 3, Art. No. CD004909. DOI: 10.1002/14651858. CD004909.pub1.

Sadovsky E, Yaffe H. Obstetrics and Gynecology.1973; 41(6):845-50.

Sadovsky E, Diamant YZ, Zuckerman H, Polishuk WZ. Leukocyte Alkaline Phosphatase in Pre-Eclampsia. J Obstet Gynecol Br CommonW 1969; 76:538-41.

Pearson JF & Weaver JB. Fetal activity and fetal wellbeing: an avaluation. British Medical Journal 1976. May:1305-7.

Ultrassonografia em Gestações de Alto Risco

Alex Sandro Rolland Souza • Carlos Noronha Neto

INTRODUÇÃO

Os programas de cuidados pré-natais tiveram sua origem em modelos europeus desenvolvidos no início do século XX. Com a evolução do conhecimento e da tecnologia, novos conceitos foram aplicados a essa prática com o intuito de melhorar a assistência às gestantes e a seus respectivos conceptos[1] (A).

Apesar de a fisiologia da gravidez ser um processo normal, existem modificações no organismo materno que o colocam em constante teste adaptativo. Desse modo, há necessidade de acompanhamento adequado[1] (A), principalmente quando existe alguma superposição de doenças prévias, visto que o processo reprodutivo pode transformar um simples evento biológico em situação de alto risco tanto para a mãe quanto para o feto[2] (C).

Ao contrário das nações desenvolvidas, onde perdas perinatais estão relacionadas principalmente com doenças de difícil prevenção, como malformações congênitas, descolamento prematuro de placenta e acidentes de cordão, nos países em desenvolvimento predominam os óbitos perinatais por afecções passíveis de prevenção ou controle por meio de adequada assistência pré-natal, como síndromes hipertensivas, sífilis congênita e infecções urinárias complicadas[2] (C). No Brasil, em Pernambuco, no período de 1993 a 2003, houve uma tendência crescente dos coeficientes de mortalidade neonatal precoce, perinatal e em menores de 1 ano por anomalias congênitas, mantendo-se constante o coeficiente de mortalidade fetal, sugerindo ser uma importante causa de gestação de risco, mesmo nos países em desenvolvimento[3] (B).

Entre os vários exames utilizados no cuidado pré-natal, a ultrassonografia (US) merece especial destaque. Os recentes avanços tecnológicos na imagem ultrassonográfica, decorrentes do emprego de transdutores vaginais de alta frequência e do potencial de rastreamento genético no primeiro trimestre da gestação, serviram para aumentar o interesse na utilização dessa tecnologia na paciente obstétrica[4] (D).

Atualmente, a ultrassonografia tem possibilitado a exploração do embrião e, posteriormente, do feto e de seu ambiente, o que permite transformá-lo em um verdadeiro paciente, com a possibilidade de acompanhar seu desenvolvimento físico e funcional com grande riqueza de detalhes pela medicina fetal[4] (D).

Várias doenças da gestação e do feto podem ser diagnosticadas precocemente e, em consequência, podem-se acompanhar as suas influências sobre o desenvolvimento morfológico fetal. Mais importante ainda é a capacidade de identificação dos marcadores ultrassonográficos das anomalias físicas e/ou cromossômicas dos fetos, assim como das alterações preditoras das intercorrências obstétricas[5] (D).

A US possui elevado grau de aceitação pela paciente, fornece grande número de informações e é considerada um exame decisivo na indicação de interrupção da gestação. Entretanto, esse exame vem sendo realizado de forma indiscriminada, sem indicações, causando dúvidas nas condutas obstétricas, apesar de seus reais benefícios[4] (D). Embora bastante realizada, permanece de utilização controversa, não existindo comprovação científica de que sua utilização rotineira tenha qualquer efetividade sobre a redução da morbidade e da mortalidade perinatal ou materna[6,7] (A).

O presente capítulo foi realizado com o objetivo de descrever o exame obstétrico de rotina e suas indicações, ressaltando as gestações de baixo e alto riscos. Serão apresentadas, ainda, as atuais evidências e recomendações para o seu uso na prática clínica. Para isso, os principais bancos de dados disponíveis foram pesquisados (Medline/Pubmed, Lilacs/SciELO e biblioteca Cochrane) para assegurar evidências científicas disponíveis e publicadas nos últimos 10 anos. Utilizaram-se os descritores na língua portuguesa e inglesa: ultrassonografia, ultrassonografia pré-natal, cuidado pré-natal, ensaios clínicos e metanálise. Para análise dos níveis de evidências e dos graus de recomendação foram utilizados critérios do Oxford Center for Evidence-based Medicine (2001)[8] (D).

HISTÓRICO

As aplicações técnicas do ultrassom tiveram início no período entre as duas guerras mundiais, inicialmente utilizado no desenvolvimento de sonares para detecção de submarinos e de cardumes de peixes na pesca industrial[9] (D).

A US diagnóstica surgiu em 1960. Desde então vem exercendo importante avanço na propedêutica pré-natal, sendo capaz de diagnosticar alterações dos ambientes materno e fetais de forma segura, não invasiva e inócua, com elevado grau de aceitação pela paciente[6,7] (A).

O diagnóstico das anomalias fetais pela ultrassonografia, antes de 1978, era raro e, quando isso ocorria, tratava-se de anomalias fetais que não ofereciam dúvidas ou problemas quanto à conduta obstétrica, pois geralmente eram letais, como a anencefalia. Posteriormente, houve relativa melhora da tecnologia, sendo fornecidas melhores imagens. Esse período até os anos 1980 foi marcado pela improvisação, pois os ultrassonografistas e obstetras passaram a se deparar com anomalias até então desconhecidas, principalmente no que se refere aos aspectos fisiopatológicos. De 1980 a 1983, foram introduzidas novas técnicas para avaliar melhor o bem-estar do feto, porém só após 1983 é que se observou verdadeira associação entre o diagnóstico ultrassonográfico e o prognóstico fetal. Atualmente, a ultrassonografia durante a gestação vem sendo realizada rotineiramente, como parte do pré-natal[4] (D), porém seu benefício permanece controverso[6,7] (A).

CLASSIFICAÇÃO

Na década de 1990, com intuito de sistematizar a aplicação da ultrassonografia obstétrica em geral, foram propostos exames em diferentes níveis. O American Institute of Ultrasound in Medicine (AIUM) sugeriu dois tipos de exame[4,10] (D):

- Nível I (exame de rotina, obstétrico) – destinado a avaliações biométricas grosseiras, análise funcional e morfológica superficial, determinação da estática fetal e descrição dos anexos.
- Nível II (exame morfológico) – reservado à pesquisa de anomalias fetais diagnosticadas em exames de nível I.

Posteriormente, nova proposta em quatro níveis foi sugerida: I e II, semelhantes aos apresentados pela AIUM[10] (D); nível III, incluindo o perfil biofísico fetal; e o IV, que o autor denominou genético-fetal, objetivando diagnóstico sindrômico ou etiológico das anomalias estudadas[4] (D).

O American College of Obstetricians and Gynecologists (ACOG), atualmente, classifica a ultrassonografia realizada durante a gestação em quatro tipos[11] (D):

- Ultrassonografia padrão ou básica (ultrassonografia obstétrica) – inclui todas as etapas ultrassonográficas, com avaliação da anatomia fetal simplificada. Há necessidade de avaliar o número de fetos, placenta, idade gestacional, biometria, líquido amniótico, viabilidade e apresentação fetal.
- Ultrassonografia limitada – realizada apenas para confirmação de uma hipótese específica aventada pelo médico assistente. Ex.: avaliar a vitalidade fetal em gestante com sangramento; ou crescimento fetal; ou líquido amniótico.
- Ultrassonografia especializada ou detalhada (ultrassonografia morfológica) – realizada habitualmente por especialistas. Inclui todas as etapas da ultrassonografia básica, acrescida de um exame minucioso da anatomia fetal. Outros exames especializados como dopplervelocimetria, ecocardiografia fetal, perfil biofísico fetal, mensuração do líquido amniótico e biometria adicional podem ser incluídos.

- Ultrassonografia de 1º trimestre – realizado antes da 14ª semana de gravidez, por via abdominal ou vaginal. Além das etapas tradicionais, como determinação do número de fetos, gravidez intrauterina, biometria (comprimento cefalonádegas) e viabilidade fetal (atividade cardíaca), estimar idade gestacional, avaliação do saco gestacional, útero (mioma) e anexos, inclui também a realização da translucência nucal, quando pertinente.

INDICAÇÕES

No início, as indicações da US na área da obstetrícia eram bastante limitadas. Sua utilização encontrava-se restrita a confirmação de gravidez, localização e número de sacos gestacionais e vitalidade fetal[11,12] (D). Atualmente, a ultrassonografia é um exame complementar fundamental no acompanhamento da gestação, principalmente de alto risco[6,7] (A).

As indicações atuais da US na obstetrícia dependem da idade gestacional. No primeiro trimestre de gravidez objetiva determinar localização (tópico ou ectópico) e forma do saco gestacional, número de fetos, corionicidade da placenta em gestações múltiplas, viabilidade da gravidez, determinação da idade gestacional e avaliar útero, ovários e corpo lúteo, além do rastreamento de cromossomopatias pela translucência nucal e mensuração do osso nasal[11,12] (D).

No segundo e terceiro trimestres de gravidez, a ultrassonografia permite determinar a idade gestacional (menos acurada que no primeiro trimestre), volume do líquido amniótico, localização da placenta, vitalidade, crescimento, estimativa de peso, situação, apresentação e morfologia fetal, além do rastreamento do risco de prematuridade e orientação de procedimentos invasivos que devem ser realizados preferencialmente por especialistas em medicina fetal durante o exame morfológico[11,12] (D).

A realização da ultrassonografia de rotina em gestações de baixo risco permanece controversa[6,7] (A); porém, nas gestações de alto risco, sua utilização não é questionada, apesar de não existirem ensaios clínicos randomizados[12] (D). Protocolos de estudos realizados em gestantes de alto risco com pré-eclâmpsia, diabetes e restrição de crescimento sugerem benefícios da ultrassonografia nesse grupo de pacientes[12] (D). As principais indicações da US especializada ou morfológica estão sumarizadas no Quadro 7.1.

Quadro 7.1 Principais indicações da ultrassonografia especializada ou morfológica

Idade materna avançada (acima de 35 anos)
Consanguinidade
Antecedentes familiares ou pessoais de malformações congênitas
Alterações do volume do líquido amniótico (oligoidrâmnio ou poli-hidrâmnio)
Alterações do ritmo cardíaco
Restrição de crescimento fetal
Gestação múltipla
Doenças maternas (diabetes, síndromes hipertensivas, endocrinopatias etc.)
Exposição a agentes teratogênicos, medicamentos ou radiação
Infecções maternas durante a gestação (toxoplasmose, rubéola, herpes, citomegalovirose, parvovirose, sífilis e outras)
Anomalia congênita detectada em ultrassonografia de rotina
Ansiedade materna

ÉPOCA DE REALIZAÇÃO DO EXAME ULTRASSONOGRÁFICO

Atualmente, existem muitas controvérsias quanto à melhor época e ao número de exames ultrassonográficos a serem realizados durante a gestação. Essa recomendação se encontra na dependência do risco e da idade gestacional. Em gestações de baixo risco o Ministério da Saúde do Brasil recomenda a realização de pelo menos uma ultrassonografia precoce de rotina durante a gravidez, nos centros onde está disponível, com o objetivo de datar melhor a idade gestacional, não sendo exame obrigatório[13] (D). Não existe um consenso quanto à melhor época para realização do exame, mas a orientação é de que seja o mais precoce possível, preferencialmente antes da 24ª semana de gravidez[6] (A).

Outra situação é a realização do exame quando existem indicações específicas. Assim, os exames ultrassonográficos podem ser realizados em qualquer época nas gestações de alto e baixo riscos. Apesar de controvérsias remanescentes, recomenda-se que a primeira ultrassonografia para rastreamento de anomalias morfológicas e em gestações de alto risco seja realizada entre a 18ª e a 20ª semana de gestação, e as posteriores, entre a 26ª e a 28ª semana e entre a 32ª e a 34ª semana. Atualmente, inclui-se um exame entre a 10ª e a 14ª semana de gravidez para medir a translucência nucal[4,12] (D).

Quando essa sugestão não for possível de se cumprir, aconselha-se a realização de pelo menos um exame ultrassonográfico entre a 18ª e a 20ª semana, período considerado o melhor para avaliação estrutural fetal, incluindo o diagnóstico de displasias esqueléticas e malformações do trato gastrointestinal[11] (C).

O Royal College of Obstetricians and Gynecologists recomenda dois exames ultrassonográficos para as gestantes de pré-natal de baixo risco: o primeiro entre a 10ª e a 13ª semana, para determinar a idade gestacional e diagnosticar gravidez múltipla, e o segundo entre a 18ª e a 20ª semana, para realização do estudo morfológico[14] (D).

ULTRASSONOGRAFIA DE PRIMEIRO TRIMESTRE

A ultrassonografia do primeiro trimestre é realizada antes da 14ª semana de gravidez e tem várias finalidades, como determinação da melhor idade gestacional, diagnóstico de gestação múlpla e prenhez ectópica, estudo da morfologia[6] (A), avaliação da viabilidade fetal e perfil embrionário, avaliação de útero e anexos[4,12] (D) e rastreamento de anomalias cromossômicas[15] (B) e defeito, cardíacos[16] (A). As principais indicações recomendadas pelo American College of Radiology (ACR) e o ACOG encontram-se descritas no Quadro 7.2[11,17] (D).

A ultrassonografia no primeiro trimestre pode ser realizada por via vaginal ou abdominal. Diante da não visualização adequada das estruturas por via abdominal, a via vaginal deve ser utilizada como complementação. A gestação intrauterina pode ser facilmente confirmada. A avaliação do útero deve incluir colo e anexos, documentando a localização do saco gestacional. O saco gestacional e seu conteúdo devem ser avaliados quanto a forma, regularidade e presença ou ausência da vesícula vitelina e embrião. Quanto à vesícula vitelina, forma, regularidade e tamanho devem ser avaliados e documentados[11,12] (D).

Na avaliação do embrião, o comprimento cefalonádegas deve ser mensurado, quando possível, e é o método mais acurado para estimar a idade gestacional, quando em comparação com a média dos diâmetros do saco gestacional e a biometria realizada no segundo e terceiro trimestres da gravidez. Contudo, quando o embrião não for identificado, a média dos diâmetros do saco gestacional pode ser utilizada. Cuidado se deve ter no diagnóstico de

Quadro 7.2 Principais indicações da ultrassonografia de primeiro trimestre[11,17] (D)

Confirmar a presença de gestação intrauterina
Avaliar a suspeita de gestação ectópica
Avaliar hemorragia vaginal
Avaliar dor pélvica
Estimar idade gestacional
Diagnosticar e avaliar gestações múltiplas
Confirmar atividade cardíaca
Auxiliar na realização de biópsia de vilo corial, transferências de embriões e localização ou remoção de dispositivo intrauterino
Diagnosticar anomalias fetais graves, como anencefalia, em gestações de risco
Avaliar massas abdominais ou pélvicas e anormalidades uterinas
Rastreamento de anomalias fetais
Avaliar a suspeita de mola hidatiforme

ausência de embrião e vesícula vitelina, pois pode representar acúmulo de líquido intrauterino conhecido como pseudossaco gestacional, o qual está associado à prenhez ectópica. Destaca-se que o embrião deve ser visualizado pela ultrassonografia transvaginal quando a média do diâmetro do saco gestacional for maior de 20 mm[11,12] (D).

Os batimentos cardíacos do embrião devem ser documentados no exame ultrassonográfico e observados quando o comprimento cefalonádegas for maior que 5 mm na via transvaginal. Se o comprimento do embrião for inferior a 5 mm e a atividade cardíaca não for visualizada, é necessário repetir o exame após sete a 15 dias[11,12] (D).

O número de fetos deve ser descrito e, nos casos de gestação múltipla, definem-se a amniocidade e corionicidade, o que pode ser facilitado pela observação do sinal do lambda e do "T". Não se pode esquecer de realizar o estudo morfológico do feto e embrião. Algumas anomalias congênitas maiores, como anencefalia, já podem ser diagnosticadas nessa época gestacional[11,12] (D).

No útero, a avaliação da presença e do tamanho de leiomiomas deve ser etapa obrigatória, além da quantidade de líquido em fundo de saco posterior, as estruturas anexiais, observando presença, localização e tamanho de tumorações[11,12] (D). O comprimento do colo uterino deve ser mensurado, observando se há abertura do orifício cervical interno e externo, porém não é etapa obrigatória, sendo reservado a casos selecionados de risco para prematuridade e incompetência istmo cervical (IIC)[18] (B).

Nos últimos anos, vários marcadores ultrassonográficos no primeiro trimestre para rastreamento das anomalias congênitas têm sido descritos. Atualmente, os mais frequentemente utilizados são a translucência nucal e a presença do osso nasal[11,12] (D). A morfologia do ducto venoso e o refluxo tricúspide são avaliados pela dopplervelocimetria, não sendo objetos de estudo deste capítulo.

A translucência nucal é definida como sendo um espaço de líquido existente entre a pele e o tecido celular subcutâneo da região nucal de qualquer feto, visualizada pela ultrassonografia[19] (B). O exame da translucência nucal é realizado por US, entre a 11ª e a 14ª semana de gravidez, preferencialmente por especialistas, seguindo as normas da Fetal

Medicine Foundation[20] (D). Têm sido desenvolvidos tabelas e *softwares* para cálculo do risco materno em gerar um feto com anomalia cromossômica, particularmente a síndrome de Down, levando-se em consideração o número de fetos, a idade gestacional, a idade materna, o valor da translucência nucal e outros fatores associados[20] (D). Entretanto, em geral considera-se uma translucência nucal alterada quando o valor encontra-se acima de 2,5 mm, apresentando uma sensibilidade de 75% a 80% com um falso-positivo de 5% para rastreamento de trissomias[21] (B). A translucência nucal alterada não se encontra associada apenas a anomalias cromossômicas. Diante de um cariótipo normal, estudos sugerem também associações a malformações, principalmente cardíaca[16] (A), doenças gênicas, infecciosas, entre outras[15] (B).

A presença de nariz pequeno e achatado foi uma característica fenotípica, entre várias, descritas por Langdon Down para descrever a síndrome de Down. O atraso no processo de calcificação dos ossos nasais encontra-se relacionado com aumento do risco para anomalias cromossômicas, particularmente a trissomia do 21. Quando o osso nasal não é visualizado na ultrassonografia, entre a 11ª e a 14ª semana de gravidez a sensibilidade foi de 60% a 70%, com um falso-positivo de 0,5% a 3%[22] (B).

Convém ressaltar que estes são métodos de rastreamento e, portanto, demandam etapas subsequentes para estabelecer o diagnóstico definitivo, delineando o acompanhamento e prognóstico da gestação.

ULTRASSONOGRAFIA DE ROTINA (OBSTÉTRICA)

O ACOG, em 2009, recomendou que todo exame ultrassonográfico de rotina objetive as seguintes etapas: determinação da idade gestacional (menos acurada que no 1º trimestre), estática fetal (situação e apresentação fetais), estimativa de peso e crescimento fetal (biometria mínima: diâmetro biparietal, circunferência cefálica, circunferência abdominal e comprimento do fêmur), volume do líquido amniótico (avaliação quantitativa e qualitativa), estudo da placenta (localização, aspecto e grau de maturidade), vitalidade e estudo da morfologia do feto[11] (D). As principais indicações recomendadas pelo ACR e pelo ACOG encontram-se listadas no Quadro 7.3[11,17] (D).

Apesar de os rastreamentos de malformações e prematuridade serem realizados no exame de rotina, é recomendado que seja avaliado preferencialmente por especialistas, sendo o diagnóstico definitivo, as orientações dos procedimentos invasivos e a avaliação minuciosa da anatomia fetal reservados aos fetólogos. Nessa avaliação, atenta-se não apenas para estruturas alteradas, mas também para as normais, sempre se considerando a idade gestacional[12] (D). O ACR e o ACOG recomendam uma avaliação mínima do estudo morfológico fetal (Quadro 7.4)[11,17] (D).

As malformações congênitas ocorrem em 2% a 3% dos recém-nascidos, sendo responsáveis por 20% da mortalidade neonatal. Como já mencionado, em Pernambuco, no período de 1993 a 2003, houve uma tendência crescente do coeficiente de mortalidade perinatal por malformações congênitas[3] (B). Esses dados ressaltam a importância do rastreamento das malformações no período antenatal. Portanto, recomenda-se que todas as gestantes realizem pelo menos um exame ultrassonográfico[4,12,13] (D).

Atualmente, a importância da ultrassonografia no rastreamento de anomalias congênitas é pouco discutida, contudo é um exame essencialmente dependente do operador[7] (A). É fundamental no diagnóstico, prognóstico e acompanhamento da gestação, com sensibilidade de 75% a 100%, dependendo das malformações fetais[23] (B).

Quadro 7.3 Principais indicações da ultrassonografia de rotina ou obstétrica[11,17] (D)

Estimar idade gestacional
Avaliar o crescimento fetal
Avaliar hemorragia genital
Avaliar incompetência istmocervical
Avaliar dor abdominal ou pélvica
Determinar a apresentação fetal
Avaliar suspeita de gestação múltipla
Auxiliar na realização de amniocentese e outros procedimentos
Avaliar discrepâncias entre a idade gestacional pela altura uterina e outros dados obstétricos
Avaliar massas pélvicas
Avaliar suspeita de mola hidatiforme
Avaliar a cerclagem do colo uterino
Avaliar a suspeita de prenhez ectópica
Avaliar a suspeita de feto morto
Avaliar a suspeita de anormalidade uterina
Avaliar o bem-estar fetal
Avaliar a suspeita de anormalidade do volume do líquido amniótico
Avaliar a suspeita de descolamento prematuro da placenta
Auxiliar na versão cefálica externa
Avaliar a rotura prematura das membranas
Avaliar o trabalho de parto prematuro
Avaliar as gestações com marcadores bioquímicos alterados
Acompanhamento das anomalias fetais
Acompanhamento da migração placentária nas suspeitas de placenta prévia
Avaliar as condições fetais em gestantes que iniciaram o pré-natal tardiamente
Rastreamento de anomalias fetais
Rastreamento de aneuploidias

Com igual importância, os anexos fetais também devem ser examinados. Os parâmetros avaliados no exame ultrassonográfico da placenta são: textura, grau de maturidade, localização e espessura. Em relação à textura da placenta, autores sugerem associação entre o grau de calcificação e a maturidade pulmonar fetal. O grau de maturidade pode ser obtido pela avaliação subjetiva, pelo observador, da intensidade, quantidade e extensão de calcificações placentárias, avaliadas pelo exame ultrassonográfico e expressas por escore que varia de 0 a 3. O grau 0 designa uma placenta homogênea, sem calcificação; grau I apresenta pequenas calcificações intraplacentárias; grau II apresenta calcificações na placa basal; e no grau III observa-se a compartimentação da placenta pela presença de calcificação da placa basal à coriônica[24] (B).

Nesse estudo inicial de Grannum *et al.*, foram estudadas 129 placentas, de acordo com o sistema de classificação proposto, por meio da ultrassonografia. Observou-se que a

Quadro 7.4 Elementos essenciais no estudo da anatomia fetal do exame de rotina[11,17] (D)

Cabeça, face e pescoço • Cerebelo • Plexo coroide • Cisterna magna • Ventrículos cerebrais laterais • *Cavum* do septo pelúcido • Linha média do cérebro • Lábio superior
Tórax • Pulmão (avaliar a ecogenicidade) • Coração (pelo menos realizar o corte de quatro câmaras, se possível, para rastreamento das anomalias cardíacas fazer também os cortes das vias de saída)
Abdome • Estômago • Rins • Bexiga • Cordão umbilical (inserção e número de vasos)
Coluna vertebral (cervical, torácica, lombar e sacral)
Membros: superiores e inferiores (presença e ausência)
Genitália externa: quando indicado

relação lecitina/esfingomielina maior que dois, a qual sugere maturidade pulmonar fetal, foi encontrada em 68% das placentas classificadas como grau I, 88% nas placentas grau II e 100% naquelas grau III[24] (B).

Posteriormente, observou-se associação entre o grau placentário e a idade gestacional, identificando-se uma relação entre as calcificações placentárias precoces (grau II antes da 32ª semana e grau III antes da 35ª semana de gestação) e o desenvolvimento de restrição de crescimento fetal[25] (A). Dessa forma, médicos obstetras utilizaram essa associação descrita por Grannum *et al.*[24] (B) para indicar interrupções da gestação. Entretanto, sabe-se que variações da ecogenicidade placentária podem corresponder a processos normais, não sendo indicativas de comprometimento do bem-estar fetal, principalmente quando isolados[26,27] (B).

Alguns estudos não sugeriram essa associação entre maturação placentária e morbidade perinatal nem identificaram que as calcificações da placenta tenham algum significado patológico[28] (B). Estudo desenvolvido por Queiroz e Costa observou que o prognóstico perinatal não foi dependente do amadurecimento precoce da placenta, mas da presença de complicações clínicas e obstétricas maternas[27] (B). Outro estudo observou que presença de grau III antes da 36ª semana de gravidez em mulheres de baixo risco ajudou na predição de restrição de crescimento intraútero e no desenvolvimento de pré-eclâmpsia[29] (B).

Até o momento, não há evidências suficientes de que o aparecimento isolado de placentas grau II e III antes da 32ª e 35ª semanas de gestação, respectivamente, esteja associado ao aumento da morbidade perinatal. Entretanto, diante desse diagnóstico, indica-se o acompanhamento da vitalidade fetal, e não a interrupção da gestação, principalmente quando houver associação a outras complicações como oligoidrâmnio ou pré-eclâmpsia[4,12] (D).

A localização placentária corresponde à posição da placenta na cavidade uterina. Pode ser classificada como: prévia, se qualquer parte da placenta está implantada sobre o segmento inferior do útero; anterior, quando inserida na parede anterior; posterior, quando na parede posterior; lateral, localizada na região lateral direita ou esquerda; e fúndica, no fundo uterino[25] (D).

A ultrassonografia é um bom método para avaliar a posição da placenta. Nesse contexto, a placenta prévia merece destaque, pois ocorre em 0,5% das gestações e encontra-se associada a complicações maternas e fetais. Frequentemente, as placentas no início da gestação encontram-se localizadas na porção inferior do útero. Entretanto, somente 10% das placentas baixas no segundo trimestre permanecem prévias no termo[30] (B).

O diagnóstico de placenta prévia é significativamente mais preciso quando realizado pela US transvaginal do que pela transabdominal. A Society of Obstetricians and Gynaecologists of Canada recomenda ao ultrassonografista que, além da descrição da localização placentária, seja informada a distância entre a borda da placenta e o orifício cervical interno[31] (D).

Quando a placenta alcança ou sobrepõe o colo do útero entre a 18ª e 24ª semanas, a US transvaginal deve ser repetida no terceiro trimestre da gestação e, caso a placenta sobreponha e ultrapasse o colo uterino em mais de 15 mm, há uma probabilidade aumentada de placenta prévia no termo. Se a borda placentária se encontra entre 20 mm distante do orifício cervical interno e 20 mm depois do colo uterino após a 26ª semana de gravidez, a ultrassonografia deve ser repetida a intervalos regulares, dependendo da idade gestacional, pois há uma mudança contínua do local da placenta[31] (D).

Após a 35ª semana de gravidez, a distância entre a borda placentária e o orifício cervical interno se encontra relacionada com a via de parto. A sobreposição da placenta 20 mm após o orifício cervical interno, no terceiro trimestre, é altamente sugestiva da necessidade de parto cesariano; enquanto em uma borda placentária que se distancia em mais de 20 mm do orifício cervical interno, a via de parto normal apresenta altas taxas de sucesso. Distâncias entre 0 e 20 mm associam-se a taxas de cesariana mais elevadas, embora a via de parto vaginal seja possível, dependendo das circunstâncias clínicas da paciente. Em geral, com qualquer grau de sobreposição da placenta sobre o colo do útero (maior que 0 milímetro) após a 35ª semana de gravidez, a cesariana é a via de parto preferível[31] (D).

A espessura placentária é obtida por meio da medida da placa basal até a placa corial, no ponto da inserção do cordão umbilical[25] (D). Semelhante a estudos internacionais, no Brasil encontrou-se aumento estatisticamente significativo da espessura da placenta, com a evolução da idade gestacional, de 1 mm em média por semana. Essa evolução persistiu até aproximadamente a 35ª semana; a partir dessa idade gestacional o aumento foi menor, de 0,3 mm por semana até o final da gravidez[25] (D). Estudos sugerem aumento exagerado da espessura placentária (placentomegalia) na presença de infecções congênitas e hidropsia fetal[32] (C).

Quanto ao cordão umbilical, a ultrassonografia avalia comprimento, localização da inserção, área de secção transversa, número de vasos e presença de anomalias[4,12] (D). O comprimento do cordão umbilical varia entre 60 e 65 cm e sua inserção é normalmente no centro da superfície fetal da placenta, podendo apresentar variações, como inserção velamentosa, a qual se associa a aumento da mortalidade perinatal e outras anomalias da placenta e do cordão umbilical. Outra variação do cordão é a vasa prévia, que apresenta uma taxa de mortalidade perinatal alta quando não diagnosticada no pré-natal. Ambos os diagnósticos são difíceis de serem realizados, mas a US associada aos aspectos clínicos podem levar à suspeita. Estudo sugere que a inserção do cordão umbilical no segmento inferior do útero é de alto risco para o desenvolvimento de vasa prévia[33] (B).

A área transversal do cordão umbilical aumenta de acordo com a idade gestacional até a 33ª semana e está diretamente relacionada com parâmetros do crescimento fetal[34] (B). No estudo ultrassonográfico do cordão umbilical, deve-se avaliar também a presença de anomalias do cordão umbilical, como aneurisma, hemangiomas e cistos[4,12] (D).

O líquido amniótico é um componente importante do ambiente intrauterino. Sua produção e sua absorção estão sujeitas a uma série de mecanismos interdependentes entre feto, placenta, membranas e organismo materno. Qualquer alteração no seu volume requer cuidadosa avaliação, tanto do feto como da mãe[35,36] (B). Estudo sugere uma associação significativa entre as alterações do volume de líquido amniótico (poli-hidrâmnio e oligoidrâmnio) e anomalias congênitas[36] (B).

Até o final do século passado, era vedada a invasão da câmara âmnica e, como consequência disso, pouco se conhecia a respeito do líquido amniótico e suas relações com o feto. Atualmente, a ultrassonografia é a tecnologia utilizada para a avaliação do volume do líquido amniótico. Os métodos ultrassonográficos mais utilizados são análise subjetiva, índice de líquido amniótico (ILA) e medida do maior bolsão. O estudo do volume do líquido amniótico de maneira subjetiva permite ao examinador deduzir, principalmente na região cervical e membros fetais, se o volume é normal para a idade gestacional estimada. Apesar da boa correlação entre o resultado anormal e o prognóstico fetal adverso, a confiabilidade e a reprodutibilidade da técnica subjetiva são absolutamente dependentes da experiência do examinador[35] (B).

A mensuração do líquido amniótico de forma semiquantitativa pode ser feita pela mensuração do maior bolsão e do ILA, reduzindo as falhas da subjetividade do diagnóstico de alterações no volume do líquido amniótico. O ILA consiste na medida dos quatro maiores bolsões de líquido após divisão do abdome materno em quatro quadrantes, por meio de duas linhas imaginárias perpendiculares que se cruzam ao nível da cicatriz umbilical, sendo uma delas posicionada sobre a linha negra. A somatória dos quatro valores determinava o valor do índice. Esse método bem padronizado demonstrou ter boa reprodutibilidade, com aprendizado fácil e variação interobservador não significativa[35] (B).

As alterações no volume do líquido amniótico são classificadas em oligoidrâmnio (diminuição na quantidade de líquido amniótico) e poli-hidrâmnio (aumento na quantidade de líquido amniótico). O oligoidrâmnio é caracterizado por um volume inferior a 300 ou 400 mL. Sua incidência estimada por métodos ultrassonográficos oscila entre 0,5% e 5,5%, de acordo com a população estudada e os critérios utilizados para a sua definição. Já o poli-hidrâmnio é caracterizado por um volume superior a 2.000 mL. Não obstante, pode não ser clinicamente significativo até que o volume alcance 3.000 ou 4.000 mL. A prevalência do poli-hidrâmnio varia entre 0,4% e 1,5%[4,12] (D).

No IMIP o diagnóstico ultrassonográfico de alterações do volume amniótico é realizado quando o ILA encontra-se abaixo do quinto percentil para o oligoidrâmnio e acima do 95º percentil para o poli-hidrâmnio, de acordo com a idade gestacional[37] (B) (Quadro 7.5).

Na revisão sistemática disponibilizada na biblioteca Cochrane foram incluídos quatro ensaios clínicos randomizados com 3.125 gestantes que compararam o ILA com a medida do maior bolsão para diagnóstico do oligoidrâmnio. Não se observou diferença significativa entre os dois métodos quanto à prevenção de desfechos perinatais desfavoráveis, como admissão na unidade de terapia intensiva neonatal, pH na artéria umbilical menor que 7,1, presença de mecônio, escore de Apgar menor que 7 no quinto minuto e incidência

Quadro 7.5 Valores do índice de líquido amniótico de acordo com a idade gestacional[37] (B)

Idade gestacional (semanas)	Número de medidas N	Percentis P5	P50	P95
12 (12-12,6)	10	3,7	4,7	5,9
14 (13-14,6)	39	3,2	5,1	7,9
16 (15-16,6)	41	4,5	6,2	15,9
18 (17-18,6)	38	4,7	7,1	16,9
20 (19-20,6)	32	4,8	8	17,9
22 (21-22,6)	42	6,1	12,4	20,1
24 (23-24,6)	28	4,9	12,6	20,9
26 (25-26,6)	27	9,3	13	19,8
28 (27-28,6)	36	8,9	14	21,6
30 (29-30,6)	26	8,6	13,6	20,9
32 (31-32,6)	44	7,6	13	24,1
34 (33-34,6)	42	7,8	12,8	20
36 (35-36,6)	31	6,3	13,1	19,7
38 (37-38,6)	18	7,4	12,8	18,3
40 (39-40,6)	14	7,6	11,6	20,9
42 (41-42,6)	3	3,4	5,1	6,5
Total	471			

Fonte: Velho et al.[37] (B).

de cesarianas. Entretanto, o ILA diagnosticou mais casos de oligoidrâmnio (risco relativo [RR] 2,33; intervalo de confiança [IC] 95% 1,67 – 3,24), de indução do trabalho de parto (RR 2,1; IC95% 1,6 – 2,76) e cesariana por frequência cardíaca fetal não tranquilizadora (RR 1,45; IC95% 1,07 – 1,97)[38] (A).

Outra etapa realizada na ultrassonografia é a estimativa do peso fetal, a qual avalia a evolução do crescimento no decorrer da gestação e indiretamente verifica o bem-estar do concepto. A relação entre o peso fetal e a idade gestacional pode fornecer subsídios para o diagnóstico de condições maternas e fetais que estejam prejudicando o desenvolvimento do potencial intrínseco de crescimento, além de constituir importante variável de risco para mortalidade e morbidade neonatais, sendo clássica a associação entre prematuridade, baixo peso e óbito neonatal, particularmente em decorrência da síndrome de desconforto respiratório[39] (B).

Para se ter uma boa avaliação do crescimento fetal é importante o conhecimento da idade gestacional, o que pode ser determinado por vários parâmetros: no primeiro trimestre, pelo comprimento cabeça-nádega (CCN), com estimativa de erro de, no máximo, cinco dias; no segundo e terceiro trimestres, por meio do diâmetro biparietal (DBP), circunferência cefálica (CC), circunferência abdominal (CA) e comprimento do fêmur (CF). A utilização desses múltiplos parâmetros é fundamental porque oferece menor margem de erro, a qual varia de uma a três semanas, além de estimar o peso fetal[39] (B).

A avaliação do colo uterino não é um tempo obrigatório no exame ultrassonográfico. O valor da mensuração ecográfica do colo de útero, em gestações de baixo risco, não está bem definido. Não há evidência científica que apoie essa prática de rotina. Embora existam associações entre colo curto e parto prematuro extremo, não há dados suficientes que assegurem o rastreamento para todas as pacientes. No entanto, a gestantes sabidamente propensas a parto pré-termo, a avaliação seriada do comprimento do colo uterino seria indicada com potencial benefício[40] (B).

ULTRASSONOGRAFIA ESPECÍFICA

Esse exame é realizado de forma a responder questionamentos rápidos dos médicos assistentes. Pode ser realizado apenas para avaliação do volume de líquido amniótico, presença dos batimentos cardiofetais, avaliação da estimativa de peso, apresentação fetal ou avaliação da cérvice uterina[11] (D).

ULTRASSONOGRAFIA ESPECIALIZADA

Nesse tipo de exame, além de todas as etapas discutidas no exame de rotina (obstétrico), inclui-se uma avaliação sistematizada e detalhada da morfologia fetal, além de outras metodologias, como a dopplervelocimetria, perfil biofísico, ecocardiografia e biometria fetal adicional[11] (D). Atualmente, a importância da US morfológica especializada é pouco discutida por apresentar alta sensibilidade na identificação de anomalias congênitas, além de permitir a avaliação do bem-estar fetal e auxiliar na realização de procedimentos invasivos[4,11,12] (D).

A avaliação morfológica fetal pode ser realizada em qualquer época da gravidez, sendo preferencialmente recomendada no segundo trimestre, entre a 20ª e a 24ª semana de gravidez, por apresentar maior sensibilidade para o diagnóstico de anomalias congênitas. No setor de medicina fetal do IMIP, considera-se que em todo exame ultrassonográfico se deve avaliar a morfologia fetal. Neste setor a sensibilidade para o diagnóstico de malformações congênitas variou de 75% a 100%, dependendo do tipo de anomalia pesquisado[23] (B).

Alguns especialistas apontam que a avaliação morfológica seriada é superior àquela realizada de forma única na gravidez, além do exame ser operador-dependente. Outras limitações podem diminuir sua sensibilidade. Assim, habilidade, experiência, conhecimento e empenho do examinador são fundamentais, como também a qualidade do aparelho de ultrassonografia e dificuldades técnicas que podem surgir. Obesidade materna, gestação múltipla, estática fetal, volume do líquido amniótico alterado e idade gestacional avançada são os outros fatores que podem dificultar o diagnóstico de algumas anomalias congênitas pela ultrassonografia[4,12] (D).

O perfil biofísico fetal (PBF), proposto por Manning em 1980, com o objetivo de avaliar o bem-estar fetal, é realizado pela ultrassonografia durante um período de 30 minutos, utilizando cinco parâmetros, como cardiotocografia, líquido amniótico, tônus, movimentos ativos e respiratórios fetais. Este método é bastante subjetivo e operador-dependente, sendo realizado a partir da 25ª semana de gravidez. Para cada parâmetro é atribuída a nota zero, quando a avaliação for "não satisfatória", e dois, quando for satisfatória, obtendo-se com a soma o valor máximo de 10. O exame é considerado normal se a pontuação for 8 ou 10, estando habitualmente associado ao bom prognóstico perinatal. Nos casos em que se obtém um valor inferior a 8, deve-se proceder à maior vigilância do feto ou considerar

Quadro 7.6 Principais indicações da ecocardiografia fetal[4,12] (D)

Risco materno
- História familiar de cardiopatia congênita
- Diabetes *mellitus*
- Uso de drogas (álcool, carbonato de lítio, fenitoína, trimetadiona, anti-inflamatórios e anticonvulsivantes)

Risco fetal
- Arritmia fetal durante auscultação obstétrica ou ultrassonográfica
- Restrição de crescimento fetal
- Hidropsia fetal não imune
- Anomalias congênitas detectadas em ultrassonografia de rotina
- Alterações do volume do líquido amniótico (oligoidrâmnio ou poli-hidrâmnio)
- Aneuploidias
- Gestação múltipla
- Translucência nucal aumentada
- Foco ecogênico cardíaco
- Infecções maternas durante a gestação (toxoplasmose, rubéola, herpes, citomegalovirose, parvovirose, sífilis e outras)
- Ansiedade materna

a interrupção da gravidez, dependendo da idade gestacional[41,42] (B). Na biblioteca Cochrane encontra-se disponibilizada uma metanálise, a qual incluiu cinco ensaios clínicos, envolvendo 2.974 gestantes de alto risco, que compararam o perfil biofísico fetal com a cardiotocografia isolada. Observou-se que não houve diferença significativa entre os grupos para morte perinatal ou o escore de Apgar menor que 7 no quinto minuto. Os autores concluem que até o momento não existem evidências suficientes baseadas em estudos randomizados para recomendar o uso do PBF em gestações de alto risco[43] (A).

O estudo dopplervelocimétrico das artérias uterinas, umbilicais e cerebral média fetal usado para avaliação do bem-estar fetal será melhor abordado no tópico "Dopplervelocimetria Obstétrica", adiante. A avaliação da anatomia cardíaca fetal deve ser realizada em detalhes durante o exame ultrassonográfico, sendo indicada, em situações específicas, a realização da ecocardiografia por médico especialista em cardiologia fetal (Quadro 7.6)[4,12] (D).

A biometria fetal adicional deve ser realizada com o intuito de ajudar o diagnóstico de outras anomalias. As principais mensurações de estruturas fetais estão listadas no Quadro 7-7. Ressalta-se que poderão ser realizadas outras medidas e relações quando necessárias[12] (D).

ULTRASSONOGRAFIA TRIDIMENSIONAL E 4D (TEMPO REAL)

A US tridimensional possibilita imagens nas três dimensões, sendo conhecida como 4D, quando a imagem é visualizada em tempo real. Essa metodologia demonstra o avanço da tecnologia dos exames de imagens. A principal vantagem na obstetrícia é a de se avaliarem, ao mesmo tempo, os três planos perpendiculares entre si, facilitando uma melhor visualização de estruturas fetais, em particular as superfícies, além de permitir o cálculo do volume de algumas estruturas fetais. Sua principal desvantagem é a necessidade de o operador adquirir experiência e habilidade em manipular o aparelho nos três planos[11] (D).

Possíveis áreas de atuação dessa tecnologia incluem anomalias da face fetal, defeitos abertos do tubo neural e malformações esqueléticas, os quais apresentam dificuldade no

Quadro 7.7 Mensurações realizadas na ultrassonografia especializada

Cabeça
  Diâmetro biparietal (DBP)
  Diâmetro occipitofrontal (DOF)
  Circunferência cefálica (CC)
  Cerebelo
  Cornos anterior e posterior dos ventrículos laterais
  Relação ventrículo lateral/hemisfério cerebral (VL/HC)
  Cisterna magna
  Prega nucal

Face
  Diâmetro interorbitário externo (DOE)
  Diâmetro interorbitário interno (DOI)
  Diâmetro intraorbitário (DIO)

Tórax
  Circunferência torácica
  Diâmetros torácicos
  Circunferência cardíaca

Abdome
  Circunferência abdominal (CA)
  Diâmetros abdominais

Membros
  Comprimento do fêmur (CF)
  Comprimento da tíbia
  Comprimento do úmero
  Comprimento da ulna
  Comprimento do pé

Relações biométricas
  Relação CF/CA
  Índice cefálico = DBP/DOF × 100
  Relação CF/DBP
  Relação CC/CA

diagnóstico com a ultrassonografia bidimensional. Porém ainda deve ser utilizada como método complementar à ultrassonografia convencional[11,44] (D).

EVIDÊNCIAS CIENTÍFICAS ATUAIS

A biblioteca Cochrane disponibiliza duas revisões sistemáticas sobre a realização da ultrassonografia obstétrica de rotina. A primeira revisão é sobre as vantagens da US precoce antes da 24ª semana de gravidez. Foram incluídos nove ensaios clínicos considerados de boa qualidade que compararam a utilização da ultrassonografia precoce de rotina com a realização da ultrassonografia em casos selecionados. O exame ultrassonográfico de rotina foi associado a detecção precoce de gestações múltiplas (razão de chance [RC] = 0,08; IC 95% = 0,04 – 0,16) e redução na taxa de indução de parto por gestações consideradas pós-termo (RC = 0,61; IC 95% = 0,52 – 0,72). Não houve diferença quanto à mortalidade perinatal (RC = 0,86; IC 95% = 0,67 – 1,12). Os revisores concluíram que a US de rotina na

Quadro 7.8 Recomendações para ultrassonografia em obstetrícia[11]

Grau de recomendação: A

Exame de ultrassonografia é um método acurado para determinar:
- Idade gestacional
- Número de fetos
- Viabilidade
- Localização placentária

Idade gestacional pela ultrassonografia é mais acurada quando determinada na primeira metade da gravidez

Ultrassonografia pode ser utilizada no diagnóstico de anomalias fetais

Ultrassonografia é segura para o feto quando usada apropriadamente

Grau de recomendação: B

Ultrassonografia ajuda a detectar alterações do crescimento fetal

Ultrassonografia pode detectar alterações do volume no líquido amniótico

Grau de recomendação: C

Quando um único exame ultrassonográfico, a época ideal é na 18ª e 20ª semanas de gravidez

Benefícios e limitações do exame ultrassonográfico devem ser discutidos com as pacientes

---

gestação precoce define melhor a idade gestacional e diagnostica precocemente as gravidezes múltiplas, além de descobrir mais precocemente as malformações fetais, o que pode ocasionar a interrupção precoce da gestação, quando possível. Entretanto, os benefícios para outros resultados permanecem incertos[6] (A).

A segunda revisão é sobre as vantagens da ultrassonografia de rotina após a 24ª semana de gravidez em gestações de baixo risco. Foram incluídos sete ensaios clínicos considerados satisfatórios envolvendo 25.036 mulheres. Não houve diferenças significativas quanto às variáveis obstétricas, neonatais e a mortalidade perinatal. Dessa forma, os revisores concluíram que, com base nas evidências existentes, a US de rotina nas gestantes de baixo risco não confere benefícios à mãe ou ao recém-nascido. Há escassez de dados sobre os potenciais efeitos psicológicos sobre a mãe e os efeitos a curto e longo prazos na criança[7] (A).

CONSIDERAÇÕES FINAIS

Com base no que foi exposto, o ACOG fez algumas recomendações, as quais se encontram resumidas no Quadro 7.8[11].

REFERÊNCIAS

1. Villar J, Carroli G, Khan-Neelofur D, Piaggio G, Gülmezoglu M. Patterns of routine antenatal care for low-risk pregnancy (Cochrane Review). In: The Cochrane Library, Issue 1, 2009. Oxford: Update Software.
2. Trevisan MR, De Lorenzi DRS, Araújo NM, Ésber K. Perfil da assistência pré-natal entre usuárias do Sistema Único de Saúde em Caxias do Sul. Rev Bras Ginecol Obstet 2002; 24:293-9.
3. Arruda TAM, Amorim MMR, Souza ASR. Mortalidade determinada por anomalias congênitas em Pernambuco, Brasil, de 1993 a 2003. Rev Assoc Med Bras 2008; 54:122-6.
4. Noronha Neto C, Souza ASR, Moraes Filho OB, Noronha AMB. Importância da ultrassonografia de rotina na prática obstétrica segundo as evidências científicas. Femina 2009 (in press).

5. França LC, Murta CGV, Moron AF, Montenegro CAB. Reflexão sobre a ultra-sonografia na obstetrícia: como melhorar a qualidade. Femina 2004; 32:167-70.
6. Neilson JP. Ultrasound for fetal assessment in early pregnancy (Cochrane Review). In: The Cochrane Library, Issue 1, 2009. Oxford; Update Software.
7. Bricker L, Neilson JP. Routine ultrasound in late pregnancy (after 24 weeks gestation) (Cochrane Review). In: The Cochrane Library, Issue 1, 2009. Oxford; Update Software.
8. Oxford Centre for Evidence-based Medicine. Levels of evidence. May 2001. Produced by Phillips B, Ball C, Sackett D, et al., since November 1998. Available at: http://www.cebm.net/index.aspx?o=1025. Accessed Feb 27, 2008.
9. Nonato MA, Trindade CR. Ultra-sonografia no primeiro trimestre da gestação. Femina 2003; 31:869-74.
10. AIUM/NEMA. Standard for real-time display of thermal and mechanical acoustic output indices on diagnostic ultrasound equipment. Rockville: American Institute of Ultrasound in Medicine, 1992.
11. American College Obstetricians and Gynecologists. ACOG Practice Bulletin Number 101. Ultrasonography in Pregnancy. Obstet Gynecol 2009; 113:451-61.
12. Santos LC, Figueiredo SR, Souza AS, Marques M (ed.) Medicina Fetal. 1ª ed. Rio de Janeiro: Medbook, 2008, p. 534.
13. Ministério da Saúde. Pré-natal e puerpério, atenção qualificada e humanizada. 3ª ed. Brasília; 2006. p. 158.
14. Royal College of Obstetricians and Gynecologists. Antenatal care: routine care for the healthy pregnant woman. National Collaborating Centre for Womens's and Children's Health Commissioned by the National Institute for Clinical Excellence. Clinical Guideline, October; 2003.
15. Kagan KO, Anderson JM, Anwandter G, Neksasova K, Nicolaides KH. Screening for triploidy by the risk algorithms for trisomies 21, 18 and 13 at 11 weeks to 13 weeks and 6 days of gestation. Prenat Diagn 2008; 28:1209-13.
16. Wald NJ, Morris JK, Walker K, Simpson JM. Prenatal screening for serious congenital heart defects using nuchal translucency: a meta-analysis. Prenat Diagn 2008; 28:1094-104.
17. American College of Radiology. ACR practice guideline for the performance of obstetrical ultrasound. In: ACR practice guidelines and technical standards, 2007. Reston (VA): ACR; 2007, p. 1025-33.
18. Tsikouras P, Galazios G, Zalvanos A, Bouzaki A, Athanasiadis A. Transvaginal sonographic assessment of the cervix and preterm labor. Clin Exp Obstet Gynecol 2007; 34:159-62.
19. Nicolaides KH, Azar G, Burne D, Mansur C, Marks K. Fetal nuchal translucency: ultrasound screening for chromosomal defects in first trimester of pregnancy. Br Med J 1992; 304:867-9.
20. Nicolaides KH, Sebire NJ, Snijders RJM ed. O exame ultra-sonográfico entre 11-14 semanas: diagnóstico de anomalias fetais. Edição portuguesa. London: Parthenon Publishing Group, 2000, p. 194.
21. Nicolaides KH. Nuchal translucency and other first-trimester sonographic markers of chromosomal abnormalities. Am J Obstet Gynecol 2004; 191:45-67.
22. Cicero S, Curcio P, Papageorghiou A, Sonek J, Nicolaides KH. Absence of nasal bone in fetuses with trisomy 21 at 11-14 weeks of gestation: an observational study. Lancet 2001; 358:1665-7.
23. Noronha Neto C, Souza ASR, Moraes Filho OB, Noronha AMB. Validação do diagnóstico ultrassonográfico de anomalias fetais em um centro de referência de Pernambuco. RAMB 2009 (in press).
24. Grannum PA, Berkowitz RL, Hobbins JC. The ultrasonic changes in the maturing placenta and their relation to fetal pulmonic maturity. Am J Obstet Gynecol 1979; 133:915-22.
25. Regnault TR, Galan HL, Parker TA, Anthony RV. Placental development in normal and compromised pregnancies: a review. Placenta 2002; 23:S119-29.
26. Kuhlmann RS, Warsof S. Ultrasound of the placenta. Clin Obstet Gynecol 1996; 39:519-34.
27. Queiroz APS, Costa CFF. Amadurecimento precoce da placenta avaliada pela ultra-sonografia e prognóstico perinatal. Rev Bras Ginecol Obstet 2006; 28:165-70.
28. Vosmar MB, Jongsma HW, van Dongen PW. The value of ultrasonic placental grading: no correlation with intrauterine growth retardation or with maternal smoking. J Perinat Med 1989; 17:137-43.
29. McKenna D, Tharmaratnam S, Mahsud S, Dornan J. Ultrasonic evidence of placental calcification at 36 weeks' gestation: maternal and fetal outcomes. Acta Obstet Gynecol Scand 2005; 84:7-10.
30. Rizos N, Miskin M, Benzie RJ, Ford JA. Natural history of placenta praevia ascertained by diagnostic ultrasound. Am J Obstet Gynecol 1979; 133:287-91.

31. Oppenheimer L, Society of Obstetricians and Gynaecologists of Canada. Diagnosis and management of placenta previa. J Obstet Gynaecol Can 2007; 29:261-73.
32. Azevedo PF, Souza ASR, Noronha Neto C, Lima MMS, Cardoso AS, Porto AMF. Citomegalovirose congênita: relato de caso. Rev Bras Ginecol Obstet 2005; 27:750-8.
33. Hasegawa J, Matsuoka R, Ichizuka K, Fujikawa H, Sekizama A, Okai T. Umbilical cord insertion to the lower uterine segment is a risk factor for vasa previa. Fetal Diagn Ther 2007; 22:358-60.
34. Togni FA, Araujo Júnior E, Moron AF, Vasques FAP, Torloni MR, Nardozza LMM et al. Reference intervals for the cross sectional area of the umbilical cord during gestation. J Perinat Med 2007; 35:130-4.
35. Phelan JP, Smith CV, Broussard P, Small M. Amniotic fluid volume assessment with the four-quadrant technique at 36-42 weeks' gestation. J Reprod Med 1987; 32:540-2.
36. Noronha Neto C, Souza ASR, Moraes Filho OB, Noronha AMB. Volume do líquido amniótico associado às anomalias fetais diagnosticadas em um centro de referência de Pernambuco, Brasil. Rev Bras Ginecol Obstet 2009 (in press).
37. Velho MTC, Morais EM, Ethur ABM. Determinação ultra-sonográfica do índice do líquido amniótico em grávidas normais, da 12ª à 42ª semana de gravidez. Rev Bras Ginecol Obstet 2001; 23:225-32.
38. Nabhan AF, Abdelmoula YA. Amniotic fluid index versus single deepest vertical pocket as a screening test for preventing adverse pregnancy outcome (Cochrane Review). In: *The Cochrane Library*, Issue 1, 2009. Oxford: Update Software.
39. Cecatti JG, Machado MRM, Krupa FG, Figueiredo PG, Pires HMB. Validação da curva normal de peso fetal estimado pela ultra-sonografia para o diagnóstico do peso neonatal. Rev Bras Ginecol Obstet 2003; 25:35-40.
40. Tsikouras P, Galazios G, Zalvanos A, Bouzaki A, Athanasiadis A. Transvaginal sonographic assessment of the cervix and preterm labor. Clin Exp Obstet Gynecol 2007; 34:159-62.
41. Manning FA, Platt LD, Sipos L. Antepartum fetal evaluation: development of a fetal biophysical profile. Am J Obstet Gynecol 1980; 136:787-95.
42. Manning FA, Morrison I, Lange IR, Harmen CR, Chamberlain PF. Fetal assessment based on fetal biophysical profile scoring: experience in 12,620 referred high-risk pregnancies. Am J Obstet Gynecol 1985; 151:343-50.
43. Lalor JG, Fawole B, Alfirevic Z, Devane D. Biophysical profile for fetal assessment in high risk pregnancies (Cochrane Review). In: *The Cochrane Library*, Issue 1, 2009. Oxford: Update Software.
44. Bonilla-Musoles F, Machado LE, Osborne NG. Three-dimensional ultrasound for the new millenium – text and atlas. 1ª ed. Madrid: Marco Gráfico, 2000, p. 334.

Dopplervelocimetria Obstétrica

Alex Sandro Rolland Souza

INTRODUÇÃO

A incidência de morbimortalidade decorrente de hipoxia é variável em todo o mundo. Os países de primeiro mundo apresentam uma incidência de 4 por 1.000 nascidos vivos, enquanto nos países em desenvolvimento esta incidência fica em torno de 33 por 1.000 nascidos vivos[1] (B).

Antes de 1970, o diagnóstico de comprometimento da vitalidade fetal era realizado unicamente pela ausculta cardíaca do concepto. Nos anos 1970 surgiu a cardiotocografia, permitindo a leitura contínua do registro da frequência cardíaca fetal (FCF), bem como dos movimentos fetais e contrações uterinas. Desta forma, surgiu a esperança de que se pudessem descobrir sinais precoces de hipoxia, reduzindo a morbimortalidade neonatal[2] (D). Infelizmente, isso ocasionou um aumento considerável nas taxas de cesariana e parto instrumental por sofrimento fetal[3,4] (B).

Atualmente, a dopplervelocimetria obstétrica tem sido utilizada, baseada nas evidências da literatura para acompanhamento das gestações de alto risco, no estudo da função placentária e da resposta hemodinâmica fetal à hipoxia. Posteriormente, outras finalidades da dopplervelocimetria foram descobertas, como rastreamento de anomalias cromossômicas e predição da anemia fetal em gestações acometidas pela aloimunização Rh.

Neste capítulo será abordada a dopplervelocimetria relacionada com o estudo da circulação uteroplacentária e fetoplacentária em resposta à hipoxia do concepto. Foram pesquisados os bancos de dados Medline/Pubmed, Lilacs/SciELO e a Biblioteca Cochrane para pesquisa das evidências científicas disponíveis nos últimos 20 anos. Utilizaram-se os seguintes descritores para pesquisa, nas línguas portuguesa e inglesa: sofrimento fetal, ultrassonografia Doppler, ensaios clínicos e metanálise. Para análise dos níveis de evidências e dos graus de recomendação foram utilizados os critérios do Oxford Centre for Evidence-based Medicine (2001)[5] (D) recomendados pela Associação Médica Brasileira (AMB)[6] (D).

HISTÓRICO

A descoberta do efeito Doppler foi realizada pelo físico austríaco Johann Christian Doppler, em 1842, o qual descreveu o fenômeno da variação observada na cor das estrelas. As estrelas que se aproximavam da Terra tinham cores diferentes daquelas que se afastavam. O mesmo fenômeno foi estudado pelo matemático Buys Ballot, em 1845, pela análise da frequência das notas musicais em uma locomotiva em movimento. A frequência recebida é maior do que aquela emitida quando há aproximação da fonte e é menor quando há afastamento da fonte emissora. Portanto, o efeito Doppler pode ser descrito como a mudança na frequência em decorrência do movimento[7] (D).

Fitzgerald e Drumm, em 1977, foram os primeiros a relatar a aplicação do Doppler na circulação fetal. Eles conseguiram captar e registrar o fluxo de uma artéria umbilical com o uso do Doppler contínuo, estimando o valor das velocidades sistólica e diastólica do vaso. Desde então, o Doppler tem sido usado durante a gestação na avaliação de fluxo sanguíneo materno, fetal e placentário. Atualmente, tornou-se exame de rotina obrigatório em gestações de alto risco, auxiliando na decisão de qual a melhor conduta obstétrica[7] (D).

ÍNDICES DOPPLERVELOCIMÉTRICOS

A avaliação dopplervelocimétrica dos vasos sanguíneos em medicina rotineiramente é realizada pelo valor estimado das velocidades sistólica e diastólica. Entretanto, esse cálculo é dependente do ângulo de insonação do Doppler no vaso estudado[8] (B). Na tentativa de qualificar a resistência e o fluxo dos vasos sanguíneos representados pelo sonograma, facilitando a análise do estudo doplervelocimétrico, foi proposta a utilização de índices Doppler (Fig. 7.1)[7,9] (D).

- Índice de resistência (IR) – descrito por Pourcelot, em 1974, representado pela velocidade sistólica (S) menos a diastólica (D) divididas pela sistólica [(S-D)/S][10] (D);
- Índice de pulsatilidade (IP) – descrito por Gosling e King, em 1975, representado pela velocidade sistólica menos a diastólica divididas pela velocidade média (média) [(S-D)/média][11] (D);

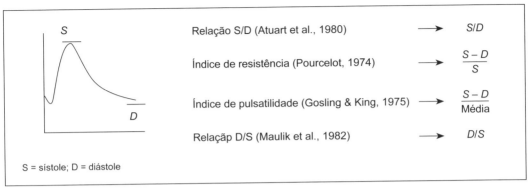

Fig. 7.1 Índices Doppler.

- Relação sístole/diástole – descrita por Stuart, em 1980, representada pela relação entre a velocidade sistólica e a diastólica (relação S/D)[12] (C);
- Relação diástole/sístole – descrita por Maulik, em 1982, representada pela relação entre a velocidade diastólica e a sistólica (relação D/S)[13] (C).

Estes índices Doppler são úteis do ponto de vista clínico, por fornecerem medidas indiretas do fluxo sanguíneo, independentemente do ângulo de insonação, além de serem reprodutíveis e facilmente comparáveis na evolução da gestação ou doença associada[7,9] (D).

Na literatura não existe um consenso sobre qual o melhor índice Doppler a ser utilizado para acompanhamento da gestação. Atualmente, cada centro médico de referência utiliza o índice com o qual se tem mais experiência. No Instituto de Medicina Integral Professor Fernando Figueira (IMIP) optou-se por utilizar o índice de resistência pela praticidade e experiência[7] (D). Entretanto, acredita-se que o índice de pulsatilidade represente melhor a morfologia do sonograma por incluir na sua fórmula a velocidade média (D).

Além dos índices Doppler, estudos estão fornecendo tabelas com as velocidades sistólica e diastólica de determinados vasos sanguíneos para avaliação do fluxo materno, placentário e fetal[14] (B).

DOPPLERVELOCIMETRIA: CIRCULAÇÃO MATERNA, PLACENTÁRIA E FETAL

Na avaliação da vitalidade fetal, a dopplervelocimetria avalia a fisiologia de troca materna, placentária e fetal pela análise indireta da resistência ao fluxo sanguíneo das artérias uterinas, umbilicais e cerebral média, acrescido do compartimento venoso, quando necessário. Assim, o estudo desses vasos sanguíneos representa os compartimentos materno, placentário e fetal, respectivamente[7] (D).

Artérias uterinas

É impossível estudar sobre a dopplervelocimetria obstétrica sem comentar sobre parte da fisiopatologia da pré-eclâmpsia e dos males relacionados com a má adaptação placentária. Na gestação normal ocorrem migração e invasão do citotrofoblasto extravilositário em direção às arteríolas espiraladas, com degeneração do endotélio vascular e perda da camada musculoelástica, tornando-a mais distensível e levando a progressiva dilatação destes vasos[15-18] (B).

Isto se inicia com a primeira onda de invasão trofoblástica, que ocorre entre a 6ª e a 8ª semana, com término entre a 12ª e a 14ª semana de gestação, limitando-se ao seguimento decidual das arteríolas espiraladas. Ainda há a segunda onda de invasão trofoblástica, a qual atinge a porção mais profunda das arteríolas, a miometrial, durante a 16ª e 20ª semanas de gravidez. Desta forma, ocorre o aumento do fluxo sanguíneo necessário para o crescimento da placenta e do feto[15-18] (B).

A fisiologia normal do fluxo das artérias uterinas se reflete na dopplervelocimetria, na qual o índice de resistência diminui com o evoluir da gestação. No início da gestação normal o estudo Doppler apresenta-se com alta resistência e presença da incisura protodiastólica (Fig. 7.2). Com a evolução da gravidez, observa-se aumento da velocidade do fluxo diastólico devido à segunda onda de migração trofoblástica, que se caracteriza pela alteração do fluxo para baixa resistência e desaparecimento da incisura protodiastólica que ocorre até a 24ª/26ª semana de gestação[19] (B) (Fig. 7.3).

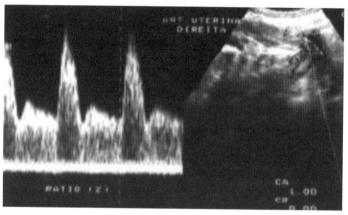

Fig. 7.2 Dopplervelocimetria da artéria uterina demonstrando fluxo de alta resistência com incisura protodiastólica.

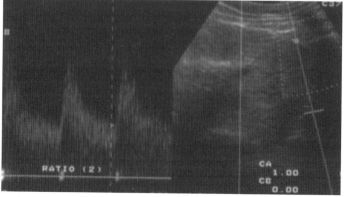

Fig. 7.3 Dopplervelocimetria da artéria uterina demonstrando fluxo normal, de baixa resistência.

A dopplervelocimetria das artérias uterinas foi pela primeira vez relatada por Campbell et al. (1983), que descreveram a associação da presença de incisura protodiastólica na artéria uterina com hipertensão induzida por gestação, restrição de crescimento fetal e parto prematuro[20] (B). Assim, a capacidade deste método não invasivo e potencialmente seguro ocasionou múltiplas investigações nos anos seguintes.

A invasão trofoblástica ineficaz é o ponto-chave para o desenvolvimento da pré-eclâmpsia, sendo a persistência de resistência elevada na artéria uterina uma evidência indireta de placentação anormal. Na gestação inicial, incisuras protodiastólicas registradas pela dopplervelocimetria das artérias uterinas são reflexos da alta resistência ao fluxo nesses vasos[15-18] (B). Assim, a persistência de incisura protodiastólica após a 24ª semana de gravidez sugere que o processo de invasão trofoblástica ocorreu de forma ineficiente, e complicações numa fase mais avançada da gestação têm sido associadas a esse achado[21] (A).

O aumento da resistência das artérias uterinas diagnosticado pela dopplervelocimetria pode ser evidenciado com os índices dopplervelocimétricos (índice de resistência, índice de pulsatilidade, relação sístole/diástole e relação diástole/sístole) elevados para determinada idade gestacional[21] (A). Um índice de pulsatilidade (IP) aumentado na artéria uterina está significativamente relacionado com o desenvolvimento de pré-eclâmpsia e outros desfechos desfavoráveis nessa gestação[22] (B). Achados histológicos de biópsias do leito placentário de mulheres com pré-eclâmpsia têm mostrado boa correlação com elevada resistência dopplervelocimétrica nas artérias uterinas[23] (B).

Diante disso, alguns estudos sugerem que a onda dopplervelocimétrica da artéria uterina, caracterizada por índice de resistência alto e persistência da incisura protodiastólica unilateral ou bilateral no segundo trimestre de gestação (Fig. 7.2), está associada a mais de seis vezes o aumento da taxa de pré-eclâmpsia. Contudo, a sensibilidade do método em predizer a pré-eclâmpsia varia de 20% a 60% e o valor preditivo positivo, de 6% a 40%[21] (A). De forma semelhante, um estudo observou uma sensibilidade de 61,5% e 57,6% para desfechos perinatais adversos, quando o índice de pulsatilidade da artéria uterina encontrava-se elevado ou ocorreu persistência da incisura protodiastólica, respectivamente[24] (B).

Estudo sugere que a presença da incisura protodiastólica parece ser mais útil do que as alterações dos índices dopplervelocimétricos na artéria uterina para identificar complicações gestacionais. O índice de resistência é maior em mulheres que desenvolverão pré-eclâmpsia, contudo estas diferenças são pequenas, sendo considerado insatisfatório como teste de rastreamento eficiente[25] (B). Aardema et al. (2004) sugerem que os baixos valores preditivos para os índices Doppler da artéria uterina como método de rastreamento da pré-eclâmpsia podem ser devidos às diferenças na resistência uteroplacentária entre gestantes hipertensas com prognóstico bom e gestantes hipertensas com prognóstico ruim, já que a maioria dos estudos não faz esta diferenciação[26] (B).

DOPPLERVELOCIMETRIA DAS ARTÉRIAS UTERINAS NAS GESTAÇÕES DE BAIXO RISCO

Em uma revisão sistemática que incluiu 15 estudos envolvendo 22.126 gestantes entre a 16ª e a 26ª semana, realizando consultas pré-natais de rotina, constatou-se que o aumento da resistência ao fluxo nas artérias uterinas identifica aproximadamente 40% daquelas mulheres que irão desenvolver pré-eclâmpsia. Após teste positivo, a probabilidade de desenvolver pré-eclâmpsia é seis vezes maior, quando em comparação com o exame negativo[21] (A). Existem, no entanto, limitações metodológicas referentes à realização da própria revisão. Foi utilizada uma única base de dados na busca dos artigos, incluindo apenas trabalhos publicados e de língua inglesa, o que poderia ter acarretado a exclusão de investigações importantes. A qualidade dos estudos incluídos também foi heterogênea, limitando a validade das conclusões dos autores. Outro ponto passível de críticas seria a época de realização do exame dopplervelocimétrico, uma vez que as pacientes avaliadas nessa revisão apresentavam idade gestacional entre 16 e 26 semanas, ocasião em que as medidas de prevenção não teriam mais efetividade, em virtude de já terem sido instaladas as alterações fisiopatológicas da pré-eclâmpsia.

Entretanto, outra revisão sistemática de trabalhos observacionais que incluiu 27 estudos concluiu que a dopplervelocimetria da artéria uterina tem limitado valor como teste de rastreamento para pré-eclâmpsia em gestantes de baixo risco, associando-se tanto a resultados falso-positivos, que podem induzir a excesso de procedimentos e intervenções, como a resultados falso-negativos, que podem acarretar falsa sensação de segurança[27] (A).

Assim, apesar dos resultados promissores dos primeiros trabalhos, atualmente não se recomenda a utilização da dopplervelocimetria de rotina como teste de rastreamento universal para pré-eclâmpsia. Recentemente, foi encontrada uma revisão sistemática publicada que incluiu 74 avaliações com 79.547 gestantes que utilizaram a dopplervelocimentria da artéria uterina como preditora da pré-eclâmpsia em gestações de baixo e alto riscos. Nessa revisão, o índice de pulsatilidade com a incisura protodiastólica na artéria uterina em gestações acima da 16ª semana de gravidez foi o melhor preditor para pré-eclâmpsia nas gestações de baixo risco. Diante desse teste positivo, o risco de desenvolver pré-eclâmpsia foi sete vezes mais alto quando em comparação com o exame normal, sendo a sensibilidade de 23% e a especificidade de 99%. Entretanto, os testes que melhor rastrearam especificamente a pré-eclâmpsia grave nas pacientes de baixo risco foram o índice de pulsatilidade aumentado, com sensibilidade de 78% e especificidade de 95%, e a persistência da incisura protodiastólica bilateral, com 65% e 95% de sensibilidade e especificidade, respectivamente[28] (A).

Assim, apesar dos resultados promissores dos primeiros estudos, atualmente não se recomenda a utilização da dopplervelocimetria de rotina como teste de rastreamento universal para pré-eclâmpsia. Entretanto, nas pacientes de alto risco, esta metodologia pode ser benéfica, principalmente se um tratamento preventivo efetivo estiver disponível[7,29-31] (D).

DOPPLERVELOCIMETRIA DAS ARTÉRIAS UTERINAS NAS GESTAÇÕES DE ALTO RISCO

Autores fazem importante crítica à revisão de Papageorghiou[21] (A) quanto à população avaliada. Destacam que, ao realizar um exame de predição em uma população de baixo risco, pode ser uma das causas de acurácia insatisfatória. No entanto, a realização da dopplervelocimetria das artérias uterinas em populações de risco pode aumentar o poder de predição do exame em relação a desfechos negativos[32] (B). Avaliando as artérias uterinas pela dopplervelocimetria em 52 gestantes com fatores de risco, verificou-se que a presença de qualquer incisura (uni ou bilateral) teve sensibilidade de 75%, especificidade de 49%, valor preditivo negativo (VPN) alto, de 96%, e risco relativo de 2,7 para predição de pré-eclâmpsia, porém com valor preditivo positivo (VPP) baixo (11%). A presença de incisuras bilaterais teve sensibilidade de 25%, especificidade de 71%, VPP de 7%, VPN de 92% e risco relativo de 2,7. O aumento da resistência nas artérias uterinas (índice de resistência maior que 0,7) detectou pré-eclâmpsia com sensibilidade, especificidade, VPP e VPN de

25%, 96%, 33% e 94%, respectivamente, com risco relativo de 5,4. Assim, sugere-se que a dopplervelocimetria das artérias uterinas pode ser um método útil para predição de pré-eclâmpsia em populações consideradas de risco[32] (B).

Uma revisão sistemática, anteriormente comentada, que incluiu 74 estudos com 79.547 gestantes, descreveu que nas gestantes de risco os melhores preditores da pré-eclâmpsia no segundo trimestre foram a persistência da incisura protodiastólica unilateral e o índice de pulsatilidade aumentado da artéria uterina com a incisura. Quando um desses dois testes foi positivo, o risco de a paciente desenvolver pré-eclâmpsia foi aproximadamente 20 vezes, em comparação com o teste normal. A sensibilidade e a especificidade foram, respectivamente, 83% e 96% com a incisura protodiastólica unilateral; e de 19% e 99% com o índice de pulsatilidade aumentado e persistência da incisura[28] (A).

DOPPLERVELOCIMETRIA PRECOCE DAS ARTÉRIAS UTERINAS

Outros estudos vêm surgindo utilizando a dopplervelocimetria da artéria uterina como rastreamento de pré-eclâmpsia no primeiro trimestre da gestação. Estudo anatomopatológico do trofoblasto observou uma associação estatisticamente significante entre a proporção de vasos deciduais com invasão trofoblástica e baixos índices de resistência das artérias uterinas, sugerindo que a investigação dopplervelocimétrica das artérias uterinas se associa à invasão do trofoblasto em idades gestacionais precoces[33] (B).

A literatura relata que as alterações dopplervelocimétricas podem estar presentes numa fase muito precoce da gravidez, existindo um efeito protetor em relação ao desaparecimento da incisura protodiastólica. Quanto mais precocemente for evidenciado o seu desaparecimento, maior será o efeito protetor. Em análise de 3.195 pacientes entre a 11ª e a 14ª semana de gestação, durante consultas de pré-natal de rotina, encontrou-se que, quando o IP na artéria uterina era maior que 2,35, a sensibilidade era de 27% para o desenvolvimento de pré-eclâmpsia e de 60% se a interrupção da gestação ocorresse antes da 32ª semana[34] (B).

Contudo, a realização de uma única medida dopplervelocimétrica, de forma precoce, em uma população não selecionada, apresenta valor clínico limitado. Essa avaliação precoce deve ser reservada às mulheres com risco elevado de desenvolver pré-eclâmpsia e também deve ser repetida ou associada a outras formas de predição para se obter maior acurácia. Assim, avaliando 870 mulheres por dopplervelocimetria entre a 11ª e 14ª semanas e repetindo-se o exame entre a 19ª e 22ª semanas, percebeu-se que a persistência do IP anormal no primeiro e segundo trimestres identifica mulheres com mais alto risco de desfechos desfavoráveis, incluindo a pré-eclâmpsia[35] (B).

Outro estudo realizado com gestantes anteriormente acometidas por pré-eclâmpsia e que foram submetidas a dopplervelocimetria das artérias uterinas no primeiro trimestre observou sensibilidade de 75% e valor preditivo negativo de 88% para predizer defechos perinatais adversos antes da 37ª semana de gravidez, quando o índice de resistência encontrava-se elevado, com persistência da incisura protodiastólica[36] (B).

Entretanto, estudos sugerem que a dopplervelocimetria das artérias uterinas no segundo trimestre é mais efetiva em predizer pré-eclâmpsia e desfechos perinatais desfavoráveis que no primeiro trimestre[37] (B). De forma semelhante, em recente revisão sistemática, a dopplervelocimetria da artéria uterina no segundo trimestre de gestação se revelou mais acurada em predizer pré-eclâmpsia quando em comparação com o primeiro trimestre em gravidezes de baixo e alto riscos[28] (A).

Artérias umbilicais

O sonograma da artéria umbilical representa a circulação placentária. O desenvolvimento normal desta circulação também depende da migração e invasão trofoblástica, como explicado anteriormente[15-18] (B). Assim, durante a evolução da gestação o fluxo sanguíneo nas artérias umbilicais passa de alta resistência no primeiro trimestre para baixa resistência no segundo trimestre[38] (B).

A evolução natural do fluxo da circulação placentária é observada pelo exame dopplervelocimétrico. Desta forma, no início da gestação a artéria umbilical encontra-se com diástole ausente, ocorrendo o aparecimento da onda diastólica por volta da 15ª semana, provavelmente devido à invasão do trofoblasto. Com o evoluir da gravidez, ocorre diminuição da resistência placentária, principalmente após a 20ª semana[38] (B) (Fig. 7.4).

Estudo realizado comparando o resultado da dopplervelocimetria na artéria umbilical com o anatomopatológico da placenta encontrou uma diminuição do número das arteríolas nas vilosidades coriônicas, quando havia aumento da resistência[39] (C). Assim, Thompson e Trudinger (1990), utilizando um modelo matemático, concluíram que, para ocorrer alteração do índice de pulsatilidade na artéria umbilical, seria necessária a oclusão de aproximadamente 60% a 90% das arteríolas[40] (B).

Então, frente a complicações maternas que resultam da diminuição ou falta de desenvolvimento dos vasos placentários, refletindo-se na elevação dos índices dopplervelocimétricos, verificam-se diminuição da diástole na artéria umbilical e aumento da resistência vascular placentária (Fig. 7.5). O extremo desta anormalidade será identificado pela ausência de diástole (diástole zero) ou, ainda, reversão da forma da onda (diástole reversa) (Fig. 7.6). A diástole zero pode ser identificada quando aproximadamente 70% a 90% desta circulação está comprometida e a diástole reversa, quando este comprometimento atinge 90% a 95%[40,41] (B).

Critérios diferentes são utilizados no diagnóstico da anormalidade nas artérias umbilicais. Alguns autores consideram valores alterados quando os índices dopplervelocimétricos encontram-se acima do 95º percentil para determinada idade gestacional[41] (B), outros utilizam pontos de corte diversos[42] (B) e atualmente a velocidade sistólica também tem sido utilizada[43] (B).

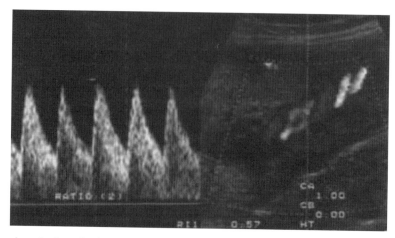

Fig. 7.4 Dopplervelocimetria da artéria umbilical demonstrando fluxo normal, de baixa resistência.

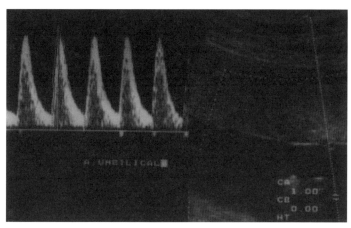

Fig. 7.5 Dopplervelocimetria da artéria umbilical demonstrando fluxo de alta resistência.

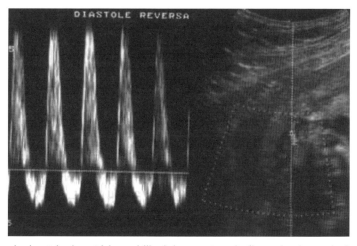

Fig. 7.6 Dopplervelocimetria da artéria umbilical demonstrando fluxo de alta resistência com diástole reversa.

Recomenda-se que a mensuração da velocidade de fluxo da artéria umbilical seja realizada na inserção do cordão umbilical na placenta, por melhor refletir a circulação uteroplacentária[7] (D). Estudo observou variações significativas dos valores entre os diferentes locais de mensuração, inserção placentária, alça livre e inserção abdominal fetal, sugerindo que o local deve ser rigorosamente escolhido, pois a maioria das tabelas de valores de referências foi determinada na inserção da placenta[14] (B).

Gramellini *et al.* (1992) encontraram uma acurácia de 83,3% para resultados perinatais adversos com o índice de pulsatilidade da artéria umbilical acima de valores determinados para cada idade gestacional, sendo essa acurácia menor do que quando se utiliza a relação umbilical/cerebral média[44] (B) e semelhante à dopplervelocimetria da artéria uterina, particularmente em recém-nascidos pequenos para a idade gestacional[45] (B). Outro estudo encontrou uma sensibilidade de 51,5% para resultados maternos e perinatais adversos quando utilizado o índice de pulsatilidade da artéria umbilical[24] (B).

Em gestações com recém-nascidos prematuros pequenos para a idade gestacional, a dopplervelocimetria da artéria umbilical, quando acima do 95º percentil para a idade gestacional, encontra-se associada a mau prognóstico perinatal (OR 3,7; IC 95% 1,4–9,5; p = 0,007)[46] (B). Estudo sugere que o fluxo diastólico reverso ou ausente na artéria umbilical associa-se a pior prognóstico perinatal quando em comparação com a anormalidade do índice dopplervelocimétrico, sugerindo piora do quadro clínico[47] (B). De forma semelhante, a dopplervelocimetria alterada da artéria umbilical encontra-se associada a desfechos perinatais adversos e é um forte preditor de mortalidade perinatal em pacientes com pré-eclâmpsia grave[48] (B).

Artéria cerebral média fetal

Para avaliação do compartimento fetal, alguns vasos sanguíneos são utilizados, como aorta, ducto venoso, artérias carótida e renal. Atualmente, a artéria cerebral média fetal é a mais utilizada e estudada para avaliação da vitalidade fetal, particularmente devido à facilidade técnica em insonar o vaso[7] (D). Normalmente, o fluxo das artérias cerebrais tem como característica uma resistência vascular mais elevada que a artéria umbilical. No início da gestação o fluxo na artéria cerebral média apresenta-se com alta resistência, diminuindo um pouco durante o segundo trimestre e ocorrendo uma queda maior da resistência no terceiro trimestre (Fig. 7.7). Tal evolução natural durante a gestação pode ser evidenciada pela dopplervelocimetria[49,50] (B).

De forma contrária à artéria umbilical, frente a um quadro de hipoxia, ocorre diminuição da resistência vascular da artéria cerebral média (vasodilatação), funcionando como mecanismo de defesa[49-54] (B) (Fig. 7.8). Desta forma, o estudo dopplervelocimétrico dessa artéria, quando alterado, relaciona-se com resultados perinatais adversos[49,50,54,55] (B). Seguindo esta linha de raciocínio, Mari e Deter (1992) encontraram 60% de sensibilidade e 87% de especificidade para resultados perinatais adversos quando a artéria cerebral média en-

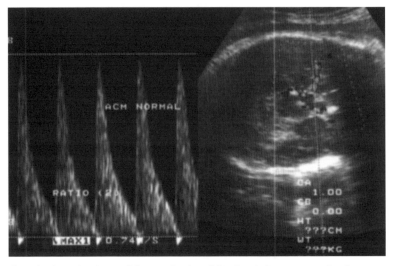

Fig. 7.7 Dopplervelocimetria da artéria cerebral média fetal demonstrando fluxo normal, de alta resistência.

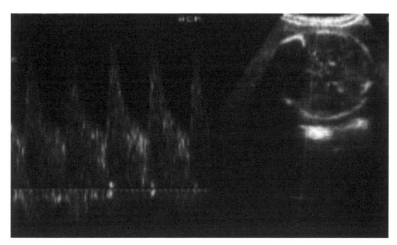

Fig. 7.8 Dopplervelocimetria da artéria cerebral média demonstrando fluxo de baixa resistência.

contrava-se alterada[49] (B). Entretanto, outros autores encontraram sensibilidade de 39,4%[24] (B). Gramellini *et al.* (1992) observaram uma acurácia de 78,8% para este mesmo desfecho, observando menor acurácia para o valor isolado dos índices dopplervelocimétricos da artéria cerebral média do que quando se utilizou a relação umbilical/cerebral média[44] (B).

Recomenda-se que na avaliação da vitalidade fetal pela dopplervelocimetria da artéria cerebral média o local de insonação seja a região distal da artéria[7] (D). Estudos evidenciaram que os valores dos índices dopplervelocimétricos e as velocidades sistólica e diastólica são dependentes do local de insonação[56] (B), devendo a técnica seguir a mesma metodologia utilizada para cálculo dos valores de normalidade. Valores de referências têm sido desenvolvidos para todos os índices dopplervelocimétricos, além das velocidades dos picos sistólico e diastólico[55] (B). Estudo evidenciou que a velocidade do pico sistólico da artéria cerebral média pode ser melhor preditor de mortalidade perinatal que o índice de pulsatilidade em fetos com restrição de crescimento intraútero[57] (B).

Centralização fetal

O fenômeno da centralização fetal (*brain-sparing effect*) foi inicialmente descrito na década de 1960, em ovelhas, como sendo um estado de hipoxemia fetal associado à redistribuição hemodinâmica do fluxo sanguíneo, com perfusão preferencial para órgãos nobres (cérebro, coração e glândulas adrenais) em detrimento de pulmões, rins, baço e esqueleto[51] (B). Este fenômeno foi posteriormente observado em fetos humanos que apresentavam maior risco de morbimortalidade perinatal[52,53] (B).

O conhecimento dos fatores que atuam sobre a redistribuição circulatória e seu mecanismo de ação é pouco conhecido, existindo possivelmente vários mecanismos reguladores[58] (B). Provavelmente, quando a pressão parcial do oxigênio diminui e a do dióxido de carbono se eleva acima de certo nível, os quimiorreceptores aórticos e carotídeos são ativados, regulando a resposta vasodilatadora central, com a finalidade de garantir a adequada oxigenação ao cérebro fetal[51-53,58] (B).

Wladimiroff *et al.* (1986), estudando o fluxo sanguíneo cerebral com a dopplervelocimetria, observaram que, em fetos com restrição de crescimento, o índice de pulsatilidade da artéria carótida interna se apresentava reduzido (vasodilatação) (Fig. 7.8), enquanto na artéria umbilical e aorta torácica encontrava-se aumentado, sugerindo maior resistência vascular placentária e periférica fetal (Fig. 7.5), com redução compensatória da resistência ao fluxo sanguíneo cerebral[52] (B). Então, o fenômeno anteriormente descrito desde a década de 1960 poderia ser diagnosticado pela dopplervelocimetria[51,52] (B). Assim, Wladimiroff et al. (1987) sugeriram que o diagnóstico de centralização fetal poderia ser realizado pela relação entre o índice de pulsatilidade da artéria umbilical e o da artéria carótida interna (IP AUM/IP ACI), com sensibilidade de 88%[53] (B).

Posteriormente, outras relações foram propostas, utilizando os índices dopplervelocimétricos e a artéria cerebral média, sem, contudo, afetar o objetivo do estudo[54,59-61] (B). Atualmente, prefere-se utilizar a relação artéria umbilical e artéria cerebral média (AUM/ACM), considerando-se alterados valores maiores que a unidade (AUM/ACM > 1) ou valores acima do 95º percentil[59-61] (B). Desta forma, observa-se que o diagnóstico de centralização fetal é mais acurado pela utilização da relação entre os índices dopplervelocimétricos das artérias umbilicais e cerebral média do que o estudo em separado de apenas um único vaso[44] (B).

Estudo realizado em fetos com restrição de crescimento intraútero observou que o índice de pulsatilidade da relação umbilical/cerebral é maior que 1,26, apresentando sensibilidade de 56% e especificidade de 92% para hospitalização neonatal superior a 15 dias. Encontrou-se ainda um valor significativamente maior da relação umbilical/cerebral nos fetos que apresentavam cardiotocografia com padrão não tranquilizador[60] (B).

Na tentativa de determinar alguns fatores associados à centralização fetal em gestantes com síndromes hipertensivas, observou-se que a restrição de crescimento intraútero foi o único fator que permaneceu associado após análise multivariada (OR 6,64; IC95% 1,92–22,93; $p = 0,0028$). Entre os desfechos perinatais avaliados, os recém-nascidos pequenos para a idade gestacional ($p = 0,01$) e com peso menor que 2.500 g ($p = 0,003$) foram os que estiveram associados significativamente à centralização[61] (B).

OUTRAS RELAÇÕES DOPPLERVELOCIMÉTRICAS

Posteriormente, autores foram sugerindo outras relações dopplervelocimétricas para avaliação da gestação. Recentemente, um índice venoarterial dos vasos umbilicais foi descrito como a relação do volume de fluxo sanguíneo da veia umbilical e o índice de pulsatilidade da artéria umbilical, objetivando predizer mau prognóstico perinatal. Estudo realizado em 181 fetos entre a 17ª e a 41ª semana observou uma incidência de neonatos comprometidos de 18,2%. A sensibilidade da relação venoarterial, quando acima de 100 mL/min/kg, foi de 69,7%, podendo ser utilizada para predizer o prognóstico fetal adverso[24] (B).

Uma nova relação foi descrita, chamada índice de hipoxia, com o objetivo de predizer lesões cerebrais estruturais detectadas pela ultrassonografia em neonatos com restrição de crescimento fetal. Para o cálculo do índice de hipoxia calcula-se o percentual de vezes em que o valor do índice de resistência da relação cerebral/umbilical permaneceu abaixo do ponto de corte em um período determinado de observação antes do parto[62] (B).

A relação do índice de pulsatilidade entre a artéria cerebral média e a média das duas artérias uterinas em gestantes com pré-eclâmpsia foi sugerida como preditor de desfechos perinatais adversos. Estudo sugeriu que a redistribuição da circulação fetal diagnosticada pela relação cerebral/uterina foi de 30% nas gestantes com pré-eclâmpsia leve e 46% na pré-eclâmpsia grave. Encontrou-se maior percentual de fetos pequenos para a idade gestacional, partos prematuros e cesarianas quando a relação cerebral/uterina encontrava-se abaixo do 5º percentil. Entretanto, o valor preditivo positivo foi semelhante à relação cerebral/umbilical[63] (B).

SEQUÊNCIA DE ALTERAÇÕES DOPPLERVELOCIMÉTRICAS

Várias são as alterações encontradas pela dopplervelocimetria nos vasos sanguíneos relacionadas com o estudo do bem-estar materno e fetal. Assim, os autores sugerem uma sequência dessas alterações, na tentativa de identificar a mais precoce e tardia, ajudando na conduta de fetos prematuros extremos associados a hipoxia intraútero. Estudo realizado com 76 fetos apresentando restrição do crescimento intraútero descreveu alterações ocorridas no exame, tendo por base a sequência temporal, e classificaram em dois estágios. As alterações precoces foram o índice de pulsatilidade da artéria cerebral média e a centralização fetal, seguidos da diástole zero na artéria umbilical, ocorrendo em média 15 dias antes do parto. No estágio tardio, aparecem em sequência a alterações no ducto venoso (Fig. 7.9), diástole reversa na artéria umbilical, diminuição do pico de velocidade sistólica na artéria pulmonar, ducto venoso com onda "A" reversa e, finalmente, diminuição do pico de velocidade sistólica na aorta, ocorrendo em apenas seis dias do nascimento[64] (B).

CONSIDERAÇÕES FINAIS

Diante do exposto, observa-se que o grupo das gestantes que se beneficiaram da avaliação pela dopplervelocimetria está estabelecido na literatura. Revisão sistemática disponibilizada na biblioteca Cochrane que envolveu 11 ensaios clínicos com 7 mil gestações de alto risco, particularmente suspeita de restrição de crescimento fetal, encontrou uma tendência à redução da mortalidade perinatal (OR 0,71; IC95% 0,5–1,01), além de associação significativa a menor frequência de induções do parto (OR 0,83; IC95% 0,74–0,93)

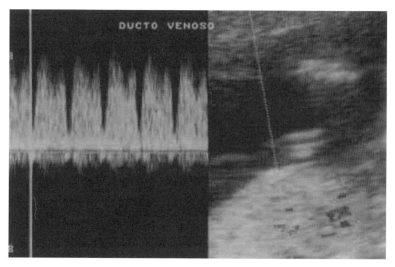

Fig. 7.9 Dopplervelocimetria do ducto venoso demonstrando fluxo normal.

e de admissões no hospital (OR 0,56; IC95% 0,43–0,72), sem efeitos adversos. Nenhuma diferença significativa foi observada quanto à frequência de partos com sofrimento fetal ou cesarianas, demonstrando que o estudo das artérias umbilicais associa-se à redução da mortalidade perinatal de 36% (OR = 0,62)[65] (A). Em contraste, outros estudos demonstram não haver benefícios para o prognóstico fetal ao se utilizar essa tecnologia como rotina na assistência de gestações de baixo risco para insuficiência placentária[66] (A). Desta forma, recomenda-se o acompanhamento das gestações de alto risco com a dopplervelocimetria para avaliação do bem-estar materno e fetal.

REFERÊNCIAS

1. Lawn JE, Cousens S, Zupan J. 4 million neonatal deaths: when? where? why? Lancet 2005; 365:891-900.
2. Boehm FH. Intrapartum fetal heart rate monitoring. Obstet Gynecol Clin North Am 1999; 26:623-39.
3. Shiono PH, McNellis D, Rhoads GG. Reasons for the rising cesarean delivery rates, 1978-1984. Obstet Gynecol 1987; 69:696-700.
4. US Department of Health and Human Services. Rates of cesarean delivery – United States. MMWR 1991; 41:285-9.
5. Oxford Centre for Evidence-based Medicine. Levels of evidence. May 2001. Produced by Phillips B, Ball C, Sackett D, et al., since November 1998. Available at: http://www.cebm.net/index.aspx?o=1025. Accessed Feb 27, 2008.
6. Associação Médica Brasileira. Projeto diretrizes: texto introdutório. Produzido por Cerri GG, Nobre MRC. Disponível em: http://www.projetodiretrizes.org.br/projeto_diretrizes/texto_introdutorio.pdf. Acesso 11 de jun, 2009.
7. Santos LC, Figueiredo SR, Souza AS, Marques M ed. Medicina Fetal. 1ª ed. Rio de Janeiro: Medbook, 2008, p. 534.
8. Ruma MS, Swartz AE, Kim E, Herring AH, Menard MK, Moise KJ. Angle correction can be used to measure peak systolic velocity in the fetal middle cerebral artery. Am J Obstet Gynecol 2009; 200:397.e1-3.
9. Galletta MA, Kahhale S, Miyadahira S, Zugaib M. Dopplerfluxometria das artérias uterinas como método preditivo da pré-eclâmpsia. Rev Ginecol Obstet (São Paulo) 1995; 6:133-42.
10. Pourcelot L. Applications cliniques de l'examen Doppler transcutané. In: Peronneau P, éditeur. Vélocimetrie Ultrasonore Doppler. Paris: Inserm, 1974, p. 213-40.
11. Gosling RG, King DH. Ultrasound angiology. In: Marcus AW, Adamson J, editors. Arteries and Veins. 1st ed. Edinburg: Churchill-Livingstone; 1975, p. 61-71.
12. Stuart B, Drumm J, Fitzgerald DE, Duignan NM. Fetal blood velocity waveforms in normal pregnancy. Br J Obstet Gynaecol 1980; 87:780-5.
13. Maulik D, Saini VD, Nanda NC, Rosenzweig MS. Doppler evaluation of fetal hemodynamics. Ultrasound Med Biol 1982; 8:705-10.
14. Acharya G, Wilsgaard T, Berntsen GK, Maltau JM, Kiserud T. Reference ranges for serial measurements of blood velocity and pulsatility index at the intra-abdominal portion, and fetal and placental ends of the umbilical artery. Ultrasound Obstet Gynecol 2005; 26:162-9.
15. Gerretsen G, Huisjes HJ, Hardonk MJ, Elema JD. Trophoblast alterations in the placental bed in relation to physiological changes in spiral arteries. Br J Obstet Gynaecol 1983; 90:34-9.
16. Brosens I, Robertson WB, Dixon HG. The physiological response of the vessels of the placental bed to normal pregnancy. J Pathol Bacteriol 1967; 93: 569-79.
17. De Wolf F, De Wolf-Peeters C, Brosens I. Ultrastructure of the spiral arteries in the human placental bed at the end of normal pregnancy. Am J Obstet Gynecol 1973; 117:833-48.
18. Pijnenborg R, Dixon G, Robertson WB, Brosens I. Trophoblastic invasion of human deciduas from 8 to 18 weeks of pregnancy. Placenta 1980; 1:3-19.
19. Parretti E, Mealli F, Magrini A et al. Cross-sectional and longitudinal evaluation of uterine artery Doppler velocimetry for the prediction of pre-eclampsia in normotensive women with specific risk factors. Ultrasound Obstet Gynecol 2003; 22:160-5.

20. Campbell S, Diaz-Recasens J, Griffin DR, Cohen-Overbeek TE, Pearce JM, Willson K, Teague MJ. New Doppler technique for assessing uteroplacental blood flow. Lancet 1983; 1:675-7.
21. Papageorghiou AT, Yu CK, Cicero S, Bower S, Nicolaides KH. Second trimester uterine artery Doppler screening in unselected populations: a review. J Matern Fetal Neonatal Med 2002; 12:78-88.
22. Yu CK, Smith GC, Papageorghiou AT, Cacho AM, Nicolaides KH. Fetal Medicine Foundation Second Trimester Screening Group. An integrated model for the prediction of pre-eclampsia using maternal factors and uterine artery Doppler velocimetry in unselected low-risk women. Am J Obstet Gynecol 2005; 193:429-36.
23. Reister F, Frank HG, Kingdom JC, Heyl W, Kaufmann P, Rath W et al. Macrophage-induced apoptosis limits endovascular trophoblast invasion in the uterine wall of preeclamptic women. Lab Invest 2001; 81:1143-52.
24. Tchirikov M, Strohner M, Förster D, Hüneke B. A combination of umbilical artery PI and normalized blood flow volume in the umbilical vein: venous-arterial index for the prediction of fetal outcome. Eur J Obstet Gynecol Reprod Biol 2009; 142:129-33.
25. Parretti E, Mealli F, Magrini A et al. Cross-sectional and longitudinal evaluation of uterine artery Doppler velocimetry for the prediction of pre-eclampsia in normotensive women with specific risk factors. Ultrasound Obstet Gynecol 2003; 22:160-5.
26. Aardema MW, Saro MCS, Lander M et al. Second trimester Doppler ultrasound screening of the uterine arteries differentiates between subsequent normal and poor outcomes of hypertensive pregnancy: two different pathophysiological entities? Clin Sci (Lond) 2004; 106:377-82.
27. Chien PF, Arnott N, Gordon A, Owen P, Khan KS. How useful is uterine artery Doppler flow velocimetry in the prediction of preeclampsia, intrauterine growth retardation and perinatal death? An Overview. Br J Obstet Gynaecol 2000; 107:196-208.
28. Cnossen JS, Morris RK, ter Riet G, Mol BWJ, van der Post JAM, Coomarasamy A et al. Use of uterine artery Doppler ultrasonography to predict pre-eclampsia and intrauterine growth restriction: a systematic review and bivariable meta-analysis. CMAJ 2008; 178:701-11.
29. Sibai BM, Dekker G, Kupferminc M. Preeclampsia. Lancet 2005; 365:785-99.
30. Amorim MMR, Souza ASR, Katz L, Coutinho I. Predição da pré-eclâmpsia baseada em evidências. Femina 2008; 36:629-36.
31. Souza ASR, Noronha Neto C, Coutinho I, Diniz CP, Lima MMS. Pré-eclâmpsia. Femina 2006; 34:499-507.
32. Axt-Fliedner R, Schwarze A, Nelles I, Altgassen C, Friedrich M, Schmidt W, Diedrich K. The value of uterine artery Doppler ultrasound in the prediction of severe complications in a risk population. Arch Gynecol Obstet 2005; 271:53-8.
33. Prefumo F, Sebire NJ, Thilaganathan B. Decreased endovascular trophoblast invasion in first trimester pregnancies with high-resistance uterine artery Doppler indices. Hum Reprod 2004; 19:206-9.
34. Martin AM, Bindra R, Curcio P, Cicero S, Nicolaides KH. Screening for pre-eclampsia and fetal growth restriction by uterine artery Doppler at 11-14 weeks of gestation. Ultrasound Obstet Gynecol 2001; 18:583-6.
35. Gómez O, Figueras F, Martínez JM, del Río M, Palacio M, Eixarch E et al. Sequential changes in uterine artery blood flow pattern between the first and second trimesters of gestation in relation to pregnancy outcome. Ultrasound Obstet Gynecol 2006; 28:802-8.
36. Prefumo F, Fratelli N, Ganapathy R, Bhide A, Frusca T, Thilaganathan B. First trimester uterine artery Doppler in women with previous pre-eclampsia. Acta Obstet Gynecol Scand 2008; 87:1271-5.
37. Costa SL, Proctor L, Dodd JM, Toal M, Okun N, Johnson JA, Windrim R, Kingdom JC. Screening for placental insufficiency in high-risk pregnancies: is earlier better? Placenta 2008; 29:1034-40.
38. Acharya G, Wilsgaard T, Berntsen GK, Maltau JM, Kiserud T. Reference ranges for serial measurements of umbilical artery Doppler indices in the second half of pregnancy. Am J Obstet Gynecol 2005; 192:937-44.
39. Giles WB, Trudinger BJ, Baird PJ. Fetal umbilical artery flow velocity waveforms and placental resistance: pathological correlation. Br J Obstet Gynaecol 1985; 92:31-8.
40. Thompson RS, Trudinger BJ. Doppler waveform pulsatility index and resistance, pressure and flow in the umbilical placental circulation: an investigation using a mathematical model. Ultrasound Med Biol 1990; 16:449-58.

41. Trudinger BJ, Cook CM, Giles WB, Ng S, Fong E, Connelly A, Wilcox W. Fetal umbilical artery velocity waveforms and subsequent neonatal outcome. Br J Obstet Gynaecol 1991; 98:378-84.
42. Miyadahira S, Yamamoto RM, Komagata H, Kahhale S, Zugaib M. Dopplervelocimetria umbilical e uterina nas gestações complicadas pelas síndromes hipertensivas. Rev Ginecol Obstet 1993; 4:128-36.
43. Acharya G, Wilsgaard T, Berntsen GK, Maltau JM, Kiserud T. Doppler-derived umbilical artery absolute velocities and their relationship to fetoplacental volume blood flow: a longitudinal study. Ultrasound Obstet Gynecol 2005; 25: 444-53.
44. Gramellini D, Folli MC, Raboni S, Vadora E, Merialdi A. Cerebral-umbilical Doppler ratio as a predictor of adverse perinatal outcome. Obstet Gynecol 1992; 79:416-20.
45. Ghosh GS, Gudmundsson S. Uterine and umbilical artery Doppler are comparable in predicting perinatal outcome of growth-restricted fetuses. BJOG 2009; 116:424-30.
46. Byun YJ, Kim HS, Yang JI, Kim JH, Kim HY, Chang SJ. Umbilical artery Doppler study as a predictive marker of perinatal outcome in preterm small for gestational age infants. Yonsei Med J 2009; 50:39-44.
47. Spinillo A, Montanari L, Roccio M, Zanchi S, Tzialla C, Stronati M. Prognostic significance of the interaction between abnormal umbilical and middle cerebral artery Doppler velocimetry in pregnancies complicated by fetal growth restriction. Acta Obstet Gynecol Scand 2009; 88:159-66.
48. Arauz JF, Leon JC, Velasquez PR, Jimenez GA, Perez CJ. Velocimetria Doppler de la arteria umbilical y resultado perinatal adverso en preeclampsia severa. Ginecol Obstet Mex 2008; 76:440-9.
49. Mari G, Deter RL. Middle cerebral artery flow velocity waveforms in normal and small-for-gestational-age fetuses. Am J Obstet Gynecol 1992; 166:1262-70.
50. Tarzamni MK, Nezami N, Gatreh-Samani F, Vahedinia S, Tarzamni M. Doppler waveform indices of fetal middle cerebral artery in normal 20 to 40 weeks pregnancies. Arch Iran Med 2009; 12:29-34.
51. Peeters LL, Sheldon RE, Jones MD Jr, Makowki EL, Meschia G. Blood flow to fetal organs as a function of arterial oxygen content. Am J Obstet Gynecol 1979; 135:637-46.
52. Wladimiroff JW, Tonge HM, Stewart PA. Doppler ultrasound assessment of cerebral blood flow in the human fetus. Br J Obstet Gynaecol 1986; 93:471-5.
53. Wladimiroff JW, Wijngaarrd JA, Degani S, Noordam MJ, van Eyck J, Tonge HM. Cerebral and umbilical arterial blood flow velocity waveforms in normal and growth-retarded pregnancies. Obstet Gynecol 1987; 69:705-9.
54. Franzin CMMO, Silva JLP, Marussi EF, Parmigiana SV. Centralização do fluxo sangüíneo fetal diagnosticado pela dopplervelocimetria em cores: resultados perinatais. Rev Bras Ginecol Obstet 2001; 23:659-65.
55. Ebbing C, Rasmussen S, Kiserud T. Middle cerebral artery blood flow velocities and pulsatility index and the cerebroplacental pulsatility ratio: longitudinal reference ranges and terms for serial measurements. Ultrasound Obstet Gynecol 2007; 30:287-96.
56. Figueras F, Fernandez S, Eixarch E, Gomez O, Martinez JM, Puerto B, Gratacos E. Middle cerebral artery pulsatility index: reliability at different sampling sites. Ultrasound Obstet Gynecol 2006; 28:809-13.
57. Mari G, Hanif F, Kruger M, Cosmi E, Santolaya-Forgas J, Treadwell MC. Middle cerebral artery peak systolic velocity: a new Doppler parameter in the assessment of growth-restricted fetuses. Ultrasound Obstet Gynecol 2007; 29:310-6.
58. Akalin-Sel T, Nicolaides KH, Peacock J, Campbell S. Doppler dynamics and their complex interrelation with fetal oxygen pressure, carbon dioxide pressure, and pH in growth-retarded fetuses. Obstet Gynecol 1994; 84:439-44.
59. Arduini D, Rizzo G. Normal values of pulsatility index from fetal vessels: a cross sectional study on 1556 healthy fetuses. J Perinat Med 1990; 18:165-72.
60. Piazze J, Padula F, Cerekja A, Cosmi EV, Anceschi MM. Prognostic value of umbilical-middle cerebral artery pulsatility index ratio in fetuses with growth restriction. Int J Gynaecol Obstet 2005; 91:233-7.
61. Amorim MMR, Souza ASR, Vasconcelos Neto MJ, Oliveira Filho JRB, Sousa-Júnior FA, Noronha Neto C, Melo ASO. Fatores associados à centralização fetal em pacientes com hipertensão arterial na gestação. Revista Saúde e Ciência 2009 (in press).

62. Jugovic D, Tumbri J, Medic M, Jukic MK, Kurjak A, Arbeille P, Salihagic-Kadic A. New Doppler index for prediction of perinatal brain damage in growth-restricted and hypoxic fetuses. Ultrasound Obstet Gynecol 2007; 30:303-11.
63. Simanaviciute D, Gudmundsson S. Fetal middle cerebral to uterine artery pulsatility index ratios in normal and pre-eclamptic pregnancies. Ultrasound Obstet Gynecol 2006; 28:794-801.
64. Ferrazzi E, Bozzo M, Rigano S, Bellotti M, Morabito A, Pardi G et al. Temporal sequence of abnormal Doppler changes in the peripheral and central circulatory systems of the severely growth-restricted fetus. Ultrasound Obstet Gynecol 2002; 19:140-6.
65. Alfirevic Z, Neilson JP. Doppler ultrasound for fetal assessment in high risk pregnancies (Cochrane Review). In: The Cochrane Library, Issue 1, 2009. Oxford: Update Software.
66. Doppler French Study Group. A randomised controlled trial of Doppler ultrasound velocimetry of the umbilical artery in low risk pregnancies. Br J Obstet Gynaecol 1997; 104:419-24.
67. Goffinet F, Paris-Llado J, Nisand I, Bréart G. Umbilical artery Doppler velocimetry in unselected and low risk pregnancies: a review of randomised controlled trials. Br J Obstet Gynaecol 1997; 104:425-30.

Capítulo 8

Maturidade Fetal

Isabela Cristina Coutinho de Albuquerque Neiva Coelho • Raiane Maria Dutra Negreiros
Suelen Cristine de Lima Bezerra

INTRODUÇÃO

O conhecimento a respeito da maturidade pulmonar fetal é um importante fator na determinação do momento do parto, nas situações em que se faz necessária a interrupção eletiva, em virtude das complicações que ocorrem durante a gravidez. A despeito da utilização em grande escala de corticosteroides para aceleração da maturidade pulmonar fetal, bem como da administração de surfactante pulmonar, reduzindo tanto a gravidade quanto a prevalência da síndrome do desconforto respiratório do recém-nascido (SDRN), a prematuridade ainda é um assunto de grande interesse e preocupação em todo o mundo[1].

Nas últimas duas décadas a taxa de partos prematuros tem apresentado aumento maior que 30%. Nos EUA, a taxa de recém-nascidos prematuros foi de 12,7% no ano de 2005[2] e em 2008, no nosso serviço, essa taxa ficou em torno de 27%. As razões para esse aumento na prematuridade não estão completamente definidas, mas se acredita que o avanço da idade materna (pela postergação da maternidade), aliado ao aumento das técnicas de reprodução assistida, resultando em gestações múltiplas, possa contribuir para esse evento[3] (D).

A SDRN, também chamada de doença da membrana hialina, é a causa mais comum de desconforto respiratório entre os prematuros, refletindo sua imaturidade pulmonar tanto estrutural, quanto funcional. É mais comum nos recém-nascidos com menos de 28 semanas e acomete um terço dos recém-nascidos entre 28 e 34 semanas, ocorrendo em menos de 5% a partir desta idade gestacional[4] (B).

Em um estudo retrospectivo avaliando 1.284 cesáreas eletivas, a SDRN foi diagnosticada a uma razão de 25 em cada 1.000 nascidos vivos nos partos ocorridos entre 37 semanas e 38 semanas e seis dias, enquanto nas cesarianas realizadas após 39 semanas de gravidez, a taxa caiu significativamente para 7 em 1.000 nascidos vivos. Já a presença de SDRN em partos vaginais ocorridos entre essas mesmas idades gestacionais não variou[5] (B).

Contudo, muito do aumento da prematuridade na última década deve-se a partos prétermos ocorridos entre 34 e 37 semanas, necessitando ainda de maiores estudos a respeito da maturidade pulmonar fetal e dos possíveis benefícios da corticoterapia antenatal neste grupo[3] (D).

Neste capítulo abordaremos a avaliação da maturidade fetal, bem como a aceleração da maturidade pulmonar fetal através da corticoterapia antenatal.

AVALIAÇÃO DA MATURIDADE FETAL

A avaliação da maturidade fetal pode ser realizada por métodos clínicos, biofísicos e pelo estudo do líquido amniótico.

Os testes de maturidade não devem ser realizados (sendo até mesmo contraindicados), quando é mandatória a interrupção da gravidez, seja por causa fetal ou materna[1] (D). Por outro lado, na ausência de indicação bem definida, não se justifica a interrupção em gestações com menos de 39 semanas, mesmo que os testes tenham revelado a presença de maturidade pulmonar fetal, uma vez que síndrome do desconforto respiratório do recémnascido, hemorragia intraventricular, enterocolite necrosante e outras complicações associadas à prematuridade foram observadas na presença de testes de maturidade pulmonar positivos[6] (B).

Com o objetivo de prevenir a prematuridade de causa iatrogênica, um *guideline* publicado (ACOG Practice Bulletin, 2008) orienta que a maturidade pulmonar fetal deve ser confirmada antes da programação do parto nas gestações com menos de 39 semanas, a não ser que a maturidade fetal seja sugerida através de um dos seguintes critérios[1] (D):

1. Medida ultrassonográfica obtida até 20 semanas de gravidez confirmando idade gestacional maior ou igual a 39 semanas;

2. Documentação de batimentos cardíacos fetais por pelo menos 30 semanas à ultrassonografia;

3. Haja transcorrido mais de 36 semanas de realização de teste de gravidez com resultado positivo, utilizando a gonadotrofina coriônica humana (BHCG) sérica ou urinária.

HISTÓRICO DA AVALIAÇÃO DA MATURIDADE FETAL

Métodos clínicos

Os métodos clínicos envolvem a avaliação da idade gestacional através da data da última menstruação, da altura de fundo uterino (estimando-se a idade gestacional a partir da regra de MacDonald) e da ausculta dos batimentos cardíacos fetais (tanto pelo exame ultrassonográfico, quanto pelo aparelho de sonar). No entanto, essa avaliação é pouco específica devido à influência de diversas variáveis, como memória materna, obesidade e alterações de volume do líquido amniótico[7] (D).

Amnioscopia e radiografia

Os métodos biofísicos incluem a amnioscopia, a radiologia e a ultrassonografia (que será comentada em outro tópico).

A amnioscopia é um procedimento que avalia a cor, o aspecto e a presença de grumos no líquido amniótico. Embora apresente baixo custo e ofereça pouco risco, exige uma dilatação cervical mínima para a sua realização, não sendo bem determinada suas especificidade e sensibilidade[8] (D).

A radiografia fetal, antes do advento e da facilidade de acesso à ultrassonografia, representava uma ajuda na área obstétrica para a estimativa da idade gestacional (pela visualização dos núcleos secundários de ossificação nos ossos longos), permitindo avaliar alguns marcadores relacionados com a maturidade fetal. Esta avaliação está em desuso, não sendo mais praticada na obstetrícia moderna.

Avaliação do líquido amniótico

Antes do uso difundido da corticoterapia antenatal para a promoção da maturidade pulmonar fetal, que dispensa qualquer tipo de aplicação de testes confirmatórios, realizavam-se testes no líquido amniótico obtido por amniocentese guiada pela ultrassonografia. Apesar de raras, complicações associadas à amniocentese eram observadas, como parto prematuro, ruptura prematura das membranas, hemorragia feto-materna, descolamento placentário e acidentes de cordão (pela punção inadvertida)[9,10] (B). Estes testes eram largamente realizados no terceiro trimestre da gestação, quando havia indicação formal de interrupção eletiva da gestação.

Os testes de avaliação da maturidade fetal baseiam-se tanto nas modificações ocorridas com o surfactante ao longo da evolução da gravidez, como nas propriedades biofísicas do mesmo. A realização antes de 32 semanas de gestação geralmente não se encontrava entre as indicações dessa avaliação, pois a maioria resultaria em imaturidade pulmonar fetal[1].

O surfactante é um líquido sintetizado pelos pneumócitos tipo II e possui como função principal a estabilização dos alvéolos expandidos pelo ar, reduzindo a tensão superficial. Esta impede o colabamento alveolar durante a expiração, proporcionando uma contínua e efetiva troca gasosa. No pulmão maduro, o surfactante pulmonar é uma mistura complexa de fosfolipídeos e proteínas, sendo composto em mais de 50% pelo dipamitoilfosfatidilcolina (ou lecitina), seguido por fosfatidilglicerol, fosfatidilinositol, fosfatidilserina e esfingomielina. No final da gravidez, a presença de movimentos respiratórios fetais permite a passagem de surfactante para o líquido amniótico, possibilitando que a quantidade e a composição dessa substância sejam avaliadas[11].

Em recém-nascidos prematuros, a quantidade de surfactante ainda é deficiente para promover uma adequada diminuição da tensão superficial nos alvéolos, causando o colabamento de alguns e prejudicando as trocas gasosas. Membranas hialinas de proteína rica em fibrina e resíduos celulares passam então a revestir os alvéolos que permaneceram dilatados[12].

Clinicamente, os recém-nascidos prematuros podem apresentar taquipneia e retração da parede torácica à inspiração, grunhido e cianose, além de acidose. À radiografia há um infiltrado reticulogranular difuso com uma árvore traqueobrônquica cheia de ar (broncograma aéreo). No futuro, os sobreviventes podem desenvolver desde displasia broncopulmonar até doença pulmonar crônica[11].

Outras complicações associadas à SDRN incluem hemorragia intraventricular, enterocolite necrosante, persistência do canal arterial e infecção[12].

Partindo de todo o conhecimento acerca do surfactante à época, eram realizados testes para avaliar a maturidade pulmonar fetal, como: avaliação da relação lecitina/esfingomielina, determinação da presença de fosfatidilglicerol, contagem de corpos lamelares e teste de Clements (antigamente muito utilizado em nosso serviço). Nos dias atuais, apesar de alguns autores ainda recomendarem o seu uso, não se faz necessária a sua realização.

ULTRASSONOGRAFIA

Muito utilizada e difundida nos dias atuais, a ultrassonografia exerce um papel de destaque na obstetrícia moderna. Grande número de mulheres tem acesso a esse exame, e tem-se observado na prática clínica que cada vez mais gestantes já realizam a ultrassonografia no primeiro trimestre de gravidez, tornando-a mais fidedigna na avaliação da idade gestacional.

Além da avaliação direta da idade gestacional pela biometria fetal, a ultrassonografia é um método que pode ajudar de forma indireta na avaliação da maturidade pulmonar fetal por meio de alguns parâmetros observados durante a realização do exame.

Os ossos longos são excelentes parâmetros para avaliar a idade gestacional. As pequenas formações ecogênicas que se localizam nas suas extremidades e produzem sombra acústica posterior são conhecidas como núcleos de ossificação. Existe boa associação entre o seu aparecimento e a idade gestacional. O núcleo de ossificação da epífise distal do fêmur aparece em torno de 32 a 33 semanas de gestação, e o da epífise proximal da tíbia, entre 35 e 36 semanas. Após 38 semanas de gravidez, a epífise proximal do úmero também é identificada[13]. Mesmo as duas primeiras apresentando uma acurácia de 95% em assegurar a idade gestacional, não se recomenda a tomada de conduta baseada apenas nesses parâmetros.

Alguns autores observaram que o desenvolvimento do aparelho digestivo fetal, principalmente a presença de haustrações intestinais, pode indicar feto maduro. Da mesma forma, a relação pulmão/fígado fetal também tem sido descrita como parâmetro indicativo de maturidade fetal[13]. A ecogenicidade do pulmão fetal é semelhante à hepática entre a 22ª e 23ª semana de gravidez. Todavia, esta passa a ser menor entre 23 e 31 semanas de gestação. Após o incremento no número de alvéolos na 34ª semana, há um aumento na ecogenicidade pulmonar e, por isso, acredita-se que há maturidade pulmonar fetal quando a ecogenicidade pulmonar é superior à hepática[14]. A avaliação desses parâmetros pode ser de grande ajuda em uma análise mais ampla, na qual outros marcadores são analisados em conjunto. Entretanto, isoladamente possui baixas sensibilidade e especificidade[15] (B).

CORTICOTERAPIA ANTENATAL

Histórico

Apesar de diversos métodos terem sido preconizados no passado na tentativa de aceleração da maturidade pulmonar fetal, apenas a utilização de corticoides no período antenatal firmou-se como a prática mais segura e eficaz, com redução dos custos e de fácil administração, além de pouca associação a efeitos colaterais. Em 1994, O NIH Consensus Statement reconheceu a sua importância, concluindo que "a terapia com corticoide antenatal é indicada para mulheres com risco de parto pré-termo, salvo raras exceções, podendo resultar em substancial decréscimo na morbimortalidade perinatal". É um raro exemplo de tecnologia que traz uma importante economia em adição a uma promoção de saúde[16].

A experiência com a corticoterapia vem se acumulando desde os estudos pioneiros de Liggins, que em 1969, pesquisando a gestação de ovelhas, observou que os fetos prematuros expostos a corticosteroides tinham um pulmão mais maduro para a idade gestacional e menos estresse respiratório ao nascer[17]. Em 1972, Liggins e seu colaborador, o pediatra Howie, realizaram o primeiro ensaio clínico randomizado em humanos avaliando a eficácia da corticoterapia antenatal em gestações com menos de 34 semanas. Eles utilizaram duas doses de betametasona de 12 mg, com intervalo de 24 h entre as doses, e demonstraram redução na incidência da SDRN de 15,6% para 10%[18].

Desde então, muitas pesquisas foram realizadas com o objetivo de demonstrar os efeitos benéficos da corticoterapia antenatal, sendo esta prática sedimentada por meio da metanálise de Patrícia Crowley, em 2002, posteriormente substituída pela metanálise de Roberts & Dalziel, em 2009, confirmando esses benefícios[19,20].

Assim, os glicocorticoides constituem atualmente as drogas de escolha para a aceleração da maturidade pulmonar fetal em todo o mundo, com indicação obrigatória em todas as gestações com risco de prematuridade.

MECANISMO DE AÇÃO DO CORTICOIDE

O corticoide age mimetizando a ação do cortisol endógeno no desenvolvimento pulmonar fetal. Ele induz o pneumócito tipo II a produzir surfactante, aumenta a concentração das proteínas dos surfactantes A, B, C e D, além de ativar as enzimas necessárias para a síntese do fosfolipídeo[21] e acelerar a citodiferenciação das células pulmonares (pneumócitos tipo II e fibroblastos mesenquimais). Atua no desenvolvimento estrutural pulmonar, tornando as paredes alveolares mais finas e reduzindo o espaço alveolocapilar, o que facilita a futura troca gasosa. Age também aumentando o volume pulmonar, melhorando sua complacência, e acelera a drenagem do líquido pulmonar antes do parto (ação direta sobre os canais de sódio), promovendo melhor transição para a respiração aérea ao nascimento. O corticoide antenatal promove melhor resposta ao tratamento com surfactante no neonato, além da melhora nas taxas de sobrevida neonatal[21].

INDICAÇÕES DA CORTICOTERAPIA

A corticoterapia antenatal deve ser realizada sempre que se prevê o parto prematuro (seja ele espontâneo ou terapêutico) na ausência de maturidade pulmonar fetal. Tal situação é extremamente frequente em nosso meio, em razão do grande número de gestações de alto risco e da necessidade de se interromper mais precocemente tais gestações. À luz das evidências atuais, as indicações da corticoterapia são amplas e abrangem praticamente todas as complicações obstétricas.

Com a introdução da prática da corticoterapia antenatal, da terapia de reposição com o surfactante exógeno, da ventilação mecânica assistida e da regionalização dos cuidados perinatais, vem se observando aumento da taxa de sobrevivência dos recém-nascidos prétermo, o que tem permitido o alargamento das indicações de interrupção prematura da gestação em idade cada vez mais precoce.

IDADE GESTACIONAL PARA A ADMINISTRAÇÃO DA CORTICOTERAPIA ANTENATAL

Os benefícios promovidos pela corticoterapia antenatal se estendem a ampla faixa de idade gestacional, e, ao contrário do sugerido em alguns estudos iniciais, não estão limitados por sexo ou raça, o que foi devidamente comprovado pela metanálise de Patrícia Crowley (2002)[19].

O limite atualmente proposto e amplamente difundindo para o emprego da corticoterapia é de 24 a 34 semanas, levando em consideração que a produção de surfactante pulmonar se incrementa a partir de 35 semanas.

Os seguintes efeitos da corticoterapia são descritos, de acordo com a idade gestacional:

- 24 a 26 semanas: redução da gravidade da SDRN; efeitos benéficos sobre outros órgãos;
- 26 a 34 semanas: redução da incidência e gravidade de SDRN; efeitos sobre outros órgãos;
- a partir de 34 semanas: as evidências são insuficientes para avaliar a sua eficácia, podendo ser utilizada a corticoterapia em situações de risco elevado de SDRN. Existe atualmente uma preocupação mundial com os recém-nascidos a partir dessa idade gestacional até 36 semanas e 6 dias. Ensaios clínicos randomizados estão sendo conduzidos em todo o mundo com o objetivo de avaliar se a corticoterapia antenatal também traz benefícios para essa faixa de idade gestacional.

SITUAÇÕES ESPECIAIS DA CORTICOTERAPIA ANTENATAL

A corticoterapia antenatal não está relacionada com o aumento do risco da infecção fetal ou neonatal, mesmo em casos de ruptura das membranas, tampouco com a infecção materna[20] (A). A dose de corticoide que utilizamos não interfere na imunidade celular nem humoral, não trazendo qualquer prejuízo associado a infecções. Em decorrência dos efeitos neonatais favoráveis, a corticoterapia deve ser prescrita a todas as gestantes com amniorrexe prematura[20] (A).

Em relação às síndromes hipertensivas, evidências têm reforçado a segurança e a efetividade da corticoterapia em gestações complicadas por pré-eclâmpsia e hipertensão crônica, não se constatando piora do prognóstico materno, com expressiva melhora do prognóstico perinatal[20,22] (A).

No caso de pacientes diabéticas com indicação de aceleração da maturidade pulmonar fetal, a terapia com corticosteroides deve ser realizada, uma vez que os problemas associados à prematuridade são muito mais frequentes e deletérios do que o possível aumento nos níveis glicêmicos maternos. Esse aumento é previsível e deve ser antecipado, com monitorização da glicemia para reajuste das doses de insulina. O efeito hiperglicemiante persiste por 48 a 96 horas, podendo ser necessária a infusão subcutânea de insulina para garantir o controle metabólico (B). Alguns autores, inclusive, recomendam aumento da dose de insulina em torno de 40% para reduzir o provável descontrole glicêmico[23] (D). É importante lembrar que o atraso da maturação pulmonar fetal relaciona-se exatamente com o diabetes com descontrole metabólico.

BENEFÍCIOS DO CORTICOIDE ANTENATAL

Está comprovado que a administração de corticoterapia antenatal promove redução da mortalidade neonatal (RR 0,69; IC 95%; 0,58–0,81), da incidência de hemorragia intraventricular (RR 0,54; IC 95%; 0,43–0,69), da incidência da síndrome do desconforto respiratório do neonato (RR 0,66; IC 95%; 0,59–0,73), enterocolite necrosante (RR 0,46; IC 95%; 0,29–0,74), necessidade de admissão do neonato em unidades de cuidados intensivos ou suporte ventilatório (RR 0,8; IC 95%; 0,65–0,99) e infecções sistêmicas nos primeiros dois dias de vida (RR 0,56, 95% IC 0,38–0,85)[20] (A). Reduz também a incidência de distúrbios pulmonares graves, como a broncodisplasia pulmonar. A corticoterapia antenatal também é eficaz em pacientes com ruptura prematura de membranas e em gestantes com distúrbios hipertensivos, não alterando o risco de óbito materno, corioamnionite ou sepse materna[20] (A). Não há evidências de supressão da adrenal materna ou imunossupressão com a corticoterapia antenatal[19].

FARMACOLOGIA DO CORTICOIDE

Com o objetivo de promover a maturidade pulmonar fetal, utilizamos os fluorocorticoides (betametasona e dexametasona), pois atravessam a placenta em sua forma biológica ativa, com os níveis fetais correspondentes a 30% dos níveis maternos. Possuem maior meia-vida do que os outros corticoides disponíveis, pouca atividade imunossupressora, e não apresentam atividade mineralocorticoide. Ambos (betametasona e dexametasona) diferem entre si apenas por um grupo metil na posição 16 do anel D, com atividades biológicas semelhantes[3] (D).

Vários esquemas propostos para a utilização de corticosteroides são utilizados com a finalidade de induzir a aceleração da maturidade pulmonar fetal, porém dois deles são os mais utilizados. O que preconizamos em nosso serviço é a administração de 12 mg de betametasona por via intramuscular, repetindo-se a mesma dose com 24 horas, ou a administração da dexametasona por via intramuscular na dose de 6 mg a cada 12 horas, num total de quatro doses[3] (D).

Contudo, a farmacocinética desses dois agentes é diferente. A betametasona possui meia-vida mais longa e variação menos significante nos níveis séricos circulantes do que a dexametasona[23].

Há diferenças nas formulações da betametasona disponível no mercado. Estudos em animais demonstraram que a melhor formulação é a combinada de fosfato de betametasona e acetato de betametasona, por apresentar melhor resposta terapêutica (maior redução de mortalidade neonatal), em detrimento das fórmulas isoladas de acetato e de fosfato de betametasona[25] (A). Esta forma combinada de betametasona é a mais utilizada na prática clínica, possuindo rápida absorção e efeito mais prolongado devido à hidrólise lenta do acetato e à rápida hidrólise do fosfato de betametasona[21]. Na ausência da fórmula combinada, é preferível o acetato de betametasona[25] (A). Em nosso serviço, utilizamos a fórmula acetato de betametasona associado a fosfato dissódico de betametasona.

Tanto a dose quanto o regime de utilização foram determinados arbitrariamente, não sendo conhecida a melhor maneira de utilização. Alguns autores sugerem que doses menores poderiam ser igualmente eficazes, mas nenhum outro regime foi testado por meio de ensaios clínicos randomizados[24].

BETAMETASONA *VERSUS* DEXAMETASONA

Os estudos iniciais de Liggins e Howie utilizaram a betametasona para avaliação do seu efeito na aceleração da maturidade pulmonar fetal, enquanto o ensaio clínico conduzido pelo US Collaborative Group (1981) utilizou a dexametasona. Dos 18 ensaios clínicos randomizados incluídos na metanálise de Crowley (2002), 11 compararam a betametasona com o controle (2.176 pacientes envolvidas), cinco utilizaram a dexametasona com o controle (1.400 pacientes envolvidas) e dois utilizaram o cortisol[19]. A partir dos dados desses estudos incluídos na metanálise, Jobe e colaboradores tentaram comparar os efeitos associados com a betametasona e dexametasona relativamente aos grupos controles. A partir desta avaliação, foi observado que em relação a SDRN, hemorragia intraventricular (HIV), infecção fetal ou neonatal, morte fetal, natimortos e infecção materna, os efeitos mais favoráveis foram observados com a utilização da betametasona, exceto para infecção materna, porém sem haver significância estatística pelo IC 95% conter a unidade (betametasona 1,33 (IC95% 0,92–1,92) *versus* dexametasona 1,17 (IC95% 0,85–1,60)[27] (A). Uma crítica que deve ser considerada neste estudo é que ele não foi desenhado para fazer a comparação entre as duas drogas, tendo sido realizada uma análise secundária.

Num estudo de coorte realizado anteriormente a essa análise de Jobe e colaboradores (1999) foi observada maior incidência de leucomalácia periventricular (principal causa de déficit cognitivo e motor em prematuros) nos neonatos que foram expostos à dexametasona em comparação com aqueles expostos à betametasona antenatal[28] (B). A possível justificativa proposta pelos autores é que esse efeito pode ser decorrente do sulfito contido no produto para conservação (sulfito causa danos de célula neurológica *in vitro*). Os defensores da betametasona não acreditam nessa teoria, afirmando que a dose de sulfito contida na dexametasona é muito inferior às contidas em outras drogas e fórmulas de hiperalimentação oferecidas aos recém-nascidos prematuros. Num outro estudo realizado por Klinger e Koren, em 2000, foram sugeridos efeitos neurológicos entre recém-nascidos que fizeram uso de dexametasona[26] (B).

Estudos com neonatos prematuros de muito baixo peso comparando betametasona e dexametasona mostraram redução da mortalidade neonatal no grupo exposto à betametasona e não evidenciaram diferenças na incidência de leucomalácia periventricular e enterocolite necrosante entre os dois grupos[29] (B). Estudo realizado posteriormente mostrou maior redução da síndrome do desconforto respiratório do recém-nascido no grupo da betametasona[30] (B).

Em 2009, foi publicada uma metanálise na Biblioteca Cochrane que incluiu 10 ensaios clínicos randomizados ou quase randomizados para avaliar os regimes terapêuticos da corticoterapia antenatal. Foram incluídos 1.161 recém-nascidos para avaliar os efeitos benéficos e adversos do tratamento com dexametasona e betametasona em gestantes de risco para parto prematuro. Não foram encontradas diferenças significativas nas taxas de SDRN, displasia broncopulmonar, hemorragia intraventricular grave, leucomalácia periventricular, morte perinatal ou média de peso ao nascer; porém a dexametasona apresentou redução na incidência de hemorragia intraventricular (RR 0,44; IC 95% 0,21–0,92; quatro estudos, 549 recém-nascidos). Um único estudo com 105 recém-nascidos mostrou maior taxa de admissão em UTI no grupo da dexametasona (RR 3,83; IC 95%; 1,24–11,87) em relação ao grupo da betametasona[31].

Os autores concluem que a dexametasona pode ter alguns benefícios em relação à betametasona, como menor ocorrência de hemorragia intraventricular, embora tenha apresentado maiores taxas de admissão em UTI neonatal[31]. Porém poucas conclusões podem ser tiradas a partir desse estudo, sugerindo que novos estudos devam ser conduzidos para avaliar o melhor tipo de corticoide a ser administrado, bem como as dosagens ideais e as variações nos regimes terapêuticos (A).

DOSES MÚLTIPLAS *VERSUS* DOSE ÚNICA

A despeito das observações iniciais de que os efeitos benéficos conferidos pelo corticosteroide antenatal só eram observados 24 horas após a sua administração, e dissipados os seus benefícios após um período que variava de sete a 13 dias (conforme sugerido no primeiro ensaio clínico em humanos por Liggins e Howie, em 1972[18]), Crowley, em sua metanálise de 1990, sugeriu que os benefícios eram também observados entre os recém-nascidos após este intervalo. Acredita-se que já são observados efeitos a partir de 12 horas da sua administração inicial. Num estudo realizado no CAM-IMIP por Coutinho, em 2002, observou-se uma tendência na redução da incidência de SDRN (21%) com o emprego de apenas um curso de corticoide (12 mg)[32] (B).

Apesar de ter sido inicialmente preconizada a repetição da corticoterapia antenatal semanalmente até que o risco de prematuridade continuasse existindo, ainda não havia sido estabelecida a segurança materna e fetal. Além disso, as considerações sobre os seus potenciais efeitos em longo prazo de exposição durante a gravidez precisavam de maior esclarecimento. Alguns efeitos deletérios, como decréscimo de peso ao nascer, redução da circunferência cefálica, alterações da atividade biofísica do neonato e maior frequência de morte neonatal, foram atribuídos à utilização de doses múltiplas de corticosteroides[33] (B).

Por outro lado, diversos ensaios clínicos confirmam que a "dose de ataque" (12 mg, repetindo-se após 24 horas) reduz significantemente a incidência de SDRN, hemorragia intraventricular e a mortalidade perinatal[19,20] (A).

Em 2000 o NIH Consensus Statement deu suporte à prática da utilização da dose única de corticoide ("ataque"), reservando o esquema de doses múltiplas apenas para as mulheres envolvidas em ensaios clínicos[34] (D).

Em gestantes com menos de 34 semanas e com ruptura prematura de membranas, o esquema de doses múltiplas também foi comparado com a dose única do corticoide antenatal. Lee, em 2004, constatou que, além de não haver benefícios quanto à morbidade neonatal no grupo das múltiplas doses, houve maior taxa de corioamnionite nestas gestantes em relação ao grupo de dose única (49,4% *versus* 31,7%; $p = 0,04$), concluindo-se não haver evidências que justifiquem o uso de doses múltiplas na amniorrexe prematura[35].

Portanto, vários estudos nos últimos anos foram realizados com o objetivo de comprovar o benefício da repetição do ciclo de corticoide nas pacientes que continuam em risco de parto prematuro após os sete dias da dose inicial. Muitos estudos não randomizados demonstraram efeitos adversos nos bebês expostos a doses múltiplas de corticoide antenatal, como problemas de comportamento, crescimento inadequado e aumento na pressão arterial[37] (A). Fetos expostos a doses múltiplas de corticóide tiveram menor peso ao nascer e maior incidência de fetos pequenos para a idade gestacional em comparação com fetos expostos a dose única[36] (A).

Num ensaio clínico randomizado realizado por Crowther, em 2007, avaliando os efeitos em dois anos de 1.047 crianças expostas a corticoide intraútero (521 com doses múltiplas e 526 com dose única), foi observado que não houve diferenças no desenvolvimento físico ou neuropsíquico entre os grupos estudados[37] (A).

Em 2009 foi atualizada, na Biblioteca Cochrane, uma metanálise realizada por Crowther e Harding que reuniu cinco ensaios clínicos randomizados, envolvendo 2.000 pacientes para avaliar a efetividade e segurança das múltiplas doses de corticoide antenatal. Esta metanálise concluiu que os benefícios de redução da ocorrência (RR 0,82; IC 95%; 0,72–0,93), severidade da doença pulmonar neonatal (RR 0,66; IC 95%; 0,48–0,75) e redução da morbidade perinatal (RR 0,79; IC 95%; 0,67–0,93) justificam o uso de múltiplas doses (doses semanais). Não houve diferença significativa no peso fetal entre os grupos de múltiplas doses *versus* placebo, porém houve aumento no risco de neonato pequeno para a idade gestacional (RR 1,63; IC 95%; 1,12–2,37) no grupo das múltiplas doses. Corioamnionite (RR 1,23; IC 95%; 0,95–1,59) e sepse puerperal (RR 0,76; IC 95%, 0,42–1,36) não tiveram aumento do risco no grupo das múltiplas doses, porém ainda não há evidências suficientes que esclareçam quanto aos benefícios e riscos em longo prazo da corticoterapia antenatal nas crianças expostas ao regime de múltiplas doses[38] (A).

O Multiple courses of antenatal corticosteroids for preterm birth (MACS) foi um ensaio clínico randomizado realizado em 2008 envolvendo 1.858 mulheres entre 25 e 32 semanas que permaneceram sem parir por 14 a 21 dias após a dose inicial do corticoide antenatal, porém persistiam com o risco de parir prematuramente. Entre as pacientes envolvidas, 937 foram randomizadas para receber múltiplas doses de corticoide e 921 randomizadas para receber placebo até 33 semanas de gestação ou até o parto (se ele ocorresse antes). Os recém-nascidos expostos a múltiplas doses de corticoide tiveram morbimortalidade semelhante àqueles expostos ao placebo. No entanto, apresentaram menor peso ao nascer (2.216 *vs.* 2.330; $p = 0,0026$), menor estatura (44,5 cm *vs.* 45,4; $p < 0,001$) e menor circunferência cefálica (31,1 cm *vs.* 31,7 cm; $p < 0,001$), quando comparados com o grupo placebo[39] (A).

DOSE DE RESGATE

A dose de resgate tem sido objeto de vários estudos comparando seus riscos e benefícios com a utilização da dose única de corticoide antenatal. A repetição do corticoide próxima do parto tem a função biológica de reativar as proteínas responsáveis pela produção de surfactante, uma vez que o efeito de desenvolvimento estrutural pulmonar já foi realizado pela dose inicial de corticoide. Esta dose de resgate consiste em um segundo ciclo de betametasona (duas doses de 12 mg com intervalo de 24 horas), que deve ser administrado pelo menos 24 horas antes do parto[40]. O principal obstáculo para a eficácia do tratamento é predizer corretamente quando o parto ocorrerá, evitando tratamentos ineficazes ou desnecessários[3].

Um ensaio clínico multicêntrico, publicado em 2009, randomizou 437 gestantes com menos de 34 semanas (incluindo gestações gemelares) para avaliar o impacto da dose de resgate em comparação com a dose única de corticoide. A dose de resgate foi definida como duas doses de 12 mg de betametasona, com intervalo de 24 horas ou quatro doses de 6 mg de dexametasona de 12 em 12 horas. O estudo demonstrou diminuição da morbidade neonatal de 63,6% no grupo placebo para 43,9% no grupo de resgate (OR 0,45; IC 95% 0,27–0,75; $p = 0,002$) e síndrome do desconforto respiratório neonatal, além de reduzir a necessidade de oxigenoterapia e uso de surfactante no grupo da dose de resgate. Em relação à mortalidade neonatal e outras morbidades, os resultados foram similares. A administração de uma dose de resgate antes de 33 semanas melhora o desfecho neonatal e não aumenta os riscos a curto prazo[40] (A).

OBSERVAÇÕES IMPORTANTES ASSOCIADAS A CORTICOTERAPIA ANTENATAL

A corticoterapia pode afetar transitoriamente a variabilidade da frequência cardíaca fetal na cardiotocografia, aumentando a taxa de traçados não reativos (efeito que cede com 2 a 3 dias da administração da droga). O perfil biofísico fetal (PBF) também pode ser afetado, com redução do tono e dos movimentos respiratórios por 48 a 72 horas[41] (A).

A corticoterapia pode acarretar leucocitose transitória, com neutrofilia (porém sem desvio à esquerda) e leucopenia, devendo-se considerar esse efeito quando se interpretar o leucograma em casos de amniorrexe prematura[42] (B).

LEITURA RECOMENDADA

1. ACOG Practice Bulletin. Clinical management guidelines for obstetrician-gynecologists. Number 97, September 2008.
2. Hamilton BE, Martin JA, Ventura SJ. Births: preliminary data for 2005. Natl Vital Stat Rep 2006; 55:1-18.
3. Bonanno C. Antenatal corticosteroid treatment: what's happened since Drs Liggins and Howie. Am J Obstet Gynecol 2009; 200: 448-57.
4. Lorah CH. Respiratory distress in the newborn. Am Fam Physician 2007; 76:987-94.
5. Zanardo V, Simbi AK, Franzoi M, Solda G, Salvadori A, Trevisanuto D. Neonatal respiratory morbidity risk and mode of delivery at term: influence of timing of elective caesarean delivery. Acta Paediatr 2004; 93:643-7.
6. Ghidini A, Hicks C, Lapinski RH, Lockwood CJ. Morbidity in the preterm infant with mature lung indices. Am J Perinatol 1997; 14:75-8.
7. Bruno E. Propedêutica obstétrica básica. In: Benzzecry R, Oliveira HC, Lemgruber I, editores. Tratado de Obstetrícia Febrasgo. Rio de Janeiro: Revinter, 2001, p. 117-37.
8. Bishop ML et al. Clinical Chemistry. Lippincott-Raven publishers, 1996, p. 469-73.
9. Gordon MC, Narula K, O'Shaughnessy R, Barth WH Jr. Complications of third-trimester amniocentesis using continuous ultrasound guidance. Obstet Gynecol 2002; 99:255-9.
10. Stark CM, Smith RS, Lagrandeur RM, Batton DG, Lorenz RP. Need for urgent delivery after third-trimester amniocentesis. Obstet Gynecol 2000; 95:48–50.
11. Gabbe, SG, Niebyl, JR, Simpson, JL. The assessment of fetal pulmonary maturation. In: Obstetrics: Normal & Problem Pregnancies. Churchill Livingstone, 2007.
12. Cunningham FG, MacDonald PC, Gant NF. In: Williams Obstetrícia. 22 ed., Rio de Janeiro: Guanabara Koogan, 2005.
13. Pastore AR, Cerri GC. Ultra-sonografia em Ginecologia e Obstetrícia. Rio de Janeiro: Revinter, 2006.
14. Okumura M, Zugaib M, editores. Ultra-sonografia em Obstetrícia. São Paulo: Sarvier, 2002.
15. Feingold M, Scollins J, Cetrulo CL, Koza D. Fetal lung to liver reflectivity ratio and lung maturity. J Clin Ultrasound 1987; 15:384-7.
16. NIH Consensus Statement. Effect of corticosteroids for fetal maturation on perinatal outcomes. 1994; 12:1-24.
17. Liggins GC. Premature delivery of foetal lambs infused with corticosteroids. Journal of Endocrinology 1969;45:515-23.
18. Liggins GC, Howie RN. A controlled trial of antepartum glucocorticoid treatment for prevention of respiratory distress syndrome in premature infants. Pediatrics 1972; 50:515-25.
19. Crowley Patricia. Prophylactic corticosteroids for preterm birth. Cochrane Database of Systematic Reviews. In: The Cochrane Library, Issue 3, Art. No. CD000065. DOI: 10.1002/14651858.CD000065.pub1.
20. Roberts Devender, Dalziel Stuart R. Antenatal corticosteroids for accelerating fetal lung maturation for women at risk of preterm birth. Cochrane Database of Systematic Reviews. In: The Cochrane Library, Issue 3, Art. No. CD004454. DOI: 10.1002/14651858.CD004454. pub3.

21. Ballard P L, Ballard R A. Scientific basis and therapeutic regimens for use of antenatal glucocorticoids. American Journal of Obstetrics and Gynecology 1995; 173: 254-62.
22. Amorim MMR, Santos LC, Faundes A. Corticosteroid therapy for prevention of respiratory distress syndrome in severe preeclampsia. Am J Obstet Gynecol 1999; 180:1283-8.
23. Mathiesen ER, Christensen AB, Hellmuth E, Hommes P, Tage E, Damm P. Insulin dose during glucocorticoid treatment for fetal lung maturation in diabetic pregnancy: test of an algorithm (corretion of analgorithm). Acta Obst Gynecol Scand 2002; 81: 835-9.
24. Jobe AH, Soll RF. Choice and dose of corticosteroid for antenatal treatments. Am J Obstet Gynecol 2004; 190: 878-81.
25. Jobe AH, Moss TJ, Ikegami M et al. Betamethasone for lung maturation: testing dose and formulation in fetal sheep. Am J Obstet Gynecol. 2007; 197: 523.e1-523.e6.
26. Klinger G, Koren G. Controversies in antenatal corticosteroid treatment. Can Fam Physician 2000; 46:1571-3.
27. Collaborative group on antenatal steroid therapy (US Antenatal Steroid Trial). Effects of antenatal dexamethasone administration on the prevention of respiratory distress syndrome. Am J Obstet Gynecol 1981; 141: 276-86.
28. Baud O, Fox-L Helias L, Kaminski M, ET AL. Antenatal glucocorticoid treatment and cystic periventricular leukomalacia in very premature infants. N Eng J Med 1999; 341:1190-6.
29. Lee BH, Stoll BJ, McDonald SA, Higgins RD. Adverse neonatal outcomes associated with antenatal dexamethasone versus antenatal betamethasone. Pediatrics 2006;117:1503-10.
30. Feldman DM, Carbone J, Belden L, Borgida AF, Herson V. Betamethasone vs dexamethasone for the prevention of morbidity in very-low birthweight neonates. Am J Obstet Gynecol 2007; 197:284.e1-284.
31. Brownfoot Fiona C, Crowther Caroline A. Different corticosteroids and regimens for accelerating fetal lung maturation for women at risk of preterm birth. Cochrane Database of Systematic Reviews. In: The Cochrane Library, Issue 3, Art. No. CD006764. DOI: 10.1002/14651858.CD006764.pub4.
32. Coutinho I. Avaliação do impacto da corticoterapia antenatal nos recém-nascidos pré-termo assistidos em uma maternidade-escola do Recife [Tese de Mestrado]. Recife-PE: Instituto Materno-Infantil de Pernambuco – IMIP, 2002.
33. Caughey AB, Parer JT. Recommendations for repeat courses of antenatal corticosteroids: a decision analysis. Am J Obstet Gynecol 2002; 186:1221-6.
34. NHI Consensus Development Conference Statement. Antenatal Corticosteroids Revisited: Repeat Courses 2000; 17:1-10.
35. Lee MJ, Davies J, Guinn D, Sullivan L, Atkinson MW, McGregor S, Parilla BV, Hanlon-Lundberg K, Simpson L, Stone J, Wing D, Ogasawara K, Muraskas J. Single versus weekly courses of antenatal corticosteroids in preterm premature rupture of membranes. Obstetrics and Gynecology 2004; 2:274-81.
36. Wapner RJ et al. Long-term outcomes after repeat doses of antenatal corticosteroids. N Engl J Med 2007; 357: 1190-98.
37. Crowther CA et al. Outcomes at 2 Years of Age after Repeat Doses of Antenatal Corticosteroids. The New England Journal of Medicine, 2007; 357:1179-89.
38. Crowther Caroline A, Harding Jane E. Repeat doses of prenatal corticosteroids for women at risk of preterm birth for preventing neonatal respiratory disease. Cochrane Database of Systematic Reviews. In: The Cochrane Library, Issue 3, Art. No. CD003935. DOI: 10.1002/14651858.CD003935.pub3.
39. Murphy KE, Hannah ME, Willan AR et al, for the MACS Collaborative Group. Multiple courses of antenatal corticosteroids for preterm birth (MACS): a randomised controlled trial. Lancet 2008; 372: 2143-51.
40. Garite TJ, Kutzman J, Maurel K et al. Impact of a 'rescue course' of antenatal corticosteroids: a multicenter randomized placebo-controlled trial. American Journal of Obstetrics and Gynecology, 2009; Volume 200, Issue 3 (March 2009).
41. Mulder EJ, Derks JB, Visser GH. Antenatal corticosteroid therapy and fetal behaviour: a randomized study of the effects of betamethasone and dexamethasone. Br J Obstet Ginaecol 1997; 104:1239-47.
42. Kadanali S, Ingec M, Kucukozkan T, Borekci B, Kumtepe Y. Changes in leukocyte, granulocyte and lymphocyte counts following antenatal betamethasone administration to pregnant women. Int J Gynaecol Obstet 1997; 58:269-74.

Capítulo 9

Prematuridade

Ana Maria Feitosa Pôrto • Daniele Sofia de Moraes Barros Gattás

DEFINIÇÃO

O parto pré-termo, pela conceituação da Organização Mundial da Saúde (OMS, 1972), acatada pela American Academy of Pediatrics e pelo American College of Obstetricans and Gynecologists, é a interrupção da gestação antes de 37 semanas completas ou menos de 259 dias, contados a partir do primeiro dia do último período menstrual (Engle, 2006 – [D]).

O trabalho de parto prematuro é usualmente definido como a presença de contrações regulares, dolorosas, ocorrendo pelo menos quatro vezes a cada 30 minutos, acompanhadas de modificações cervicais, com menos de 37 semanas de gestação (Goldenberg, 2008 – [D]).

IMPORTÂNCIA

Aproximadamente 13 milhões de partos prematuros ocorrem por ano no mundo (Villar, 2004 – [D]), sendo considerado o mais significativo problema clínico da perinatologia contemporânea, mesmo em países desenvolvidos, pois, apesar do avanço científico e tecnológico, a prematuridade ainda permanece a principal causa de mortalidade e morbidade neonatais imediata ou tardia (Goldenberg, 2002; Hoyert, 2006; Pennell, 2007 – [D]).

A despeito dos avanços no conhecimento da prematuridade, com melhoria nos cuidados obstétricos, sua incidência continua expandindo-se nas últimas duas décadas, inclusive em países industrializados (Goldenberg, 2002; Pennell, 2007 – [D]). Esta tendência é resultado principalmente do aumento na frequência de gestações múltiplas, consequência da elevação no uso de drogas indutoras da ovulação, bem como da disseminação dos casos das técnicas de reprodução assistida (Iams, 2003; Hoyert, 2006 – D), elevação na idade materna, ou outros fatores sociais ou biológicos (Villar, 2004 – D). Gestações únicas após técnicas de fertilização *in vitro* são também de risco aumentado para parto prematuro (Goldenberg, 2008 – [D]).

Apesar de a sobrevida ter melhorado nos últimos anos, principalmente nos centros terciários, em decorrência do maior acesso a estes serviços e melhora nos cuidados intensivos neonatais, estando a mortalidade infantil em declínio de 1990 a 2000, com exceção de quando está associada a parto pré-termo, permanece a prematuridade a liderar como causa de morbidade e mortalidade neonatais mesmo em países desenvolvidos, atingindo 60%-80% na mortalidade infantil, na ausência de anomalias congênitas (Goldenberg, 2002 – [D]), e continuando implicada em aproximadamente dois terços das mortes no período neonatal.

INCIDÊNCIA

A incidência da prematuridade é variável e depende de características populacionais (Rades, 2004). A frequência de parto pré-termo aumentou aproximadamente 30% nos Estados Unidos, passando de 9,4%, em 1981, para 12,5% em 2004 (Hoyert, 2006 – [B]). No Canadá, passou de 6,6%, em 1991, para 7,6% em 2000 (Health Canadá, 2003 – [B]), enquanto na Europa sua incidência varia de 5% a 7% (Goldenberg, 2002 – [D]). Na Dinamarca apresentou aumento de 22%, com cifras de 5,2% em 1995 e 6,3% em 2004 (Langhoff-Roos, 2006), enquanto na França manteve-se estável, de 1990 a 1995, em aproximadamente 5,9% (Ancel, 2002). Vem apresentando um declínio em países como a Finlândia, onde a incidência passou de 9,1%, em 1966, para 4,8% em 1986 (Olsen, 1995).

No Brasil, as informações sobre os nascimentos prematuros são escassas, mas, com base nas informações da Secretaria de Vigilância em Saúde do Ministério da Saúde (MS), pelos dados coletados pelo Sistema de Informação sobre Nascidos Vivos (SINASC), nos anos 2000, 2002 e 2004, a proporção de nascidos vivos prematuros permanece estável no Brasil desde 2000, com média de 6,5%, enquanto em Pernambuco a média encontrada no mesmo período foi de 5,2% (MS, 2004).

A confiabilidade dos dados do SINASC sobre nascimentos pré-termo tem sido contestada pela qualidade da informação da idade gestacional e por um grande número de valores ignorados nestes dados. Artigo recentemente publicado, que analisou estudos de base populacional sobre a prevalência de prematuridade com dados do Brasil, encontrou uma prevalência de prematuridade variando de 3,4% a 15% nas regiões Sul e Sudeste, entre 1987 e 2004, sugerindo tendência crescente a partir da década de 1990. Na região Nordeste, entre 1984 e 1998, a prevalência de prematuridade foi de 3,8% a 10,2%, também com tendência a aumentar (Silveira, 2008 – [B]).

No Instituto de Medicina Integral Prof. Fernando Figueira (IMIP), em virtude de ser uma instituição de referência para gestação de alto risco e pelo baixo nível socioeconômico da população assistida, a incidência média de prematuridade permanece em torno de 27%.

IMPACTO ECONÔMICO DO PARTO PREMATURO

O parto prematuro permanece um enigma médico e um significativo desafio econômico, de saúde pública e dos sistemas de cuidados de saúde.

Associado às repercussões clínicas, o custo com a prematuridade continua onerando financeira e socialmente o sistema de saúde. Gilbert *et al.*, analisando em hospitais da Califórnia todos os partos de gestações únicas por idade gestacional (de 25 a 38 semanas de gestação), encontraram que a prematuridade, se examinada por idade gestacional e peso ao nascimento, está associada a significante custo hospitalar, que decresce exponencialmente com o aumento da idade gestacional e peso ao nascimento (Gilbert, 2003 – [B]).

Embora apenas 9% de todas as hospitalizações infantis em 2002 nos Estados Unidos tenham sido de prematuros, representaram aproximadamente metade de todo o recurso financeiro destinado a hospitalizações infantis (Green, 2005 – [D]).

CLASSIFICAÇÃO

A prematuridade é classificada em duas categorias:

a. Espontânea – representa 73% de todos os nascimentos pré-termo: consequência do trabalho de parto prematuro espontâneo propriamente dito ou da ruptura prematura pré-termo das membranas.
b. Eletiva: quando ocorre por indicação médica – responsável por 20%-25% dos partos prematuros, decorrente da interrupção antecipada da gestação, para evitar ou minimizar complicações maternas e/ou fetais (Méis, 1998; Goldenberg, 2002; Iams, 2003; Rades, 2004; Green, 2005).

Em estudo analisando 1.700.000 partos ocorridos em 51 maternidades na América Latina de 1985 a 2003, Barros e Velez, avaliando as categorias de parto prematuro, encontraram o trabalho de parto prematuro espontâneo como a mais frequente (60%), seguido de ruptura prematura das membranas (21,5%) e interrupção eletiva, tendo esta causa aumentado nos últimos 20 anos (de 10% entre 1985-1990, para 18,5% nos últimos anos), transformando-se em importante contribuição na mortalidade neonatal (Barros & Velez, 2006).

Em relação à mortalidade, estudo analisando 3.763.306 nascidos vivos de 24 a 44 semanas de gestação, comparando o risco de óbito nos casos de ruptura prematura pré-termo das membranas, interrupção prematura por indicação médica e parto prematuro espontâneo, encontrou 2,7%, 1,8% e 1,1%, respectivamente, tendo a ruptura prematura pré-termo das membranas menor idade gestacional e peso ao nascer mais baixo (Chen, 2009).

Analisando, em estudo de coorte retrospectivo, 684.711 partos no período de 1989 a 1997 de gestações únicas com mais de 20 semanas, Ananth e Vintzileos (2006) evidenciaram que as condições médicas mais frequentemente responsáveis por indicação médica de antecipação do parto são: pré-eclâmpsia, sofrimento fetal, restrição de crescimento fetal e outras condições associadas à isquemia placentar que estão implicadas em pelo menos metade destas indicações (Ananth, 2006).

A condução de gestantes em iminência de parto prematuro apresenta grande desafio para obstetras. O melhor momento para a antecipação da interrupção da gestação tem sido baseado em prevenir riscos para a mãe e/ou o feto com a conduta expectante *versus* os riscos e benefícios para a mãe e para o recém-nascido da antecipação do parto. Embora a antecipação do parto eleve a morbidade e a mortalidade neonatais, a conduta expectante da gestação quando o feto encontra-se em ambiente intrauterino hostil pode levar a comprometimento fetal, aumentando os riscos para o feto e neonato por disfunções orgânicas, incluindo injúria neurológica ou morte neonatal (Raju, 2006).

O parto prematuro pode também ser subdividido de acordo com a idade gestacional:
- 5% ocorrem com < 28 semanas (prematuridade extrema);
- 15%, de 28 a 31 semanas (prematuridade severa);
- 20%, de 32 a 33 semanas (prematuridade moderada);
- 60%-70%, de 34 a 36 semanas (prematuridade tardia) (Goldenberg, 2008).

FISIOPATOLOGIA

A fisiopatologia do trabalho de parto prematuro não é bem conhecida, mas o trabalho de parto prematuro pode representar uma ativação idiopática precoce do processo normal do trabalho de parto ou o resultado de um insulto patológico (Goldenberg, 2008).

Evidências clínicas e experimentais sugerem que a maioria dos casos de parto prematuro reflete quatro processos patológicos, que fazem parte do mecanismo biológico final, levando a contrações uterinas e modificações cervicais, associadas ou não à ruptura prematura das membranas (Lockwood, 2001).

O parto pré-termo é o estágio final de uma doença multifatorial, sendo o trabalho de parto pré-termo um dos últimos sintomas da cascata de eventos bioquímicos que levam à prematuridade. Sua melhor profilaxia é prevenir a causa que desencadeia esta cascata e termina em trabalho de parto pré-termo (Katz, 1999). O trabalho de parto pré-termo pode refletir um colapso dos mecanismos normais responsáveis pela manutenção do repouso uterino por toda a gestação. De fato, uma característica da cascata de parturição seria a capacidade de a unidade fetoplacentar desencadear trabalho de parto prematuramente, se o ambiente intrauterino tornar-se hostil e ameaçar o bem-estar fetal (Snegovskikh, 2006).

FATORES DE RISCO

O trabalho de parto prematuro é considerado uma síndrome iniciada por múltiplos mecanismos (Fig. 9.1). Um mecanismo exato não pode ser estabelecido na maioria dos ca-

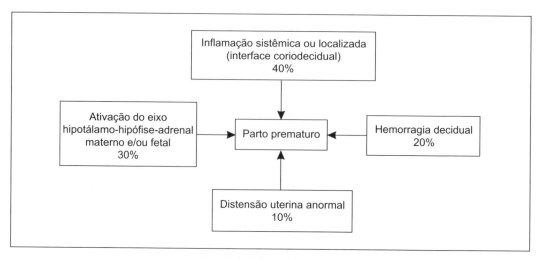

Fig. 9.1 Fatores de risco.

sos, entretanto fatores associados devem ser procurados para explicar o trabalho de parto prematuro, sendo a definição dos fatores de risco um objetivo:
- A identificação de mulheres de risco permite iniciar tratamento específico.
- Os fatores de risco podem definir uma população que se beneficie de intervenções específicas.
- A identificação de fatores de risco pode fornecer importante perspicácia voltada aos mecanismos dirigidos para o parto prematuro (Goldenberg, 2008).

Principais características associadas ao parto prematuro:
- *Características demográficas maternas*: mulheres da raça negra são de maior risco para parto prematuro que as de raça branca, 16%-18% e 5%-9%, respectivamente. Outras características demográficas associadas ao parto prematuro incluem baixo nível socioeconômico, baixa escolaridade e extremos da idade materna. Os mecanismos pelos quais características demográficas maternas se relacionam com parto prematuro são desconhecidos (Goldenberg, 2008).
- *Intervalo interpartal*: um intervalo interpartal menor que seis meses aumenta em duas vezes o risco de parto prematuro. Embora o mecanismo não seja claro, uma possível explicação é que o útero precisa de tempo para retornar ao seu estado normal, incluindo resolução do estado inflamatório associado à gestação anterior (Smith, 2003).
- *Estado nutricional*: um índice de massa corpóreo pré-gestacional baixo está associado a risco aumentado de parto prematuro espontâneo, enquanto a obesidade pode ter um efeito protetor (Hendler, 2005). Mulheres obesas ou com sobrepeso, com risco prévio para parto prematuro, apresentam menos atividade uterina e menos frequência de parto prematuro espontâneo antes de 35 semanas de gestação, quando em comparação com mulheres de peso normal ou baixo (Ehrenberg, 2009 – [B]).
- *História obstétrica*: um parto prematuro anterior aumenta o risco de recorrência de parto prematuro em gestação subsequente. O risco de recorrência varia de 15% a 50%, dependendo do número e da idade gestacional dos partos anteriores (Goldenberg, 2008).

Estudo de coorte avaliando 19.025 mulheres que tiveram três partos consecutivos mostrou associação entre parto prematuro anterior e risco de recorrência (McManemy, 2007 – [B]):

42% – pré-termo/pré-termo;

21% – termo/pré-termo;

13% – pré-termo/termo;

5% – termo/termo.
- *Características da gestação em curso*: são de risco para prematuridade:
  - Gestação múltipla → responsável por 15%-20% de todos os partos prematuros. Aproximadamente 60% dos gêmeos nascem prematuros, 40% em decorrência de trabalho de parto prematuro espontâneo ou ruptura prematura pré-termo das membranas e 60% em decorrência de indicação médica de antecipação do parto por indicação materna ou fetal (Goldenberg, 2008 – [D]).
  - Outras causas relacionadas com prematuridade → sangramento genital por placenta prévia ou descolamento prematuro da placenta, distúrbios do líquido amniótico, cirurgia abdominal materna no segundo ou terceiro trimestre, doenças maternas

- como hipertensão, diabetes, doenças da tireoide e conização cervical prévia (Goldenberg, 2008 – [D]).
- Alto nível de desordens psicológicas maternas → nestas situações há um aumento de duas vezes para trabalho de parto prematuro, mesmo após ajustar fatores de risco como os sociodemográficos, médicos e comportamentais. Embora o mecanismo da associação entre risco de parto prematuro e desordens psicológicas não seja ainda conhecido, o papel da liberação de corticotropina e o aumento na concentração sérica de marcadores inflamatórios têm sido propostos. (Goldenberg, 2008 – [D]).
- Hábitos como tabagismo, uso de drogas como álcool e cocaína → 20%-25% das mulheres são tabagistas e, destas, 12%-15% continuam o hábito durante a gestação. O tabagismo aumenta em duas vezes o risco de parto prematuro e o mecanismo proposto para esta associação não está claro, mas a nicotina e o monóxido de carbono são potentes vasoconstritores, levando a redução do fluxo sanguíneo uteroplacentar, danos placentares e restrição de crescimento fetal (Goldenberg, 2008 – [D]).
- Infecção intrauterina → é um importante mecanismo do trabalho de parto prematuro. Evidências sugerem que a infecção intra-amniótica é um processo crônico e ocorre em aproximadamente 25%-40% dos partos prematuros e que o mecanismo proposto para esta associação é a estimulação do sistema imune. As endotoxinas e citocinas proinflamatórias estimulam a produção de prostaglandinas e estas estimulam a contratilidade uterina. Um dado importante é que, quanto mais precoce a idade gestacional que a mulher desencadeia o trabalho de parto prematuro, maior a frequência de infecção intrauterina (Goldenberg, 2000 – [D]).

Os microrganismos podem acessar a cavidade âmnica por várias vias: ascensão da vagina ou cérvice (a mais comum), disseminação hematológica através da placenta, introdução acidental nos procedimentos invasivos e via retrógrada pelas trompas. Outros microrganismos podem estar associados ao trabalho de parto prematuro em frequência variável: vaginose bacteriana (aumento de 1,5 a 3 vezes), tricomoníase (RR 1-3), clamídia (RR 2), sífilis e gonorreia (RR 2) (Goldenberg, 2000 – [D]).

MATURAÇÃO PULMONAR FETAL

Para uma adaptação bem-sucedida ao nascimento, é necessário que ocorram alterações abruptas na maturação dos pulmões (produção e liberação de surfactante e reabsorção de fluidos) e no sistema cardiovascular (aumento do débito cardíaco e da pressão sanguínea sistêmica e fechamento do *ductus arteriosus*). Estas alterações perinatais são induzidas por corticoides, catecolaminas e hormônios tireoidianos e podem não ocorrer normalmente se o recém-nascido nasce prematuramente (Kopelman, 2004).

Uma melhor compreensão do desenvolvimento pulmonar fetal pode ser útil para o entendimento de por que a síndrome do desconforto respiratório do recém-nascido (SDRN) ocorre e a atuação do corticoide. O desenvolvimento pulmonar fetal pode ser dividido em cinco estágios: embrionário, pseudoglandular, canalicular, sacular e alveolar. No final do estágio canalicular os pneumócitos tipos I e II podem ser vistos nos alvéolos. De 28 a 35 semanas de gestação os alvéolos podem ser contados e, com o aumento da idade gestacional, vão se tornando mais maduros, enquanto o volume pulmonar aumenta quatro vezes entre 29 semanas e o termo. O número de alvéolos mostra um aumento curvilíneo com a idade, mas uma relação linear com o peso. Os alvéolos produzem o surfactante e o estágio alveolar persiste por um a dois anos após o parto. No prematuro, um menor número de alvéolos provavelmente contribui para a disfunção respiratória (Crowley, 2006).

O pulmão fetal também amadurece bioquimicamente com o aumento da idade gestacional. Os corpos lamelares com o surfactante armazenado aparecem em torno da 22ª a 24ª semana de gestação. Surfactante é uma mistura complexa de lipídios e apoproteínas, cujos principais constituintes são fosfatidilcolina (lecitina), fosfatidilglicerol e apoproteínas A, B, C e D. A maturidade pulmonar fetal depende da síntese adequada de surfactante, sintetizado pelos pneumócitos tipo II, que, revestindo os alvéolos, reduzem a tensão superficial, ajudando a manter a estabilidade alveolar, e impedem o colabamento alveolar durante a respiração (Cunningham, 2005; Stoll, 2004 – [D]).

Os recém-nascidos prematuros têm surfactantes qualitativa e quantitativamente deficientes, predispondo à SDRN. Com a expiração, o pequeno volume pulmonar torna a tensão superficial muito alta, levando à atelectasia com subsequente efeito *shunting*, com uma perfusão ventilatória inadequada e falência respiratória. Problemas comuns ao prematuro, como hipóxia, acidose e hipotermia, podem reduzir a síntese do surfactante. Níveis de maturidade de surfactante pulmonar estão usualmente presentes após a 35ª semana de gestação (Crowley, 2006; Stoll, 2004). Nos prematuros os pneumócitos tipo II não aparecem antes de 32-34 semanas de gestação, por falta da habilidade para produzir surfactante funcionante, parecendo haver contribuição significativa de mecanismos genéticos para o risco de desenvolver SDRN nestes recém-nascidos (Cole, 2006).

RESULTADOS ADVERSOS RELACIONADOS COM A PREMATURIDADE

A morbidade e mortalidade neonatais são primariamente influenciadas pela idade gestacional e consequente maturidade. O grupo de recém-nascidos rotulados como prétermo é, entretanto, extremamente heterogêneo, e o termo é aplicado para recém-nascidos em uma ampla variação de idades gestacionais, o que está associado a uma vasta gama de diferentes evoluções (Fuchs, 2006 – [D]).

A morbidade está diretamente relacionada com os distúrbios respiratórios e as complicações infecciosas e neurológicas, respondendo por aproximadamente 50% da morbidade neurológica a longo prazo. Quanto à mortalidade, a prematuridade responde por aproximadamente 60% da perinatal (Goldenberg, 2002 – [B]).

Avanços na assistência neonatal, uso do surfactante artificial, avanços tecnológicos e entendimento na terapia ventilatória, bem como melhor compreensão das necessidades nutricionais destes pequenos recém-nascidos, têm diminuído os limites da viabilidade do recém-nascido prematuro (Huddleston, 2003 – [D]), mas a complexa doença multifatorial (SDRN, sepse, enterocolite necrosante [EN], hemorragia intraperiventricular [HPIV], displasia broncopulmonar [DBP] e persistência do ducto arterial [PDA]), bem como a morbidade tardia, que inclui paralisia cerebral, retardo mental e retinopatia da prematuridade (RP), continua ameaçando a sobrevida e o neurodesenvolvimento ideal (Goldenberg, 2002; Cotten, 2006 – [D]) (Quadro 9.1).

Variações genéticas clinicamente insignificantes para recém-nascido a termo podem contribuir para a suscetibilidade dos prematuros a esta doença complexa (Goldenberg, 2002; Cotten, 2006 – [D]).

A SDR é uma séria complicação dos nascimentos pré-termo e a causa primária de mortalidade neonatal precoce, com incidência inversamente proporcional à idade gestacional,

Quadro 9.1 Morbidade na prematuridade

Imediata	Longo prazo
SDRN	Paralisia cerebral
Sepse	Retardo mental
Enterocolite necrosante	Retinopatia, cegueira
HPIV	Déficit cognitivo
DBP	Quebra do vínculo mãe-filho
PDA	

afetando 1/5 dos recém-nascidos de baixo peso (< 2.500 g) e 2/3 dos recém-nascidos de muito baixo peso (< 1.500 g) (Roberts, 2006 – [A]). Acomete recém-nascidos da raça branca com uma frequência quatro vezes maior que aqueles da raça negra (Lewis, 1996 – [B]), ocorrendo em 60%-80% em recém-nascidos < 28 semanas, em 15%-30% naqueles entre 32-36 semanas, em 5% em torno de 37 semanas e raramente no termo (Stoll, 2004 – [B]).

A insuficiência respiratória desses recém-nascidos resulta da deficiência primária dos surfactantes pulmonares, associada a incompleto desenvolvimento anatômico e imaturidade em outros órgãos. Após um nascimento prematuro, a sobrevida melhora com o avanço da idade gestacional, entretanto aqueles que sobrevivem podem ser de risco elevado para deficiência neurológica a longo prazo (Doyle, 2001 – [D]).

PREDIÇÃO

Avanços científicos na identificação de gestantes de risco através de preditores clínicos, bioquímicos e ultrassonográficos para prevenção do trabalho de parto prematuro, evitando-o, têm sido falhos pela heterogeneidade desta entidade clínica, bem como pela complexidade dos fatores humanos e ambientais envolvidos, sendo uma das maiores dificuldades o incompleto entendimento do mecanismo da parturição e fatores implicados no desencadear das contrações prematuramente (Lyndon, 2006 – [D]).

Os testes para melhorar a acurácia do diagnóstico do trabalho de parto prematuro e estimar a probabilidade do parto prematuro em mulheres com fatores de risco avaliam:

- Meios para identificar mulheres de risco aumentado de parto prematuro, antes que ocorram sinais ou sintomas.
- Parte do processo diagnóstico em mulheres com possível trabalho de parto prematuro (IAMS, 2003 – [D]).

Marcadores clínicos: dos marcadores clínicos propostos, como índices ou escores de risco para prematuridade, monitorização das contrações uterinas, modificações cervicais avaliadas pelo toque, destaca-se como melhor preditor isolado do parto prematuro entre multíparas a história de um ou dois partos prematuros anteriores (recorrência de 15% e 32%, respectivamente). O desenvolvimento de novas tecnologias capazes de investigar o genoma possibilita a perspectiva de descoberta de novos mecanismos que levem a nascimentos prematuros (Villar, 2004; Pennell, 2007).

Marcadores laboratoriais: são descritos vários marcadores bioquímicos, como hormônio liberador da corticotrofina, alfafetoproteína, porção beta da gonadotrofina coriônica humana (β hCG), porém apenas dois testes receberam aprovação da FDA: estriol salivar (não disponível comercialmente) e a fibronectina fetal (Yeast, 2007 – [D]).

A fibronectina fetal é uma glicoproteína da matriz extracelular encontrada na interface entre componentes materno-fetal da junção coriodecidual, tendo papel relevante na implantação do blastocisto e na manutenção da integridade da interface coriodecidual. As secreções cervicovaginais contêm fibronectina na gestação inicial (antes de 16-18 semanas) e próximo ao trabalho de parto. Após a 22ª semana, ocorre a fusão do âmnio com o cório e a fibronectina fetal não está normalmente presente na secreção cervicovaginal até as 35 semanas, e, se encontrada em níveis superiores a 50 ng/mL após 22 semanas, é um marcador de afastamento da interface coriodecidual e está associada a aumento em seis vezes no risco de parto prematuro antes de 35 semanas e um aumento de 14 vezes antes de 28 semanas (Iams, 2003; Yeast, 2007 – [D]).

O principal benefício do teste da fibronectina fetal decorre do fato de ter um elevado valor preditivo negativo, que é > que 90%. Mulheres com teste negativo têm grande probabilidade de parto a termo, enquanto o seu valor preditivo positivo é baixo (< 50%).

Em estudo de revisão sistemática, Berghella *et al.*, avaliando cinco ensaios clínicos randomizados, incluindo 474 mulheres, não encontraram evidências para indicar ou refutar o uso do teste de fibronectina para condução de mulheres com sintomas de trabalho de parto prematuro, e sugerem novas pesquisas (Berghella, 2007 – [A]).

Marcadores ultrassonográficos: a avaliação do colo uterino durante a gestação pode ser utilizada para evidenciar mulheres de risco para parto prematuro, havendo uma correlação inversa entre comprimento cervical e frequência de parto prematuro. O colo é mais bem avaliado para rastreamento do parto prematuro pela ultrassonografia transvaginal, pois esta permite a avaliação da porção supravaginal do colo uterino. A medida do colo para predição é mais bem utilizada no segundo trimestre da gestação, principalmente entre 22 e 24 semanas (Bittar, 2009 – [D]), tem baixas sensibilidade e especificidade em populações de baixo risco para parto prematuro e maior acurácia nas pacientes de alto risco.

Em estudo de revisão sistemática, Crane *et al.*, em 2008, avaliaram 2.258 gestantes assintomáticas submetidas à ultrassonografia transvaginal entre 20-24 semanas de gestação, evidenciando que o melhor ponto de corte para a ocorrência de parto antes da 35ª semana foi a medida do colo inferior a 25 mm, sendo 2,7 vezes mais provável encontrar colo curto nas gestantes que evoluem para parto prematuro < 35 semanas, quando em comparação com as gestantes com parto a termo (Crane, 2008 – [A]).

Estudos sugerem que, para mulheres com parto prematuro espontâneo prévio, a avaliação do comprimento cervical por ultrassonografia transvaginal seriada (a cada duas semanas), entre 16 e 24 semanas de gestação, pode ajudar na identificação daquelas com risco aumentado para parto prematuro recorrente (quando o comprimento do colo estiver < 10º percentil ou menor que 25 mm).

Em outra revisão sistemática que incluiu cinco ensaios clínicos, avaliando 507 mulheres, Berghella *et al.* concluem que não há evidências suficientes para recomendar o rastreamento de rotina a gestantes assintomáticas ou sintomáticas com comprimento do colo por ultrassonografia transvaginal, desde que não há associação significativa entre resultado do comprimento do colo e incidência de parto < 37 semanas, sugerindo futuras pesquisas (Berghella, 2009 – [A]).

Tem sido sugerido que a combinação do teste de fibronectina fetal e o comprimento do colo por ultrassonografia pode ser mais útil e trazer maiores benefícios para determinar quais as mulheres de risco para parto prematuro. A associação de marcadores pode reduzir tratamentos desnecessários e hospitalização em casos de dúvida diagnóstica e permitir a instituição de medidas terapêuticas em casos de pouca expressão clínica, permitindo melhor resultado perinatal. Os marcadores fibronectina fetal e ultrassonografia transvaginal são mais úteis para excluir do que para confirmar trabalho de parto prematuro em pacientes com sintomas.

Em estudo prospectivo, 359 mulheres hospitalizadas por trabalho de parto prematuro entre 18 e 34 semanas de gestação foram testadas para fibronectina fetal e comprimento cervical por ultrassonografia, e avaliadas para determinar se os dois testes têm melhor predição para parto prematuro em mulheres sintomáticas do que cada um isoladamente. Em 13,4% o parto ocorreu antes de 35 semanas. A sensibilidade, a especificidade, o valor preditivo positivo e negativo do comprimento do colo < 25 mm foram 75%, 63%, 24% e 94%, respectivamente, fibronectina fetal ≥ 50 ng/mL, foi 63%, 81%, 33% e 93% e o uso seletivo de fibronectina com colo curto (entre 1,6 e 3,0 cm), 67%, 81%, 36% e 94%, respectivamente (Schmitz, 2006 – [B]).

PREVENÇÃO

Intervenções para redução de morbidade e mortalidade relacionadas com prematuridade são classificadas em três categorias (Fig. 9.2):

- Primárias – dirigidas a todas as mulheres antes ou durante a gestação para prevenir ou reduzir os fatores de risco.
- Secundárias – tentam eliminar ou reduzir o risco em mulheres com fatores de risco conhecidos.
- Terciárias – iniciadas após o trabalho de parto ter sido instalado, objetiva prevenir o parto ou melhorar resultados dos prematuros (Iams, 2008 – [D]).

Prevenção primária preconcepcional

- Práticas educativas públicas e com profissionais.
- Suplementação nutricional.
- Intervenções para reduzir o tabagismo.

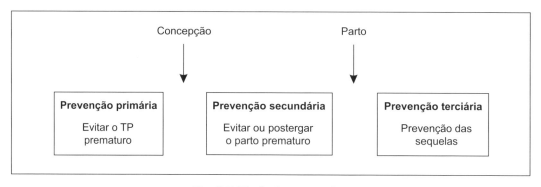

Fig. 9.2 Níveis de prevenção.

Prevenção primária durante a gestação

- Suplementação nutricional.
- Parar tabagismo durante a gestação.
- *Screening* em pacientes de baixo risco.
- Assistência pré-natal.
- Cuidados periodontais.

A maioria das intervenções obstétricas para redução de morbidade e mortalidade do parto prematuro é classificada como terciária: uso de agentes tocolíticos, corticoide antenatal, antibióticos e momento ideal para indicar um parto prematuro (Iams, 2008 – [D]).

Estratégias para prevenção da prematuridade ou suas complicações

Em décadas de pesquisa, múltiplas intervenções na assistência obstétrica têm mostrado benefícios na melhoria dos resultados neonatais, como demonstrado a seguir.

REPOUSO NO LEITO

O repouso no leito em domicílio ou em hospital é amplamente recomendado para prevenção do parto prematuro, sendo o primeiro passo na maioria dos livros-textos obstétricos, com base na observação de que o trabalho pesado e a atividade física durante a gestação poderiam estar associados a parto prematuro e com a ideia de que o repouso no leito reduz a atividade uterina. Em estudo de revisão sistemática, Sosa *et al.*, avaliando um ensaio clínico que encontrou os critérios de inclusão e estudando 1.266 mulheres, concluem não haver evidências para indicar ou refutar o uso do repouso no leito domiciliar ou hospitalar como prática benéfica para prevenção do parto prematuro. Devido aos efeitos adversos potenciais que o repouso no leito poderia provocar nas mulheres e seus familiares e ao aumento de custo para o sistema de saúde, esta prática não deveria ser indicada rotineiramente e sugere futuras pesquisas para avaliar sua efetividade na prevenção do parto prematuro (Sosa, 2009 – [A]).

CORTICOTERAPIA PARA ACELERAÇÃO DA MATURIDADE PULMONAR FETAL

Corticosteroides são conhecidos por acelerar a maturação das proteínas e estimular a citodiferenciação em numerosas células, incluindo os pneumócitos tipo II. Além disso, por aumentar a produção do surfactante, os corticosteroides aumentam a complacência e o volume pulmonar (Vidaeff, 2003). A corticoterapia antenatal parece também aumentar a produção das proteínas surfactantes A, B, C e D, elevar a produção da fosfatidilcolina e promover o desenvolvimento dos corpos lamelares (Ballard, 1995 – [D]).

A terapia antenatal com corticosteroides com o objetivo de acelerar a maturação pulmonar fetal vem sendo utilizada desde o início da década de 1970. Em estudo clássico publicado em 1972, Liggins e Howie realizaram o primeiro ensaio clínico randomizado, estudando 230 mulheres em trabalho de parto espontâneo, e evidenciaram que corticosteroide antenatal reduz o risco de SDR de 25,8% para 9% e também diminui a mortalidade neonatal de 15% para 3,2% em neonatos de até 32 semanas (Liggins, 1972 – [A]).

Em metanálise realizada por Crowley em 1995, envolvendo 15 estudos prospectivos e controlados por placebo, foi evidenciada redução de aproximadamente 50% na frequência de SDRN com o uso do corticoide. Esta metanálise indica uma irrefutável evidência da eficácia e segurança da corticoterapia antenatal (Crowley, 1995 – [A]). Vários estudos que se seguiram comprovaram a eficácia da corticoterapia antenatal na redução de distúrbios respiratórios (Amorim, 1999; Elimian, 1999 – [A]).

Em conferência de consenso promovida pelo National Institutes of Health (NIH), em que se revisaram as evidências e sumarizaram os riscos e benefícios de curso único de corticoterapia antenatal em gestantes com risco aumentado para parto prematuro, concluiu-se que "o uso da corticoterapia antenatal para maturação fetal é um raro exemplo que produz substancial economia e melhora à saúde". Fica evidenciada a redução na mortalidade neonatal, na SDRN e na hemorragia intraperiventricular (HIV). Estes benefícios se estendem a gestantes com idade gestacional de 24 a 34 semanas, sem limites de raça ou sexo. Nos neonatos prematuros com mais de 34 semanas de gestação, os benefícios na melhoria dos resultados neonatais são limitados e seu uso nesta situação não é recomendado (Nih, 1995 – [D]).

Publicação recente do Royal College of Obstetricians and Gynaecologists (RCOG) atualizou informações do uso da corticoterapia antenatal antes do parto prematuro. A corticoterapia antenatal deveria ser oferecida a toda gestante com risco de parto prematuro, por estar associada a significativa redução na frequência de SDRN, mortalidade neonatal e hemorragia intraventricular, representando nível de evidência Ia e grau de recomendação A. Quanto à segurança, o uso de curso único de corticoide antenatal não parece estar associado a qualquer efeito adverso significante para a mãe ou para o feto (nível de evidência Ib e grau de recomendação A) (Rcog, 2004).

Em estudo de revisão sistemática, Roberts e Dalziel, avaliando 21 ensaios clínicos randomizados (com 3.885 mulheres e 4.269 bebês), encontraram redução de morte neonatal:

Risco relativo (RR) = 0,69 (0,58–0,81), redução de SDRN: RR = 0,66 (0,59–0,73), redução de HPIV:

RR = 0,54 (0,43–0,69), redução de ECN: RR = 0,46 (0,29–0,74), redução de infecção precoce: RR = 0,56 (0,38–0,85) o corticoide também é efetivo em amniorrexe prematura e pré-eclâmpsia, concluíram recomendando o uso do corticoide em dose única para acelerar o amadurecimento pulmonar fetal em mulheres em risco de parto prematuro (Roberts, 2009 – [A]).

Esquemas propostos:

- Betametasona – 12 mg IM – repetir com 24 horas ou
- Dexametasona – 4 mg IM 8/8 horas
- Período de utilização: 24 a 34 semanas de gestação.

ANTIBIOTICOTERAPIA

A utilização da antibioticoterapia profilática para prolongar a gestação e reduzir morbidades neonatais no trabalho de parto prematuro com membranas íntegras tem sido avaliada em vários ensaios clínicos randomizados. Em estudo de metanálise realizado por King *et al.*, em 2005, avaliando 11 ensaios clínicos randomizados com 7.428 mulheres e comparando antibioticoterapia com placebo para tratamento de mulheres em trabalho de parto prematuro, concluiu-se não haver benefícios da antibioticoterapia no parto prematuro com membranas íntegras, podendo haver aumento do risco de morte neonatal associado ao uso de antibióticos e sugerindo que novos ensaios clínicos são necessários para estabelecer se há um grupo de mulheres que poderiam se beneficiar da antibioticoterapia (King, 2005 – [A]).

A contribuição da infecção do trato genital durante a gestação como etiologia do parto prematuro é reconhecida, podendo atravessar o líquido amniótico e resultar em parto prematuro, incluindo infecção por tricomonas, clamídia, gonorreia e vaginose bacteriana. Em estudo de revisão sistemática, Swadpanich *et al.*, em 2008, avaliaram 4.155 mulheres em único ensaio clínico, com alta qualidade metodológica que obedeceu aos critérios de inclusão, estudaram a efetividade do rastreio antenatal da infecção do trato genital inferior e encontraram que a frequência de parto < 37 semanas foi significativamente menor no grupo da intervenção (3% *versus* 5% no grupo controle) com RR de 0,55 (95% com intervalo de confiança (CI) 0,41–0,75) e concluíram haver evidência de que o rastreio e os programas de tratamento em gestantes podem reduzir a incidência de parto prematuro. Sugerem futuros estudos para avaliar programas de rastreio por tipos de infecção, a idade gestacional do rastreio e o custo da introdução de um programa de rastreio de infecções (Swadpanich, 2008 – [A]).

Em relação à bacteriúria assintomática, que ocorre em 2% a 10% das gestantes, quando não tratada, pode desenvolver pielonefrite aguda e estar associada a parto prematuro e baixo peso ao nascer. Em estudo de revisão sistemática que incluiu 14 ensaios clínicos randomizados, Smaill *et al.*, comparando antibioticoterapia com placebo ou nenhum tratamento para bacteriúria assintomática, concluíram que o tratamento foi efetivo na redução do risco de pielonefrite na gestação e redução dos pequenos para a idade gestacional, mas não foi vista diferença na frequência de parto prematuro. Esta associação deveria ser interpretada com cautela pela baixa qualidade dos estudos (Smaill, 2009 – [A]).

PROGESTERONA

A suplementação de progesterona para mulheres de risco para parto prematuro tem sido investigada com base em diversos mecanismos de ação, levando ao relaxamento do músculo liso, manutenção da integridade cervical e efeitos anti-inflamatórios (Lang & Iams, 2009 – [D]).

Vários pequenos ensaios clínicos sugeriam que caproato de 17-α-hidroxiprogesterona poderia reduzir o risco de parto prematuro. Em um estudo tipo ensaio clínico duplo-cego e placebo-controlado, Meis *et al.*, em 2003, envolvendo mulheres com antecedente de parto prematuro espontâneo, analisaram o uso de 250 mg de 17-α-hidroxiprogesterona em injeções (310 mulheres) ou placebo (153 mulheres). No grupo de uso da progesterona houve significante redução do risco de recorrência de parto prematuro, 36,3% no grupo da intervenção e 54,9% no grupo placebo (RR = 0,66 IC95% 0,54–0,81), bem como houve redução da probabilidade de várias complicações da prematuridade nos recém-nascidos (Méis, 2003 – [A]).

Outro ensaio clínico randomizado duplo-cego, realizado no Brasil por Fonseca *et al.*, em 2003, analisou 142 mulheres, 72 no grupo usando 100 mg de progesterona administrados diariamente via vaginal e 70 mulheres no grupo placebo. Concluem os autores que a progesterona profilática reduz a frequência de contrações uterinas e parto prematuro em mulheres de alto risco para prematuridade (Fonseca, 2003 – [A]).

Em estudo de metanálise, Sanchez-Ramos *et al.*, em 2005, avaliaram ensaios clínicos randomizados que compararam o uso da progesterona com placebo em pacientes de risco para parto prematuro e concluíram que o uso de 17-α-hidroxiprogesterona reduz a incidência de parto prematuro e baixo peso ao nascer (Sanchez-Ramos, 2005 – [A]).

Por outro lado, outros estudos de revisão sistemática se seguem, e a Cochrane publicou estudo feito em 2008 por Dodd *et al.*, que realizaram 11 ensaios clínicos randomizados (2.714 mulheres e 3.452 recém-nascidos), concluindo que novos estudos são necessários para avaliar os benefícios e danos da terapia com progesterona dada a mulheres consideradas de risco para parto (Dodd, 2008 – [A]).

A progesterona micronizada em cápsula foi usada diariamente por via vaginal em ensaio clínico randomizado dirigido a mulheres assintomáticas com colo muito curto (< 15 mm) e parece ser efetiva para esta indicação (Fonseca, 2007 – [A]).

Apesar do aparente benefício da progesterona em algumas situações, sua formulação ideal ainda é desconhecida. Se as diferenças na eficácia refletem desigualdades nas preparações e nas dosagens, com variação na absorção e biodisponibilidade, ou diferença na população de estudo, permanece por ser elucidado. A progesterona não tem sido bem estudada em algumas situações, como suplementar o tratamento pós-cerclagem cervical por incompetência istmocervical, como preventiva para mulheres assintomáticas com fibronectina fetal cervicovaginal positiva, ou como agente tocolítico (ACGO, 2008 – [D]).

A pregesterona para prevenção de parto prematuro recorrente deveria ser oferecida a mulheres com gestação única (as evidências atuais não suportam o uso rotineiro em gestação múltipla) com história de parto prematuro espontâneo prévio. Também pode ser considerada para mulheres assintomáticas com colo curto (15 mm ou menor), entretanto seu rastreio não deve ser rotineiro. Estudos são necessários para avaliar a eficácia da progesterona em outros fatores de risco (Fonseca, 2009 – [B]).

CERCLAGEM CERVICAL

A cerclagem cervical tem sido usada para prevenção do parto prematuro em mulheres com perda gestacional no segundo trimestre ou outros fatores de risco, como colo curto no exame digital ou ultrassonográfico. Drakeley *et al.*, em estudo de revisão sistemática, avaliando 2.175 mulheres de seis ensaios clínicos randomizados, concluíram que a cerclagem cervical não deveria ser oferecida para mulheres de baixo ou médio risco, considerando o comprimento do colo por ultrassonografia. O papel da cerclagem cervical para mulheres que têm colo curto por ultrassonografia permanece inconclusivo, pois o pequeno número de mulheres randomizadas não permite conclusão (Drakeley, 2009 – [A]).

HIDRATAÇÃO

A hidratação intravenosa tem sido proposta como um tratamento de mulheres com trabalho de parto prematuro por poder reduzir a contratilidade uterina, aumentando o fluxo sanguíneo e diminuindo a secreção de hormônio antidiurético e ocitocina. Stan *et al.*, em estudo de revisão sistemática, avaliando dois ensaios clínicos randomizados e apenas 228 mulheres, concluíram não haver evidências, pelo pequeno número de estudos disponíveis, que apoiem o uso da hidratação para tratamento do trabalho de parto prematuro. Entretanto, mulheres com desidratação evidente podem se beneficiar com a intervenção (Stan, 2009 – [A]).

PROFILAXIA DO ESTREPTOCOCOS DO GRUPO B

A colonização materna pelo estreptococos do grupo B (SGB) aumenta o risco de infecção neonatal (caracterizada por sepse precoce) por transmissão vertical, que pode acontecer antes da expulsão ou durante o parto, sendo considerada importante causa de morbidade e mortalidade neonatais, especialmente em prematuros. Aproximadamente 10%-25% das mulheres são positivas para o SGB, com colonização principalmente gastrointestinal e genitourinária, porém a colonização genital é frequentemente intermitente ao longo da gestação (Goldenberg, 2002 – [D]).

No Brasil, um estudo de coorte prospectivo foi realizado por Namura et al., com o objetivo de identificar a frequência de colonização em cultura vaginal e anorretal avaliando 203 mulheres, tendo sido encontrada uma colonização de 27,6%, sendo de 25,2% nas mulheres com trabalho de parto prematuro e 30% nos casos de ruptura prematura das membranas (Namura, 2006 – [B]).

Em 1996, uma normatização de consenso entre CDC, American College of Obstetricians and Gynecologists e American Academy of Pediatrics para prevenção da infecção neonatal pelo SGB recomendou o uso do rastreio para identificar candidatas para a profilaxia intraparto. Estas recomendações foram revisadas em 2002, ficando sugerido (CDC, 2002 – [D]):

- Todas as gestantes devem ser rastreadas para o SGB (*screening* universal).
- Pela colonização intermitente, o CDC recomenda que o *screening* seja realizado com 35-37 semanas.
- O *screening* deve ser realizado com cultura de esfregaço da vagina inferior e retal.

Antibioticoterapia intraparto profilática (AIP) – está indicada nos seguintes casos, com cultura positiva ou colonização desconhecida:

- Parto com idade gestacional < 37 semanas.
- Ruptura das membranas ≥ 18 horas.
- Recém-nascido acometido por SGB em gestações anteriores.
- Febre intraparto (≥ 38°C).
- Bacteriúria por SGB na gestação atual.

A AIP não está indicada nas seguintes situações:

- Gestação prévia com cultura positiva e negativa na gestação atual.
- Cesariana eletiva realizada com membranas íntegras e antes de iniciado o trabalho de parto.

Esquema de AIP preconizado (intraparto):
A penicilina G intravenosa permanece a droga de escolha.
Penicilina cristalina (no mínimo 4 horas antes do parto):

- 5 milhões de unidades IV;
- 2,5 milhões de unidades 4/4 horas (até o expulsão fetal) ou ampicilina;
- 2 g IV de ataque, seguidos de 6/6 horas.

Quanto à duração do tratamento, Illuzzi e Bracken, em 2006, realizaram um estudo de revisão sistemática avaliando artigos de estudos observacionais e ensaios clínicos randomizados para examinar a duração da AIP administrada a gestantes colonizadas pelo SGB na redução da sepse neonatal precoce e concluíram que, apesar da recomendação de pelo menos 4 horas entre AIP e o parto, não há estudos bem desenhados examinando a duração da AIP para prevenção da sepse neonatal precoce. Recomendam, então, que, até que futuros estudos sejam conclusivos, continuemos a realizar a AIP como sugerido até o momento (pelo menos 4 horas antes) pelos guias práticos no qual está incluído o projeto diretrizes (Illuzzi, 2006 – [A]).

Nos casos de pacientes alérgicas à penicilina, e pela frequência cada vez maior de resistência do SGB a eritromicina e clindamicina, indicam-se 2 g de cefazolina sódica inicialmente, seguidos por 1 g de 8/8 horas.

Após introdução destas recomendações, publicações avaliaram o impacto das intervenções. Em 1970, nos Estados Unidos, a frequência de sepse neonatal era de 2/1.000 nascidos vivos, com mortalidade de 50%. Após introdução de um programa de *screening* universal e quimioprofilaxia, a frequência reduziu-se para 0,5/1.000 nascidos vivos. Apesar da redução importante após as intervenções, infecções neonatais por SGB permanecem um problema clínico importante (CDC, 2002 – [D]; Larsen & SEVER, 2008 – [B]).

Em artigo recentemente publicado, Dyke *et al.* avaliaram a implementação das recomendações, analisando, em estudo de coorte retrospectivo, registro de recém-nascidos em 1998–1999 e 2003–2004. A taxa de *screening* antes do parto aumentou de 48,1% para 85%; o número de recém-nascidos expostos à antibioticoprofilaxia aumentou de 26,8% para 31,7%. Quanto à antibioticoprofilaxia, foi administrada em 87% de mulheres positivas para SGB que pariram a termo e em apenas 63,4% das com colonização desconhecida com parto pré-termo. A incidência de sepse precoce foi de 0,32/1.000 nascidos vivos (Dyke, 2009 – [B]).

Em estudo de revisão sistemática, Smail analisou cinco ensaios clínicos randomizados de mulheres colonizadas com o SGB comparando a eficácia da AIP com nenhum tratamento, para colonização e infecção dos neonatos pelo SGB, e concluiu que AIP para mulheres colonizadas parece reduzir a infecção neonatal (Smail, 2009 – [A]).

Mais recentemente, estudo de revisão sistemática realizado por Ohlsson e Shah, também avaliando ensaios clínicos randomizados, incluindo 852 mulheres e analisando o impacto da AIP materna na infecção neonatal pelo SGB, encontrou que a incidência de infecção precoce por SGB foi reduzida com AIP comparada com nenhum tratamento (RR 0,17 IC 95% 0,04–0,74). Em relação à sepse tardia não houve diferença estatística entre os grupos. Recomendam que, apesar de a AIP parecer reduzir a sepse precoce nos recém-nascidos, este resultado pode decorrer do alto nível de vieses, e concluem que faltam evidências de ensaios clínicos bem desenhados e conduzidos para recomendar a AIP para redução da sepse neonatal precoce por SGB (Ohlsson, 2009 – [A]).

O uso da desinfecção vaginal com clorexidina durante o trabalho de parto tem sido proposto como mais uma estratégia para prevenção de sepse neonatal precoce por estreptococos do grupo B em prematuros, por ser barata e não favorecer a resistência bacteriana. Stade *et al.*, em estudo de revisão sistemática, incluindo cinco estudos com 2.190 recém-nascidos a termo e prematuros, encontraram redução na colonização dos neonatos, mas não encontraram redução estatisticamente significante na sepse precoce, pneumonia, meningite ou na mortalidade devido ao estreptococos do grupo B, não indicando seu uso rotineiro (Stade, 2009 – [A]).

TOCÓLISE

O principal objetivo da terapia tocolítica é reduzir a morbidade e mortalidade neonatais por meio da postergação do parto, a fim de permitir a administração do corticoide, que promove a aceleração da maturidade pulmonar fetal, e permitir a transferência materna para um centro de assistência terciário com recursos adequados.

Ainda não é possível evitar o parto prematuro, mas, sim, amenizar suas consequências. Apesar de todos os esforços para encontrar a droga tocolítica perfeita, que seja efetiva e segura tanto para a mãe quanto para o feto, os resultados têm sido desapontadores. Todos os uterolíticos, em maior ou menor grau, apresentam efeitos colaterais maternos e/ou fetais.

Princípios gerais: não há evidências favorecendo o uso "profilático". Não há sentido no uso de betamiméticos por via oral. Não há efeito benéfico do tratamento de manutenção em relação ao repouso isolado com ou sem placebo.

Os betamiméticos são os agentes tocolíticos mais bem estudados e têm sido extensamente utilizados nos últimos 20 anos. Entre as drogas beta-adrenérgicas destacam-se: terbutalina, salbutamol, fenoterol e ritodrina. Atuam nos receptores beta-2 do miométrio, estimulando o relaxamento da fibra muscular uterina através da diminuição do cálcio livre no interior das células (Anotayanonth, 2008 – [A]). Agem também em outros receptores beta-adrenérgicos, causando vários efeitos colaterais nas mães, incluindo dor torácica, edema agudo de pulmão, palpitações, tremores, náuseas, cefaleia, ansiedade, hiperglicemia e hipocalemia. Atravessam a placenta e podem causar taquicardia fetal, hipoglicemia e hiperinsulinismo após o nascimento (Blumenfeld, 2009 – [D]).

A revisão sistemática disponibilizada na biblioteca Cochrane, que incluiu 17 ensaios clínicos randomizados, com 2.268 mulheres, concluiu que os betamiméticos diminuem o número de mulheres em trabalho de parto prematuro evoluindo para parto em 48 horas, mas não houve diminuição no número de partos em sete dias. Nenhum benefício foi demonstrado em relação a mortes neonatais e à síndrome do desconforto respiratório do RN; logo, não mostram ter impacto nos resultados perinatais (Anotayanonth, 2008 – [A]). Além disso, os betamiméticos causam efeitos adversos mais que qualquer outro tocolítico (Heus, 2009 – [D]).

A terbutalina é a droga mais utilizada no Brasil. Diluem-se cinco ampolas (1 amp. = 0,5 mg) em soro glicosado a 5% (500 mL) e infundem-se, por via intravenosa, iniciando 10 gotas/min. Aumentam-se 10 gotas/min a cada 20 min. até o máximo de 80 gotas/min. Obtida a dose mínima capaz de cessar as contrações, mantém-se o gotejamento por 24 horas (Bittar, 2005 – [D]).

Os bloqueadores dos canais de cálcio são potentes relaxantes uterinos. No útero gravídico atuam diminuindo o influxo dos íons cálcio do meio extracelular para a célula miometrial. A nifedipina é o bloqueador dos canais de cálcio mais profundamente estudado no manejo do trabalho de parto prematuro (King, 2003 – [A]). A nifedipina é geralmente bem tolerada, mas pode gerar efeitos colaterais em até um terço das mulheres. Os principais sintomas são tontura, escotomas, *flushing*, náuseas, hipotensão transitória e cefaleia, sendo esse o mais comum. A hipotensão causada pela nifedipina pode ser revertida colocando-se a paciente em decúbito lateral esquerdo e elevando os membros inferiores. A combinação entre sulfato de magnésio e nifedipina deve ser evitada, pois há relatos de hipocalemia sintomática, bloqueio neuromuscular e cardiotoxicidade, incluindo morte materna. O mais importante é que essas drogas não mostraram trazer efeitos adversos aos fetos. A única contraindicação da nifedipina é a hipersensibilidade à droga (Blumenfeld, 2009 – [D]).

O início da ação da nifedipina ocorre após 20 minutos da ingestão e seu pico de ação se dá com 60 minutos. O tempo de meia-vida é 2 a 3 horas (Ables, 2005 – [D]). A revisão sistemática da biblioteca Cochrane, que incluiu 12 ensaios clínicos randomizados, com 1.029 mulheres, mostrou que os bloqueadores dos canais de cálcio são os agentes tocolíticos mais efetivos (menos partos dentro de sete dias do início do tratamento). Além disso, seu uso causa diminuição na incidência de morbidade neonatal relacionada com síndrome do desconforto respiratório, hemorragia intraventricular e enterocolite necrosante. Logo, a nifedipina produz impacto nos resultados perinatais. Demonstrou também uma importante redução dos efeitos colaterais maternos. Os bloqueadores de canais de cálcio devem ser preferidos em relação aos betamiméticos (King, 2003 – [A]).

A dose de nifedipina usada no manejo do trabalho de parto prematuro varia entre os ensaios clínicos, entretanto o regime de administração mais comum entre os trabalhos consiste na dose de 10 mg via oral a cada 20 a 30 minutos se as contrações persistirem, no máximo 40 mg dentro da primeira hora. A dose de manutenção recomendada é de 10 a 20 mg a cada 4 a 6 horas. A duração do tratamento ainda não está estabelecida, bem como o uso de cápsula ou tablete. A nifedipina é agente tocolítico de primeira linha, levando em consideração sua eficácia, baixo custo, fácil administração e poucos efeitos colaterais maternos (Ables, 2005 – [D]).

O sulfato de magnésio é o tocolítico mais frequentemente utilizado nos Estados Unidos. Uma pesquisa realizada com mais de 700 obstetras americanos revelou que 94% usam o sulfato de magnésio como tocolítico de primeira escolha (Blumenfeld, 2009 – [D]). O sulfato de magnésio atua inibindo os canais de cálcio voltagem-dependentes da superfície da célula miometrial. Os efeitos colaterais do sulfato de magnésio são náuseas, vômitos, *flushing*, letargia, tontura, cefaleia, visão turva, edema pulmonar e dor torácica. A revisão da biblioteca Cochrane, incluindo três ensaios clínicos randomizados, com 303 mulheres, demonstrou que o sulfato de magnésio não é efetivo na prevenção do parto prematuro e não reduz a morbimortalidade neonatal quando em comparação com outros agentes tocolíticos ou nenhum tratamento (Crowther, 2008 – [A]). Alguns estudos observacionais têm avaliado uma potencial redução das morbidades neurológicas dos fetos expostos a essa droga. Entretanto, mais estudos são necessários para afirmar que o sulfato de magnésio protege fetos prematuros da paralisia cerebral (Mercer, 2009).

Inibidores das prostaglandinas atuam inibindo a enzima ciclo-oxigenase necessária à conversão de ácido araquidônico em prostaglandinas. Na prática clínica, a indometacina, um inibidor não seletivo da COX, é utilizada na inibição do trabalho de parto prematuro. Um ensaio clínico randomizado que comparou a ação da indometacina *versus* placebo demonstrou prolongamento da gestação no grupo da medicação sem, entretanto, mostrar redução da morbimortalidade fetal. A mais recente revisão da Cochrane mostrou que, comparada com o placebo, a indometacina promove redução nas taxas de parto antes das 37 semanas de gestação e aumento da idade gestacional e do peso ao nascer. No entanto, não há nenhum ensaio clínico randomizado comparando a indometacina com a nifedipina. Os principais efeitos colaterais dos inibidores das prostaglandinas ocorrem no feto e incluem constrição do ducto arterioso e oligúria fetal. O uso da indometacina se limita aos trabalhos de parto que ocorrem antes das 32 semanas devido ao fechamento precoce do ducto arterioso promovido por essa droga (Blumenfeld, 2009 – [D]).

Os antagonistas dos receptores da ocitocina são peptídeos sintéticos que agem competindo com a ocitocina no seu receptor da célula miometrial e reduzem os efeitos fisiológicos desse hormônio. Recente revisão da biblioteca Cochrane, incluindo dois ensaios clínicos, com 651 mulheres, demonstrou que, apesar de os efeitos colaterais provocados pelo seu uso serem menores quando em comparação com outros tocolíticos (betamiméticos), o atosiban não previne o parto prematuro. Essa revisão não demonstrou a superioridade do atosiban sobre os betamiméticos ou placebo em termos de eficácia tocolítica e resultados perinatais (Papatsonis, 2008 – [A]). Os antagonistas dos receptores de ocitocina e a indometacina são os únicos tocolíticos que não estão associados a sérios efeitos adversos maternos. Os antagonistas dos receptores da ocitocina são os tocolíticos mais seguros para mãe e feto, entretanto apresentam elevado custo financeiro (Heus, 2009 – [D]).

Doadores de óxido nítrico. O óxido nítrico atua na atividade do sistema enzimático da quinase de cadeia leve da miosina e promove o relaxamento da célula miometrial. A nitroglicerina transdérmica é o doador de óxido nítrico mais utilizado na inibição do trabalho de parto (Amorim, 2009 – [A]). Recentes estudos sugerem que a utilização da nitroglicerina transdérmica poderia ser uma opção tocolítica efetiva com reduzidos efeitos colaterais e maternos. Essa via de administração também é atrativa pela conveniência da utilização, efetividade potencial, além do baixo custo (Bittar, 2009 – [D]).

Ensaio clínico randomizado, com 153 mulheres, comparando a nitroglicerina com placebo, mostrou haver risco neonatal mais baixo (hemorragia intraventricular, leucomalácia, complicações pulmonares e enterocolite necrosante) no grupo da nitroglicerina. Não foi observada diferença significativa entre os dois grupos para a diminuição do risco de parto antes da 28ª semana nem de prolongamento da gestação por sete dias (Amorim, 2009 – [A]). Um ensaio clínico aberto comparando a nitroglicerina com a nifedipina, com 50 mulheres, não demonstrou diferença significativa entre os grupos em relação às características basais. A efetividade na inibição do trabalho de parto prematuro foi semelhante entre os dois grupos (Bittar, 2009 – [D]). A cefaleia é o principal efeito colateral materno prevalente em 30% das pacientes. As conclusões dos estudos não respaldam o uso rotineiro da nitroglicerina como agente tocolítico na prática clínica diária. Novos ensaios clínicos randomizados devem ser realizados para assegurar a real eficácia e a segurança da tocólise com a nitroglicerina com poder e amostra suficientes para avaliar os riscos e benefícios maternos e neonatais em longo prazo.

ASSISTÊNCIA AO PARTO PREMATURO

Se as intervenções para evitar o parto prematuro falharam, alguns cuidados intraparto devem ser tomados, lembrando que, quanto mais imaturo o feto, maiores os riscos no trabalho de parto e no parto (Cunningham, 2005 – [D]).

- Monitorização da vitalidade fetal.
- Cesariana nas apresentações anômalas.
- Não há evidências justificando a episiotomia de rotina.
- O uso do fórceps deve ser judicioso.
- Importante a presença de neonatologista experiente.
- Não há evidências suficientes para indicar cesariana eletiva em fetos pequenos em apresentação cefálica (Grant, 2009 – [A]).

PREMATURIDADE TARDIA

Em julho de 2005, o National Institute of Child Health and Human Development (NICHD), do National Institutes of Health, promoveu *workshop* reunindo *experts*, ficando proposta a definição de "prematuro tardio" – *late preterm*, em substituição a *near-term infants* para aqueles recém-nascidos cujo parto aconteçe entre a 34ª semana de gestação ($34^{0/7}$ ou 239 dias do primeiro dia do último período menstrual normal) e 36 semanas completas de gestação ($36^{6/7}$ semanas completas de gestação ou 259 dias desde o primeiro dia do último período menstrual normal materno) (Raju, 2006; Engle, 2006). A adoção do termo *late preterm* tenta evitar *near-term*, pois este pode dar a falsa impressão de estar o recém-nascido maduro (Dobak, 2006).

O prematuro tardio tem sido erroneamente considerado fisiológica e metabolicamente maduro como um recém-nascido a termo, entretanto comparado com este, há evidências crescentes de que esta população não é tão saudável como se pensava e o pré-termo tardio tem um risco maior de desenvolver complicações clínicas, resultando em maiores mortalidade e morbidade antes da alta hospitalar e maior frequência de readmissões no primeiro mês de vida (Engle, 2007; Acgo, 2008; Ramachandrappa, 2009).

Dos 4 milhões de nascidos vivos nos Estados Unidos por ano, aproximadamente 360 mil ocorrem nas gestações entre 34 e 37 semanas (Raju, 2006), correspondendo a três quartos de todos os partos prematuros (Shapiro-Mendoza, 2008). O nascimento pré-termo tardio em 1992 correspondia a 6,9% de todos os partos de gestação única e 71% de todos os partos prematuros, enquanto em 2002 eles representavam 7,7% de todos os partos de gestação única e 74% dos partos prematuros. Estes achados reforçam o significante impacto dos nascimentos de prematuros tardios no aumento total de partos prematuros entre 1992 e 2002 (Davidoff, 2006), pois entre os partos prematuros, os relacionados aos de pré-termo tardios respondem proporcionalmente, com um maior aumento, a aproximadamente 15% (Raju, 2006).

A maior ênfase da literatura tem sido dada aos mais vulneráveis, os nascimentos muito prematuros. Para estes recém-nascidos cada semana adicional na idade gestacional do parto representa uma queda significante na permanência hospitalar e menor risco de morbidade a longo prazo, bem como redução dos custos associados. Os investimentos nas ações destinadas à redução das consequências da prematuridade foram destinados a prematuros com idade gestacional inferior a 32-34 semanas, conforme mostra a recomendação de Goldenberg (2002): "como o risco da morbidade e mortalidade neonatal em recém-nascidos próximos ao termo é baixo, maior atenção é agora dirigida para os prematuros < 32 semanas de gestação" (Goldenberg, 2002).

Desde o início da era moderna, o interesse de neonatologistas no cuidado intensivo de recém-nascidos foi primariamente focado na melhoria dos resultados dos recém-nascidos mais prematuros. Nos últimos anos, os prematuros nascidos entre 34 e 37 semanas têm sido alvo de maior interesse (Young, 2007).

Em virtude de aproximadamente três quartos de todos os partos de gestação única pré-termo ser representados por recém-nascidos entre 34 e 37 semanas de gestação e estes frequentemente não serem considerados de risco aumentado, pesquisas mais recentes têm focado em definir morbidade, mortalidade, complicações e custos associados à assistência de recém-nascidos prematuros tardios (Kramer, 2000; Gilbert, 2003).

As patologias obstétricas mais frequentemente associadas ao parto pré-termo tardio são: ruptura prematura das membranas, gestações múltiplas, trabalho de parto prematuro espontâneo (Dobak, 2006; Fuchs, 2006) e indicação médica para interrupção da gestação – principalmente representada por pré-eclâmpsia e restrição do crescimento fetal (que aumentou 12% quando comparada sua frequência, que, em 1992, era de 6,4%, passando a 7,4% em 2002) (Davidoff, 2006).

RESULTADOS ADVERSOS RELACIONADOS COM PREMATURIDADE TARDIA

Recém-nascidos classificados como pré-termo tardios têm maior risco de morbidade que os recém-nascidos a termo (Dobak, 2006; Fuchs, 2006 – B). Das patologias que mais frequentemente afetam os recém-nascidos pré-termo tardios em comparação com os nascidos a termo, destacam-se: morbidade respiratória (como taquipneia transitória do recém-nascido, síndrome do desconforto respiratório do recém-nascido, pneumonia e hipertensão pulmonar), hipotermia, hipoglicemia, prolongada icterícia fisiológica, sepse neonatal tardia, como também maior frequência com problemas com alimentação e re-hospitalização (Wang, 2004; Dobak, 2006 – [B]).

Em um dos primeiros estudos publicados avaliando os resultados clínicos dos pré-termo tardios (35 a $36^{6/7}$ semanas), Wang *et al.*, pesquisando registro eletrônico de 90 recém-nascidos pré-termo tardios e 95 recém-nascidos a termo, encontraram maior frequência nos pré-termo tardios de instabilidade de temperatura, hipoglicemia, distúrbios respiratórios, icterícia, atraso na alta hospitalar, problemas na alimentação, que resultaram em maiores custos financeiros. Durante a hospitalização pós-parto o pré-termo tardio tem risco quatro vezes maior que o recém-nascido a termo de ter pelo menos uma condição clínica diagnosticada e 3,5 vezes maior risco de ter duas ou mais (Wang, 2004 – B). Como fatores associados a altas morbidade e mortalidade são incluídos: operação cesariana, presença de complicações maternas, recém-nascido do sexo masculino e restrição do crescimento fetal (Jain, 2006 – [D]).

Ainda em relação à morbidade, Shapiro-Mendoza *et al.* publicaram estudo em que avaliaram 26.170 registros de prematuros tardios e 377.638 recém-nascidos a termo e encontraram que o prematuros tardios tiveram sete vezes mais risco de morbidades que os de termo (22% *vs.* 3%) e a frequência de morbidade foi o dobro para cada semana de gestação a menos, inferior a 38 semanas, bem como os prematuros tardios que nasceram de mães com qualquer condição médica (p. ex., hipertensão) são recém-nascidos com maior risco de morbidade, comparados com recém-nascidos a termo expostos às condições clínicas similares (Shapiro-Mendoza, 2008 – [B]).

No Brasil, os dados são escassos. Estudo de coorte realizado na cidade de Pelotas (RS) no ano 2004 avaliou 4.263 nascidos vivos, dos quais 447 (10,8%) foram prematuros tardios que, comparados com recém-nascidos a termo, mostraram aumento de risco de depressão pós-parto, morbidade perinatal e dificuldade para alimentar-se ao peito nas primeiras horas de vida. O risco relativo para mortalidade neonatal e infantil foi, respectivamente, 5,1 e 2,1 vezes maior que o observado em recém-nascidos a termo (Santos, 2008 – [B]).

Além da morbidade imediata, também têm sido descritas consequências a longo prazo, sendo nos pré-termos tardios mais frequentes: distúrbios no neurodesenvolvimento, paralisia cerebral, retardo mental, problemas psicológicos, distúrbios emocionais e de comportamento, distúrbios de escolaridade, bem como cegueira, perda da audição e epilepsia (Chyi, 2008; Ramachandrappa, 2009 – [D]).

Vários estudos têm demonstrado aumento no risco de mortalidade entre os recém-nascidos de 34 a 37 semanas de gestação, comparando com recém-nascidos a termo (Escobar, 2006 – [B]) – risco três a quatro vezes maior (Newton, 2005 – [B]), risco duas a cinco vezes maior e duas vezes maior o risco da síndrome de morte súbita infantil (Kramer, 2000 – [B]).

Avaliando a mortalidade nos pré-termo tardios, em artigo recentemente publicado, Young *et al.* revisaram dados de nascimento de 283.975 recém-nascidos com idade gestacional ≥ 34 semanas e ≤ 42 semanas de gestação, usando 40 semanas como referência, em Utah, entre 1999 e 2004 e certidões de óbito dos 651 que morreram no primeiro ano de vida. Concluíram que, comparados com os nascidos a termo, os recém-nascidos prematuros tardios tiveram significativamente maiores razões de mortalidade e cada semana a mais de idade gestacional estava associada à redução no risco de óbito. Consideram que os achados do estudo sejam de importância para clínicos e pesquisadores, pois, embora a maioria dos recém-nascidos incluídos nos pré-termo tardios evolua bem, tem risco aumentado de morbidade e mortalidade no primeiro ano de vida, fato ainda relativamente ignorado pela comunidade científica (Young, 2007 – [B]).

Em estudo retrospectivo analisando partos ocorridos nos últimos 18 anos no Parkland Hospital, considerando 240.958 nascidos vivos, a mortalidade dos prematuros tardios/1.000 nascidos vivos foi de 1,1 com 34 semanas, 1,5 com 35 semanas e 0,5 com 36 semanas, enquanto com 39 semanas foi de 0,2 ($p < 0,001$) (McIntire, 2008 – [B]).

Associada à idade gestacional, outra condição que interfere na mortalidade é o peso ao nascer. Pulver *at al.* analisaram recém-nascidos com mais de 34 semanas no período de 1999 a 2005 e encontraram que pré-termo tardios pequenos para a idade gestacional têm risco de óbito no primeiro mês de vida 44 vezes maior que recém-nascidos a termo adequados para a idade gestacional, e 22 vezes maior de óbito no primeiro ano de vida (Pulver, 2009 – [B]).

Em virtude de o recém-nascido pré-termo tardio responder pela maioria dos prematuros, nos Estados Unidos, impõe grande impacto no sistema de saúde, pelo aumento da morbidade em relação aos nascidos a termo (Fuchs, 2006 – [D]). Ocorre um aumento dos custos com a hospitalização para o parto, bem como apresentam maior frequência de reinternações em comparação com os nascimentos após 37 semanas (Shapiro-Mendoza, 2006; Tomashek, 2006 – [D]).

Significante "excesso" de custo financeiro foi encontrado em nascimentos entre 34 e 37 semanas de gestação quando em comparação com nascimentos após 38 semanas. Estimativa sugere que aproximadamente US$ 49 milhões por ano poderiam ser economizados, apenas na Califórnia, se os partos entre 34 e 37 semanas de gestação pudessem ser evitados (Gilbert, 2003). O aumento nos custos diretos por recém-nascido pré-termo tardio é 2,9 vezes maior que com recém-nascidos a termo (Wang, 2004 – [B]).

MATURAÇÃO PULMONAR FETAL NA PREMATURIDADE TARDIA

Após o parto, recém-nascidos com estrutura pulmonar e capacidade funcional imaturas são de maior risco para distúrbios respiratórios, necessidade de oxigênio, ventilação e admissão em unidades de cuidados intensivos (Wang, 2004 – B). De 34 a 36 semanas, funcionalmente, a estrutura pulmonar imatura pode estar associada a retardo na absorção dos fluidos intrapulmonares, insuficiência de surfactantes e trocas gasosas ineficientes (Escobar, 2006; Jain, 2006 – [D]).

A morbidade respiratória no pré-termo ≥ 34 e < 37 semanas de gestação, nascidos de parto transpelviano ou cesariana, está bem documentada na literatura como responsável por número significativo de admissões em unidades de terapia intensiva entre estes neonatos. Pelas altas taxas de pré-termo tardios por todo o mundo, o impacto econômico e na saúde pública, a morbidade (SDRN, TTRN, pneumonia e hipertensão pulmonar) neste grupo é considerável. Há considerável evidência de que eventos fisiológicos nas últimas semanas de gestação, associados ao início do trabalho de parto espontâneo, são acompanhados por mudança no meio hormonal fetal e materno, resultando em rápida maturação e preparação do feto para o parto e a transição neonatal. Rápido *clearance* do fluido pulmonar fetal exerce papel importante nesta transição e interrupção neste processo, levando a retenção do fluido nos espaços aéreos e hipoventilação alveolar. Quando os pré-termo tardios nascem, frequentemente privados destas mudanças hormonais, terão uma transição neonatal mais difícil (Jain, 2006 – [D]).

CORTICOTERAPIA PARA ACELERAÇÃO DA MATURIDADE PULMONAR FETAL NA PREMATURIDADE TARDIA

Embora a recomendação baseada em metanálise recomende o uso da corticoterapia antenatal a toda gestante em risco de parto prematuro até 34 semanas (Crowley, 1995 – [A]), várias publicações sugerem futuras pesquisas para avaliar os benefícios da administração da corticoterapia antenatal, tanto no trabalho de parto prematuro espontâneo, quanto por indicação médica de antecipação do parto entre 34 e 37 semanas de gestação, mas atualmente as evidências são insuficientes para indicação de corticoterapia além de 34 semanas (Vidaeff, 2003; Fuchs, 2006 – [D]).

Com a maior atenção voltada para os pré-termo nos últimos anos, a reunião de *experts* promovida pelo National Institute of Child Health and Human Development faz várias recomendações para futuras pesquisas para descrever a epidemiologia do pré-termo tardio, etiologia e quais indicações que poderiam ser preveníveis, contribuição do pré-termo tardio no total da morbimortalidade neonatal, impacto econômico com esses neonatos e avaliar estratégias para melhorar os resultados destes prematuros, apontando que uma destas estratégias poderia ser o estudo da eficácia da corticoterapia antenatal (Raju, 2006 – [D]).

LEITURA RECOMENDADA

Ables AZ, Romero AM, Chauhan SP. Use of calcium channel antagonists for preterm labor. Obstet Gynecol Clin N Am 2005; 32:519-25.

ACGO – Committee Opinion: Late-preterm Infants. Obstet Gynecol 2008; 111:1029-32.

ACGO – Committee Opinion: Use of Progesterone to Reduce Preterm Birth. Obstet Gynecol 2008; 112:963-5.

Amorim MMR, Santos LC, Faúndes A. Corticosteroid therapy for prevention of respiratory distress syndrome in severe preeclampsia. Am J Obstet Gynecol 1999; 180:1283-8.

Amorim MRA, Lippo LAM, Costa AAR, Coutinho IC, Souza ASR. Nitroglicerina transdérmica versus nifedipina oral para inibição do trabalho de parto prematuro: ensaio clínico randomizado. Rev Bras Ginecol Obstet 2009; 31(11):552-8.

Ancel PY. Menace d'accouchement prématuré et travail prématuré à membranes intactes: physiopathologie, facteurs de risqué et consequences. J Gynecol Obstet Biol Reprod 2002; 31 (suppl. Au nº 7):5S10-5S21.

Anotayanonth S, Subhedar NV, Neilson JP, Harigopal S. Betamimetics for inhibiting preterm labour (Cochrane Review). In: The Cochrane Library, Issue 4, 2008.

Ballard PL, Ballard RA. Scientific basis and therapeutic regimes for use of antenatal glucocorticoids. Am J Obstet Gynecol 1995; 173:254-62.

Barros FC, Vèlez MP. Temporal trends of preterm birth subtypes and neonatal outcomes. Obstet Gynecol 2006; 107: 1035-41.

Berghella Vincenzo, Hayes Edward, Visintine John, Baxter Jason K. Fetal fibronectin testing for reducing the risk of preterm birth. Cochrane Database of Systematic Reviews. In: The Cochrane Library, Issue 3, Art. No. CD006843. DOI: 10.1002/14651858.CD006843.pub4.

Berghella Vincenzo, Baxter Jason K, Hendrix Nancy W. Cervical assessment by ultrasound for preventing preterm delivery. Cochrane Database of Systematic Reviews. In: The Cochrane Library, Issue 3, Art. No. CD007235. DOI: 10.1002/14651858.CD007235.pub3.

Bittar RE, Zugaib M. Condutas para o trabalho de parto prematuro. Rev Bras Ginecol Obstet 2005; 27:561-6.

Bittar RE, Zugaib M. Tratamento do trabalho de parto prematuro. Rev Bras Ginecol Obstet 2009; 31:415-22.

Bittar RE, Zugaib M. Indicadores de risco para o parto prematuro. Rev Bras Ginecol Obstet 2009; 31:203-9.

Blumenfeld YJ, Lyell J. Prematurity prevention: the role of acute tocolysis. Current Opinion in Obstetrics and Gynecology 2009; 21:136-41.

Chen A, Feresu SA, Barsoom MJ. Heterogeneity of preterm birth subtypes in relation to neonatal death. Obstet Gynecol 2009; 114:516-22.

Chyi LJ, Lee HC, Hintz SR, Gould JB, Sutcliffe TL. School outcomes of late preterm infants: special needs and challenges for infants born at 32 to 36 weeks gestation. J Pediatr 2008; 153:25-31.

Cole PS, Nogee LM, Hamvas A. Defects in surfactant synthesis: clinical implications. Pediatr Clin N Am 2006; 53:911-27.

Cotten CM, Ginsburg GS, Goldberg RN, Speer MC. Genomic analyses: a neonatology perspective. J Pediatr 2006; 148:720-6.

Crane JM, Hutchens D. Transvaginal sonografhic measurement of cervical length to predict birth in asymptomatic wwomen at increased risk a systematic review. Ultrasound Obstet Gynacol 2008; 31:579-87.

Crowley PA. Antenatal corticosteroid therapy: A meta-analysis of the randomized trials, 1992 to 1994. Am J Obstet Gynecol 1995; 173:322-35.

Crowley P, Roberts D, Dalziel S, Shaw BNJ. Antenatal corticosteroids to accelerate fetal lung maturation for women at risk of preterm birth (Protocol for a Cochrane Review) In: The Cochrane Library, Issue 1, 2006.

Crowther CA, Moore V. Magnesium maintenance therapy for preventing preterm birth after threatened preterm labour. In: Cochrane Library, Issue 4, 2008.

Cunningham FG, Leveno KJ, Bloom SL, Hauth JC, Gilstrap III LC, Wenstrom KD. Williams Obstetrics. 22nd ed. New York: McGraw-Hill, 2005, p. 588.

Davidoff MJ, Dias T, Damus K, Russell R, Bettegowda VR, Dolan S, Schwarz RH, Green NS, Petrini J. Changes in the gestational age distribution among U. S. singleton birth: Impact on rates of late preterm birth, 1992 to 2002. Semin Perinatol 2006; 30:8-15.

Dobak WJ, Gardner MO. Late preterm gestation: Physiology of labor and implications for delivery. Clin Perinatol 2006; 33:765-76.

Dodd Jodie M, Flenady Vicki, Cincotta Robert, Crowther Caroline A. Prenatal administration of progesterone for preventing preterm birth in women considered to be at risk of preterm birth. Cochrane Database of Systematic Reviews. In: The Cochrane Library, Issue 3, Art. No. CD004947. DOI: 10.1002/14651858.CD004947.pub1.

Doyle LW and the Victorian Infant Collaborative Study Group. Outcome at 5 years of age of children 23 to 27 weeks' gestation: refining the prognosis. Pediatrics 2001; 108:134-41.

Drakeley Andrew J, Roberts Devender, Alfirevic Zarko. Cervical stitch (cerclage) for preventing pregnancy loss in women. Cochrane Database of Systematic Reviews. In: The Cochrane Library, Issue 3, Art. No. CD003253. DOI: 10.1002/14651858.CD003253.pub1.

Dyke MKV, Phares CR, Lynfield R et al. Evaluation of Universal Antenatal Screening for Group B Streptococcus. N Engl J Med 2009; 360:2626-36.

Ehrenberg HM, Iams JD, Goldenberg RL, Newman RB, Weiner SJ, Sibai BM et al. Maternal obesity. Uterine activity and the risk of spontaneous preterm birth. Obstet Gynecol 2009; 113:48-52.

Elimian A, Verma U, Canterino J, Shah J, Visintainer P, Tejani N. Effectiveness of antenatal steroids in obstetric subgroups. Obstst Gynecol 1999; 93:174-9.

Engle WA. A recommendation for the definition of "Late Preterm" (Near-Term) and the birth weight-gestational age classification system. Semin Perinatol 2006; 30:2-7.

Engle WA, Tomashek KM, Wallman C. Late-preterm infants: a population at risk. Pediatrics 2007; 120:1390-401.

Escobar GJ, Clark RH, Greene JD. Short-term outcomes of infants born at 35 and 36 weeks gestation: we need to ask more questions. Semin Perinatol 2006; 30:28-33.

Fonseca EB, Bittar RE, Carvalho MHB, Zugaib M. Prophylactic administration of progesterone by vaginal suppository to reduce the incidence of spontaneous preterm birth in women at increased risk: A randomized placebo-controlled double-blind study. Am J Obstet Gynecol 2003; 188:419-24.

Fonseca EB, Celik E, Parra M, Singh M, Nicolaides KH, for the Fetal Medicine Foundation Second Trimester Screening Group. Progesterone and the Risk of Preterm Birth among Women with a Short Cervix. N Engl J Med 2007; 357:462-9.

Fonseca EB, Bittara RE, Damia R, Zugaib M. Prematurity prevention: the role of Progesterone. Curr Opin Obstet Gynecol 2009; 21:142-7.

Fuchs K, Wapner R. Eletive cesarean section and induction and their impact on late preterm births. Clin Perinatol 2006; 33:793-801.

Gilbert WM, Nesbitt TS, Danielsen B. The cost of prematurity: quantification by gestational age and birth weight. Obstet Gynecol 2003; 102:488-92.

Goldenberg RL, Hauth JC, Andrews WW. Intrauterine infection and preterm delivery. N Engl J Med 2000; 342:1500-7.

Goldenberg RL. The management of preterm labor. Obstet Gynecol 2002; 100:1020-37.

Goldenberg RL, Culhane JF, Iams JD, Romero R. Epidemiology and causes of preterm birth. Lancet 2008; 371:75-84.

Grant Adrian, Glazener Cathryn MA. Elective caesarean section versus expectant management for delivery of the small baby. Cochrane Database of Systematic Reviews. In: The Cochrane Library, Issue 3, Art. No. CD000078. DOI: 10.1002/14651858.CD000078.pub1.

Green NS, Damus K, Simpson JL, Iams J, Reece EA, Hobel CJ, Merkatz IR, Greene MF, Schwarz RH. Research agenda for preterm birth: Recommendations from the March of Dimes. Am J Obstet Gynecol 2005; 193:626-35.

Health Canada. Canadian Perinatal Surveillance System. Canadian Perinatal Health Report, 2003. Chapter 4: 73-6. Disponível em: http://www.hc-sc.gc.ca/pphb-dgspsp/rhs-ssg/index.html.

Hendler I, Goldenberg RL, Mercer BM, Iams JD, Meis PJ, Moawad AH, MacPherson CA, Caritis SN, Miodovnik M, Menard KM, Thurnau GR, Sorokin Y. The Preterm Prediction Study: association between maternal body mass index and spontaneous and indicated preterm birth. Am J Obstet Gynecol 2005; 192:882-6.

Hoyert DL, Mathews TJ, Menacker F, Strobino DM, Guyer B. Annual summary of vital statistics: 2004. Pediatrics 2006; 117:168-83.

Huddleston JF, Sanchez-Ramos L, Huddleston KW. Acute management of preterm labor. Clin Perinatol 2003; 30:841-54.

Iams JD. The epidemiology of preterm birth. Clin Perinatol 2003; 30:651-64.

Iams JD. Prediction and early detection of preterm labor. Obstet Gynecol 2003; 101:402-12.

Iams JD, Romero R, Culhane JF, Goldenberg RL. Primary, secondary and tertiary interventions to reduce the morbidity and mortality of preterm birth. Lancet 2008; 371:164-75.

Illuzzi JL, Bracken MB. Duration of Intrapartum Prophylaxis for Neonatal Group B Streptococcal Disease: A Systematic Review. Obstet Gynecol 2006; 108:1254-65.

Jain L, Eaton DC. Physiology of fetal lung fluid clearance and the effect of labor. Semin Perinatol 2006; 30:34-43.

Katz VL, Farmer RM. Controversies in tocolytic therapy. Clin Obstet Gynecol 1999; 42:802-19.

King J F, Flenady V, Murray L. Prophylactic antibiotics for inhibiting preterm labour with intact membranes. Cochrane Database of Systematic Reviews. In: The Cochrane Library, Issue 2, Art. No. CD000246. DOI: 10.1002/14651858.CD000246.pub1.

King James F, Flenady Vicki, Papatsonis Dimitri, Dekker Gustaaf, CarbonneBruno. Calcium channel blockers for inhibiting preterm labour. Cochrane Database of Systematic Reviews. In Cochrane Library, Issue 2, 2003.

Kopelman BI, Santos AMN, Goulart AL, Almeida MFB, Miyoshi MH, Guinsburg R. Diagnóstico e Tratamento em Neonatologia. São Paulo: Ed. Atheneu, 2004.

Kramer MS, Demissie K, Yang H, Platt RW, Sauvé R, Liston R. The contribution of mild and moderate preterm birth to infant mortality. JAMA 2000; 284:843-9.

Lang CT, Iams JD. Goals and strategies for prevention of preterm birth: An obstetric perspective. Pediatr Clin N Am 2009; 56:537-63.

Langhoff-Roos J, Kesmodel U, Jacobsson B, Rasmussen S, Vogel I. Spontaneous preterm delivery in primiparous women at low risk in Denmark: population based study. BMJ 2006; 332:937-9.

Larsen JW, Sever JL. Group B streptococcus and pregnancy: a review. Am J Obstet Gynecol 2008; 198:440-8.

Lewis DF, Futayyeh S, Towers CV, Asrat T, Edwards MS, Brooks GG. Preterm delivery from 34 to 37 weeks of gestation: Is respiratory distress syndrome a problem? Am J Obstet Gynecol 1996; 174:525-8.

Liggins GC, Howie RN. A controlled trial of antepartum glucocorticoid treatment for prevention of the respiratory distress syndrome in premature infants. Pediatrics 1972; 50:515-25.

Lockwood CJ, Kuczynski E. Risk stratification and pathological mechanisms in preterm delivery. Paediatr Perinat Epidemiol 2001; suppl 2:78-89.

Lyndon A. Preterm labor and birth. Where are we now? J Perinat Neonat Nurs 2006; 20:82-4.

McIntire DD, Leveno KJ. Neonatal mortality and morbidity rates in late preterm births compared with births at term. Obstet Gynecol 2008; 111:35-41.

McManemy J, Cooke E, Amon E, Leet T. Recurrence risk for preterm delivery. Am J Obstet Gynecol 2007; 196:576.e1-576.e7.

Meis PJ, Goldenberg RL, Mercer BM, Iams JD, Moawad AH, Miodovnik M, Menard MK, Caritis SN, Thurnau GR, Bottoms SF, Das A, Roberts JM, McNellis D. The preterm prediction study: Risk factors for indicated preterm births. Am J Obstet Gynecol 1998; 178:562-7.

Meis PJ, Klebanoff M, Thom E et al. Prevention of Recurrent Preterm Delivery by 17 Alpha-Hydroxyprogesterone Caproate. N Engl J Med 2003; 348:2379-85.

Mercer BM, Merlino AA, Magnesium Sulfate for preterm labor and preterm birth. Obstet Gynecol 2009; 114:650-68.

Ministério da Saúde – Secretaria de Vigilância em Saúde. Proporção de nascidos vivos por prematuridade – Brasil e Estados: 2000, 2002, 2004. Disponível em: www.saude.gov.br (acessado em 14 de janeiro de 2010).

Nomura ML, Passini Júnior R, Oliveira UM. Selective versus non-selective culture medium for group B streptococcus detection in pregnancies complicated by preterm labor or preterm-premature rupture of membranes. Braz J Infect Dis. 2006; 10:247-50.

National Institutes of Health – Consensus development Conference Statement. Effect of corticosteroids for fetal maturation on perinatal outcomes, February 28-march 2, 1994. Am J obstet Gynecol 1995; 173:346-52.

Ohlsson A, Shah VS. Intrapartum antibiotics for known maternal Group B streptococcal colonization. Cochrane Database of Systematic Reviews 2009, Issue 3. Art. No.: CD007467. DOI: 10.1002/14651858. CD007467.pub2.

Olsen P, Laara E, Rantakallio P, Jarvelin MR, Sarpola A, Hartikainen AL. Epidemiology of preterm delivery in two birth cohorts with an interval of 20 years. Am J Epidemiol 1995; 142:1184-93.

Papatsonis Dimitri, Flenady Vicki, Cole Stephen, Liley Helen. Oxytocin receptor antagonists for inhibiting preterm labour. In: Cochrane Library, Issue 4, 2008.

Pennell CE, Jacobsson B, Williams SM, Buus RM, Muglia LJ, Dolan SM, Morken NH, Ozcelik H, Lye S. Genetic epidemiologic studies of preterm birth: guidelines for research. Am J Obstet Gynecol 2007; 196:107-18.

Prevention of perinatal group B streptococcal disease: revised guideline from CDC. MMWR Recomm Rep 2002; 51:1-22.

Pulver LS, Guest-Warnick G, Stoddard GJ, Byington CL, Young PC. Weight for gestational age affects the mortality of Late Preterm Infants. Pediatrics 2009;123: e1072-77.

Rades E, Bittar RE, Zugaib M. Determinantes diretos do parto prematuro eletivo e os resultados neonatais. RBGO 2004; 26:655-62.

Ramachandrappa A, Jain L. Health issues of the late preterm infants. Pediatr Clin N Am 2009; 56:565-77.

Raju TNK, Higgins RD, Stark AR, Leveno KJ. Optimizing care and outcome for late-preterm (near-term) infants: A summary of the workshop sponsored by the Natinal Institute of Child Health and Human Development. Pediatrics 2006; 118:1207-13.

Raju TNK. Epidemiology of late preterm (near-term) births. Clin Perinatol 2006; 33:751-63.
Roberts D, Dalziel S. Antenatal corticosteroids for accelerating fetal lung maturation for women at risk of preterm birth (Review). Cochrane Database of Systematic Reviews. In: The Cochrane Library, Issue 3, Art. No. CD004454. DOI: 10.1002/14651858.CD004454. pub3.
Royal College of Obstetricians and Gynaecologists. Antenatal corticosteroids to prevent respiratory distress syndrome. Guideline Nº 7, 2004.
Sanchez-Ramos L, Kaunitz AM, Delke I. Progestational Agents to Prevent Preterm Birth: A Meta-Analysis of Randomized Controlled Trials. Obstet Gynecol 2005; 105:273-9.
Santos IS, Matijasevich A, Silveira MF, Sclowitz IKT, Barros AJD, Victora CG, Barros FC. Associated factors and consequences of late preterm births: results from the 2004 Pelotas birth cohort. Paediatric and Perinatal Epidemiology 2008; 22:350-9.
Schmitz T, Maillard F et al. Selective use of fetal fibronectin detection after cervical length measurement to predict spontaneous preterm delivery in women with preterm labor. Am J Obstet Gynecol 2006; 194:138-43.
Shapiro-Mendoza CK, Tomashek KM, Kotelchuck M, Barfield W, Weiss J, Evans S. Risk factors for neonatal morbidity and mortality among "Healthy", late preterm newborns. Semin Perinatol 2006; 30:54-60.
Shapiro-Mendoza CK, Tomashek KM, Kotelchuck M, Barfield, Nannini A, Weiss J, Declercq E. Effect of late-preterm birth and maternal medical conditions on newborn morbidity risk. Pediatrics 2008; 121:e223-32.
Silveira MF, Santos IS, Barros AJD, Matijasevich A, Barros FC, Victora CG. Aumento da prematuridade no Brasil: revisão de estudos de base populacional. Rev Saúde Pública 2008; 42:957-64.
Smaill Fiona M, Vazquez Juan C. Antibiotics for asymptomatic bacteriuria in pregnancy. Cochrane Database of Systematic Reviews. In: The Cochrane Library, Issue 3, Art. No. CD000490. DOI: 10.1002/14651858.CD000490.pub4.
Smaill Fiona M. Intrapartum antibiotics for Group B streptococcal colonisation. Cochrane Database of Systematic Reviews. In: The Cochrane Library, Issue 3, Art. No. CD000115. DOI: 10.1002/14651858.CD000115.pub1.
Smith GC, Pell JP, Dobbie R. Interpregnancy interval and risk of preterm birth and neonatal death: retrospective cohort study. BMJ 2003; 327:313-8.
Sosa Claudio, Althabe Fernando, Belizán José M, Bergel Eduardo. Bed rest in singleton pregnancies for preventing preterm birth. Cochrane Database of Systematic Reviews. In: The Cochrane Library, Issue 3, Art. Nº CD003581. DOI: 10.1002/14651858.CD003581.pub1.
Snegovskikh V, Park JS, Norwitz ER. Endocrinology of parturition. Endocrinol Metab Clin Am 2006; 35:173-91.
Stade Brenda C, Shah Vibhuti S, Ohlsson Arne. Vaginal chlorhexidine during labour to prevent early-onset neonatal group B streptococcal infection. Cochrane Database of Systematic Reviews. In: The Cochrane Library, Issue 3, Art. No. CD003520. DOI: 10.1002/14651858.CD003520.pub3.
Stan Catalin M, Boulvain Michel, Pfister Riccardo, Hirsbrunner-Almagbaly Pascale. Hydration for treatment of preterm labour. Cochrane Database of Systematic Reviews. In: The Cochrane Library, Issue 3, Art. No. CD003096. DOI: 10.1002/14651858.CD003096.pub2.
Stoll BJ, Kliegman RM. Respiratory tract disorders. In: Behrman: Nelson's Textbook of Pediatrics. Saunders of Elsevier, 2004.
Swadpanich Ussanee, Lumbiganon Pisake, Prasertcharoensook Witoon, Laopaiboon Malinee. Antenatal lower genital tract infection screening and treatment programs for preventing preterm delivery (Cochrane Review). In: The Cochrane Library, Issue 2, 2008. Oxford: Update Software.
Tomashek KM, Shapiro-Mendoza CK, Weiss J, Kotelchuck M, Barfield W, Evans S, Naninni A, Declercq E. Early discharge among late preterm and term newborns and risk of neonatal morbidity. Semin Perinatol 2006; 30:61-8.
Vidaeff AC, Doyle NM, Gilstrap III LC. Antenatal corticosteroids for fetal maturation in women at risk for preterm delivery. Clin Perinatol 2003; 30:825-40.
Villar J, Abalos E, Carroli G, Giordano D, Wojdyla D, Piaggio G, Campodonico L, Gülmezoglu M, Lumbiganon P, Bergsjo P, Ba'aqeel H, Farnot U, Bakketeig L, Al-Mazrou Y, Kramer M, for the World Health

Organization Antenatal Care trial Research Group. Heterogeneity of perinatal outcomes in the preterm delivery syndrome. Obstet Gynecol 2004; 104:78-87.

Wang ML, Dorer DJ, Fleming MP, Catlin EA. Clinical outcomes of near-term infants. Pediatrics 2004; 114:372-6.

Yeast JD, Lu G. Biochemical markers for the prediction of preterm delivery. Clin Perinatol 2007; 34:573-86.

Young PC, Glasgow TS, MStat XL, Guest-Warnick GG, Stoddard G. Mortality of late-preterm (near-term) newborns in Utah. Pediatrics 2007; 119:e659-65.

Capítulo 10

Gestação Prolongada

Olímpio Barbosa de Moraes Filho

CONCEITO

As denominações gestação prolongada ou pós-termo se aplicam quando a gravidez, datada do primeiro dia da última menstruação normal, se estende após 294 dias ou 42 semanas completas[1-3] (D).

Já a gestação pós-data ou pós-datismo refere-se à gravidez que ultrapassa a data provável do parto segundo a regra de Naegele, não sendo, portanto, sinônimo de gestação prolongada. Recentemente tem se proposto que essa expressão seja abandonada por não ser relevante na conduta obstétrica e não ter uma definição muito precisa. Existe ainda o termo síndrome da pós-maturidade, que não é um diagnóstico obstétrico. Esse diagnóstico só pode ser dado pelo neonatologista após o nascimento da criança com base em suas características físicas[4] (D).

INCIDÊNCIA

A incidência da gestação prolongada varia de 4% a 14% das gestações e está correlacionada com a adequação do diagnóstico da idade gestacional[1] (C).

A data da última menstruação (DUM) ou amenorreia tende a superestimar a incidência de gravidez prolongada por vários fatores, como ciclos menstruais irregulares ou uso de métodos anticoncepcionais hormonais prévios à gestação. Encontra-se menor incidência de gestação prolongada em estudos que usam ultrassom de rotina no primeiro trimestre para datação da idade gestacional. Um estudo prospectivo, que incluiu 17.221 gestantes, comparou um grupo em que se realizava biometria fetal por ultrassonografia entre a oitava e a 16ª semana com outro grupo em que somente se utilizou a data da última menstruação como parâmetro de avaliação da idade gestacional. A proporção de gestação pós-termo no grupo da datação da idade gestacional por ultrassonografia foi de apenas 2,7% contra 10,3% no grupo que utilizou a data da última menstruação para calcular a idade gestacional[5]. A ultrassonografia precoce parece ser melhor que a idade gestacional clínica para o estabelecimento da idade gestacional, diminuindo os erros na conduta das gestações prolongadas. Uma redução de 32% das taxas de indução de parto foi encontrada em mulheres que realizaram ultrassonografia precoce de rotina[6] (B).

Portanto, há uma tendência atual de redução da incidência de gestação pós-termo pelo diagnóstico mais preciso da idade gestacional por meio da ultrassonografia (B).

FATORES PREDISPONENTES

A maior parte das gestações prolongadas tem causa desconhecida, entretanto alguns fatores predisponentes podem ser mencionados: primiparidade, antecedente de gestação prolongada, deficiência da sulfatase placentária e anencefalia[1] (C).

COMPLICAÇÕES

De acordo com um grande estudo de tipo coorte realizado na Suécia, há um incremento exponencial das taxas de mortalidade e morbidade perinatais com o avançar da idade gestacional após ultrapassadas as 40 semanas completas. O risco relativo de maior magnitude ocorreu nas gestações que ultrapassavam 42 semanas completas[7] (B).

A mortalidade perinatal é duas vezes maior nas gestações ≥ 42 semanas do que nas gestações de termo. Esse risco eleva-se para quatro vezes nas gestantes de 43 semanas e sete vezes nas de 44 semanas de gestação[8-11]. Em torno de 20% dos recém-nascidos pós-termo apresentam características de restrição do crescimento intrauterino e insuficiência placentária com aumento do risco de oligoidrâmnio e compressão de cordão umbilical, aspiração de mecônio e complicações neonatais precoces como hipoglicemia, hipotermia, complicações respiratórias, entre outras[10,11] (C).

As complicações obstétricas decorrentes da macrossomia fetal também são maiores em gestações pós-termo, e entre elas estão trabalho de parto prolongado, desproporção cefalopélvica, distócia de ombros e de cesárea[11-14]. A puérperas de gestação prolongada também apresentam maior risco de infecção puerperal, hemorragia e doenças tromboembólicas[15](C).

CONDUTA

Segundo uma recente revisão sistemática que incluiu 19 ensaios clínicos, envolvendo 7.984 gestantes, a conduta de induzir o parto na 41ª semana comparada com a de aguardar o início do trabalho de parto indefinidamente ou por mais uma semana diminui o número de mortes perinatais (risco relativo) [RR]: 0,30; intervalo de confiança [IC] 95%: 0,09–0,99), sem aumentar o número de cesárea e de outros efeitos adversos[16] (A).

Numa outra revisão sistemática, que incluiu 16 ensaios clínicos, a conclusão também é favorável à indução do parto com 41 semanas em virtude de diminuir o número de cesáreas sem comprometer os resultados perinatais[17] (A).

O descolamento de membranas não reduz a incidência de gestação prolongada, mas reduz a necessidade de outros métodos para a indução do parto sem o risco de ruptura prematura de membranas ou de infecção, não havendo, dessa forma, nenhuma contraindicação para sua utilização[18] (A).

Stitely et al. (2000) utilizaram 25 µg de misoprostol via vaginal para as gestantes não internadas com 41 semanas. Naquelas que não entraram em trabalho de parto nas primeiras 24 horas, a dose de misoprostol foi repetida. Com esta conduta, 88,9% das gestantes entraram em trabalho de parto dentro de 48 horas após o primeiro comprimido de misoprostol contra 16,7% no grupo com placebo[19] (B).

Em torno de 10% das gestantes alcançam ou ultrapassam a 41ª semana e não temos vagas suficientes para internar todo este contingente. Portanto, temos adotado a conduta de Stitely et al. (2000). As gestantes no curso da 41ª semana são submetidas a exame ultrassonográfico e cardiotografia ou ausculta cardíaca fetal após estímulo sonoro. Naqueles casos com vitalidade fetal não tranquilizadora ou alguma outra contraindicação para indução (Quadro 10.1), a gestante é internada para realização da cesárea. Nos casos com vitalidade fetal preservada, é procedido o descolamento das membranas e inserido um comprimido de 25 µg de misoprostol via vaginal na triagem obstétrica, com a orientação de retornar no surgimento das primeiras contrações uterinas dolorosas ou com 24 horas, para inserção de mais um comprimido de 25 µg de misoprostol. Se após 48 horas da introdução do primeiro ou 24 horas após o segundo comprimido de misoprostol o trabalho de parto ainda não tiver iniciado, a gestante deve ser internada para ser submetida a uma nova avaliação obstétrica, incluindo a vitalidade fetal para decidir a via de parto.

Naqueles casos que já chegam com idade gestacional ≥ 42 semanas, a gestante é internada e submetida a ultrassonografia e cardiotocografia ou ausculta cardíaca fetal após estímulo sonoro para decidir a via de parto. Na presença de alterações na cardiotocografia e/ou feto não reativo ao estímulo sonoro e/ou alterações ultrassonográficas, principalmente oligoidrâmnio acentuado, a cesárea deve ser realizada. Se a conduta da via de parto escolhida for a vaginal, induz-se o parto com ocitocina para os casos com índice de Bishop > 6, ou misoprostol 25 µg via vaginal (comprimido) de 6 em 6 horas para índice de Bishop ≤ 6.

RESUMO DAS RECOMENDAÇÕES E CONCLUSÕES

Recomendações e conclusões baseadas em estudos experimentais ou observacionais de melhor consistência (A)

- A conduta de induzir o parto na 41ª semana, comparada com a de aguardar o início do trabalho de parto indefinidamente ou por mais uma semana, diminui o número de mortes perinatais e o número de cesáreas.

Quadro 10.1 Contraindicações para indução do parto com misoprostol

- Desproporção cefalopélvica, peso fetal ≥ 4.000 g
- Apresentações viciosas
- Placenta prévia e descolamento prematuro da placenta
- Oligoidrâmnio acentuado (ILA < 5 cm)
- Herpes genital em atividade
- HIV +
- Tumorações, malformações e/ou ulcerações na região vulvoperineal e canal de parto
- Cicatriz uterina
- Prenhez múltipla

- O descolamento de membranas não reduz a incidência de gestação prolongada, mas diminui a necessidade de outros métodos para a indução do parto.

Recomendações e conclusões baseadas em estudos experimentais ou observacionais de menor consistência (B)

- A ultrassonografia precoce reduz a incidência de gestação pós-termo pelo diagnóstico mais preciso da idade gestacional, o que diminui consequentemente o risco de condutas obstétricas inadequadas.
- Há um incremento exponencial das taxas de mortalidade e morbidade perinatais com o avançar da idade gestacional após ultrapassadas as 40 semanas completas.
- O trabalho de parto ocorre em 88,9% das gestantes com 41 semanas que não estão internadas após 24 horas da segunda dose diária de 25 µg de misoprostol via vaginal.

Recomendações e conclusões baseadas em relatos ou série de casos (C)

- A incidência da gestação prolongada varia de 4% a 14% das gestações e está correlacionada com a adequação do diagnóstico da idade gestacional.
- São fatores predisponentes para gravidez prolongada: primiparidade, antecedente de gestação prolongada, deficiência da sulfatase placentária e anencefalia.
- A mortalidade perinatal é duas vezes maior em gestações ≥ 42 semanas do que nas gestações de termo, e esse risco torna-se quatro vezes maior nas de 43 semanas e sete vezes maior com 44 semanas de gestação.
- A gravidez prolongada está associada a maior risco de restrição do crescimento intrauterino, oligoidrâmnio, compressão de cordão umbilical, aspiração de mecônio, trabalho de parto prolongado, desproporção cefalopélvica, distócia de ombros, cesárea, infecção puerperal, hemorragia pós-parto, doenças tromboembólicas e complicações neonatais precoces como hipoglicemia, hipotermia e doenças respiratórias.

Recomendações e conclusões baseadas em opinião desprovida de avaliação crítica, baseada em consensos, estudos fisiológicos ou modelos animais (D)

- As denominações gestação prolongada ou pós-termo se aplicam quando a gravidez, datada do primeiro dia da última menstruação normal, se estende após 294 dias ou 42 semanas completas.

LEITURA RECOMENDADA

1. ACOG Practice Bulletin 55: Management of Postterm Pregnancy. Obstet Gynecol 2004; 104:639.
2. WHO: recommended definitions, terminology and format for statistical tables related to the perinatal period and use of a new certificate for cause of perinatal deaths. Modifications recommended by FIGO as amended October 14, 1976. Acta Obstet Gynecol Scand 1977; 56:247.

3. Federation of Gynecology and Obstetrics (FIGO). Report of the FIGO subcommittee on Perinatal Epidemiology and Health Statistics following a workshop in Cairo, November 11-18, 1984. London: International Federation of Gynecology and Obstetrics: 1986; 54.
4. Cuervo LG. Interventions for preventing or improving outcome of delivery at or beyond term: RHL commentary (last revised: 6 August 2004). The WHO Reproductive Library, nº 9, Update Software Ltd, Oxford, 2006.
5. Taipale P, Hiilesmaa V. Predicting delivery date by ultrasound and las menstrual period in early gestation. Obstet Gynecol 2001; 97:189-94.
6. Neilson JP. Ultrasound for fetal assessment in early pregnancy (Cochrane Review). In: The Cochrane Library, Issue 4, 2005. Oxford: Update Software.
7. Divon MY, Haglund B, Nisell H et al. Fetal and neonatal mortality in postterm pregnancy: the impact of gestational age and fetal growth restriction. Am J Obstet Gynecol 1998; 178:726-31.
8. Yeh SY, Read JA. Management of post-term pregnancy in a large obstetric population. Obstet Gynecol 1982; 60:282.
9. Lagrew DC, Freeman RK. Management of postdate pregnancy. Am J Obstet Gynecol 1986; 154:8.
10. Olesen AW, Westergaard JG, Olsen J. Perinatal and maternal complications related to postterm delivery: A national register-based study, 1978-1993. Am J Obstet Gynecol 2003; 189:222.
11. Bakketeig LS, Bergsjo P. Post-term pregnancy: magnitude of the problem. In: Enkin M, Keirse MJ, Chalmers I, eds. Effective Care in Pregnancy and Childbirth. Oxford: Oxford University Press, 1989.
12. Vorherr H. Placental insufficiency in relation to postterm pregnancy and fetal postmaturity. Evaluation of fetoplacental function; management of the postterm gravida. Am J Obstet Gynecol 1975; 123:67.
13. Shime J, Librach CL, Gare DJ, Cook CJ. The influence of prolonged pregnancy on infant development at one and two years of age: a prospective controlled study. Am J Obstet Gynecol 1986; 154:341.
13. Mannino, F. Neonatal complications of postterm gestation. J Reprod Med 1988; 33:271.
14. Alexander JM, McIntire DD, Leveno KJ. Forty weeks and beyond: Pregnancy outcomes by week of gestation. Obstet Gynecol 2000; 96:291.
15. Alexander JM, McIntire DD, Leveno KJ. Prolonged pregnancy: Induction of labor and cesarean births. Obstet Gynecol 2001; 97:911.
16. Gulmezoglu AM, Crowther CA, Middleton P. Induction of labor for improving birth outcomes for women at or beyond term. Cochrane Database Syst Rev, issue 4; 2006.
17. Sanchez-Ramos L, Olivier F, Delke I, Kaunitz AM. Labor induction versus expectant management for postterm pregnancies: a systematic review with meta-analysis. Obstet Gynecol 2003; 101:1312-8.
18. Boulvain M, Stan C, Irion O. (Cochrane Review). In: The Cochrane Library, Issue 4, 2005. Oxford: Update Software.
19. Stitely ML, Browning J, Fowler M, Gendron RT, Gherman RB. Outpatient cervical ripening with intravaginal misoprostol. Obstet Gynecol 2000; 96:684-8.

Capítulo 11

Amniorrexe Prematura

Isabela Cristina Coutinho de Albuquerque Neiva Coelho • Renata Paixão

CONCEITO E IMPORTÂNCIA

Amniorrexe prematura ou ruptura prematura das membranas (RPM) é a ruptura das membranas ovulares antes de iniciado o trabalho de parto. Quando ocorre antes do termo, isto é, antes de 37 semanas, chama-se amniorrexe prematura pré-termo.

Aproximadamente 8% a 10% das gestações a termo podem cursar com RPM antes de iniciado o trabalho de parto. Nessas situações, o trabalho de parto, em grande parte das vezes, ocorre espontaneamente. Caso isso não se evidencie, o parto pode ser induzido logo após a ruptura das membranas ou, ainda, pode-se optar por observar a paciente por 12 a 72 horas para o início do trabalho de parto espontâneo[1] (A).

Por outro lado, quando ocorre antes do termo, a conduta deve ser baseada a partir da avaliação do risco de infecção ascendente *versus* o risco da prematuridade. A RPM pré-termo complica 2% a 4% de todas as gestações únicas e 7% a 20% das gestações gemelares. É uma reconhecida causa de partos prematuros e contribui para aproximadamente 18% a 20% das mortes no período perinatal nos Estados Unidos da América (EUA)[2] (D).

ETIOLOGIA

Estudos histológicos realizados no sítio da ruptura da membrana em gestações a termo têm identificado alterações morfológicas caracterizadas por espessamento dos componentes do tecido conectivo, adelgaçamento da decídua e do citotrofoblasto, além de disrupção entre as conexões existentes entre o cório e o âmnio. Essas alterações consideradas normais numa gestação a termo acompanham um encurtamento da cérvice (apagamento) na preparação do trabalho de parto, resultando em enfraquecimento das membranas fetais na região do orifício cervical interno, levando, consequentemente, à ruptura nesse local.

Do ponto de vista citológico, estas alterações resultam da liberação de fosfolipases, eicosanoide (principalmente prostaglandina E2), citocinas, elastases, metaloproteinases e outras proteinases em resposta a estímulos tanto fisiológicos quanto patológicos. Embora as alterações celulares que ocorrem pareçam ser semelhantes, os fatores desencadeantes da RPM pré-termo são diferentes daqueles da RPM a termo[2] (D).

FATORES DE RISCO

Inúmeros fatores de risco têm sido associados à ruptura prematura das membranas. Descolamento prematuro da placenta é visto em 4% das RPM pré-termo, sendo mais comum em gestações antes de 28 semanas. Contudo, se é a causa ou a consequência da descompressão uterina aguda, não se sabe. Procedimentos invasivos realizados durante a gravidez, como amniocentese, biópsia de vilo corial, fetoscopia e cerclagem cervical, podem resultar em RPM, mas são causas raras associadas a RPM pré-termo. O risco de recorrência de RPM pré-termo é de 16% a 32%, quando comparado com aproximadamente 4% em mulheres que tiveram uma gestação anterior não complicada. Esse risco aumenta quando há evidência de apagamento cervical ou na presença de contrações uterinas no segundo trimestre. Contudo, a maioria dos casos de RPM pré-termo ocorre em mulheres saudáveis sem fatores de risco identificáveis. Fatores que não são associados ao aumento de risco são: relação sexual, exame especular, exercícios físicos e paridade. Para melhor compreensão dividiremos, a seguir, os fatores de risco em maternos, uteroplacentários e fetais[3].

FATORES MATERNOS

- História de RPM em gestação anterior: 16% a 32%.
- Sangramento vaginal anteparto.
- Utilização crônica de corticoide.
- Doenças do colágeno.
- Trauma abdominal direto.
- Trabalho de parto prematuro.
- Tabagismo.
- Uso de drogas ilícitas.
- Anemia.
- Baixo índice de massa corporal (IMC < 19,8 kg/m^2).
- Deficiência de ferro e ácido fólico.
- Baixo nível socioeconômico.

FATORES UTEROPLACENTÁRIOS

- Anomalias uterinas.
- Descolamento da placenta normoinserida.
- Dilatação cervical avançada.

- Conização prévia.
- Comprimento cervical < 2,5 cm no segundo trimestre.
- Sobredistensão uterina (polidrâmnio, gestações múltiplas).
- Infecção intra-amniótica (corioamnionite).
- Múltiplos toques vaginais.

FATORES FETAIS

- Gestações múltiplas.

COMPLICAÇÕES ASSOCIADAS À RPM

As membranas fetais servem como barreira protetora contra as bactérias que colonizam a vagina, impedindo a ocorrência de uma infecção ascendente. Uma vez não existindo mais essa proteção, aumenta o risco de infecção tanto materna quanto fetal e outras complicações associadas[2].

Antes de falarmos um pouco sobre as complicações associadas à amniorrexe prematura, tanto para a gestante quanto para o feto, é importante definirmos um termo de extrema importância e que influencia diretamente o prognóstico da gestação, que é o período de latência. É definido pelo intervalo de tempo transcorrido entre a ruptura prematura das membranas e o parto, que pode ser influenciado por alguns fatores, a saber:

a. *Idade gestacional:* existe uma relação inversa entre a idade da gravidez e o período de latência, ou seja, quanto maior a idade gestacional da ocorrência da RPM, menor é o período de latência (D).
b. *Oligoidrâmnio:* quanto mais severo o oligoidrâmnio, menor é o período de latência[4] (B).
c. *Número de fetos:* em geral, gestações gemelares complicadas por RPM têm um menor período de latência do que as gestações únicas (B).
d. *Complicações próprias da amniorrexe prematura:* as gestantes que cursam com complicações, com necessidade materna ou fetal de interrupção da gestação, têm o período de latência mais encurtado.

COMPLICAÇÕES MATERNAS

- Infecção intra-amniótica: ocorre em 13% a 60% das mulheres que cursam com RPM pré-termo, comparadas com 1% das que apresentam RPM a termo.
- Endometrite pós-parto: ocorre em 2% a 13% das mulheres que cursaram com RPM pré-termo.
- Corioamnionite: é mais observada em gestantes que apresentam ruptura prematura das membranas por tempo muito prolongado, oligoidrâmnio grave, múltiplos toques vaginais e RPM com idade gestacional muito precoce.
- Aumento do risco de cesárea: uma vez que maior número de fetos com RPM cursam com má apresentação, necessitando de intervenção cirúrgica no momento do parto.

COMPLICAÇÕES NEONATAIS

- Prematuridade: principal complicação associada à RPM, estando associada a aumento de quatro vezes no risco de mortalidade perinatal e aumento de três vezes no risco de morbidades associadas à prematuridade, tais como síndrome do desconforto respiratório do recém-nascido (SDRN), hemorragia intraventricular, enterocolite necrosante, leucomalácia etc.
- Infecção intra-amniótica: acomete 15% a 30% das mulheres com RPM pré-termo e contribui para 3% a 20% das mortes neonatais.
- Hipoplasia pulmonar: complicação fetal que ocorre em 26% dos casos nos quais ocorre a RPM antes de 22 semanas.
- Deformidades esqueléticas: relacionadas com severidade e duração da RPM, complicando aproximadamente 12% dos casos de RPM pré-termo.
- Prolapso de cordão.

DIAGNÓSTICO

A constatação clínica da RPM pode ser facilmente obtida no início da perda, sendo mais facilmente certificada no período de até 1 hora da ocorrência da amniorrrexe, tornando-se mais difícil quando o intervalo entre a ruptura das membranas e a assistência médica ocorre num período mais prolongado.

O diagnóstico da RPM deve ser buscado de forma precisa, utilizando os dados de anamnese, exame físico e, às vezes, alguns exames complementares.

ANAMNESE

É importante caracterizar, por meio da história clínica, a perda de líquido. O que caracteriza a amniorrexe prematura é a perda de líquido em quantidade abundante, que "escorre pelas pernas" e molha as roupas íntimas. Quando a paciente se encontra deitada, é comum referir que "molhou o lençol". Depois dessa perda mais abundante, torna-se intermitente.

Pode ser confundida a perda de líquido amniótico com o corrimento vaginal, mais frequentemente com a candidíase. Algumas vezes a confusão se dá com a perda involuntária de urina. Dessa forma é importante caracterizar, avaliando as características da perda de líquido em relação a quantidade, aspecto (se é líquido fluido, viscoso ou aquoso), cor (clara, amarela, branca) e odor (o cheiro característico de líquido amniótico assemelha-se ao de água sanitária)[5].

EXAME FÍSICO

Deve ser realizado obrigatoriamente, mesmo quando a história é altamente característica.

a. *Inspeção vulvar:* observar a vulva molhada pelo líquido amniótico. O próprio escoamento de líquido pela rima vulvar ou a presença de elementos como vérnix ou mecônio fecham o diagnóstico.
b. *Exame especular:* observar a presença de líquido amniótico no fundo de saco vaginal, a presença de vérnix ou de mecônio. O seu escoamento pelo orifício cervical externo

após a realização da manobra de Valsalva caracteriza a positividade desse teste, confirmando o diagnóstico. Sempre deverá ser realizado, pois ajuda na caracterização do líquido, podendo ainda servir para verificar se há prolapso de cordão e na avaliação cervical[5]. Quando a RPM é pré-termo, evita-se o toque bidigital pelo aumento da morbimortalidade, além da diminuição em até 9 dias no período de latência[6].

EXAMES LABORATORIAIS

Quando não se consegue confirmar a perda de líquido pelo exame físico, recorre-se a testes laboratoriais que têm como base a pesquisa de elementos bioquímicos ou histológicos, presentes no líquido amniótico. São necessários dois testes positivos para o diagnóstico.

a. *Medida do pH vaginal:* o pH normal da vagina varia entre 3,8 a 4,5 numa mulher gestante. Um pH igual ou maior que 6 indica a presença de líquido amniótico no conteúdo vaginal. O gotejamento de solução de fenol vermelho sobre uma gaze estéril contendo o material coletado do fundo de saco vaginal torna-se róseo na presença de um pH vaginal maior que 6,4. Esse teste possui aproximadamente 90% sensibilidade, porém a presença de substâncias contaminantes (sangue, sêmen, vaginose bacteriana) também aumenta o pH, conferindo um resultado falso-positivo.

b. *Teste do azul de Nilo (teste de Kittrich):* consiste na presença microscópica de elementos citológicos do líquido amniótico. Faz-se um esfregaço em lâmina corada por sulfato de azul de Nilo. Na observação microscópica as células vaginais coram-se em azul, enquanto as células fetais, em alaranjado (células orangiófilas). Por intermédio desse exame também podem ser observadas escamas fetais (que também se coram em laranja), pelos fetais (raramente visualizados, mas podem ser vistos curvos ou retos) e lipídeos extracelulares (corados em amarelo/laranja). Falso-positivos podem ser observados na ocorrência de coito prévio ou devido à contaminação pelas mãos do examinador.

c. *Teste de Iannetta:* colhe-se material do fundo de saco vaginal, que é colocado em uma lâmina e aquecido. Quando o líquido amniótico está presente, o conteúdo permanece transparente, tornando-se marrom caso não seja líquido amniótico.

d. *Cristalização do conteúdo vaginal:* faz-se um esfregaço do conteúdo vaginal em lâmina e deixa-se secar. A constatação de um padrão arboriforme (formações em samambaias) à microscopia óptica é um método confiável para o diagnóstico de RPM, já que os mucos vaginal e cervical não cristalizam na gravidez[5].

e. *Métodos invasivos:* consistem na instilação de substâncias na câmara âmnica. São indicados quando há uma história altamente sugestiva, porém todos os testes realizados foram negativos, em gestações pré-termo (nas gestações a termo, o toque vaginal pode ser realizado). Um dos testes existentes é o Luiz Carlos Santos (LCS), que consiste na introdução de Hypaque na cavidade amniótica através de amniocentese. Coloca-se um tampão vaginal de gaze estéril na paciente, que é orientada a deambular por aproximadamente uma hora. Retira-se o tampão e radiografa-se um tampão de gaze idêntico ao introduzido na paciente, até obter-se a densidade necessária ao não surgimento da imagem radiográfica (utilizado como padrão). Após isso, radiografa-se o tampão retirado da paciente. Se surgir qualquer imagem radiográfica, considera-se o teste positivo[5]. Trata-se de um teste desenvolvido pelo autor e em virtude do avanço tecnológico, não é mais usado na prática clínica.

ULTRASSONOGRAFIA

A presença de oligoidrâmnio associada à história clássica de perda de líquido confirma o diagnóstico de RPM. Contudo, quando se suspeita fortemente, por meio de uma história clínica característica, não se pode descartar o diagnóstico quando se encontra volume de líquido normal na ultrassonografia. Novos testes laboratoriais devem ser realizados para que o diagnóstico possa ser confirmado, uma das poucas indicações do LCS.

IDENTIFICAÇÃO DA MICROGLOBULINA PLACENTÁRIA DO TIPO ALFA 1 (PAMG-1)

A PAMG-1 é uma glicoproteína expressa por células da parte decidual da placenta com alta concentração no líquido amniótico (2.000-25.000 ng/mL) e em menores concentrações no sangue materno (5-25 ng/mL) e na secreção cervicovaginal (0,05-0,2 ng/mL). O AmniSure® é um teste recentemente liberado pela Food and Drugs Administration (FDA) e que objetiva dosar tal molécula de forma simples, rápida (5-10 min) e não invasiva (exame especular desnecessário). Como sua concentração no líquido amniótico é 10.000 vezes maior que na secreção cervicovaginal, além de não sofrer interferência com sangue, sêmen, urina ou infecções vaginais, a PAMG-1 torna-se um marcador muito atraente para o diagnóstico da RPM. O ponto de corte estipulado vem sendo 5 ng/mL, e, conforme estudos preliminares em Moscou e na Califórnia com 300 pacientes, o teste atinge 98%-99% de sensibilidade e 88%-100% de especificidade, podendo ser utilizado em qualquer idade gestacional (15-42 sem). Comercialmente ainda não está disponível no Brasil[7].

CONDUTA

A conduta diante de uma RPM dependerá especialmente da idade gestacional. Para isso, o cálculo da idade gestacional deverá ser realizado por uma data confiável da última menstruação (DUM) e/ou pela ultrassonografia de primeiro trimestre. As condições materno-fetais precisam ser avaliadas e consideradas.

IDADE GESTACIONAL < 24 SEMANAS

As controvérsias no manejo da paciente com RPM antes de 24 semanas são muitas, a despeito do elevado risco de infecção e da grande probabilidade de desencadear o trabalho de parto em fetos que ainda não tenham viabilidade.

No nosso serviço optamos pela não realização de internamento até se atingir a viabilidade fetal (a partir de 24 semanas), a menos que seja diagnosticado trabalho de parto ou presença de corioamnionite.

A gestante deverá ser encaminhada ao ambulatório de gestação de alto risco (GAR), sendo necessário um seguimento semanal. O rastreio da infecção é realizado por meio de parâmetros clínicos (taquicardia materna e/ou fetal, temperatura materna ≥ 38°C, reatividade uterina, exteriorização de secreção purulenta pelo orifício cervical externo [OCE]) e laboratoriais (leucocitose com desvio à esquerda) e deverá ser rigoroso.

A paciente deverá ter plena consciência da sua situação clínica e ser capaz de identificar quaisquer sinais e/ou sintomas de infecção, devendo procurar o serviço hospitalar na ocorrência de febre, taquicardia, mal-estar, contrações uterinas, parada de movimentação fetal, além de qualquer outro sintoma ou sinal clínico sugestivo de infecção[5].

IDADE GESTACIONAL ENTRE 24 E 34 SEMANAS

A conduta poderá ser ativa ou conservadora.
Deve-se optar pela conduta ativa nesses casos quando ocorrer:

- Corioamnionite instalada.
- Maturidade pulmonar fetal comprovada.
- Sofrimento fetal.
- Óbito fetal.

Optamos pela conduta conservadora quando não há maturidade pulmonar fetal, na ausência de corioamnionite e de boa vitalidade fetal.

A conduta conservadora exige internamento, exame obstétrico e exames complementares.

a. *Internamento:* para maior segurança e vigilância da gestante, realizamos o internamento na enfermaria de gestação de alto risco. Devem-se avaliar diariamente as curvas de temperatura e pulso, assim como qualquer sinal e/ou sintoma de infecção.
b. *Exame obstétrico:* na enfermaria devemos avaliar:
   - Tônus, sensibilidade e dinâmica uterina diariamente. A medida da altura de fundo de útero deve ser realizada a cada semana.
   - Vitalidade fetal: ausculta diária dos batimentos cardiofetais. Diariamente deverá ser pesquisada a presença de movimentação fetal por meio do exame físico e/ou do relato da gestante. Um método de avaliação da movimentação fetal é a realização de mobilograma (contagem diária dos movimentos fetais). Outro método de avaliação de vitalidade é realizado através da ultrassonografia (USG), que deverá ser realizada a cada 15 dias (exceto em casos selecionados e discutidos individualmente). Por intermédio da USG avaliam-se idade gestacional, perfil biofísico fetal, grau do oligoidrâmnio, morfologia fetal (não apenas hipoplasia pulmonar, mas também deformidades esqueléticas que estão associadas a RPM) e crescimento fetal. A avaliação do líquido amniótico é realizada semanalmente. A cardiotocografia deverá também ser realizada a partir de 32 semanas a cada 15 dias (intercalar com a USG).
   - Analisar aspecto do líquido amniótico (observar odor, cor, presença de mecônio). Exame especular deverá ser realizado ao internamento e a cada semana. Em caso de relato de anormalidade pela gestante ou na suspeita de infecção, deverá ser realizado em menor período de tempo.
   - Toque vaginal: deverá ser evitado nas gestantes com RPM. Só deverá ser realizado em pacientes que se encontrem em trabalho de parto, corioamnionite ou que tenham indicação de interrupção da gestação.
c. *Exames complementares:* objetivam rastrear infecções. A partir do internamento devem ser realizados leucogramas diários durante 3 dias. Caso sejam normais, solicitar novos leucogramas a cada 3 dias (realizá-los duas vezes por semana). Na suspeita de infecção, novo leucograma deverá ser solicitado. Exame a fresco das secreções vaginal e cervical, bem como cultura das secreções vaginal e cervical (pesquisa de *Streptococcus* β-*haemolyticus*, clamídia, micoplasma e ureaplasma), deve ser idealmente realizado no exame físico da enfermaria.

INTERVENÇÕES TERAPÊUTICAS REALIZADAS

a. *Corticoterapia antenatal:* promove substancial decréscimo na morbimortalidade neonatal, assim como representa uma importante economia nos custos com os cuidados de saúde[8]. Hoje, sua eficácia é incontestável em promover a maturidade pulmonar fetal, reduzindo drasticamente a SDRN e outras morbidades associadas à prematuridade (enterocolite necrosante, hemorragia intraventricular, persistência do canal arterial etc.)[9] (A). A ideia de que a RPM pudesse promover a aceleração da maturação pulmonar já foi descartada, visto que RNs de mães com amniorrexe prolongada têm a mesma chance que os outros RNs prematuros de desenvolver desconforto respiratório na ausência da administração do corticoide[10]. Dessa forma, com base em evidências científicas consistentes (A), administramos corticoide para a maturação pulmonar fetal às mulheres com diagnóstico de ruptura prematura das membranas entre 24 e 34 semanas no seguinte esquema:
   - Betametasona 12 mg IM, repetir com 24 horas. Outro esquema que pode ser utilizado (alguns serviços não dispõem da betametasona) é o da dexametasona 6 mg IM de 12/12 h por 2 dias (alguns preferem utilizar 4 mg de 8/8 horas por 2 dias.
   - Efeito: a partir de 12 horas, otimizado a partir de 24 horas[11] (A).
   - Função imune materna: a utilização das doses empregadas na corticoterapia antenatal com a betametasona não altera a imunidade humoral ou celular na gestante prétermo, porém pode determinar leucocitose sem desvio à esquerda por até 2-3 dias, o que dificultará a interpretação do leucograma (achado sem significado clínico).
   - Infecção: risco de infecção fetal, neonatal ou materna (corioamnionite, sepse ou morte) é inalterado[9] (A). Na presença de corioamnionite o seu uso está contraindicado, em virtude da urgência em se realizar o parto, evitando efeitos catastróficos maternos e/ou fetais.

b. *Uso de antibióticos:* aumenta o período de latência (± 7 dias), além de reduzir a morbidade infecciosa (materna e neonatal)[12] (A).
   - Esquema: estearato de eritromicina (macrolídeo) 250 mg 6/6 h por 7 dias (A).
   - Tipo: dados obtidos no ORACLE I (grande ensaio clínico randomizado, multicêntrico, envolvendo 4.628 mulheres) são suficientes para recomendar a prescrição rotineira da eritromicina. Esse estudo avaliou quatro esquemas antibióticos distintos, observando que a utilização dos antibióticos betalactâmicos (p. ex., amoxicilina + clavulanato), apesar de aumentar o período de latência, determinou um aumento no número de recém-nascidos com enterocolite necrosante (RR 4,60 IC 95% 1,98–10,72)13 (A).
   - Benefícios: na mais recente metanálise avaliando a utilização de antibióticos na ruptura prematura de membranas (Kenyon, 2008), que envolveu 22 ensaios clínicos randomizados e 6 mil mulheres, verificou-se redução da incidência de: infecção materna (RR 0,85 IC 95% 0,76–0,96), morbidade materna (RR 0,62 IC 95% 0,51–0,75), número de RNs entre 48 horas (RR 0,77 IC 95% 0,72–0,83) e sete dias (RR 0,88 IC 95% 0,84–0,92), infecção neonatal (inclusive pneumonia) (RR 0,67 IC 95% 0,52–0,85), hemocultura positiva (RR 0,75 IC 95% 0,60–0,93) e necessidade de oxigenoterapia (RR 0,88 IC 95% 0,81–0,96)[12] (A).

c. *Inibição da contratilidade uterina:* indicada a gestantes com ruptura prematura das membranas nas seguintes condições:
   - Idade gestacional < 34 semanas.
   - Mulheres que não fizeram uso da corticoterapia antenatal para aceleração da maturidade pulmonar fetal.

- Vitalidade fetal preservada.
- Ausência de sinais clínicos e/ou laboratoriais de infecção.

A tocólise tem como único objetivo acelerar a maturidade pulmonar fetal por meio da aplicação do corticoide. É uma conduta baseada em consensos e opinião de *experts* (C).

Apresenta como contraindicações para a adoção dessa conduta:

- Idade gestacional > 34 semanas.
- Óbito fetal.
- Hemorragia materna (placenta prévia, descolamento prematuro de placenta normalmente inserida [DPPNI]).
- Sofrimento fetal.
- Malformações fetais graves.
- Corioamnionite.
- Eclâmpsia.
- Doença cardiovascular grave.
- Restrição de crescimento fetal grave.
- Droga: a opção pelos bloqueadores de canais de cálcio (nifedipina) justifica-se pela sua eficácia em retardar o número de nascimentos dentro de 48 h (RR 0,73; IC 95% 0,54–0,98) e sete dias (RR 0,76; IC 95% 0,59–0,99), além dos seus baixos índices de abandono ao tratamento, já que são poucos os efeitos adversos associados a essa droga (RR 0,15; IC 95% 0,06–0,43)[14] (A). (metanálise de King *et al.*, 2007). O uso dos betamiméticos na tocólise é bem documentado, porém não determina melhora nos resultados perinatais, além de apresentar alta frequência de efeitos adversos e até mesmo fatais para gestantes[14] (A).
- Esquema: faltam estudos para definir a melhor via (oral/sublingual) de utilização da droga, bem como a sua posologia. Para fins didáticos poderemos utilizar os esquemas sugeridos, até que novos estudos sejam realizados com o objetivo de definir a melhor via de administração, bem como a dosagem ideal e o esquema posológico:
  – Nifedipina 20 mg VO 6/6 horas por 24 horas. Se trabalho de parto inibido, passar para 20 mg 8/8 horas por mais 24 horas, encerrando a inibição.
  – Nifedipina 20 mg SL (ataque). Reavaliar contrações uterinas a cada 30 minutos; se persistirem: 10 mg SL a cada 30 minutos por mais quatro vezes, completando um total de 60 mg. Se ausentes as contrações, fazer 20 mg 8/8 horas por mais 24 horas.
- Benefícios: promovem diminuição na incidência de SDRN (RR 0,64; IC 95% 0,45–0,91) e icterícia neonatal (RR 0,73; IC 95% 0,57–0,93)[14] (A).

IDADE GESTACIONAL > 34 SEMANAS

Em caso de ruptura prematura das membranas a partir de 34 semanas, opta-se pela indução do parto, pois estudos demonstram que a conduta conservadora aumenta o risco de corioamnionite, determina menor média no pH do cordão umbilical e não promove melhora na morbidade neonatal[6].

Numa metanálise realizada com 6.814 gestantes a termo, a indução do parto determinou diminuição na incidência de infecções maternas (corioamnionite, endometrite) e fetais. Houve redução de recém-nascidos admitidos em UTI e menor necessidade de utilização de antibióticos. Além de todos estes benefícios, o grau de satisfação materna aumentou[15] (A). Segundo o American College of Obstetricians and Gynecologists, o parto pode ser induzido logo após a ruptura das membranas ou, ainda, pode-se optar por observar a paciente por 12 a 72 horas para o início do trabalho de parto espontâneo, a menos que existam indicações para a interrupção imediata da gestação por via alta (A).

As gestantes internadas deverão ser acompanhadas com vigilância:
- Avaliar tônus, sensibilidade e dinâmica uterina.
- Determinar a situação e apresentação fetal.
- Avaliar a vitalidade fetal.
- Analisar o aspecto do líquido: odor, cor, presença ou não de mecônio.
- Pesquisar sinais sugestivos de infecção: febre, taquicardia, aumento da sensibilidade uterina, líquido amniótico com odor desagradável etc..
- Toque vaginal: pode ser realizado para avaliar as condições cervicais (apagamento, dilatação, posição e orientação) e da apresentação (altura, variedade de posição), além de avaliação de fenômenos plásticos (bossa serossanguínea), devendo-se tomar os devidos cuidados de antissepsia com a lavagem das mãos, utilização de luvas estéreis, bem como a utilização de povidine para asseio genital.
- No acompanhamento do trabalho de parto deve-se restringir ao mínimo necessário o número de toques (realizar no máximo quatro toques durante todo o trabalho de parto), pois está associado ao aumento do risco de infecção (quanto maior o número de toques e quanto maior o tempo entre o primeiro toque e o parto, maiores os riscos de infecção)[5].
- Monitorizar pulso e temperatura durante todo o trabalho de parto (vigiar sinais de infecção).
- Monitorização da frequência cardíaca fetal (prolapso de cordão e compressão do polo cefálico são mais frequentes em pacientes com amniorrexe prematura)[5].

CORIOAMNIONITE

A identificação precoce dos sinais infecciosos (taquicardia materna [> 100 bpm] e/ou fetal [> 180 bpm]; temperatura materna igual ou superior a 37,8°C; dor e/ou desconforto uterino persistente; líquido amniótico de odor fétido e alterações laboratoriais ≥ 20.000 leucócitos no leucograma com desvio à esquerda) determina a necessidade imediata de resolução da gravidez[16] (C). A via de parto será, preferencialmente, a transpelviana, e a antibioticoterapia deverá ser instituída. O esquema utilizado no nosso serviço é clindamicina 1.200 mg + gentamicina 80 mg a cada 12 horas. Este esquema deve ser iniciado tão logo se faça o diagnóstico da corioamnionite, não acarretando problemas para o concepto com a utilização dessas drogas. Mantém-se o esquema antibiótico até a paciente se apresentar afebril por 48 horas.

PROFILAXIA PARA O *STREPTOCOCCUS* DO GRUPO B (*AGALACTIAE*)

O *Streptococos* do grupo B é um coco Gram-positivo que coloniza os tratos genital inferior e retal de 5% a 40% das gestantes. Determina infecção materna (endometrite, corioamnionite, infecção do trato urinário [ITU]) e infecção neonatal precoce (bacteremia, pneumonia, meningite). A colonização neonatal ocorre em 75% dos casos por via ascendente ou durante o parto, determinando, em 11% a 50% dos casos, morte neonatal. O grande impacto de tal colonização exige um diagnóstico preciso para que a terapêutica possa ser instituída. A cultura retovaginal no curso da 35ª a 37ª semana de gestação persiste como o padrão-ouro, no entanto a demora no resultado limita sua utilização. Uma alternativa mais rápida e de menor custo seria a utilização do teste rápido, porém sua sensibilidade é baixa (25%). A identificação de cultura retovaginal positiva e/ou urocultura positiva exige o tratamento anteparto e a profilaxia intraparto, já que, mesmo tratadas, 30%-40% das gestantes irão manter a colonização no momento do parto[17].

Profilaxia do *Streptococcus* do grupo B:

- Importância: a colonização pelo *Streptococcus* do grupo B é significante causa de morbimortalidade neonatal; por isso, verifica-se redução acentuada das infecções neonatais com o emprego da profilaxia[18] (A).
- Indicações: parto prematuro; TBR > 18 horas (incluindo gestações a termo); história anterior de recém-nascido com infecção por tal agente; febre intraparto de etiologia indeterminada; cultura retovaginal desconhecida ou positiva; ITU por *Streptococcus* na gravidez (mesmo tendo sido realizado o tratamento com antibiótico adequado).
- Esquema de escolha: penincilina cristalina 5.000.000 UI (ataque) penincilina cristalina 2.500.000 UI 4/4 h (manutenção) até o parto.
- Alternativas: ampicilina, eritromicina e clindamicina.
- O uso de penincilina cristalina após 18 h de bolsa rota reduz a morbidade infecciosa na mãe e no neonato.

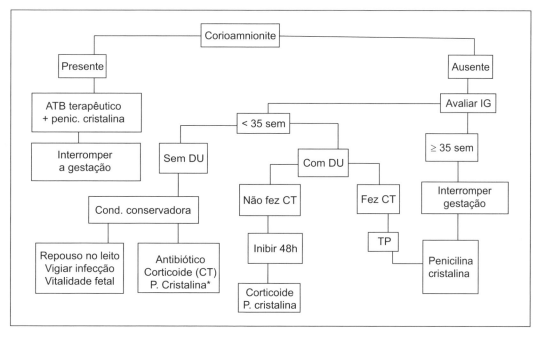

Fig. 11.1 Fluxograma para ruptura prematura de membranas.

REFERÊNCIAS

1. ACOG practice bulletin. Premature rupture of membranes. Clinical management guidelines for obstetrician-gynecologists. Number 1, June 1998. American College of Obstetricians and Gynecologists. Int J Gynaecol Obstet 1998; 63:75-84.
2. Caughey AB, Robinson JN, Norwitz ER. Contemporary diagnosis and management of preterm premature rupture of membranes. Rev Obstet Gynecol 2008; 1:11-22.
3. ACOG Committee on Practice Bulletins-Obstetrics. ACOG Practice bulletin nº 80: premature rupture of membranes. Clinical management guidelines for obstetrician-gynecologists. Obstet Gynecol 2007; 109:1007-19.
4. Park JS, Yoon BH, Romero R et al. The relationship between oligohydramnios an the onset of preterm labor in preterm premature rupture of membranes. Am J Obstet Gynecol. 2001;184: 459-62.
5. Santos LC, Porto AMF, Amorim M, Figueiredo SR, Guimarães V. Assistência pré-natal, parto e puerpério; pré-natal de alto risco; emergências obstétricas; saúde da mulher (Atualização) – IMIP, 2005.
6. Medina TM, Hill AD. Preterm premature rupture of membranes: diagnosis and management. American Academy of Family Physicians, 2006; 73:659-64, 665-6.
7. Caughey AB, Robinson JN, Norwitz ER. Contemporary diagnosis and management of preterm premature rupture of membranes. Rev Obstetrics Gynecology. 2008; 1(1):11-22.
8. NIH CONSENSUS STATEMENT. Effect of corticosteroids for fetal maturation on perinatal outcomes, 1994; 12:1-24.
9. Roberts D, Dalziel SR. Antenatal corticosteroids for accelerating fetal lung maturation for women at risk of preterm birth (Cochrane Review). In: The Cochrane Library, Issue 1, 2009. Oxford: Update Software.
10. Hallak M & Bottoms SF. Accelerated pulmonary maturation from preterm premature rupture of membranes: A myth. Am J Obstet Gynecol 1993; 169:1045-9.
11. Crowley P. Prophylactic corticosteroids for preterm birth (Cochrane Review). In: The Cochrane Library, Issue 1, 2009. Oxford: Update Software.
12. Kenyon S, Boulvain M, Neilson JP. Antibiotics for preterm rupture of membranes (Cochrane Review). In: The Cochrane Library, Issue 3, 2008. Oxford: Update Software.
13. Kenyon S, Taylor DJ, Tarnow-Mordi WO. ORACLE – antibiotics for preterm prelabour rupture of the membranes: short-term and long-term outcomes. Acta Paediatr Suppl. 2002; 91:12-5.
14. King JF, Flenady VJ, Papatsonis DNM, Dekker GA, Carbonne B. Calcium channel blockers for inhibiting preterm labour (Cochrane Review). In: The Cochrane Library, Issue 1, 2009. Oxford: Update Software.
15. Dare MR, Middleton P, Crowther CA, Flenady VJ, Varatharaju B. Planned early birth versus expectant management (waiting) for prelabour rupture of membranes at term (37 weeks or more) (Cochrane Review). In: The Cochrane Library, Issue q, 2006. Oxford: Update Software.
16. Silva MVR, Cunha SP. Rotura prematura de membranas. Disponível em URL http://www.projetodiretrizes.org.br/projeto_diretrizes/087.pdf [2002 Jul 08].
17. Hung N. Winn, HN. Group B Streptococcus Infection in Pregnancy Clinics in Perinatology 2007, 34: 387-92.
18. Smaill F. Intrapartum antibiotics for group B streptococcal colonisation (Cochrane Review). In: The Cochrane Library, Issue 1, 2008. Oxford: Update Software.

Capítulo 12

Distúrbios do Líquido Amniótico

Francisco Edson de Lucena Feitosa • Carlos Augusto Alencar Junior

INTRODUÇÃO

O conhecimento básico a respeito dos mecanismos responsáveis pela produção e reabsorção do líquido amniótico (LA), bem como dos efeitos causados pelas alterações do volume de LA sobre o feto, é imprescindível para a correta atuação médica nos casos que cursam com algum distúrbio nestes mecanismos.

COMPOSIÇÃO, CIRCULAÇÃO E SIGNIFICADO DO LA

Cerca de 99% do LA é constituído de água. É uma solução na qual o material não dissolvido está suspenso, como, por exemplo, células epiteliais fetais descamadas e partes aproximadamente iguais de sais orgânicos e inorgânicos. Metade dos constituintes orgânicos é proteína; a outra metade consiste em carboidratos, gorduras, enzimas, hormônios e pigmentos. Com o avanço da gravidez, a composição do líquido muda pelo acréscimo de urina e, eventualmente, mecônio[1].

O volume de líquido amniótico é bastante variável em cada semana gestacional, apresentando incremento progressivo com o evolver da gravidez. Em geral, o volume amniótico aumenta em 10 mL a cada semana por volta da 8ª semana, e 60 mL por semana na 21ª semana de gravidez. Quantitativamente, na 10ª semana é de apenas 30 mL, atinge 200 mL na 16ª semana, alcança 1.000 mL na 28ª semana e chega à média de 900 mL entre a 32ª e 36ª semanas gestacionais. Após a 36ª semana, há declínio do volume amniótico, especialmente nas gestações pós-data, podendo chegar a volume de 200 mL ou menos[2].

Para que a homeostase fetal seja mantida, é necessário que a quantidade de água que deixa o feto seja idêntica àquela que entra em seu organismo. Os únicos locais conhecidos em que o fluido é eliminado, de forma significativa, são os tratos urinário e respiratório. Por outro lado, a deglutição é responsável por grande parte do volume que retorna ao concepto. A água remanescente parece ser removida do líquido amniótico para o espaço interviloso através do âmnio e do cório, por difusão. Logicamente, para manutenção da homeostase, o mesmo volume precisa ser repassado para o concepto pela circulação feto-placentária[2]. De todos esses movimentos, resulta ser o líquido amniótico completamente reciclado a cada 3 horas.

O LA tem funções críticas para o desenvolvimento normal do embrião/feto, como[2]:

- Permitir o crescimento simétrico do embrião e do feto.
- Agir como uma barreira contra infecções.
- Permitir o desenvolvimento normal dos pulmões fetais.
- Impedir a aderência do âmnio ao embrião e ao feto.
- Proteger o embrião e o feto contra lesões, por difundir os impactos recebidos pela mãe.
- Ajudar a controlar a temperatura corporal do embrião/feto, mantendo uma temperatura relativamente constante.
- Capacitar o feto a mover-se livremente, ajudando, desta maneira, o desenvolvimento dos membros, por exemplo.
- Participar da manutenção dos fluidos e eletrólitos.

ALTERAÇÕES DO VOLUME DE LÍQUIDO AMNIÓTICO

As alterações de volume do LA são classificadas em oligoidrâmnio (redução da quantidade de LA) ou polidrâmnio (excesso na quantidade de LA). Classicamente, o oligoidrâmnio é caracterizado quando a quantidade é inferior a 300 ou 400 mL, sendo o polidrâmnio caracterizado quando o volume é superior a 2.000 mL. A incidência do oligoidrâmnio é estimada entre 0,5% e 5,5% e do polidrâmnio entre 0,2% e 3,3% das gestações, variando conforme a população estudada e os critérios utilizados para a sua definição[1,3].

As principais causas determinantes da diminuição do volume âmnico são a rotura prematura das membranas, a insuficiência placentária e a presença de anormalidades cromossômicas e anomalias congênitas fetais. O uso de medicações, como os inibidores da enzima de conversão da angiotensina (TECAs) e os inibidores da síntese de prostaglandinas, é citado como causa. Em gestações gemelares, com transfusão feto-fetal também haverá oligoidrâmnio. Em poucas oportunidades, a etiologia é desconhecida e o oligoidrâmnio, rotulado como idiopático[1,3,4].

A hipertensão arterial, o tabagismo materno e a pós-maturidade, provavelmente pela hipoperfusão placentária, também estão relacionados com a diminuição do volume âmnico. O mecanismo aventado seria a redução da diurese fetal[1].

Entre as anomalias morfológicas vinculadas ao oligoidrâmnio, merecem destaque especial as que acometem o sistema urinário, principalmente a agenesia renal bilateral, as displasias renais e a obstrução do trato urinário fetal[3,4].

O oligoidrâmnio relaciona-se, com frequência, com resultado perinatal desfavorável, seja devido à patologia de base que a determinou, seja em decorrência de seu efeito mecânico sobre o concepto. Dentro desta última causa, podem ser relacionados os seguintes fatores: pressão contínua sobre o feto, provocando alterações musculoesqueléticas com possibilidade de graves deformidades, adesões entre o âmnio e as partes fetais, determinando inclusive amputações, desenvolvimento de hipoplasia pulmonar e compressão funicular, principalmente no transcorrer do trabalho de parto. Quando instalado em idade gestacional precoce, está relacionado com resultado perinatal ainda mais deletério[5].

O polidrâmnio associa-se a infecções, diabetes melito, doença hemolítica perinatal e gemelaridade. É citada também sua presença quando do uso de drogas pela mãe[1].

É largamente reconhecida a relação entre o aumento do volume do fluido âmnio e as anomalias congênitas fetais. Aceita-se como sendo de aproximadamente 20% o percentual de conceptos acometidos por alterações morfológicas na presença do polidrâmnio[1,6].

As principais anomalias ligadas ao aumento patológico do volume de líquido amniótico são aquelas que acometem sistema nervoso central (SNC), trato gastrointestinal, coração, trato geniturinário e sistema musculoesquelético fetal. As alterações do SNC são as mais comuns, respondendo por 45% de todas as anomalias congênitas envolvidas. A anencefalia responderia por 80% das anormalidades diagnosticadas[6].

É também citada a relação entre o aumento volumétrico do líquido e as patologias placentárias, como os corioangiomas. Apesar do predito, em 34 a 66% das vezes o polidrâmnio é diagnosticado como sendo idiopático[1,6].

O polidrâmnio está relacionado com aumento da morbimortalidade perinatal em virtude da patologia materna determinante do quadro, especialmente a isoimunização pelo fator Rh e o diabetes melito, e em decorrência da coexistência com maior número de anomalias congênitas, prematuridade, maior frequência de alterações cromossômicas, de fetos grandes para a idade gestacional e macrossômicos, de prolapso de cordão e descolamento prematuro da placenta[7].

O aumento do volume âmnico está também associado a incremento da morbidade materna em consequência da ocorrência simultânea de maior número de apresentações anômalas, descolamento prematuro da placenta, amniorrexe prematura, distócia funcional e hemorragia pós-parto. Em pacientes portadoras de cicatrizes uterinas, o risco de rotura uterina estará acrescido. Os eventos citados determinam maior frequência de gestações resolvidas pela via abdominal[1,5,6].

CONSIDERAÇÕES CLÍNICAS E RECOMENDAÇÕES

Qual a melhor maneira de se avaliar o líquido amniótico através da ultrassonografia?

O estudo ultrassonográfico do volume de LA pode ser realizado de maneira subjetiva ou semiquantitativa.

A avaliação subjetiva de LA é um método cuja acurácia irá depender da experiência do examinador, sendo esta a sua principal limitação. Permite ao examinador deduzir, por meio da avaliação dos bolsões de LA, principalmente na região cervical e dos membros fetais, se o volume é normal para a idade gestacional, estimado pela proporção entre o volume fetal e as dimensões da cavidade amniótica[1,3].

Na avaliação semiquantitativa, duas técnicas têm se destacado: a medida do maior bolsão vertical (MBV) e o índice de líquido amniótico (ILA)[1,3].

A medida do maior bolsão vertical é feita posicionando-se o transdutor em ângulo reto com o contorno uterino[8]. Apesar da boa correlação entre os resultados anormais assim obtidos e do prognóstico fetal adverso, a determinação do LA foi sempre arbitrária. Além disso, esses valores, para definir normalidade, foram aplicados uniformemente em todas as idades gestacionais (Quadro 12.1). Sabe-se, entretanto, que há variações do volume de LA no decorrer da gestação.

Com o objetivo de superar as falhas da avaliação subjetiva e das medidas do bolsão único, Phelan *et al.* (1987) descreveram o índice de líquido amniótico (ILA), técnica semi-quantitativa na qual quatro bolsões de LA são definidos, dividindo-se o abdome materno em quatro quadrantes, por meio de duas linhas imaginárias perpendiculares que se cruzam no nível da cicatriz umbilical, sendo uma delas posicionada sobre a linha nigra. O diâmetro vertical do maior bolsão de LA em cada quadrante é medido e a soma dos valores dos quatro bolsões constitui o valor do índice (Quadro 12.2). Não está bem estabelecido o ponto de corte do ILA para avaliação de risco que pode ser associada, de forma significativa, ao prognóstico perinatal adverso.

Em 1990, Moore e Cayle determinaram outra curva de normalidade do índice de líquido amniótico. O estabelecimento de valores normais permitiu ao ultrassonografista estimar, para cada semana gestacional, o valor do ILA compatível com o oligoidrâmnio (Quadro 12.3).

Alguns cuidados devem ser observados na mensuração do ILA. Não se deve incluir alças de cordão umbilical ou pequenas partes fetais na mensuração dos bolsões. Pode-se subestimar o ILA de várias maneiras: ao se aplicar uma pressão sobre o transdutor, pode-se comprimir o útero e diminuir os diâmetros do bolsão; alguns artefatos, como a reverberação observada na borda anterior da parede uterina, podem dificultar a delimitação do bolsão. Existem outras limitações técnicas, como a movimentação fetal, que pode alterar

Quadro 12.1 Classificação do volume de líquido amniótico (LA) de acordo com a medida vertical do maior bolsão de LA (Chamberlain et al., 1984).

Diâmetro do maior bolsão de LA	
Oligoidrâmnio grave	< 1 cm
Oligoidrâmnio	< 2 cm
LA reduzido	2-3 cm
Normal	3-8 cm
LA aumentado	> 8 cm
Polidrâmnio leve	8-12 cm
Polidrâmnio moderado	12-16 cm
Poliidrâmnio grave	> 16 cm

Quadro 12.2 Classificação de ILA

- Oligoidrâmnio: ≤ 5 cm
- LA reduzido: 5,1 a 8
- LA normal: 8,1 a 24
- LA aumentado: 24,1 a 24,9
- Polidrâmnio: = 25

Quadro 12.3 Curva de normalidade do índice líquido amniótico[10]

IG (sem)	p2,5	p5	p50	p95	p97,5
16	73	79	121	185	201
17	77	83	127	194	211
18	80	87	133	202	220
19	83	90	137	207	225
20	86	93	141	212	230
21	88	95	143	214	233
22	89	97	145	216	235
23	90	98	146	218	237
24	90	98	147	219	238
25	89	97	147	221	240
26	89	97	147	223	242
27	85	95	146	226	245
28	86	94	146	228	249
29	84	92	145	231	254
30	82	90	145	234	258
31	79	88	144	238	263
32	77	86	144	242	269
33	74	83	143	245	274
34	72	81	142	248	278
35	70	79	140	249	279
36	68	77	138	249	279
37	66	75	135	244	275
38	65	73	132	239	269
39	64	72	127	226	255
40	63	71	123	214	240
41	63	70	116	194	216
42	63	69	110	175	192

rapidamente as dimensões dos bolsões de LA, causando discrepância do ILA calculado. Outra limitação ocorre com bolsões de diâmetro vertical amplo, porém de diâmetro transverso reduzido, cujas medidas podem superestimar o ILA. Nestes casos, podem-se aguardar alguns minutos até que ocorra algum movimento fetal que possa alterar esta situação, e então recalcular o ILA[1,3].

Avaliação mais rigorosa do volume de líquido amniótico como preditor isolado de resultado perinatal adverso é limitado. Alguns estudos têm comparado a técnica de MBV com o ILA em predizer resultado perinatal adverso. Chauhan *et al.*[11] avaliaram 18 estudos com mais de 10 mil paciente e identificaram que o ILA < 5 cm predisse duas vezes maior risco de cesárea e 5,5 vezes maior risco de escore de Apgar menor do que três no 5º minuto. Em estudo prospectivo, Magann *et al.*[12] constataram que a medida MBV foi incapaz de identificar a associação de oligodramnia e cesariana por sofrimento fetal agudo. Esses pesquisadores também compararam três critérios para oligoidramnia: ILA < 5 cm e duas para nomogramas com ILA abaixo do percentil 5 para a idade gestacional. Nenhum destes critérios efetivamente predisse o risco de cesariana por sofrimento fetal agudo, escore de Apgar inferior a 3 no 5º minuto, artéria umbilical com pH 7 ou peso ao nascer abaixo do percentil 5.

Em revisão sistemática publicada na Cochrane, com um total de 3.125 mulheres, não se encontrou evidência de que um método seja superior a outro para prevenir resultados perinatais adversos, incluindo admissão em UTI neonatal, pH de cordão umbilical < 7,1, presença de mecônio, escore de Apgar de 5º minuto < 7 ou frequência de cesárea[13].

Portanto, qualquer um dos dois métodos semiquantitativos descritos pode ser utilizado para determinar o volume de líquido amniótico e auxiliar a condução dos casos de forma individualizada[13].

Como conduzir gestante com oligoidramnia sem rotura prematura de membranas?

Frente ao diagnóstico ultrassonográfico do oligoidrâmnio, é obrigatório pesquisar as causas determinantes da patologia, especialmente a presença de anomalias fetais. Há de se destacar, entretanto, que a ausência ou acentuada redução do volume âmnico dificultará sobremaneira a avaliação ultrassonográfica. Em virtude disso, tem-se tornado cada vez mais frequente a utilização da amnioinfusão propedêutica (introdução de soro fisiológico a 0,9% aquecido na cavidade amniótica) para melhorar as condições técnicas de realização do exame e a visibilização fetal para estudo da morfogênese[1,4].

Uma vez afastada a presença de alterações morfológicas, inclusive as incompatíveis com a vida, destaque especial deverá ser dado para o diagnóstico da restrição do crescimento fetal. Em virtude da possibilidade de sofrimento fetal pela hipoperfusão placentária, torna-se obrigatória a avaliação frequente da vitalidade fetal através da cardiotocografia, ultrassonografia e dopplerfluxometria[14]. Além disso, é essencial controlar as condições patológicas maternas associadas ao oligoidrâmnio, especialmente a hipertensão arterial e o tabagismo. Deve ser lembrado que, em várias oportunidades, o ambiente extrauterino poderá ser mais adequado do que o intrauterino, obrigando à resolução eletiva da gestação[14].

Quando o oligoidrâmnio é resultante de um defeito estrutural fetal, especialmente a obstrução do trato urinário, a derivação cirúrgica do fluxo urinário intraútero, nos casos em que a função renal está preservada, tem apresentado resultados promissores. Quando o volume amniótico é restaurado, a taxa de sobrevivência pode chegar a 94%[1,3-5].

Na parturição de gravidez com oligoidrâmnio, serão mais frequentes o tocotraumatismo e o sofrimento fetal, seja pela patologia de base, seja pela compressão do funículo. Em virtude disso, ocorrerão índices elevados de partos abdominais. Nos casos em que a vida extrauterina não for possível, o parto deverá ocorrer pela via vaginal[1,4].

Caso contrário, durante a conduta conservadora, indica-se a corticoterapia (betametasona, 12 mg de 24/24 horas, duas doses, entre 24 e 34 semanas) para aceleração da maturidade pulmonar[15] e avaliação seriada da vitalidade fetal[14].

Na presença de malformações ou cromossomopatias fetais, seguir protocolos específicos para cada patologia.

Em algumas situações, a diminuição do LA é muito grave ou observa-se o comprometimento da vitalidade do concepto, sendo mandatória a interrupção da gestação apesar de o feto não apresentar pleno desenvolvimento pulmonar[1,4,14]. Fica evidente que o sucesso no cuidado destas pacientes depende de uma minuciosa investigação da sua etiologia e do controle rigoroso da vitalidade fetal. Ponderar os riscos da prematuridade e do sofrimento fetal é outra premissa importante[14].

Qual o papel da amnioinfusão e hidratação oral nos casos de oligoidramnia?

A amnioinfusão aumenta temporariamente o volume de líquido amniótico. Tem sido utilizada para melhorar a detecção de anomalias fetais durante o segundo trimestre, pois a oligoidramnia limita a avaliação adequada da morfologia fetal. Estudos também têm sido realizados no sentido de facilitar versão externa e melhorar o resultado perinatal em gestantes com rotura prematura de membranas longe do termo[1,3].

A amnioinfusão também foi estudada, sendo realizada no transcorrer do trabalho de parto para evitar o sofrimento fetal, principalmente pela compressão do cordão umbilical, e para diluir o mecônio, minimizando as chances da ocorrência da síndrome de aspiração meconial. Dessa forma, tentavam-se aumentar as probabilidades de o parto ocorrer pela via transpelvina, reduzindo o sofrimento fetal, as desacelerações variáveis e tardias à cardiotocografia, as cesáreas e a síndrome de aspiração meconial[1,3].

Pierce et al. (2000) realizaram metanálise com 13 estudos com 1.924 gestantes randomizadas para amnioinfusão ou não. Houve diminuição significativa de líquido amniótico meconial, síndrome de aspiração meconial, acidose neonatal e partos abdominais. Entretanto outros estudos não apresentam resultados tão significativos[17,18] e alguns autores questionam a utilização de estudos com pequeno tamanho amostral, o que causaria vieses na interpretação dos resultados.[19]

A hidratação oral é menos invasiva que a amnioinfusão. Atua reduzindo a osmolaridade do plasma materno e a concentração de sódio, facilitando o fluxo para o feto e, com isso, aumentando o volume do fluxo placentar, a diurese fetal e, consequentemente, o volume do líquido amniótico. Os resultados dos estudos iniciais se mostraram promissores, entretanto, em virtude do pequeno número de participantes em cada estudo, esta medida deve ser reservada para estudos experimentais[20,21].

Como conduzir gestante com polidramnia?

A conduta deve sempre levar em consideração a etiologia do polidrâmnio. A correção das causas maternas (por exemplo, o controle do diabetes), ou das causas fetais (por exemplo, a anemia ou arritmia fetal) proporcionará uma melhora do volume de LA. O polidrâmnio leve raramente requer tratamento. Mesmo graus moderados com algum desconforto podem ser usualmente acompanhados sem a realização de procedimentos invasivos. No entanto, a avaliação rigorosa das condições fetais torna-se obrigatória. Na presença de dispneia, dor abdominal intensa ou dificuldade acentuada de deambular, o internamento da paciente torna-se necessário. Embora o repouso e a sedação possam ser utilizados paliativamente, não há outra terapêutica satisfatória para o polidrâmnio sintomático além da remoção do excesso de fluido âmnico através da amniocentese[1,6].

Tecnicamente, realiza-se o procedimento com agulha de raquianestesia de 18 Gange, que será conectada ao equipo de soro, após a introdução na cavidade amniótica, de onde o líquido escoará espontaneamente para o frasco. A redução do volume amniótico deverá ser realizada clinicamente, até que a altura uterina esteja compatível com a idade gestacional, ou ultrassonograficamente, e obtermos o índice de líquido amniótico compatível com a normalidade para a idade gestacional estimada. Normalmente, a retirada de 1.500 a 2.000 mL de líquido amniótico permitará que este(s) objetivo(s) seja(m) alcançado(s) e fará com que a paciente apresente sensível melhora da sintomatologia. A remoção do fluido deverá ser lenta. Atuando dessa forma, o risco de desprendimento placentário torna-se extremamente pequeno. Além disso, a descompressão aguda provoca complicações em 3,1% dos procedimentos e leva à redução do índice pulsátil da artéria cerebral média do feto. O procedimento realizado com os cuidados anteriormente citados poderá ser repetido sempre que for necessário para manter a grávida assintomática[1,6,7].

Como terapia alternativa, muitos pesquisadores têm utilizado a indometacina, um inibidor da síntese de prostaglandinas. O mecanismo provável de ação seria a redução da produção urinária do concepto. A indicação deve ficar restrita aos casos idiopáticos, com menos de 33 semanas de evolução. A dose preconizada gira em torno de 100 mg/dia, divididos em quatro doses de 25 mg, através de supositórios retais. A principal complicação é o risco do fechamento precoce do ducto arterioso, especialmente após a 32ª semana de gravidez. Portanto, é essencial que a gestante deva ser orientada sobre os riscos e benefícios advindos de sua utilização e que a ecocardiografia fetal e a ultrassonografia para determinação do volume de LA sejam solicitadas para acompanhamento[1,6,7].

Várias outras medidas são propostas, como: controle do peso materno, altura uterina e edema materno; repouso relativo; dieta hiperproteica; controle das proteínas séricas, pesquisa de malformações fetais (ultrassonografia morfológica); ecocardiografia fetal; avaliação ultrassonográfica da placenta; pesquisa de diabetes *mellitus* ou diabetes gestacional; pesquisa de anticorpos irregulares. Considerar realização de cariótipo fetal[1,3,6,7].

Que cuidados devem ser tomados na assistência ao parto de gestantes com polidramnia?

Na parturição, o polidrâmnio deverá ser esvaziado preferencialmente por via abdominal, independentemente da dilatação apresentada pelo colo uterino. O extravasamento do líquido pelo meio vaginal ocorre de forma muito rápida, muitas vezes de maneira incontrolável, com grandes riscos de descolamento prematuro da placenta e prolapso de cordão[1,5].

Ocorrendo trabalho de parto prematuro, deve-se optar pelo uso de indometacina, pelo duplo efeito da medicação: uterolítico e de redução do volume de LA, não se esquecendo do uso de corticoide (betametasona, 12 mg de 24/24 horas, duas doses) no caso de risco elevado de prematuridade[1,15].

É comum a distócia associada a hiperdistensão e hipertonia uterina, o que leva a modificações na contratilidade fisiológica das fibras miometriais, resultando em altos índices de cesárea. Ao se realizar a amniotomia, há risco elevado de prolapso de cordão umbilical e de descolamento prematuro da placenta, pelo esvaziamento brusco da cavidade amniótica[1,3,5].

O quarto período clínico do parto poderá trazer complicações importantes, sendo comum a atonia uterina relacionada com hiperdistensão prévia, podendo levar a quadros hemorrágicos graves. Faz-se, portanto, necessário o uso rotineiro de ocitócitos nas gestantes que apresentaram sobredistensão uterina por polidramnia[21].

SUMÁRIO DAS RECOMENDAÇÕES E CONCLUSÕES

- As seguintes recomendações e conclusões são baseadas em estudos experimentais ou observacionais de melhor consistência (metanálises ou ensaios clínicos randomizados) (A).
  - A ultrassonografia deve ser realizada de forma rotineira na investigação dos distúrbios do líquido amniótico.
  - O estudo ultrassonográfico do volume de LA deve ser realizado de forma rotineira, de maneira semiquantitativa, pela técnica do índice de líquido amniótico ou pela técnica do maior bolsão vertical.
  - O corticoide para aceleração da maturação pulmonar fetal, entre 24 e 34 semanas, deverá ser utilizado nos casos de oligoidramnia e polidramnia em que exista a possibilidade de resolução da gestação.
  - A ocitocina deve ser utilizada no pós-parto imediato das gestantes com polidramnia para reduzir a frequência de sangramento por hipotonia/atonia uterina.
- As seguintes recomendações e conclusões são baseadas em estudos experimentais ou observacionais de menos consistência (outros ensaios clínicos não randomizados ou estudos observacionais ou estudos caso-controle) (B).
  - A amnioinfusão poderá ser realizada para ajudar a melhoria da sensibilidade na avaliação morfológica fetal através da ultrassonografia na investigação dos casos de oligoidramnia.
  - A amniodrenagem pode ser realizada nos casos sintomáticos de polidramnia.
  - A terapêutica com indometacina pode ser utilizada nos casos de polidramnia idiopática antes de 32 semanas.
- As seguintes recomendações e conclusões são baseadas em séries de casos (C).
  - A amnioinfusão intraparto pode ser utilizada para reduzir a frequência de síndrome de aspiração meconial.
  - A hidratação oral ou venosa não melhora o volume de líquido amniótico e não devem ser utilizados de forma rotineira.
- As seguintes recomendações e conclusões são baseadas em opiniões de *experts* e consensos (D).
  - A amniotomia deverá ser realizada com muito cuidado para evitar o prolapso de membros ou cordão umbilical e o descolamento prematuro de placenta.

REFERÊNCIAS

1. Harman CR. Amniotic fluid abnormailities. Semin Perinatol 2008; 32:288-94.
2. Moore KL, Persaud TVN. Embriologia Clínica. 7ª ed. Rio de Janeiro: Elsevier, 2004. p.152-6.
3. Magann E, Ross MG. Assessment of amniotic fluid volume. Uptodate 2009. Disponível em URL: http://www.uptodate.com.
4. Beloosesky R, Ross MG. Oligohydramnios. Uptodate 2009. Disponível em URL: http://www.uptodate.com.

5. Ott WJ. Reevaluation of the relationship between amniotic fluid volume and perinatal outcome. Am J Obstet Gynecol 2005; 192:1803.
6. Beloosesky R, Ross MG. Polyhydramnios. Uptodate 2009. Disponível em URL: http://www.uptodate.com.
7. Touboul C, Boileau P, Picone O, et al. Outcome of children born out of pregnancies complicated by unexplained polyhydramnios. BJOG 2007; 114:489.
8. Chamberlain PF, Manning FA, Morrison I, et al. Ultrasound evaluation of amniotic fluid: I the relationship of marginal and decreased amniotic fluid volumes to perinatal outcome. Am J Obstet Gynecol 1984; 150:245.
9. Phelan JP, Ahn MO, Smith CV, Rutherford SE, Anderson E. Amniotic fluid index measurements during pregnancy. J Reprod Med 1987; 32:601-4.
10. Moore TR, Cayle JE. The amniotic fluid index in normal human pregnancy. Am. J. Obstet Gynecol 1990; 162:1168-73.
11. Chauhan SP, Sanderson M, Hendrix NW, et al. Perinatal outcome and amniotic fluid index in the antepartum and intrapartum periods: A meta-analysis. Am J Obstet Gynecol 1999; 181:1473.
12. Magann EF, Chauhan SP, Kinsella MJ, et al. Antenatal testing among 1001 patients at high risk: the role of ultrasonographic estimate of amniotic fluid volume. Am J Obstet Gynecol 1999; 180:1330.
13. Nabhan AF, Abdelmoula YA. Amniotic fluid index versus single deepest vertical pocket as a screening test for preventing adverse pregnancy outcome. Cochrane Database of Systematic Reviews 2008, Issue 3.
14. Devoe LD. Antenatal fetal assessment: contraction stress test, nonstress test, vibracustic stimulation, amniotic fluid volume, biophysical profile and modified biophysical profile – an overview. Semin Perinatol 2008, 247-52.
15. Roberts D, Dalziel SR. Antenatal corticosteroids for accelerating fetal lung maturation for women at risk of preterm birth. Cochrane Database of Systematic Reviews 2006, Issue 3.
16. Pierce J, Gaudier FL, Sanchez-Ramos L: Intrapartum amnioinfusion for meconium-stained fluid: Meta-analysis of prospective clinical trials. Obstet Gynecol 2000; 95:1051.
17. Hofmeyr GJ. Amnioinfusion for potential or suspected umbilical cord compression in labour. Cochrane Database of Systematic Reviews 1998, Issue 1.
18. Xu H, Hofmeyr J, Roy C, et al: Intrapartum amnioinfusion for meconium-stained amniotic fluid: a systematic review of randomized control trials. BJOG 2007; 114:383-90.
19. Hemming K, Hutton JL. Intrapartum amnioinfusion for meconium-stained amniotic fluid: evidence for small study effect bias? BJOG. 2009 Jan;116(1):128-9.
20. Hofmeyr GJ, Gulmezoglu AM. Maternal hydration for increasing amniotic fluid volume in oligohydramnios and normal amniotic fluid volume. Cochrane Database Syst Rev 2000.
21. Yan-Rosenberg L, Burt B, Bombard AT, et al. A randomized clinical trial comparing the effect of maternal intravenous hydration and placebo on the amniotic fluid index in oligohydramnios. J Matern Fetal Neonatal Med 2007; 20:715.
22. Prendiville WJP, Elbourne D, McDonald SJ. Active versus expectant management in the third stage of labour. Cochrane Database of Systematic Reviews 2000, Issue 3.

CAPÍTULO 13

Restrição de Crescimento Fetal

Alex Sandro Rolland Souza

INTRODUÇÃO

A restrição de crescimento intrauterina (RCIU) é um importante tema da obstetrícia que repercute na morbidade e na mortalidade perinatais. Estudo observou que fetos com percentil menor que 2,5 apresentam taxas de mortalidade perinatal (razão de chance [RC] 4,79; intervalo de confiança [IC] 95% 1,43-15,99) e peso do recém-nascido menor que peso fetal estimado pela ultrassonografia (RC 2,64; IC95% 1,51-4,62) e maior quando comparado com os fetos com percentil entre 2,5 e 97,5[1] (B).

Várias condições obstétricas podem ser capazes de modificar o potencial de crescimento fetal ocasionando alteração no desenvolvimento, do concepto[2,3] (B). O diagnóstico precoce da RCIU tanto em gestações de alto como baixo risco é um desafio na prática obstétrica atual, sendo essencial para prevenção de complicações perinatais. A padronização de condutas obstétricas baseadas em evidências é fundamental para a diminuição da mortalidade, além de possibilitar a atuação sobre os fatores associados ao objetivo de diminuir sua incidência e morbidade.

CONCEITO

A definição clássica de RCIU considera a associação entre peso e idade gestacional em determinada população estudada por meio de curva de crescimento. Os parâmetros ultrassonográficos (biometria) são utilizados para determinação da estimativa de peso fetal, sendo classificado como restrito aquele concepto abaixo do 10º percentil[4-7] (D).

No estudo da restrição de crescimento intraútero, algumas considerações devem ser feitas. Primeiro que o diagnóstico ultrassonográfico apresenta algumas falhas, sendo confirmado apenas após o nascimento, particularmente no Brasil, onde, em muitos serviços de saúde, não se utiliza uma curva ultrassonográfica de crescimento fetal própria[8,9] (B). Além disso, deve-se ter em mente a diferenciação entre RCIU e recém-nascido pequeno para idade gestacional (PIG)[5,6] (D).

A RCIU refere-se a fetos com peso estimado pela ultrassonografia abaixo de limites determinados, associado à existência de um processo fisiopatológico capaz de modificar o potencial de crescimento do concepto. Enquanto PIG se refere a neonatos com peso ao nascer abaixo de limites determinados. Assim, nem todos os recém-nascidos considerados PIG sofreram RCIU. Nestes casos, existem razões genéticas para o baixo peso ao nascer (D).

O ideal seria determinar o padrão de crescimento fetal em cada população e, a partir daí, determinar se o potencial de crescimento de cada concepto é normal ou não, utilizando a curva adequada que foi construída para aquela população específica. Da mesma forma, curvas específicas após o nascimento também deveriam ser construídas de acordo com cada região[4] (D).

O American College of Obstetricians and Gynecologists (ACOG) observou que os termos RCIU e PIG têm sido utilizados em muitos estudos como sinônimos. De acordo com o ACOG, o termo pequeno para idade gestacional refere-se ao recém-nascido com peso de nascimento atual abaixo do 10º percentil para a idade gestacional, enquanto a RCIU se refere à estimativa de peso fetal pela ultrassonografia, também abaixo do 10º percentil para a idade gestacional. Entretanto, ressalta-se que o Royal College of Obstetricians and Gynecologists (RCOG) não faz essa diferenciação entre PIG e RCIU[5] (D).

Ambas as organizações, ACOG e RCOG, reconhecem a existência de múltiplas definições de RCIU e PIG, como o peso atual ou estimado para a idade gestacional abaixo do 3º ou 5º percentil. Contudo, recomendam utilizar o 10º percentil de peso para a idade gestacional. O RCOG acrescenta que poderia ser utilizada como diagnóstico de RCIU a circunferência abdominal abaixo do 10º percentil para a idade gestacional, contudo o ACOG não menciona esse critério[5-7] (D).

No Instituto de Medicina Integral Professor Fernando Figueira (IMIP) utilizam-se as recomendações do ACOG para a definição de RCIU e PIG[10] (D). Como não se dispõem de curvas próprias da região, utilizam-se as curva ultrassonográficas de Cecatti[8,9] (B) e/ou Hadlock[11] (B) para a estimativa de peso fetal. Enquanto ao nascimento emprega-se a curva de Bataglia-Lubchenco[12] (C).

INCIDÊNCIA

A incidência de RCIU varia de 3% a 7% das gestações, dependendo dos critérios utilizados como diagnóstico (3º, 5º ou 10º percentil). Na Espanha, a incidência de RCIU é de 5,13%, similar a outros estudos realizados, ressaltando a importância do seu aumento progressivo nesta última década[4] (D). No Brasil, estudo de coorte evidenciou que a restrição do crescimento intrauterino diminuiu de 14,8% em 1982 para 9,4% em 1993, e aumentou novamente para 12% em 2004[13] (B).

CLASSIFICAÇÃO

De acordo com a idade gestacional em que o fator causal atua, a restrição de crescimento intrauterino foi classificada em 1984 por Lins e Evans em três formas clínicas[10,14,15] (D):

- Tipo I, simétrico, proporcionado ou harmônico:
  - apresenta o pior prognóstico;
  - constitui 10% a 20% de todos os casos;
  - o fator adverso exerce influência na época da concepção na fase de crescimento hiperplásico, levando a diminuição do potencial intrínseco de crescimento;
  - peso, comprimento fetal e circunferência cefálica são os parâmetros usualmente empregados na investigação diagnóstica;
  - devem-se afastar o fator constitucional e a possibilidade de terapêutica fetal.
- Tipo II, assimétrico, desproporcionado ou desarmônico:
  - constitui 70% a 80% de todos os casos;
  - melhor prognóstico;
  - principais causas são hipertensão arterial e desnutrição materna;
  - são particularmente comuns durante o último trimestre da gestação (período de hipertrofia celular);
  - origem indefinida em 30% a 40% dos casos (idiopáticos);
  - o peso fetal e relações de proporcionalidade estão alterados.
  - os conceptos apresentam uma redução da medida da circunferência abdominal em detrimento do perímetro cefálico, que, em alguns casos, pode estar normal ou levemente reduzido.
- Tipo III, intermediário:
  - é o misto, afetando tanto as fases de hipertrofia quanto de hiperplasia;
  - constitui 5% a 10% dos casos;
  - tem relação com fatores extrínsecos;
  - surge no segundo trimestre da gestação;
  - as consequências são mais semelhantes às do tipo I;
  - peso e comprimento fetal, em particular, são comprometidos.

ETIOLOGIA

Os principais fatores etiológicos podem ter origem materna, fetal ou uteroplacentária, estando relacionada com o tipo de restrição de crescimento (Quadro 13.1)[4,6] (D).

FATORES DE RISCO

Os principais fatores de risco estão listados na Fig. 13-2[4-6] (D). O ACOG já listou 33 fatores de risco para RCIU divididos em três categorias: materna, placentária e fetal[5,6] (D). Algumas delas serão discutidas.

Em metanálise foi observada uma redução significante do risco de baixo peso ao nascer em recém-nascido de mães que receberam suplementação com micronutrientes durante a gestação, em comparação com placebo (risco relativo [RR] 0,81; IC95% 0,73-0,91) ou quando receberam ácido fólico e ferro (RR 0,83; IC95% 0,74-0,93). O peso ao nascer foi significativamente maior nos recém-nascidos que receberam micronutrientes em comparação com o grupo de ferro e ácido fólico. Entretanto, não houve diferença significativa quanto aos riscos de nascimentos prematuros ou pequenos para a idade gestacional[16] (A).

Estudo sugeriu que em gestantes que pararam de fumar antes da 15ª semana de gravidez houve uma redução na frequência de recém-nascidos PIG. Não se encontrou nenhuma

Quadro 13.1 Etiologia da restrição de crescimento intrauterino

Tipo I	Tipo II	Tipo III
• Cromossomopatias – trissomias (13, 18 e 21), monossomia (XO - Turner), deleções e mosaicismo	• Hipertensão	• Anemia
• Infecções congênitas – rubéola, toxoplasmose, sífilis, citomegalovirose e herpesvírus	• Má adaptação placentária	• Desnutrição crônica
• Uso de drogas	• Diabetes com vasculopatia (classe D em diante de Priscila White)	• Nutrição materna deficiente
• Exposição a agente teratogênicos (radiações)	• Gestação múltipla • Placenta prévia • Descolamento prematuro da placenta crônico • Envelhecimento placentar precoce • Síndrome do anticorpo antifosfolípide • Colagenoses • Idiopático (40%)	• Etilismo • Tabagismo • Uso de drogas

diferença quanto à frequência de nascimentos prematuros ou recém-nascidos PIG entre os grupos não fumante e que pararam de fumar. Entretanto, os fumantes tiveram alta incidência de nascimentos prematuros (10% × 4%; RR 3,21; IC95% 1,42-7,23; p = 0,006) e recém-nascidos PIG (17% × 10%; RR 1,76; IC95% 1,03-3,02; p = 0,03)[17] (B).

Outro estudo observou que o risco de recém-nascido PIG aumenta quanto menor forem as condições socioeconômicas. O tabagismo aumentou o risco de PIG em 40% e os baixos cuidados neonatais em aproximadamente 5%. A idade materna abaixo de 21 anos teve uma redução do risco, enquanto nas mulheres acima de 35 anos o risco foi aumentado[18] (B).

Quanto à ingestão de álcool, um estudo observou que a prevalência de consumo alcoólico durante a gravidez foi de 2%. A frequência de recém-nascidos PIG foi de 4% nas gestantes, as quais não ingeriram álcool, comparado a um risco de 20% nas gestantes que ingeriram bebidas alcoólicas (OR 1,2; IC95% 1,1-1,3). O risco é maior em mulheres fumantes e que ingeriram mais de cinco *drinks* por semana (RC 4,8; IC95% 4,2-5,5). Assim, o risco de nascer PIG é dose-dependente, sendo ainda maior quando existe associação a tabagismo durante a gravidez comparado com não fumantes[19] (B).

DIAGNÓSTICO

A suspeita diagnóstica de RCIU pode ser aventada com base na propedêutica clínica e ultrassonográfica aplicada à avaliação do crescimento do concepto[10] (D). A vigilância do crescimento fetal faz-se necessária em todas as gestações, embora evidentemente seja mais acurada nas gestações de alto risco, quando utilizado o exame ultrassonográfico[10] (D). Em gestações de baixo risco, a ultrassonografia apresenta sensibilidade, especificidade, falso positivo, valores preditivos positivo e negativo de 53%, 81%, 74%, 26% e 93%, respectivamente, para diagnóstico de recém-nascido pequeno para idade gestacional[20] (B).

O diagnóstico deve ser realizado com anamnese bastante cuidadosa, procurando esclarecer os possíveis fatores de risco, assim como o exame físico (avaliação da altura uterina

Quadro 13.2 Fatores de risco materno para o desenvolvimento de restrição de crescimento intrauterino

- Fatores gerais: idade, peso, raça, volume cardíaco, altura, peso de nascimento e idade da primeira gravidez maternos
- Fatores socioeconômicos: nível social, profissão dos pais, moradia e salário
- Tempo de trabalho diário e mensal total, tempo de sono diário e estresse no trabalho
- Ganho ponderal insuficiente durante a gestação
- Nutrição materna deficiente
- Peso materno pré-gravídico < 50 kg
- Idade materna avançada
- Fatores tóxicos: drogas ilícitas, etilismo, tabagismo ativo e passivo (> 5 cigarros/dia) e café
- História prévia de recém-nascido com RCIU
- História de natimorto ou neomorto
- Abortamentos de repetição
- Síndromes hipertensivas
- Doença renal
- Doenças hepáticas
- Cardiopatia
- Hemoglobinopatias
- Endocrinopatias
- Síndrome do anticorpo antifosfolípide
- Infecções congênitas
- Cromossomopatias
- Mosaicismo placentar
- Dopplervelocimetria: incisura protodiastólica bilateral

e ganho ponderal materno), levando-se em consideração a idade gestacional. A ultrassonografia de alta resolução associada a dopplervelocimetria, cariótipo fetal, reação em cadeia da polimerase (PCR) do líquido amniótico ou no sangue do cordão umbilical são métodos propedêuticos importantes aplicados na detecção do diagnóstico etiológico da restrição de crescimento intrauterino[10] (D).

A correta idade gestacional é de grande importância no diagnóstico de RCIU[10] (D). A ultrassonografia de rotina no primeiro trimestre é recomendada para determinação da idade gestacional para todas as gravidezes[21] (A). Em metanálise disponibilizada na biblioteca Cochrane, observou-se nenhuma influência da ultrassonografia após a 24ª semana de gravidez no diagnóstico de RCIU (RR 0,98; IC95% 0,74-1,28) comparado a nenhum exame ou realização de exame seletivamente, nas gestações de baixo risco. Entretanto, a ultrassonografia seriada realizada após a 24ª semana foi avaliada em apenas um ensaio clínico randomizado, o qual evidenciou melhoria do diagnóstico de recém-nascido PIG (RR 1,36; IC95% 1,10-1,68)[22] (A).

O exame ultrassonográfico precoce possibilita o diagnóstico adequado da idade gestacional do concepto, sendo os exames subsequentes destinados ao estudo morfológico do concepto, avaliação da vitalidade fetal pela dopplervelocimetria e perfil biofísico fetal e os dados da biometria, principalmente do diâmetro biparietal (DBP), circunferência cefálica (CC), circunferência abdominal (CA) e comprimento do fêmur (CF)[21,22] (A). O diâmetro cerebelar transverso não sofre alteração devido à RCIU, permitindo uma boa associação entre idade gestacional e crescimento fetal e podendo ser utilizado para auxiliar no diagnóstico da RCIU[23,24] (B).

A circunferência abdominal isoladamente é o melhor parâmetro para a avaliação do crescimento fetal[5,7,10] (D). Entretanto, algumas relações biométricas merecem destaque, como relação CC/CA e relação CF/CA (valor normal de 0,2 a 0,2)[10] (D).

A ultrassonografia seriada tem sido considerada o método preferível para o diagnóstico da RCIU[22] (A), pois estabelece a velocidade de crescimento do concepto e por vezes ajuda na determinação de sua etiologia[10] (D). A análise seriada é recomendada para todos os fetos com RCIU comprovada ou suspeita. O intervalo entre os exames pode variar de acordo com a idade gestacional, severidade da doença, bem-estar do feto, condições maternas e resultados dos exames anteriores. Porém, com a finalidade de se compararem os parâmetros de crescimento, é recomendado o intervalo de 2 semanas, pois em intervalos menores há maior chance de confusões causadas por erros nas medidas e estimativa do peso fetal[10] (D).

A cordocentese possibilita o estudo do cariótipo fetal, colheita de material para investigação de TORCH (toxoplasmose, rubéola, citmegalovírus e herpes), assim como a gasometria para avaliação do grau de hipoxia e acidose[10] (D).

O ACOG recomenda dois passos para a realização do diagnóstico de RCIU. O primeiro é identificar os fatores de risco com anamnese e aferição do tamanho uterino. Posteriormente, avaliação ultrassonográfica com mensuração dos parâmetros biométricos, além de propedêutica complementar com exames invasivos para diagnóstico de aneuploidias ou infecções congênitas, quando indicados[5,6] (D). Enquanto o RCOG recomenda cinco propedêuticas que podem ser utilizadas no diagnóstico de RCIU: palpação abdominal, mensuração da altura uterina, ultrassonografia com mensuração de parâmetros biométricos, estimativa de peso fetal e dopplervelocimetria. A avaliação dos fatores de riscos não é recomendada pelo RCOG[5,7] (D).

No estudo do crescimento fetal, a avaliação clínica não é um método confiável para detecção de RCIU[5-7] (D). O ACOG destaca que o exame clínico não detecta um terço dos casos, com 50% de acurácia[5,6] (D). Enquanto o RCOG sugere que a palpação abdominal detecta 30% de fetos pequenos para a idade gestacional, apresentando uma sensibilidade que varia de 27% a 86% utilizando a altura de fundo uterino[5,7] (D).

A ultrassonografia obstétrica com mensuração da biometria e estimativa de peso fetal é recomenda por ambas as instituições, considerando o diagnóstico suspeito quando a circunferência abdominal ou estimativa de peso for menor que o 10° percentil para a idade gestacional[5-7] (D). Ressaltam que a dopplervelocimetria obstétrica não deve ser utilizada como método de rastreamento[5-7] (D). Segundo ensaio clínico randomizado, não se encontrou diferença significativa do uso da dopplervelocimetria em gestações de baixo risco quanto aos desfechos perinatais[25] (A).

A Fig. 13-3 sumariza o roteiro diagnóstico utilizado no Centro de Atenção à Mulher (CAM-IMIP)[10] (D).

COMPLICAÇÕES PERINATAIS

A restrição de crescimento intrauterino apresenta consequências fetais importantes, como[10,14] (D):

- Associação a infecções congênitas.
- Malformações e anomalias cromossômicas.
- Natimorto e neomorto.
- Hipoxia intrauterina e neonatal.
- Baixos escores de Apgar.
- Parto prematuro.

Quadro 13.3 Diagnóstico de restrição de crescimento intrauterino

Determinação precisa da idade gestacional	DUM USG precoce
Diagnóstico de suspeita	Um ou mais fatores de risco

Diagnóstico de probabilidade	• Clínico: alteração da curva de crescimento fetal ou no ganho ponderal materno (curva decrescente ou estacionária)
	• Ecográfico: biometria seriada alterada (DBP, CC, CF e CA)
	  • Relação CC/CA > 1 após 36 semanas
	  • Relação CF/CA > 24
	  • Discrepância entre a medida do CF e do DBP
	  • Oligoidrâmnio: ILA < 8
	  • Grau placentar (de menor importância)
	  • Estimativa de peso fetal: percentil < 10
	• Dopplervelocimetria das artérias uterinas: persistência da incisura protodiastólica bilateral e/ou aumento da resistência vascular acima de 24-26 semanas
	• Dopplervelocimetria da circulação fetoplacentária
	  • Artéria cerebral média (ACM): diminuição da resistência vascular
	  • Artéria umbilical (AUM): aumento da resistência vascular diástole zero e reversa
	  • Relação ACM/AUM: centralização fetal (menor que um)

Diagnóstico do Tipo de RCIU	Avaliação da simetria corporal e estimativa de peso fetal
Diagnóstico etiológico	Avaliação clínica materna: identificação de doenças maternas Sorologias maternas Diagnóstico de infecção fetal: PCR do líquido amniótico Pesquisa de anticorpo antifosfolípide Ecocardiografia fetal: rastreamento de cardiopatias congênitas Cordocentese: cariótipo e sorologias

- Óbito perinatal.
- Distúrbios metabólicos (hipoglicemia, hipocalcemia e hipocalemia).
- Síndrome de aspiração de meconial.
- Hipotermia.
- Policitemia.
- Hemorragia intracerebral.
- Paralisia cerebral.
- Irritabilidade do sistema nervoso podendo culminar com crises convulsivas.

Vale a pena ressaltar algumas complicações em longo prazo que podem refletir a condição intrauterina patológica[10,14] (D):
- Hipertensão.
- Diminuição do coeficiente de inteligência (QI).
- Crescimento somático diminuído.
- Hiperatividade do sistema nervoso central.

- Convulsões.
- Dificuldades da dicção.
- Déficit na coordenação motora.
- Atenção reduzida.
- Distúrbios de aprendizagem.
- Alterações do comportamento.
- Retardo mental.

DOENÇAS DO ADULTO COM RAÍZES NA INFÂNCIA

Nessa última década, tem-se observado profundo interesse sobre as doenças crônicas dos adultos que podem ter raízes na infância[26] (D). Neste tópico, serão feitos alguns comentários sobre algumas doenças do adulto que estejam relacionadas com a restrição de crescimento intraútero.

David Barker, em 1986, verificou uma taxa de mortalidade por doenças cardiovascular inversamente relacionada com o peso ao nascer, sendo considerada um marco para despertar o interesse da comunidade científica sobre o assunto[27] (B). Hoje, o baixo peso ao nascimento é aceito como um fator de risco para uma série de doenças crônicas[28] (D). A justificativa de Barker é de que ocorra um período de maior sensibilidade na vida fetal e na primeira infância, quando determinados estímulos levam a alterações estruturais e funcionais do organismo. Admite-se que, na luta pela sobrevivência, o feto, ao se adaptar à desnutrição, desenvolve mecanismos que levem a alterações permanentes na sua fisiologia e em seu metabolismo celular, reprogramando as relações da glicose com insulina, hormônio do crescimento, fator de crescimento (IGF-1) e cortisol[27] (B).

Recentemente, vem-se considerando a RCIU importante fator de risco para desenvolvimento da hipertensão arterial. Estudos experimentais em animais comprovam que a subnutrição intraútero determina alterações permanentes no controle da pressão arterial. Também existem algumas evidências de que o diabetes tipo 2 pode ter sua origem na vida fetal. Sugere-se que a nutrição inadequada do feto ocasione um desenvolvimento alterado do tecido pancreático, originando maior suscetibilidade ao surgimento do diabetes não insulinodependente. A síndrome X, que cursa com hipertensão arterial, obesidade, intolerância à glicose, dislipidemia e resistência à insulina, também tem sido descrita em associação ao baixo peso ao nascer[26,28] (D).

CONDUTA

Uma vez que o diagnóstico de probabilidade tenha sido realizado, a conduta no CAM-IMIP requer internação na enfermaria de gestação de alto risco, com o objetivo de definir a etiologia e tratar o fator desencadeante[10] (D).

Diagnóstico etiológico

Tem por finalidade definir a etiologia da RCIU e avaliar o prognóstico fetal, sugerindo uma conduta adequada para cada doença. Os principais exames complementares são[10] (D):

- Dosagem materna de anticorpos antifosfolípides.
- Ultrassonografia morfológica.
- Ecocardiografia fetal.
- Cariótipo fetal.
- Pesquisa de infecções congênitas.
- Dopplervelocimetria.

O ACOG recomenda que, diante da suspeita diagnóstica por ultrassonografia, o exame morfológico encontra-se indicado para pesquisa de anomalias congênitas. A amniocentese estaria indicada nos casos de RCIU precoce ou grave ou, ainda, se associado a malformações[5,6] (D). Enquanto o RCOG sugere que a investigação de cromossomopatias deve ser feita na presença de anomalias e se a circunferência abdominal ou a estimativa de peso fetal encontrar-se abaixo do quinto percentil ou líquido amniótico ou estudo dopplervelocimétrico encontrar-se normal[5,7] (D). A investigação de infecções virais é recomendada pelo ACOG e não mencionada pelo RCOG[5-7] (D).

Medidas coadjuvantes

Como não há tratamento padronizado na literatura, algumas medidas têm sido propostas na tentativa de melhorar a oxigenação fetal:

- Repouso em decúbito lateral esquerdo: recomenda-se às pacientes com RCIU assimétrico, apesar de não haver evidências suficientes na literatura[10] (D). A biblioteca Cochrane disponibiliza uma revisão sistemática que envolveu um único ensaio clínico, não havendo evidência suficiente do benefício do repouso hospitalar comparado com o repouso ambulatorial sobre os desfechos perinatais[29] (A).
- Suspensão do fumo e do álcool: recomenda-se a imediata suspensão do tabagismo e da ingestão de bebidas alcoólicas durante a gravidez. Em estudo que comparou as gestantes que pararam de fumar antes da 15ª semana de gravidez com as que mantiveram o tabagismo e com as que nunca fumaram, observou-se que a suspensão do tabagismo não diferiu, significativamente, quanto à frequência de RCIU, das mulheres que nunca fumaram, sugerindo que o efeito do tabagismo durante a gravidez pode ser reversível se a suspensão do hábito for precoce[17] (B). Quanto ao álcool, é conhecido que seu uso durante a gravidez pode causar RCIU[19] (B).
- Nutrição materna adequada: manter a nutrição materna adequada, sendo realizada a suplementação de nutrientes nos casos de desnutrição[10] (D). Em metanálise encontrou-se que a suplementação de micronutrientes durante a gestação reduz significativamente o risco de recém-nascido de baixo peso em comparação com o placebo (RR 0,81; IC95% 0,73-0,91) ou a suplementação de ferro e ácido fólico (RR 0,83; IC95% 0,74-0,93). Não foi encontrada diferença entre os três grupos para prematuridade e recém-nascidos pequenos para a idade gestacional[30] (A). Na biblioteca Cochrane, uma revisão sistemática com quatro pequenos ensaios clínicos sugere que não há evidência que corrobore a suplementação materna de nutrientes para melhorar o crescimento fetal nas gestantes com RCIU[31] (A).
- Tratamento da doença de base materna[10] (D).
- Hidratação materna: seu objetivo é aumentar o líquido amniótico nos casos de oligodrâmnio ou melhorar o fluxo materno fetal[10] (D). Revisão sistemática disponibilizada

na biblioteca Cochrane, que incluiu dois pequenos ensaios clínicos, encontrou que a hidratação materna, ingestão de 2 litros de água antes da ultrassonografia, em gestantes com ou sem oligoidrâmnio, foi associada a aumento do volume amniótico. Destaca-se que esta revisão não foi realizada em fetos com RCIU, havendo necessidade de ensaios clínicos controlados para que se evidencie o real efeito da hidratação em gestações com fetos apresentando ou não RCIU[32] (A).

- Oxigenação materna: recomendada com o objetivo de melhorar a oxigenação fetal[10] (D). Entretanto, não há evidências suficientes de que o uso de oxigênio materno melhore o prognóstico fetal com sua administração profilática durante o trabalho de parto, ou nas gestações com sofrimento fetal[33] (A) e/ou nas gestantes com RCIU[34] (A).
- Expansão do volume plasmático: não há evidências na literatura para recomendar o uso de expansores do volume plasmático em gestantes com suspeita de fetos com RCIU. Em revisão disponibilizada na biblioteca Cochrane não foi encontrado nenhum ensaio clínico randomizado[35] (A).
- Betamiméticos: não há evidências de que a utilização dessas drogas traga alguma melhora para os fetos com RCIU, devendo também ser considerados seus possíveis efeitos indesejáveis. Em metanálise, dois ensaios clínicos foram incluídos, não se encontrando diferenças entre os grupos quanto ao uso ou não de betamiméticos em gestações com fetos apresentando RCIU[36] (A).
- Bloqueadores dos canais de cálcio: não há evidências de que essas drogas levem a algum benefício fetal por aumentar o fluxo sanguíneo fetoplacentário para gestantes com fetos portadores de RCIU, sendo necessários novos estudos[37] (A).
- Hormônios: tem sido sugerido em estudos animais que estrógenos podem melhorar o suporte nutricional fetal por aumentar o fluxo uterino, aumentando teoricamente o crescimento fetal devido às causas de má adaptação placentária[38] (C). Entretanto, a revisão sistemática da biblioteca Cochrane não incluiu nenhum ensaio clínico[39] (A).
- Eletroestimulação transcutânea (TENS): é sugerido que a TENS melhore o fluxo sanguíneo uteroplacentário e, consequentemente, o crescimento fetal. Porém, em revisão sistemática, não foi encontrado nenhum ensaio clínico para ser incluído no estudo[40] (A).

O ACOG e o RCOG concordam que muitas das sugestões sugeridas por alguns estudos, e comentadas anteriormente, não previne ou melhore os desfechos perinatais. Ambas as instituições recomendam parar de fumar, destacando que essa medida pode melhorar o peso ao nascer, porém não resulta na melhora de outros desfechos perinatais. O ACOG ainda ressalta que, em áreas endêmicas para malária, o tratamento pode beneficiar os recém-nascidos[5-7] (D).

Maturidade pulmonar fetal

Na avaliação da maturidade pulmonar fetal alguns parâmetros necessitam ser pesquisados[10] (D), os quais serão discutidos em outro capítulo.

- Avaliar a correta idade gestacional pela ultrassonografia.
- Avaliar parâmetros ecográficos (grau placentar, núcleos de ossificação do fêmur e da tíbia).

- Amniocentese: para a realização de testes da maturidade pulmonar (teste de Clements, dosagem de fosfatidilglicerol, relação lecitina/esfingomielina e outros). Entretanto, por se tratar de exame invasivo, vem deixando de ser utilizada para essa finalidade.
- Corticoterapia: recomendada para aceleração da maturidade pulmonar fetal, utilizando a betametasona 12 mg (intramuscular) e repetir com 24 h, nas gestações entre a 24ª e 34ª semana de gravidez[41,42] (A).

Avaliação da vitalidade fetal

As provas de vitalidade fetal utilizadas serão descritas em outros capítulos. Porém, é importante ressaltar que em revisão sistemática encontrada na biblioteca Cochrane foi incluído apenas um ensaio clínico com 167 gestantes com RCIU comparando a avaliação da vitalidade fetal com perfil biofísico, cardiotocografia e dopplervelocimetria realizada duas vezes por semana com outro grupo que as realizava quinzenalmente. Observou-se que há dados insuficientes para avaliar o desfecho primário de morbidade grave e mortalidade perinatais e nenhuma diferença estatística foi encontrada para cesariana por sofrimento fetal. Os autores sugerem que há limitada evidência para recomendar a melhor prática da avaliação da vitalidade fetal nas gestações acometidas por RCIU[43] (A).

O ACOG recomenda que acompanhamento da vitalidade fetal nas gestações com RCIU não associada a anomalias seja feito por qualquer um dos testes antenatais, como perfil biofísico fetal tradicional ou modificado, testes com e sem estresse (contrações), aferição do líquido amniótico ou dopplervelocimetria dos vasos fetais. Entretanto, o ACOG reconhece a falta de ensaios clínicos randomizados que identifiquem o melhor exame para diagnóstico do bem-estar fetal, mas o RCOG afirma claramente que a cardiotocografia e o perfil biofísico fetal devem ser utilizados restritamente para monitorar fetos com RCIU[5-7] (D).

Ambas as instituições, ACOG e RCOG, reconhecem o uso da dopplervelocimetria da artéria umbilical, porém o RCOG enfatiza seu uso como ferramenta de vigilância primária, podendo ser utilizado antes do parto com segurança, predizendo desfechos perinatais adversos[5-7] (D).

Interrupção da gestação

Como não há tratamento padronizado na literatura, deve-se determinar o momento ideal do parto, respeitando alguns parâmetros obstétricos, como idade gestacional, possível etiologia e tipo da RCIU, doença materna de base, presença ou não de anomalia congênita e/ou oligoidrâmnio, resultados das provas de vitalidade fetal e verificação do grau de hipoxia. Além da probabilidade de sobrevida extra uterina, sempre de acordo com as condições do berçário e o nível tecnológico da instituição[10] (D).

CONDUTA ANTES DA VIABILIDADE FETAL

Ante o diagnóstico precoce de RCIU (antes da 24ª sem), a suspeita diagnóstica cai sobre o tipo I, devendo-se lançar mão de exames complementares que incluem: estudos morfológico e citogenético fetal, estudo sorológico materno e dopplervelocimetria das artérias uterinas. Assim, podem-se identificar três possibilidades diagnósticas[10] (D):
- Feto pequeno normal: trata-se de um feto com baixo potencial de crescimento, porém absolutamente normal tanto do ponto de vista morfológico como funcional (diagnós-

tico feito por exclusão). Os resultados dos exames complementares são absolutamente normais. O controle ecográfico periódico destas gestações mostra o feto com crescimento sempre abaixo do 10º percentil, porém numa mesma linha de crescimento, com volume de líquido amniótico e estudo dopplervelocimétrico dos vasos maternos normais. Nestes casos não se deve adotar nenhuma ação preventiva ou terapêutica especial, salvo controle clínico habitual próprio para qualquer gestação.

- Feto com defeito congênito: deve-se determinar, em todos os casos, o cariótipo fetal mediante procedimento adequado. A conduta depende do diagnóstico e da época da gestação. Entretanto, como em nosso país não há amparo legal para a interrupção médica da gestação, o aconselhamento deve ser individualizado, não havendo motivo para intervenção por indicação fetal.
- Tipo I: apresentam RCIU do tipo harmônico, cuja velocidade de crescimento tende a diminuir a cada exame ultrassonográfico. Três mecanismos etiopatogênicos podem ser implicados: infecção embrionária, má adaptação placentária e mosaicismo confinado à placenta.
  – Infecção embrionária: as mais frequentemente envolvidas são citomegalovirose, rubéola, toxoplasmose, sífilis, herpes e parvovirose. Devem ser conduzidas conforme protocolo próprio para cada doença.
  – Má adaptação placentária: para se estabelecer o diagnóstico etiológico, indica-se a pesquisa de anticorpos antifosfolípides (anticardiolipina e anticoagulante lúpico) e dopplervelocimetria das artérias uterinas.
  – Mosaicismo confinado a placenta: confirmado pelo exame citogenético fetal. O estudo do fluxo umbilical com Doppler pode está francamente alterado e, devido ao prognóstico fetal reservado, indica-se a resolução da gestação diante da maturidade pulmonar fetal.

VIABILIDADE FETAL PRESENTE

Nesta situação, um elemento de grande importância para se estabelecer uma orientação e o prognóstico é o volume de líquido amniótico. Desta forma, podem-se estabelecer dois grandes grupos: RCIU com e sem oligoidrâmnio[10] (D).

RCIU SEM OLIGOIDRÂMNIO

- Feto pequeno normal: anatomia fetal, padrão de crescimento e estudo funcional pelas provas de vitalidade não revelam alteração aguda. Trata-se simplesmente de um feto com potencial de crescimento baixo. Nestes casos a conduta deve ser expectante, com controle ecográfico do crescimento e vitalidade fetal. Não há indicação para interrupção terapêutica da gestação.
- RCIU com anomalia congênita: indica-se cariótipo fetal. A conduta deve ser conservadora. Habitualmente, considera-se não haver necessidade do uso de provas de vitalidade fetal. A via de parto geralmente é determinada pelas condições maternas.
- RCIU com suspeita de insuficiência placentária: esta suspeita surge quando se está diante da RCIU tipo II ou de um estudo funcional que mostra, entre outras alterações, uma dopplervelocimetria da artéria umbilical nos limites de normalidade ou francamente alterada. Diante do diagnóstico confirmado de RCIU, a melhor opção terapêutica deverá

ser a resolução da gestação. Nestes casos, a conduta dependerá da idade gestacional, do resultado das provas de vitalidade fetal e das condições de berçário, que variam conforme a instituição. O acompanhamento, quando indicado, deverá ser feito com dopplervelocimetria semanal, cardiotocografia duas vezes por semana e ultrassonografia para avaliação do líquido amniótico.

- > 34ª semana: diante da baixa incidência de complicações relacionadas com a prematuridade, a melhor opção terapêutica será a interrupção da gestação. Entretanto, deve-se assegurar o correto diagnóstico da idade gestacional.
- 32ª a 34ª semana: nesse período, dois pontos merecem destaque: a real condição do berçário e a realização da corticoterapia para maturidade pulmonar fetal. Desta forma, os riscos e benefícios devem ser avaliados e a melhor conduta deve ser tomada. Habitualmente, indica-se a resolução da gestação a partir de 32 semanas, caso o feto encontre-se com alguma prova de vitalidade fetal alterada. Assim, diante de um feto centralizado, realizam-se corticoterapia e interrupção terapêutica da gestação após 24 h. Porém, na presença de diástole zero ou reversa, a interrupção imediata faz-se necessária. Quanto a fetos com vitalidade preservada, o acompanhamento pode ser realizado até a 34ª semana de gravidez.
- 28ª a 32ª semana: época bastante difícil para a tomada de decisões. Nestes casos depara-se com a dúvida da melhor opção terapêutica. Manter o feto intraútero, apresentando um crescimento inadequado (abaixo do esperado), com possíveis sequelas no período pós-natal, ou indicar a interrupção e deparar-se com as complicações da prematuridade. Habitualmente, indica-se a resolução terapêutica da gestação pela dopplervelocimetria, semelhante aos fetos entre a 32ª e a 34ª semana.
- < 28ª semana: devido às graves complicações da prematuridade, opta-se pela conduta conservadora, sendo avaliada a vitalidade fetal semanalmente e aguardando a melhor época para interrupção da gestação. Habitualmente indicada pela cardiotocografia e/ou dopplervelocimetria dos vasos fetais (arteriais e venosos).

Segundo o ACOG, a idade gestacional e o teste da vitalidade fetal antenatal devem ser considerados, individualizando-se o início do trabalho de parto. Diante da possibilidade de sobrevida extrauterina, o parto deve ser programado se a avaliação fetal não for tranquilizadora ou se houver ausência de crescimento superior que 2 a 4 semanas[5,6] (D). O RCOG é mais específico, recomendando que, se a vitalidade fetal for normal e o fluxo diastólico final encontrar-se presente na artéria umbilical, então o parto deverá ser programado até a 37ª semana de gravidez. Caso a velocidade diastólica encontre-se ausente ou reversa na artéria umbilical, a paciente deve ser hospitalizada, administrado corticoide para maturação pulmonar fetal e monitorizar com perfil biofísico fetal e dopplervelocimetria venosa, programando o parto até a 34ª semana, se esses teste forem normais[5,7] (D).

RCIU COM OLIGOIDRÂMNIO

Esta associação deve-se a duas causas prováveis: existência de um defeito congênito ou insuficiência placentária. Em ambos os casos, a conduta é semelhante aos casos sem oligoidrâmnio. Entretanto, a presença do oligoidrâmnio poderá sinalizar um pior prognóstico fetal e a conduta deverá ser mais intervencionista[10] (D).

Via de parto

Quanto à via de parto, atentar para a intensidade do acometimento do concepto, assim como verificar as condições clínicas e obstétricas maternas. A alteração da vitalidade fetal é o principal elemento propedêutico nas indicações da via de parto[10] (D).

O parto transpelviano faz-se opção quando houver presença de malformação fetal incompatível com a vida extrauterina, enquanto o parto transpelviano instrumental (a fórceps ou vácuo extrator) aumenta o risco de tocotraumatismos maternos e hemorragia intracraniana fetal. Sua aplicação deve ser bastante criteriosa e individualizada para cada caso. Ressalta-se que, optando-se pela via vaginal, o acompanhamento rigoroso da vitalidade fetal pela cardiotocografia intraparto é recomendado[10] (D).

A cesárea estará indicada nos casos de fetos com menos de 1.500 g, nas apresentações pélvicas, intervenções obstétricas eletivas, colo desfavorável e presença de mecônio espesso no período de dilatação do trabalho de parto, assim como nas desacelerações intraparto (DIP) umbilicais por oligoidrâmnio[10] (D).

É importante destacar que uma boa assistência obstétrica durante o trabalho de parto, com clampeamento oportuno do cordão umbilical, acompanhada de assistência neonatal especializada, contribui para um prognóstico bastante favorável do recém-nascido com diagnóstico intraútero de restrição de crescimento[10] (D).

REFERÊNCIAS

1. Pedersen NG, Wojdemann KR, Scheike T, Tabor A. Fetal growth between the first and second trimesters and the risk of adverse pregnancy outcome. Ultrasound Obstet Gynecol. 2008; 32:147-54.
2. Aliyu MH, Wilson RE, Zoorob R, Brown K, Alio AP, Clayton H, Salihu HM. Prenatal alcohol consumption and fetal growth restriction: potentiation effect by concomitant smoking. Nicotine Tob Res. 2009; 11:36-43.
3. Beard JR, Lincoln D, Donoghue D, Taylor D, Summerhayes R, Dunn TM, Earnest A, Morgan G. Socio-economic and maternal determinants of small-for-gestational age births: patterns of increasing disparity. Acta Obstet Gynecol Scand. 2009; 88:575-83.
4. Romo A, Carceller R, Tobajas J. Intrauterine growth retardation (IUGR): epidemiology and etiology. Pediatr Endocrinol Rev. 2009; 6:332S-6S.
5. Chauhan SP, Gupta LM, Hendrix NW, Berghella V. Intrauterine growth restriction: comparison of American College of Obstetricians and Gynecologists practice bulletin with other national guidelines. Am J Obstet Gynecol. 2009; 200:409.e1-6.
6. American College of Obstetricians and Gynecologists. Intrauterine growth restriction. Washington, DC: American College of Obstetricians and Gynecologists; 2000.
7. Royal College of Obstetricians and Gynecologists. The investigation and management of the small-for-gestational-age fetus. Guideline No. 31. London, UK: Royal College of Obstetricians and Gynecologists; 2002.
8. Cecatti JG, Machado MRM, Krupa FG, Figueiredo PG, Pires HMB. Validação da curva normal de peso fetal estimado pela ultra-sonografia para o diagnóstico do peso neonatal. Rev Bras Ginecol Obstet. 2003; 25:35-40.
9. Cecatti JG, Machado MRM, Santos FFA, Marussi EF. Curva dos valores normais de peso fetal estimado por ultra-sonografia segundo a idade gestacional. Cad Saúde Pública. 2000; 16:1083-90.
10. Santos LC, Figueiredo SR, Souza AS, Marques M ed. Medicina Fetal. 1ª ed. Rio de Janeiro: Medbook, 2008. p.534.
11. Hadlock FP, Harrist RB, Martinez-Poyer J. In utero analysis of fetal growth: A sonographic weight standard. Radiology. 1991; 181:129-33.
12. Battaglia F, Lubchenco L. A practical classification of newborn infants by weight and gestational age. J. Pediat. 1971; 71:159-63.

13. Barros FC, Victora CG, Matijasevich A, Santos IS, Horta BL, Silveira MF, Barros AJD. Preterm births, low birth weight, and intrauterine growth restriction in three birth cohorts in Southern Brazil: 1982, 1993 and 2004. Cad Saúde Pública. 2008; 24:390S-8S.
14. Rosenberg A. The IUGR newborn. Semin Perinatol 2008; 32:219-24.
15. Lin CC, Evans MI. Intrauterine growth retardation: pathophysiology and clinical management. New York: Mc Graw Book Co; 1984.
16. Shah PS, Ohlsson A, Knowledge Synthesis Group on Determinants of Low Birth Weight and Preterm Births. Effects of prenatal multimicronutrient supplementation on pregnancy outcomes: a meta-analysis. CMAJ. 2009; 180:E99-108.
17. McCowan LM, Dekker GA, Chan E, Stewart A, Chappell LC, Hunter M, Moss-Morris R, North RA, SCOPE consortium. Spontaneous preterm birth and small for gestational age infants in women who stop smoking early in pregnancy: prospective cohort study. BMJ. 2009; 338:b1081.
18. Beard JR, Lincoln D, Donoghue D, Taylor D, Summerhayes R, Dunn TM, Earnest A, Morgan G. Socioeconomic and maternal determinants of small-for-gestational age births: patterns of increasing disparity. Acta Obstet Gynecol Scand. 2009; 88:575-83.
19. Aliyu MH, Wilson RE, Zoorob R, Brown K, Alio AP, Clayton H, Salihu HM. Prenatal alcohol consumption and fetal growth restriction: potentiation effect by concomitant smoking. Nicotine Tob Res. 2009; 11:36-43.
20. De Reu PA, Smits LJ, Oosterbaan HP, Nijhuis JG. Value of a single early third trimester fetal biometry for the prediction of birth weight deviations in a low risk population. J Perinat Med. 2008; 36:324-9.
21. Neilson JP. Ultrasound for fetal assessment in early pregnancy. Cochrane Database of Systematic Reviews. In: The Cochrane Library, Issue 3, 2009. Oxford: Update Software.
22. Bricker L, Neilson JP, Dowswell T. Routine ultrasound in late pregnancy (after 24 weeks' gestation). Cochrane Database of Systematic Reviews. In: The Cochrane Library, Issue 3, 2009. Oxford: Update Software.
23. Nery L, Moron AF, Kulay Junior L. Avaliação ultra-sonográfica do crescimento fetal com uso do diâmetro transverso do cerebelo. Rev Bras Ginecol Obstet. 2000; 26:281-6.
24. Nery L, Moron AF, Kulay Junior L. Predição da restrição do crescimento fetal pela biometria do diâmetro transverso do cerebelo. Rev Bras Ginecol Obstet. 2004; 26:349-54.
25. Doppler French Study Group. A randomised controlled trial of Doppler ultrasound velocimetry of the umbilical artery in low risk pregnancies. Br J Obstet Gynaecol 1997; 104:419-24.
26. Alves JGB, Figueira F. Prevenção na infância de doenças crônicas não-transmissíveis dos adultos. In: Alves JGB, Ferreira OS, Maggi RS. Fernando Figueira Pediatria (IMIP). 3 ed. Rio de Janeiro: Guanabara Koogan; 2004. p. 30-8.
27. Barker DJP, Osmond C. Infant mortality, childhood nutrition and ischaemic heart disease in England and Wales. Lancet. 1986; 1:1077-81.
28. De la Calzada DG, García LO, Remírez JM, Lázaro A, Cajal MD. Study of early detection of cardiovascular risk factors in children born small (SGA) and review of literature. Pediatr Endocrinol Rev. 2009; 6:343S-9.
29. Say L, Gülmezoglu AM, Hofmeyr GJ. Bed rest in hospital for suspected impaired fetal growth. Cochrane Database of Systematic Reviews. In: The Cochrane Library, Issue 3, 2009. Oxford: Update Software.
30. Shah PS, Ohlsson A, Knowledge Synthesis Group on Determinants of Low Birth Weight and Preterm Births. Effects of prenatal multimicronutrient supplementation on pregnancy outcomes: a meta-analysis. CMAJ. 2009; 180:E99-108.
31. Say Lale, Gülmezoglu A Metin, Hofmeyr G Justus. Maternal nutrient supplementation for suspected impaired fetal growth. Cochrane Database of Systematic Reviews. In: The Cochrane Library, Issue 3, 2009. Oxford: Update Software.
32. Hofmeyr GJ, Gülmezoglu AM. Maternal hydration for increasing amniotic fluid volume in oligohydramnios and normal amniotic fluid volume (Cochrane Review). In: The Cochrane Library, Issue 3, 2009. Oxford: Update Software.
33. Fawole B, Hofmeyr GJ. Maternal oxygen administration for fetal distress. Cochrane Database of Systematic Reviews. In: The Cochrane Library, Issue 3, 2009. Oxford: Update Software.
34. Say L, Gülmezoglu AM, Hofmeyr GJ. Maternal oxygen administration for suspected impaired fetal growth (Cochrane Review). In: The Cochrane Library, Issue 3, 2009. Oxford: Update Software.

35. Say L, Gülmezoglu AM, Hofmeyr GJ. Plasma volume expansion for suspected impaired fetal growth (Cochrane Review). In: The Cochrane Library, Issue 3, 2009. Oxford: Update Software.
36. Say L, Gülmezoglu AM, Hofmeyr GJ. Betamimetics for suspected impaired fetal growth (Cochrane Review). In: The Cochrane Library, Issue 3, 2009. Oxford: Update Software.
37. Say L, Gülmezoglu AM, Hofmeyr GJ. Calcium channel blockers for potential impaired fetal growth (Cochrane Review). In: The Cochrane Library, Issue 3, 2009. Oxford: Update Software.
38. Killam AP, Rosenfeld CR, Battaglia FC, Makowski EL, Meschia G. Effect of estrogens on the uterine blood flow of oophorectomized ewes. Am J Obstet Gynecol. 1973; 115:1045-52.
39. Say L, Gülmezoglu AM, Hofmeyr GJ. Hormones for suspected impaired fetal growth. Cochrane Database of Systematic Reviews. In: The Cochrane Library, Issue 3, 2009. Oxford: Update Software.
40. Say L, Gülmezoglu AM, Hofmeyr GJ. Transcutaneous electrostimulation for suspected placental insufficiency (diagnosed by Doppler studies). Cochrane Database of Systematic Reviews. In: The Cochrane Library, Issue 3, 2009. Oxford: Update Software.
41. Crowther CA, Harding JE. Repeat doses of prenatal corticosteroids for women at risk of preterm birth for preventing neonatal respiratory disease. Cochrane Database of Systematic Reviews. In: The Cochrane Library, Issue 3, 2009. Oxford: Update Software.
42. Roberts D, Dalziel SR. Antenatal corticosteroids for accelerating fetal lung maturation for women at risk of preterm birth. Cochrane Database of Systematic Reviews. In: The Cochrane Library, Issue 3, 2009. Oxford: Update Software.
43. Grivell Rosalie M, Wong Lufee, Bhatia Vineesh. Regimens of fetal surveillance for impaired fetal growth. Cochrane Database of Systematic Reviews. In: The Cochrane Library, Issue 3, 2009. Oxford: Update Software.

CAPÍTULO 14

Propedêutica do Crescimento Fetal

Alex Sandro Rolland de Souza

INTRODUÇÃO

Diante de situações clínicas como pré-eclâmpsia e colagenoses, que levam ao comprometimento da função nutricional da placenta, poder-se-á ocasionar uma alteração do crescimento fetal. Tal fato é diagnosticado como restrição de crescimento fetal ou intraútero (RCIU), sendo seu acompanhamento por métodos propedêuticos da vitalidade fetal de suma importância para um resultado favorável da gravidez.

A conduta e o acompanhamento da vitalidade dos fetos com restrição de crescimento fetal serão abordados nos capítulos subsequentes. Neste capítulo, nos deteremos em discutir sobre métodos propedêuticos para o diagnóstico da RCIU.

PROPEDÊUTICA CLÍNICA

Curva de crescimento uterino (altura de fundo uterino)

A medida seriada da altura de fundo uterino (AFU) durante a gravidez constitui importante método de avaliação do crescimento fetal. Deve ser mensurada em todas as consultas pré-natais seguindo o calendário do serviço. A especificidade da metodologia é grande, acima de 85%, mas a sensibilidade é relativamente baixa, podendo o diagnóstico de restrição de crescimento ser aventado tardiamente[1] (B). Assume importante papel em nosso meio, pela impossibilidade da avaliação ecográfica seriada de todas as gestações, com as seguintes vantagens[2] (D):

- Baixo custo – necessita apenas de uma fita métrica e um examinador treinado, não necessariamente um médico.

- Tecnologia fácil e universal, de reprodutibilidade garantida.
- Método de rastreamento – encaminhando as pacientes com curvas alteradas para serviços de referência.

Martinelli *et al.* (2004) encontraram sensibilidade de 64% e 78% e especificidade de 89,9% e 77,1%, considerando uma medida de altura uterina abaixo do 5º e 10º percentis para a idade gestacional, respectivamente[1] (B).

No Centro de Atenção à Mulher do Instituto de Medicina Integral Prof. Fernando Figueira (CAM-IMIP) utiliza-se a curva de altura uterina para a idade gestacional adotada pelo Ministério da Saúde, em 2005, e determinada a partir de dados do Centro Latino-Americano de Perinatologia (CLAP), sendo considerado normais os valores situados entre os 10º e 90º percentis (Fig. 14.1). Abaixo do 10º percentil há risco de baixo peso e/ou oligoidrâmnio, e acima do 90º percentil deve-se fazer o diagnóstico diferencial entre fetos grandes para a idade gestacional, macrossomia (> 4.000 g ou 4.500 g), gemelaridade e polidrâmnio[2] (D).

Ganho ponderal materno

O peso materno também constitui um método útil para a estimativa do peso fetal e deve ser mensurado em todas as consultas pré-natais, seguindo o calendário do serviço[2,3] (D). Até pouco tempo atrás se utilizava apenas a curva de Rosso[3] (D). Atualmente, após as orientações do Ministério da Saúde (2005) sobre a utilização do índice de massa corporal (IMC)[2] (D), no CAM-IMIP utilizam-se as duas metodologias[4] (B).

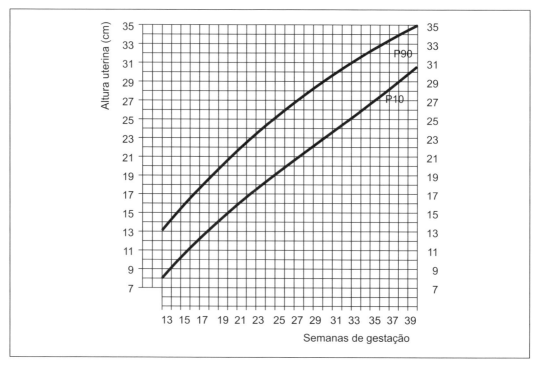

Fig. 14.1 Curva de altura uterina para a idade gestacional[2] (D).

Curva e nomograma de rosso

Para a avaliação do ganho ponderal durante a gestação, primeiro descobre-se qual a porcentagem de peso por altura ideal (%) encontrada a partir de um nomograma utilizando-se a altura (cm) e o peso (kg) maternos. Posteriormente, a porcentagem de peso é inserida em um gráfico, segundo a idade gestacional, descobrindo-se qual a classificação do peso para a gestante naquele momento (baixo peso, adequado e sobrepeso) (Fig. 14.2)[2,3] (D).

Em estudo realizado no CAM-IMIP este método mostrou sensibilidade de 66,7% e especificidade de 89% com relação ao baixo peso ao nascimento. A acurácia encontrou-se em torno de 78%. Assim, curvas alteradas (sugerindo alto e baixo pesos) impõem investigação minuciosa, com propedêutica complementar[5] (D).

Índice de massa corporal

O IMC é definido como o peso em quilogramas dividido sobre a altura ao quadrado em metros. Após o cálculo do IMC e a determinação da correta idade gestacional, utilizam-se os valores de referência da curva de Atalah *et al.*, (B), recomendada pelo Ministério da Saúde, em 2005 (Figs. 14.2 a 14.4)[2] (D). Dessa forma se obtém a classificação do estado nutricional em baixo peso, peso normal, sobrepeso e obesidade (Fig. 14.4)[4] (B).

De acordo com o IMC pré-gestacional, pode-se ainda classificar o estado nutricional da gestante em baixo peso, peso normal, sobrepeso e obesidade, além de estimar o ganho de peso total ideal durante toda a gravidez (Fig. 14.5)[6] (D).

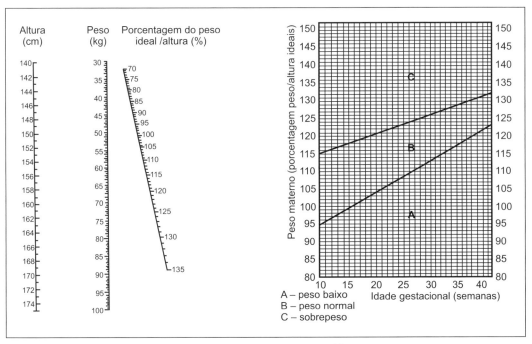

Fig. 14.2 Nomograma de Rosso[2,3] (D).

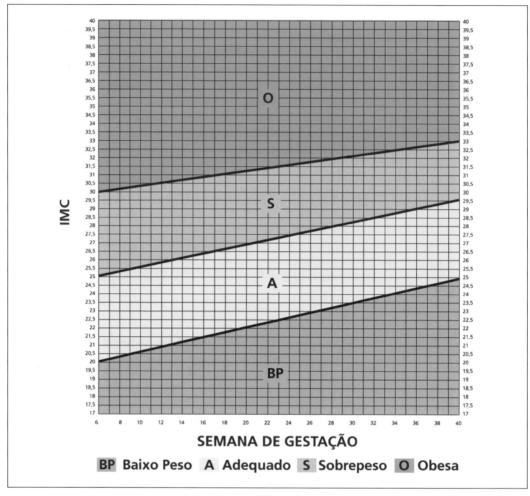

Fig. 14.3 Curva do índice de massa corporal pela idade gestacional[4] (B).

Altura de fundo uterino (AFU) e estimativa de peso fetal (regra de Johnson)

A regra de Johnson é determinada a partir da AFU, e a altura da apresentação fetal, pela seguinte fórmula[5] (D):

$$\text{Peso Fetal Estimado: } [\text{AFU (cm)} - n^*] \times 155 \text{ (constante)}$$

onde: * n = 13, se a apresentação encontra-se alta e móvel.
n = 12, se o vértice estiver acima das espinhas ciáticas (plano 0 de DeLee) – fixo.
n = 11, se o vértice estiver abaixo do plano das espinhas ciáticas – insinuado.

Este cálculo guarda boa correlação clínica e apresenta uma variação de 375 g em 75% dos recém-nascidos.

Semana gestacional	Baixo peso IMC	Adequado IMC entre		Sobrepeso IMC entre		Obesidade IMC
6	19,9	20	24,9	25	30	30,1
8	20,1	20,2	25	25,1	30,1	30,2
10	20,2	20,3	25,2	25,3	30,2	30,3
11	20,3	20,4	25,3	25,4	30,3	30,4
12	20,4	20,5	25,4	25,5	30,3	30,4
13	20,6	20,7	25,6	25,7	30,4	30,5
14	20,7	20,8	25,7	25,8	30,5	30,6
15	20,8	20,9	25,8	25,9	30,6	30,7
16	21	21,1	25,9	26	30,7	30,8
17	21,1	21,2	26	26,1	30,8	30,9
18	21,2	21,3	26,1	26,2	30,9	31
19	21,4	21,5	26,2	26,3	30,9	31
20	21,5	21,6	26,3	26,4	31	31,1
21	21,7	21,8	26,4	26,5	31,1	31,2
22	21,8	21,9	26,6	26,7	31,2	31,3
23	22	22,1	26,8	26,9	31,3	31,4
24	22,2	22,3	26,9	27	31,5	31,6
25	22,4	22,5	27	27,1	31,6	31,7
26	22,6	22,7	27,2	27,3	31,7	31,8
27	22,7	22,8	27,3	27,4	31,8	31,9
28	22,9	23	27,5	27,6	31,9	32
29	23,1	23,2	27,6	27,7	32	32,1
30	23,3	23,4	27,8	27,9	32,1	32,2
31	23,4	23,5	27,9	28	32,2	32,3
32	23,6	23,7	28	28,1	32,3	32,4
33	23,8	23,9	28,1	28,2	32,4	32,5
34	23,9	24	28,3	28,4	32,5	32,6
35	24,1	24,2	28,4	28,5	32,6	32,7
36	24,2	24,3	28,5	28,6	32,7	32,8
37	24,4	24,5	28,7	28,8	32,8	32,9
38	24,5	24,6	28,8	28,9	32,9	33
39	24,7	24,8	28,9	29	33	33,1
40	24,9	25	29,1	29,2	33,1	33,2
41	25	25,1	29,2	29,3	33,2	33,3
42	25	25,1	29,2	29,3	33,2	33,3

Fig. 14.4 Avaliação do estado nutricional da gestante acima de 19 anos, segundo o índice de massa corporal por semana gestacional (Fonte: Atalah et al., 1997)[4] (B).

IMC (peso pré-gestacional)	Classificação	Ganho de peso total
< 19,8 kg/m²	Baixo peso	12,5 a 18 kg
19,8 –26 kg/m²	Peso normal	11 a 16 kg
26 –29 kg/m²	Sobrepeso	7 a 15,5 kg
Acima de 29 kg/m²	Obesidade	7 kg

Fig. 14.5 Estimativa ideal do ganho de peso total para gestantes de acordo com o IMC pré-gestacional (Fonte: *National Academy of Sciences*)[6] (D).

PROPEDÊUTICA ULTRASSONOGRÁFICA

A ultrassonografia (US) encontra-se bastante consagrada na obstetrícia moderna, principalmente quando realizada antes da 20ª semana de gravidez, sendo suas principais indicações a avaliação e o acompanhamento do crescimento fetal. A correta avaliação da idade gestacional constitui o marco inicial e fundamental para essa finalidade[7,8] (A). A seguir serão comentados alguns parâmetros ultrassonográficos utilizados para a determinação da idade gestacional ou para a avaliação do crescimento fetal.

Comprimento céfalo-nádegas

O comprimento céfalo-nádegas (CCN) corresponde à distância da extremidade cefálica à extremidade caudal ou sacral do embrião ou feto, sendo o parâmetro mais preciso para a estimativa da idade gestacional. É realizado no primeiro trimestre da gravidez, apresentando um erro de 3 a 5 dias, sendo as melhores medidas realizadas entre a 8ª e a 11ª semana, pois as extremidades do embrião já se encontram bem delimitadas e o crescimento embrionário é rápido. Após a 12ª semana, devido aos movimentos frequentes do feto (extensão e flexão da coluna vertebral), a medida do CCN torna-se menos precisa[5,9,10] (D).

Biâmetro biparietal

O diâmetro biparietal (DBP) foi um dos primeiros parâmetros a ser utilizado para a determinação da idade gestacional, sendo ainda hoje o mais realizado. A melhor época para a realização de sua medida encontra-se entre a 14ª e a 20ª semana de gestação. O erro para a determinação da idade gestacional varia de 1 a 2 semanas, porém aumenta com o evoluir da gravidez. No segundo trimestre, a velocidade de crescimento da cabeça fetal é de 4 mm por semana, diminuindo para 2 mm por semana após a 32ª semana. Desta forma, como a velocidade de crescimento diminui, o erro poderá ser maior, chegando a 4 semanas no termo[5,9,10] (D).

Outro aspecto que deve ser considerado quando se utiliza a medida do DBP é a avaliação do formato da cabeça do feto, que é realizada pelo índice cefálico (IC), calculado pela fórmula:

$$IC = \frac{DBP \times 100}{DOF}$$

onde: DBP – diâmetro biparietal
DOF – diâmetro occipitofrontal

Consideram-se valores normais 78,3 + 4%. Nos casos em que se encontram valores alterados devem ser utilizados outros parâmetros para a determinação da idade gestacional. Valores abaixo do normal são chamados de dolicocefalia, e valores acima, braquicefalia[5,9,10] (D).

Circunferência cefálica

A medida da circunferência cefálica (CC) é calculada automaticamente pelo aparelho de US utilizando-se a fórmula:

CC = (DBP + DOF) × 1,62

O erro para cálculo da idade gestacional, no terceiro trimestre, é de 2 a 3 semanas, não sendo mais preciso que o DBP. Porém pode ser utilizado nos casos de alteração do índice cefálico ou quando a posição fetal dificultar a realização da medida do DBP[5,9,10] (D).

Diâmetro transverso do cerebelo

A medida do diâmetro transverso do cerebelo (DTC) corresponde à maior distância entre as bordas laterais dos hemisférios cerebelares. Sua mensuração apresenta boa correlação com a idade gestacional, podendo ser utilizada principalmente nos casos em que ocorrem alterações do contorno craniano, pela pressão extrínseca sobre o polo cefálico do feto, como apresentações anômalas, no oligoidrâmnio, nas gestações múltiplas, anomalias uterinas e fetos com dolicocefalia ou braquicefalia. Nestes casos, o DBP e o CC não são confiáveis. Esta medida pode ser obtida a partir da 15ª semana de gestação, em plano axial um pouco mais caudalmente com relação ao plano utilizado para a medida do DBP[11] (B).

O cerebelo parece não se alterar nos casos de RCIU, porém sua medida isolada pode não ser um bom parâmetro de rastreio. A relação DTC/CA (circunferência abdominal) elevada (acima do 90º percentil) é considerada uma boa forma de rastreamento. A maioria dos autores aponta valores situados entre 15,7 + 1,7 a 16,7 + 1,8. Nery *et al.*, em 2004, encontraram sensibilidade de 74,5%, especificidade de 85,1% e acurácia de 81,9% para uma relação DTC/CA maior que 14,6[12] (B).

Circunferência abdominal

A circunferência abdominal (CA) é um importante parâmetro para a determinação da idade gestacional, do cálculo do peso fetal e para a avaliação do estado nutricional do concepto. Sua medida pode ser utilizada a partir da 14ª semana de gestação e é obtida no plano transverso do abdome fetal, no nível do fígado, onde a veia umbilical sofre sua bifurcação, originando o ducto venoso e o ramo esquerdo da veia porta. Posteriormente, identificam-se o corte transverso da vértebra e da aorta, e à esquerda, a bolha gástrica. Por sofrer facilmente modificações de seu contorno devidas a compressões extrínsecas, existe maior variabilidade de sua medida, podendo refletir num maior erro para a determinação da correta idade gestacional[5,9,10] (D).

A medida da CA reflete o volume hepático fetal e a gordura subcutânea. Desta forma, redução da nutrição do concepto, principalmente nos casos de insuficiência placentária, pode levar à diminuição da CA, já que o fígado é um órgão de armazenamento e seu volume depende da quantidade de glicogênio[5,9,10] (D).

A circunferência abdominal isoladamente pode ser considerada o melhor parâmetro para a avaliação do crescimento fetal entre as medidas biométricas do feto. Destaca-se sua importância quando realizada seriadamente, a cada 15 dias, para o diagnóstico de alterações do crescimento do concepto. Entretanto algumas relações biométricas merecem destaque[5,9,10] (D):

- CC/CA: diminui com a idade gestacional
    - até 36 sem: > 1
    - 36 sem: igual a 1
    - acima 36 sem: < 1
        - RCIU tipo I (simétrico): a relação se mantém normal.
        - RCIU tipo II (assimétrico): a relação se altera.
- CF/CA: não sofre influência da idade gestacional. Tem como valor normal de 0,2 a 0,24. Provavelmente não se altera na RCIU tipo I e se torna maior que 0,24 na RCIU tipo II.

Ossos longos

As medidas de comprimento da tíbia, do úmero e da ulna apresentam boa relação linear com a idade gestacional. Entretanto, o comprimento do fêmur (CF) é o parâmetro mais utilizado por apresentar mais facilidade técnica e precisão. Pode ser medido a partir da 12ª semana de gravidez, no seu eixo longitudinal da diáfise, de uma extremidade a outra, independente de sua curvatura[5,9,10] (D).

CONSIDERAÇÕES DO DIAGNÓSTICO

Determinação da idade gestacional

Em virtude da imprecisão frequente da data da última menstruação, o correto diagnóstico da idade gestacional é muitas vezes ecográfico. Deve-se ainda considerar a margem de erro da ecografia, em função da idade gestacional. O ideal é que a US seja realizada no primeiro trimestre da gravidez, quando o erro é mínimo, de 3 a 5 dias, ou pelo menos antes da 20ª semana[8] (A). No terceiro trimestre, a margem de erro pode chegar a 2 semanas para o comprimento do fêmur (CF) e 3 semanas para o diâmetro biparietal (DBP)[5,9,10] (D).

Observa-se ainda grande número de pacientes que não fazem o pré-natal, ou mesmo que o iniciaram tardiamente, não realizando uma ultrassonografia precoce para datar melhor a gravidez, podendo falsear o diagnóstico de RCIU ou até mesmo de pós-datismo[8] (A).

A escolha do melhor método para determinar uma idade gestacional precisa depende de cinco princípios[10] (D):

- A precisão da estimativa da idade gestacional pela US é inversamente proporcional à idade fetal.
- O método ideal para determinar a idade gestacional pela US varia com a idade do feto.
- O erro técnico da medida é relativamente constante.
- A precisão da estimativa da idade gestacional pela US é maior quanto mais parâmetros são utilizados.
- No final da gestação, a precisão na estimativa da idade gestacional aumenta com os exames seriados.

Biometria fetal

A biometria fetal mensurada pela US pode ser realizada de forma isolada ou seriada. Uma ultrassonografia isolada é importante apenas para determinar a idade gestacional no momento do exame, podendo ser útil se realizada no primeiro trimestre da gravidez ou até antes da 20ª semana[8] (A). A US isolada não se presta para a avaliação do crescimento fetal, uma vez que é necessário se terem a correta idade gestacional e outras ecografias para determinar se o crescimento fetal é adequado ou não[5,9,10] (D). As relações biométricas descritas anteriormente, associadas ao percentil de peso fetal estimado, e, outros parâmetros descritos neste capítulo fazem apenas uma suspeita clínica para o diagnóstico de RCIU. O correto diagnóstico se dá por ultrassonografias seriadas[5,9,10] (D).

A ultrassonografia seriada consiste na determinação da biometria fetal em pelo menos quatro situações diferentes. Os valores obtidos de cada segmento corporal servem para a avaliação do crescimento por partes, como, por exemplo, do crânio, dos ossos longos e do abdome. Além disso, os valores podem ser plotados em curvas específicas de crescimento fetal, determinadas a partir da população normal, para a determinação da estimativa de peso fetal, suspeitando-se de RCIU quando o percentil de peso estiver abaixo de 10 e de crescimento excessivo quando maior que 90[5,9,10] (D).

Em geral, recomenda-se intervalo de pelo menos 2 semanas para se avaliarem os parâmetros de crescimento, pois em intervalos menores aumentam as chances de erros nas medidas e a variabilidade biológica invalida essa avaliação[5,9,10] (D).

Estimativa de peso fetal

Pela mensuração dos parâmetros da biometria fetal pode ser obtida uma estimativa do peso, e, projetando-se em uma curva da população normal, podem-se obter o diagnóstico de RCIU e fetos grandes para a idade gestacional. O crescimento pode ser considerado adequado quando o peso para determinada idade gestacional situar-se entre o 10º e o 90º percentil. A margem de precisão do peso é de aproximadamente 15% a 20%, sendo mais precisa em fetos com peso abaixo de 2.500 g[5,9,10] (D).

Volume de líquido amniótico

O oligoidrâmnio representa um marcador crônico da hipóxia intrauterina, sendo considerado um parâmetro clínico de gravidade da RCIU. Atualmente, o melhor método ultrassonográfico para a mensuração do líquido amniótico permanece incerto[13] (A). A mensuração do maior bolsão vertical na avaliação do volume de líquido amniótico durante a vigilância fetal parece ser a escolha melhor, quando em comparação com o índice de líquido amniótico (ILA), o qual aumenta a frequência de diagnóstico de oligoidrâmnio à indução ao parto, sem melhora dos resultados perinatais. Sugere-se que seja necessária uma revisão sistemática da acurácia diagnóstica de ambos os métodos para a detecção de alterações do volume do líquido amniótico[13] (A).

O ILA representa a soma dos diâmetros verticais dos maiores bolsões em cada quadrante. O valor normal do líquido amniótico varia de 8 a 18 cm, sendo considerado oligoidrâmnio o ILA menor que 5 cm e líquido diminuído, entre 5 e 7,9 cm. Considera-se ainda oligodrâmnio severo quando o ILA encontra-se menor que 3 cm e moderado entre 3 e 4,9 cm[5,9,10] (D). Segundo Moore *et al.*, utilizando-se a metodologia do ILA, pode-se classificar o volume diminuído do líquido amniótico de acordo com o percentil para a idade gestacional[14] (B).

Quadro 14.1 Idade gestacional média de surgimento dos principais núcleos de ossificação

Núcleo de ossificação	Idade gestacional
Epífise distal do fêmur	32 semanas
Epífise proximal da tíbia	36 semanas
Epífise proximal do úmero	38 semanas

A medida do maior bolsão também pode ser utilizada para diagnóstico de alterações do volume do líquido amniótico. Considera-se normal quando maior que 3 cm, diminuído de 2 a 3 cm, oligoidrâmnio, menor que 2 cm e oligoidrâmnio grave quando menor que 1 cm[5,9,10] (D).

Núcleos de ossificação

Os núcleos de ossificação não são considerados métodos de rastreamento da RCIU e/ou utilizados para determinação da idade gestacional. Apesar de existir uma determinada idade gestacional média de seu surgimento (Quadro 14.1), seu intervalo é bastante flexível[5,9,10] (D). Verificou-se que o núcleo de ossificação do fêmur pode ser visto tão precocemente quanto 29 semanas e seu tamanho aumenta linearmente, embora a idade gestacional média de seu aparecimento seja de 32 a 33 semanas[5,9,10] (D).

FLUXOGRAMA DE AVALIAÇÃO DO CRESCIMENTO FETAL (CAM-IMIP)

Para o rastreamento de casos suspeitos de restrição de crescimento intrauterino, as consultas pré-natais são de grande importância. Uma vez detectada a suspeita clínica pela medida seriada da altura do fundo uterino (AFU), pela avaliação do ganho ponderal, ou mesmo pela ultrassonografia, estas pacientes deverão ser encaminhadas a um centro de referência em gestação de alto risco (Figs. 14.6 e 14.7)[5] (D).

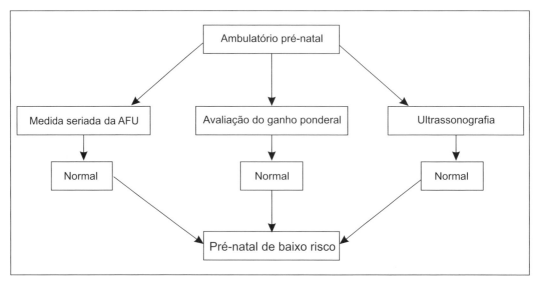

Fig. 14.6 Fluxograma de acompanhamento pré-natal normal.

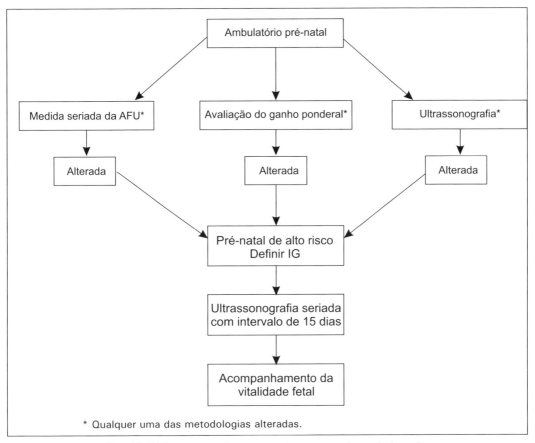

Fig. 14.7 Fluxograma de acompanhamento pré-natal alterado.

Ante a suspeita clínica ou ultrassonográfica de RCIU e existindo uma ultrassonografia precoce, a avaliação da biometria, as relações biométricas e a estimativa de peso fetal na maioria das vezes são suficientes para o diagnóstico de RCIU. Caso não haja US precoce que confirme a idade gestacional, a melhor metodologia a ser realizada para o diagnóstico é a ecografia seriada com intervalo de 15 dias, acrescida da propedêutica anteriormente mencionada[5] (D).

Em todas as situações, o acompanhamento dessas gravidezes deve ser ultrassonográfico com intervalos de 15 dias, caso a conduta seja conservadora[5] (D).

REFERÊNCIAS

1. Martinelli S, Bittar RE, Zugaib M. Predição da restrição do crescimento fetal pela medida da altura uterina. Rev Bras Ginecol Obstet. 2004; 26:383-9.
2. Brasil. Ministério da saúde. Pré-natal e puerpério: atenção qualificada e humanizada - manual técnico. Brasília, DF: Centro de Documentação do Ministério da Saúde; 2005. 158p.
3. Alencar Júnior CA. Assistência pré-natal: manual de orientação. Federação Brasileira das Sociedades de Ginecologia e Obstetrícia – FEBRASGO; 2000. 139p.
4. Atalah E, Castillo CL, Castro RS, Amparo Aldea P. Propuesta de un Nuevo estándar de evaluación nutritional de embarazadas. Rev Med Chile 1997; 125:1429-36.

5. Santos LC, Figueiredo SR, Souza AS, Marques M ed. Medicina Fetal. 1ª ed. Rio de Janeiro: Medbook, 2008. p.534.
6. National Academy of Sciences. Institute of Medicine. Nutrition during pregnancy: Part I – Weight gain; Part II – Nutrient supplements. Washington; 1990.
7. Bricker L, Neilson JP. Routine ultrasound in late pregnancy (after 24 weeks gestation) (Cochrane Review). In: The Cochrane Library, Issue 1, 2009. Oxford; Update Software.
8. Neilson JP. Ultrasound for fetal assessment in early pregnancy (Cochrane Review). In: The Cochrane Library, Issue 1, 2009. Oxford; Update Software.
9. Hase EA. Avaliação ultra-sonográfica do crescimento fetal. In: Zugaib M, Pedeira DAL, Brizot ML, Bunduki V. Medicina Fetal. Rio de Janeiro: Atheneu; 1999. p. 74-8.
10. Manning FA, Hohler C. Intrauterine growth retardation, diagnosis, prognostic, and management based on ultrasound methods. In: Fleischer AC. The principles and practice of ultrasonography in obstetrics and gynecology. 4 ed. New York: Prentice-Hall International Inc.; 1991. 331p.
11. Nery L, Moron AF, Kulay Junior L. Avaliação ultra-sonográfica do crescimento fetal com uso do diâmetro transverso do cerebelo. Rev Bras Ginecol Obstet 2000; 26:281-6.
12. Nery L, Moron AF, Kulay Junior L. Predição da restrição do crescimento fetal pela biometria do diâmetro transverso do cerebelo. Rev Bras Ginecol Obstet 2004; 26:349-54.
13. Nabhan AF, Abdelmoula YA. Amniotic fluid index versus single deepest vertical pocket as a screening test for preventing adverse pregnancy outcome. Cochrane Database of Systematic Reviews. In: The Cochrane Library, Issue 3, 2009. Oxford; Update Software.
14. Moore TR, Jonathan E, Cayle E. The amniotic fluid index in normal human pregnancy. Am J Obstet Gynecol. 1990; 162:1168-73.

CAPÍTULO 15

Gemelaridade

Ana Maria Feitosa Pôrto • Glaucia Lins Guerra

INTRODUÇÃO

Desde os primórdios, a gestação múltipla desperta interesse crescente ao longo da história. A mitologia grega revela-nos Apolo e Diana. Personagens bíblicos como Jacob e Esaú, Cleópatra Selene e Alexander Helios, filhos de Cleópatra e Marcus Antônio, são exemplos históricos de gêmeos (D)[1].

Admite-se como gestação múltipla a presença simultânea de mais de um concepto na cavidade uterina. Quanto ao número, pode ser classificada em dupla ou gemelar, tripla, quádrupla, quíntupla etc.[2] (C).

Em geral, o total de nascimentos em determinada população pode ser estimado através da hipótese de Hellen[1,3] (D), que em 1895 utilizou proporções exponenciais para o cálculo. Se $1/N$ representa o número de gestações gemelares, então $1/N^2$ fala a favor da gestação trigemelar, $1/N^3$ da quádrupla e assim por diante. Entretanto, evidencia-se, na prática, incidência de 1/50 para gestações gemelares espontâneas, e 1/1.2500 para as trigemelares[4] (C). Quanto à corionicidade, a incidência natural de gemelaridade dizigótica é de 1/500[5] (C) e aumenta em mulheres da raça negra[2,6] (C),(D), com idade avançada[1] (D), dependendo de fatores genéticos[1] (D) e nutricionais[7] (D). Entretanto a incidência natural de gestações múltiplas monozigóticas permanece constante, em torno de 1:250[7] (D).

Nos últimos anos, o número e a taxa de nascimentos múltiplos aumentaram significativamente. Tal incremento é atribuído principalmente ao uso crescente de drogas indutoras de ovulação e às tecnologias de reprodução assistida[8] (D). Atualmente, nos Estados Unidos, cerca de 10% dos fetos únicos, 55% dos gêmeos e 90% dos trigêmeos foram concebidos pelas técnicas anteriormente citadas[9] (C). O citrato de clomifeno au-

Quadro 15.1 Classificação das gestações gemelares de acordo com tipo biológico e placentação

Tipo biológico	Placentação

• Dizigóticos ou fraternos (fertilização de dois óvulos distintos)
 • Monozigóticos ou idênticos (fertilização de um óvulo com divisão após a fecundação)
    Antes do quarto dia
    Do quarto ao oitavo dia
    A partir do nono dia
    A partir do 13º dia
	Dicoriônica, diamniótica (sempre)
	
	 Dicoriônica, diamniótica
	 Monocoriônica diamniótica
	 Monocoriônica monoamniótica
	 Gemelaridade imperfeita

menta o risco em 8% de gestação múltipla e passa para 20% quando a indução é feita com gonadotrofinas[7] (D).

Classificação[1,10] (D)

Classificam-se as gestações gemelares de acordo com o tipo biológico e a placentação, conforme descrito no Quadro 15.1.

Diagnóstico pré-natal

A ultrassonografia (US) de rotina faz parte do arsenal de cuidados pré-natais dispensados a gestações múltiplas. A gemelaridade, considerada situação de alto risco quando comparada com gestações com fetos únicos, pode ser diagnosticada precocemente em serviços que utilizam o exame ultrassonográfico no primeiro trimestre[11] (5D). Sabe-se que o acesso à US não é universal, no entanto a principal época para a realização do exame é da 11ª à 14ª semana de gestação[11,12] (D).

A importância em definir corionicidade, amnionicidade, número de fetos e presença de anomalias congênitas reside na programação de estratégias que minimizem possíveis complicações maternas e perinatais[8,11,13] (D) (C).

Brizot et. al.[14] (C) definiram critérios para diagnóstico de corionicidade no primeiro trimestre: (1) quando a massa placentária era única, a presença do sinal do lambda (projeção do córion em direção à membrana amniótica) definia gestação dicoriônica, e a ausência deste sinal, gestação monocoriônica; (2) presença de placentas separadas; sexos diferentes.

A definição de corionicidade também é importante para o planejamento de condutas em gestações gemelares complicadas por discordância de crescimento entre fetos e anomalias congênitas discordantes, óbito fetal intrauterino e síndrome da transfusão feto-fetal[14] (C).

Em instituições que não disponibilizem o exame ultrassonográfico, deve-se suspeitar de gemelaridade nas seguintes situações[10] (D):

- Aumento exagerado da altura de fundo uterino (a termo entre 38-45 cm).
- Reconhecimento de dois ou mais polos homônimos.
- Palpação de dois polos diferentes em localização não esperada.
- Palpação de pequenas partes em múltiplos pontos.
- Ausculta de dois ou mais focos de ritmo cardíaco distinto.

Complicações das gestações múltiplas[2,5,15,16] (C)

A gemelaridade pode estar correlacionada com os seguintes resultados maternos e perinatais.

- *Complicações maternas anteparto:*
  - hiperêmese gravídica;
  - síndromes hipertensivas;
  - diabetes gestacional;
  - polidrâmnio;
  - anemia ferropriva e de folatos;
  - dispneia;
  - edema, varizes e estrias;
  - pielonefrite;
  - trabalho de parto prematuro;
  - amniorrexe prematura;
  - abortamentos espontâneos;
  - acidentes do cordão umbilical;
  - complicações hemorrágicas: placenta de inserção baixa, descolamento prematuro de placenta normalmente inserida (DPPNI);
  - edema agudo de pulmão.
- *Complicações maternas intraparto:*
  - distócias com aumento da taxa de cesáreas;
  - apresentações anômalas.
- *Complicações maternas pós-parto:*
  - hipotonia uterina;
  - hemorragia e choque hipovolêmico.
- *Complicações fetais:*
  - prematuridade;
  - malformações congênitas;
  - restrição de crescimento intrauterino;
  - síndrome transfusor-transfundido;
  - hidropsia fetal:
  - patologia funicular: nós, torções, prolapso;

A gemelaridade aumenta em cinco vezes o risco de morbimortalidade perinatal em relação à gestação única[17] (D). Trabalho de parto prematuro, prematuridade, baixo peso ao nascer e fetos pequenos para a idade gestacional continuam sendo problemas a serem enfrentados pelos pais[7] (D). No estudo de Cardim[4] (C), ocorreram 4% de trabalho de parto prematuro em gestações múltiplas quando em comparação com 0,9% em gestações únicas. A rotura prematura de membranas, outra causa importante de prematuridade, acometeu 18% das gestações gemelares contra 9,1% em gestações únicas[4] (C).

Doenças respiratórias do recém-nascido, anomalias fetais e morte neonatal, além de sequelas como paralisia cerebral[18] (C), distúrbios auditivos, visuais, dificuldades de leitura, fala e distúrbios de comportamento, incluindo déficit de atenção e hiperatividade, fazem também parte do cortejo de resultados perinatais desfavoráveis[7,19] (D) (B).

A duração média de gestações únicas foi de 39 semanas em comparação com 35,8 semanas para gemelares e 32,5 semanas para trigemelares[20] (C). De acordo com estudo de Souza et. al.[2] (C), as médias das idades maternas observadas foram de 25,7 anos *versus* 25,1 anos em gestações gemelares e únicas, respectivamente. É citada na literatura a média de idade de 29 anos *versus* 27,6 anos, bem como o aumento da taxa de nascimento de gemelares proporcional ao aumento da idade materna.

Ainda fazendo referência ao estudo de Souza et. al.[2] (C), a taxa de operação cesariana foi maior no grupo gemelar (apresentações córmicas ou pélvicas do primeiro feto) que no grupo único (57,1% *vs.* 30,2%, p < 0,001), semelhante a outros estudos que citam taxas de 53,1% em gestações múltiplas[21,22] (C) ou 50% em gravidezes gemelares *versus* 16,5% em gravidezes únicas[23] (C). Admite-se ainda que em gestações múltiplas a via de parto pode ser influenciada por idade gestacional, peso fetal, apresentação dos fetos, volume de líquido amniótico e localização da placenta[24] (D).

Em dados consultados da literatura, as taxas de nascimentos pré-termo situaram-se ao redor de 35%[22,25] (C). Entre os nascidos vivos, observou-se que 46,1% dos gemelares necessitaram de cuidados em ambiente de intensivismo, permanecendo internados naquele setor por 24,7 dias em média. No grupo de gravidezes únicas, 15,8% dos conceptos necessitaram desse tipo de tratamento, sendo que o período médio de internação foi de 14,4 dias (p < 0,01). A prematuridade e o baixo peso são variáveis relacionadas com as principais causas de internação na Unidade de Terapia Intensiva Neonatal (UTIN)[21,23] (C). Pesquisas têm sugerido que gêmeos a termo apresentam taxa de mortalidade cerca de três vezes maior que em gestações únicas[26] (C).

Gestações múltiplas monocoriônicas apresentam risco de anomalias congênitas duas vezes maior que as dicoriônicas[27] (C). A presença de um feto com uma anomalia congênita importante está relacionada com aumento do risco de parto pré-termo, baixo peso e mortalidade perinatal[28] (C).

Day et. al.[29] (C) relataram incidência de síndromes hipertensivas da gestação relacionada com o número de fetos, com 0,5% para gestação única, 1,6% para dupla e 3,1% para tripla (p < 0,01). Kor-anantakul et. al.[30] (C) não encontraram diferença significativa com relação à incidência de síndromes hipertensivas quando compararam gestações múltiplas espontâneas e induzidas (10,2% × 5,6%, p = 0,3). Ainda nesse estudo, a incidência de abortamento foi maior nas gestações múltiplas induzidas quando em comparação com as gestações múltiplas espontâneas (0,9% × 3,8%, p = 0,085).

A presença de anemia não encontrou diferença significativa com relação às gestações múltiplas espontâneas ou induzidas, respectivamente (9,6% × 3,8%, p = 0,165)[30] (C). A incidência de anemia relatada por Kor-anantakul et. al.[30] (C) para gestações múltiplas foi bem inferior à referida para gestações únicas no IMIP, que foi de 70%,[31] (A) considerando hemoglobina menor que 11 g%.

Síndrome da transfusão feto-fetal

A síndrome da transfusão feto-fetal (STFF) é uma complicação congênita que acomete 10% a 30% das gestações gemelares monocoriônicas. Caracteriza-se pela passagem desequilibrada de sangue de um dos fetos (doador) para o outro (receptor) decorrente de desequilíbrio nas trocas entre os mesmos[5] (C). As anastomoses interplacentárias favorecem discordância ponderal igual ou maior a 20% entre os fetos, até a morte de um ou ambos os gemelares[32] (C). Quando acompanhados de forma expectante, os casos com STFF apresentam taxas de mortalidade perinatal acima de 60%[7,18] (D) (C).

O diagnóstico é ultrassonográfico, geralmente evidenciado no segundo trimestre da gestação[11] (D). Ao primeiro trimestre cabe oferecer subsídios à suspeição da síndrome pela pesquisa da corionicidade e amnionicidade.

A presença de polidrâmnio em um dos sacos gestacionais e oligoâmnio no outro, mesmo sexo, aumento do tamanho da bexiga do feto receptor e diminuição no feto doador e achados anormais da artéria umbilical ao Doppler representam achados ultrassonográficos sugestivos da STFF[5,11,32,33] (C).

As principais formas de apresentação clínica detectadas ao ultrassom são decorrentes da divergência de perfusão entre os fetos e dependem da quantidade e do calibre dos vasos envolvidos nos *shunts*. Na maior parte dos casos, o feto receptor desenvolve aparente macrossomia, cuja instalação é lenta e progressiva. Derrames teciduais leves (hidrocele, edema de parede), edema generalizado, ascite e derrame pleural podem evoluir para insuficiência cardíaca congestiva e morte do feto. Em decorrência desse maior aporte sanguíneo, há aumento da perfusão tecidual com consequente perfusão renal alterada, o que leva o feto receptor a aumentar a diurese, ocasionando o polidrâmnio e o aumento do volume vesical[33,34] (D).

O feto doador, por sua vez, apresenta restrição de crescimento intrauterino (RCIU), diminuição da perfusão renal e oligoâmnio. Em casos avançados, pode-se encontrar o feto doador deslocado e rechaçado contra a parede uterina, permanecendo nesta posição mesmo quando há mudança de decúbito materno. Tal condição é denominada *stuck twin*, sinal patognomônico da síndrome, por alguns autores[32,33] (C).

Acredita-se que outros fatores como mediadores endócrinos, hormônios e peptídeos também possam estar envolvidos na gênese da síndrome[35] (C).

Alguns desfechos desfavoráveis podem ser evidenciados, como abortamento no primeiro trimestre, óbito fetal no segundo trimestre, trabalho de parto prematuro ou, mais raramente, chegar a termo com fetos viáveis apresentando apenas discordância ponderal maior que 20% e diferença nos valores de hematócrito de aproximadamente 5 mg/dL[32] (C).

O diagnóstico diferencial pode ser feito com casos de oligoâmnio ou polidrâmnio isolados, discordância simples de volume de líquido amniótico ou ponderal entre os fetos. O principal seria uma gestação dicoriônica, cujos fetos apresentem sexos diferentes, em que um deles desenvolve restrição de crescimento fetal[31,32] (1A) (C).

A conduta terapêutica na STFF é seguramente o ponto de maior controvérsia em todo o tema. A abordagem deve se basear na idade gestacional do diagnóstico e na evidência de progressão do quadro nos achados do Doppler e ecocardiografia fetal[36] (D). A conduta conservadora baseia-se em suporte clinicolaboratorial, monitoração fetal, ultrassonografias seriadas e interrupção da gestação no momento oportuno[33,34,35] (D). As taxas de sobrevida com a conduta conservadora são desanimadoras, inferiores a 5%[7] (D), devendo estar sempre associadas a algum método invasivo[4] (C).

As opções terapêuticas descritas na literatura são amniocentese seriada, septostomia, oclusão do cordão umbilical por ligadura e fotocoagulação a *laser* das anastomoses[32,36,37] (C). Há complicações inerentes ao procedimento que devem ser relatadas a pacientes, como amniorrexe prematura, corioamnionite, descolamento prematuro de placenta e enovelamento dos cordões umbilicais[32,34] (C) (D).

Malformações congênitas em gestações múltiplas

Anomalias fetais em gêmeos podem ser divididas em duas categorias: malformações semelhantes às que ocorrem em gestações únicas e aquelas associadas exclusivamente a gestações múltiplas. Esta última categoria inclui gêmeos unidos e gêmeos acárdicos[14] (C).

A ultrassonografia é essencial para o diagnóstico, norteando a melhor conduta[14] (C). Nos casos de gêmeos unidos, quando existir dificuldade técnica, pela obesidade materna ou polidrâmnio, pode-se utilizar a ressonância nuclear magnética (RNM) para definir melhor o sítio de ligação, compartilhamento de órgãos e possibilidade de correção cirúrgica. O ideal é que a RNM seja realizada após a 24ª semana de gestação[38] (D).

Inicialmente, acredita-se haver diferenças biológicas entre gestação gemelar dizigótica e monozigótica. A gestação monozigótica ocorre de modo aleatório, resultante de atraso na divisão, associada a fatores nutricionais, hipóxicos ou algum outro agravo. Este atraso origina geralmente a placenta monocoriônica. Esta hipótese pode explicar a alta incidência de malformações congênitas em gêmeos monozigóticos. De outra parte, o risco de malformações, tal qual o de gestações gemelares dizigóticas, aumenta com o avanço da idade materna. Portanto, o aumento da taxa de malformações em gêmeos dizigóticos também pode ser esperado[14] (C).

A placentação monocoriônica implica ambiente menos favorável para o desenvolvimento do feto. Gêmeos monocoriônicos têm risco aumentado de divisão incompleta do disco embrionário, na fase primitiva do desenvolvimento, evoluindo para o que chamamos de gêmeos unidos[39] (D).

Os gêmeos unidos são de ocorrência rara na medicina e é grande curiosidade por parte da sociedade e também dos profissionais da área de saúde. Sua real incidência é desconhecida, porém estimada entre 1:50.000 e 1:200.000 gestações[39] (D). As apresentações mais comuns, com cerca de 75% dos casos, são o toracópago e o xifópago, seguidos dos pigópagos (16%), isquiópagos (6%) e craniópagos (2%). Setenta a 90% dos gêmeos imperfeitos são femininos[38] (D). Podem estar associados a diversas outras malformações, como gastrointestinais (33%) e cardíacas (25%)[40] (C), o que piora o prognóstico fetal[27] (C). A associação com polidrâmnio ocorre em 50% dos casos[41] (C).

A maior parte dos gêmeos coligados irá a óbito. Cerca de 45% ainda intraútero e 25% nas primeiras 48 horas de vida. Os 30% restantes apresentam possibilidade de sobrevida com ou sem separação cirúrgica. Daqueles que sobreviverão ao nascimento, aproximadamente 25% viverão o bastante para serem candidatos à cirurgia[38] (D).

Outra anomalia importante é o gemelar acárdico, que ocorre em aproximadamente um para cada 30.000 a 35.000 partos. Evidencia-se risco consideravelmente alto de acardia em gestação monoamniótica. As teorias sobre o mecanismo pelo qual se desenvolve a acardia são: falha no desenvolvimento cardíaco primário ou o coração estava presente, mas sofreu atrofia, como resultado de perfusão passiva e circulação reversa (*TRAP sequence*: sequência da perfusão arterial reversa em gêmeos)[14] (C).

Os gêmeos potencialmente normais apresentam alta taxa de mortalidade pela combinação de insuficiência cardíaca intrauterina e prematuridade. O tratamento pré-natal se faz por meio da oclusão do fluxo para o gêmeo acárdico, utilizando-se ligação endoscópica ou coagulação a *laser* do cordão umbilical[14] (C).

A alta taxa de mortalidade perinatal para gestações gemelares anômalas reflete a letalidade destas anomalias e a alta incidência de complicações decorrentes da prematuridade. A presença de anormalidade de um gêmeo do par aumenta significativamente o risco de parto pré-termo, em comparação com gestações gemelares sem anomalias[14] (C).

Inicialmente, devem-se avaliar, tipo de malformação, o prognóstico e o grau de acometimento dos fetos. Na vigência de um gêmeo comprometido, sempre tomar a conduta visando à preservação de ambos; caso não seja possível, o feto saudável norteará o acompanhamento.

No Brasil, diferentemente de outros países, o abortamento apenas é permitido quando há risco de morte materna ou quando a gravidez é proveniente de agressão sexual, devendo ser precedido de consentimento da gestante ou, quando incapaz juridicamente, de seu representante legal[42] (D). Contudo, os magistrados vêm autorizando judicialmente abortamento em alguns casos de malformações fetais incompatíveis com a vida, quando solicitado pela gestante e amparado por relatórios médicos[38] (D).

Morte unifetal

O óbito de um dos fetos em gestações gemelares é relativamente frequente, com risco maior na gemelaridade monocoriônica. Quando mais precoce a perda, melhor o prognóstico para o gêmeo sobrevivente. Após a 16ª semana de gestação, o gêmeo sobrevivente apresenta risco aumentado de morte intrauterina[43] (B).

Dados pesquisados na literatura demonstram que o risco de sequela neurológica para o feto sobrevivente pode chegar a 25%, sendo as lesões consequências da hipoperfusão aguda imediatamente após a morte do outro feto[43] (B). Na STFF, a morte de um dos fetos intraútero acarreta acréscimo nos riscos de lesão neurológica para o feto sobrevivente e risco de coagulação intravascular disseminada (CIVD) na gestante[43] (B).

A indicação de interrupção de gestação múltipla com óbito do primeiro gêmeo deverá ser bastante criteriosa. A prematuridade oferece riscos importantes aos conceptos e a conduta conservadora tem-se mostrado vantajosa, principalmente quando o óbito ocorreu no segundo trimestre da gestação[41] (C). Cada caso deverá ser analisado individualmente, levando-se em consideração a maturidade e a vitalidade fetais, bem como o quadro clínico da gestante.

Redução seletiva em gestação múltipla.

A incidência de gestação com três ou mais fetos têm aumentado com a evolução das técnicas de reprodução assistida. De acordo com dados da literatura, a taxa de gestação tripla pode chegar a 8,2% em países do continente europeu[44] (D).

A redução seletiva de embriões é um processo bastante doloroso para o casal que tem infertilidade[45] (D), pois implica riscos de abortamento e parto prematuro e restrição do crescimento fetal[46] (C).

Papageorghiou *et. al.*[47] (D) relataram aumento do risco de abortamento no grupo da redução seletiva comparado com o grupo expectante (8,1% × 4,4%; risco relativo [RR] 1,83, 95% intervalo de confiança [CI] = 1,08-3,16, p = 0,036), embora tenha havido redução significativa de parto prematuro (10,4% × 26,7%, RR = 0,37, 95% IC = 0,27-0,51, p < 0,01). Os revisores da Cochrane, Dodd e Crowther, relataram não existir evidências suficientes que embasem procedimentos de redução dos fetos em casos de gestação múltipla com três e mais fetos[45] (D).

Assistência pré-natal em gestações múltiplas

NUTRIÇÃO

Revisão recente da literatura demonstrou que a nutrição da gestante com dois ou mais fetos deverá seguir um programa nutricional que recomenda: ingestão de 3.000 a

4.000 cals/dia de acordo com o índice de massa corporal (IMC) da gestante, distribuídas em: 20% de proteínas, 40% de carboidratos e 40% de gorduras, além da suplementação de 3 g de cálcio, 1,2 g de magnésio e 45 mg de zinco. A prescrição de dois comprimidos de multivitamínico/dia após a 20ª semana deverá também ser recomendada[48] (D).

A alimentação deve ser composta de três refeições diárias e três lanches, e para as puérperas, um acréscimo de 500 a 600 calorias/dia, para garantir produção de volume de leite adequado à demanda[48] (D).

Pesquisas demonstraram que o seguimento deste programa propicia maior tempo gestacional e peso dos recém-nascidos, redução dos riscos de complicações pré e pós-parto para mães e filhos. O adequado ganho de peso durante a gestação beneficia a mulher, os bebês e possibilita a amamentação e a produção de leite de acordo com a demanda[48] (D).

Existem diferenças entre a gestante gemelar e a gestante única quanto a ganho de peso semanal, recomendações de macro e micronutrientes, quantidade de porções e estado nutricional, que devem ser orientados pelo IMC[48] (D).

Orientação nutricional e acompanhamento gestacional melhoram o ganho ponderal dos recém-nascidos, prolongam o período gestacional, diminuem os riscos de complicações pré e pós-parto para mães e filhos e favorecem o aleitamento materno[48] (D).

CORTICOTERAPIA

A prematuridade é o grande risco das gestações múltiplas, podendo atingir cifras de 80% em gestações triplas[49] (C). Em virtude desta realidade, o uso profilático de corticoide para amadurecimento do pulmão fetal é mandatório. Quanto maior o número de fetos, mais precocemente deve ser instituída a terapia[50] (D). No Instituto de Medicina Integral Professor Fernando Figueira (IMIP) utilizamos sulfato de betametasona, 12 mg, intramuscular (IM), repetido com 24 horas, entre 24 e 34 semanas de gestação completas. A administração de nova dose de corticoide poderá ser feita caso a dose inicial tenha sido realizada muito precocemente (antes de 35 semanas de gestação).

INIBIÇÃO DO TRABALHO DE PARTO PREMATURO

A nifedipina é sabidamente a droga de escolha para inibição de trabalho de parto prematuro[51] (D). A completa utilização do corticoide é o principal objetivo da terapia de inibição em obstetrícia. Utilizamos, no IMIP, a mesma terapia para as gestações múltiplas:

- Nifedipina, 10 mg, via sublingual e, se necessário, repetimos 10 mg de 20 em 20 minutos num total de 60 mg. Após, deixamos uma manutenção de nifedipina de 20 mg, via oral (VO), de 6 em 6 horas nas primeiras 24 horas e de 20 mg, de 8 em 8 horas, por mais 24 horas.

Via de parto

A taxa de cesariana é bastante elevada na gestação gemelar, variando de 58%[4] (C) a 70,4%, quando resulta de ciclos espontâneos e atingindo 90,6% quando por reprodução assistida[30] (C). Há preocupação com o nascimento do segundo gemelar[52,53] (C), embora alguns autores não tenham encontrado diferença na vitalidade entre os gêmeos. Costa *et. al.*[52] (C) relataram sobrevida de 82,2% tanto para o primeiro como para o segundo geme-

Quadro 15.2 Gemelidade – via de parto

1 gemelar	2 gemelar	Via de parto
Cefálico	Cefálico	Transpelvina
Cefálico	Pélvico	• Diagnóstico prévio ao parto: cesárea • Diagnóstico após o parto do primeiro gemelar: transpelvina
Cefálico	Córmico	• Diagnóstico prévio ao parto: cesárea • Diagnóstico após o parto do primeiro gemelar: versão + grande extração
Córmico ou pélvico	Cefálico ou não cefálico	Cesárea
Gestação tria ou mais		Independente da apresentação, a via alta é preferível, sobretudo em prematuros

lar numa maternidade de Recife, com uma taxa de cesariana de 46,1% para o primeiro gemelar e 48,3% para o segundo. Fava *et. al.*[53] (C) verificaram que o intervalo de tempo de parturição dos fetos não influenciou a morbidade e a mortalidade do segundo gemelar. Portanto o cuidado na parturição de gestantes gemelares deve ser individualizado, sem ansiedade, por parte da equipe, tentando minimizar procedimentos intempestivos e potencialmente danosos.

REFERÊNCIAS

1. Endres L, Wilkins I. Epidemiology and biology of multiple gestations. Clin Perinatol. 2005; 32:301-14.
2. Souza LH, Madi JM, Araújo BF, Zatti H, Madi SRC, Lorencetti J, et. al. Características e resultados perinatais das gestações gemelares (1998-2007). Revista da AMRIGS. 2009; 53 (2):150-5.
3. Elliott JP. Management of high-order multiple gestation. Clin Perinatol. 2005; 32:387-402
4. Cardim HJP, Machado CF, Bornia JA, Higa LT, Uchimura NS. Análise retrospectiva das gestações múltiplas no Hospital Universitário Regional de Maringá no período de janeiro de 2000 a julho de 2003. Acta Sci. Health Sci. 2005; 27(1):57-61.
5. Peralta CFA, Ishikawa LE, Passini Júnior R, Bennini Júnior JR, Nomura ML, Rosa IRM et. al. História natural das gestações gemelares monocoriônicas diamnióticas com e sem transfusão feto-fetal. Rev. Bras. Ginecol. Obstet. 2009; 31(6):273-8.
6. Faria MML, Pettersen HN. Gestação múltipla. 3ª ed. Rio de Janeiro: Medsi, 2003.
7. Umstad MP, Grown MJ. Multiple pregnancy: a modern epidemic? MJA. 2003; 178(12):13-15.
8. Sá RAM, Silva NR, Rezende KRF. Gestação gemelar: problemas em dobro? Femina. 2008; 36(12):749-55.
9. Blickstein I et al. The odds of delivery one, two or three extremely low birth weigh (<1000g) triplets infants: a study of 3288 sets. J. Perinat Med. 2002; 30:359-63.
10. Santos LC, Porto AMF, Carvalho MA, Guimarães V. Obstetrícia. Diagnóstico e tratamento. Instituto Materno Infantil de Pernambuco (IMIP). 1998.
11. Monteagudo A, Roman AS. Ultrasound in multiple gestations: twins and other multifetal pregnancies. Clin Perinatol. 2005; 32:329-54.
12. Comas JP, Perandones C Cafici D, Pasqualini R, Velázquez H. Importancia de la ecografía de las semanas 11-13, 6 en el embarazo gemelar. Rev. argent. ultrason. 2007; 6(3):210-3.
13. Carvalho B, Saxena A, Butwick A, Macario A. Vaginal twin delivery: a survey and review of location, anesthesia coverage and interventions. International journal of obstetric anesthesia. 2008; 17(3):212-6.

14. Brizot ML, Fujita MM, Viegas dos Reis NS, Banduki Neto JD, Schultz R, Miyadahira S, et. al. Malformações fetais em gestação múltipla. Rev Bras e Ginecol e Obstet . 2000; 22(8):511-7.
15. Luke B, Brown MB Maternal morbidity and infant death in twin vs triplet and quadruplet pregnancies. Am J Obstet Gynecol. 2008; 198:401.e1-401.e10.
16. Gyamfi C, Stone J, Eddleman KA. Maternal Complications of Multifetal Pregnancy. Clin Perinatol. 2005; 32:431-42.
17. Cunninghan FG et al. Williams Obstetrics. 20ª ed. Rio de Janeiro: Guanabara Koogan, 2000.
18. Blickstein I, Do multiple gestations raise the risk of cerebral palsy? Clin Perinatol. 2004; 31:395-408.
19. Rand L, Eddleman KA, Stone J. Long-Term Outcomes in Multiple Gestations Clin Perinatol. 2005; 32:495-513.
20. Shinwell ES et al. Excess risk of mortality in very low birth weight triplets: a national population based study. Arch. Dis, Child. Fetal Neonatal. 2003; 88:36-40.
21. Igberase GO, Ebeigbe GO, Ebeigbe PN, Bock-Oruma A. Twinning rate in a rural mission tertiary hospital in the Niger delta, Nigeria. J Obstet Gynaecol. 2008; 28(6):586-9.
22. Dafallah SE, Yousif EM. A comparative study of twin and triplet pregnancy. Saudi Med J. 2004; 25(4):502-6.
23. Gerardin P, Boumahni B, Choker G, Carbonnier M. Twin pregnancies in Southern Reunion Island: a three-year cross-sectional study of risk factors and complications. J Gynecol Obstet Biol Reprod. 2006; 35:804-12.
24. Freitas F, Martins-Costa SH, Ramos JG, Magalhães JA. Rotinas em Obstetrícia. Porto Alegre: Artmed, 2006. p. 120-6.
25. Szymborska T, Kaminski K, Niemiec KT, Jakimiuk AJ. Perinatal outcome analysis of twin pregnancies at the Department of Obstetrics and Gynecology Central Clinical Hospital of Ministry of Interior and Administration in Warsaw in the years 2005-2006. Folia Histochem Cytobiol. 2007; 45 Suppl 1:S149-51.
26. Barrett JF, Ritchie WK. Twin delivery. Best Pract Res Clin Obstet Gynaecol. 2002; 16(1):43-56.
27. Glinianaia SV, Rankin SV, Wright C. Congenital anomalies in twins: a register-based study. Hum Reprod. 2008; 23(6):1306-11.
28. Gul A, Cebeci A, Aslan H, Polat I, Sozen I, Ceylan Y. Perinatal outcomes of twin pregnancies discordant for major fetal anomalies. Fetal Diagn Ther. 2005; 20(4):244-8.
29. Day MC, Barton JR, O` Brien JM, Istwan NB, Sibai BM. The effect of fetal number on the development of hypertensive conditions of pregnancy. Obstet Gynecol. 2005; 106(5 Pt 1):927-31.
30. Kor-anantakul O, Suwanrath C, Suntharasaj T, Getpook C, Leetanaporn R. Outcomes of multifetal pregnancies. J Obstet Gynaecol Res. 2007; 33(1):49-55.
31. Souza AI, Batista Filho M, Ferreira LOC, Figueirôa JN. Efetividade de três esquemas com sulfato ferroso para tratamento de anemia em gestantes. Rev Panan Salud Publica/ Pan Am J Public Health. 2004; 15(5):313-9.
32. Quintero AR. Twin-twin transfusion syndrome. Clinics in Perinatology. 2003; 30:591-600.
33. Jeanty P, Silva S. Twin-to-twin transfusion syndrome. Original text 1999 -05-23, updated 2006-01-18 by Juliana Leite MD.
34. Spupski D, Síndrome Transfusor- transfundido. OBGYN.net, Outubro/2002.
35. Sá MR, Laurent S, Takahashi Y, Yamamoto Y, The impact of laser therapy on fetal growth discordance in twin-to-twin transfusion syndrome. Rev Bras Saúde Matern Infant. 2005; 5(3):313-7.
36. Twin-Twin Transfusion Syndrome (TTTS). Fetal Care Center of Cincinnati. www.fetalcarecenter.com. 1-888-FETAL59. Pag 1-15.
37. Devender R, Neilson JP, Mark K, Simon G. Interventions for the treatment of twin-twin transfusion syndrome. (Cochrane Review). In: The Cochrane Library, Issue 3, 2009. Oxford: Update Software.
38. Souza ASR, Medeiros CC, Noronha Neto C, Lima MMS, Lins GVQ. Diagnóstico pré-natal de gêmeos unidos com uso da ressonância nuclear magnética: relato de dois casos. Rev Bras Ginecol Obstet. 2006; 28(7):416-23.
39. Souza ASR, Carvalho SO, Noronha Neto C, Lima MMS, Carvalho GGP, Santos Neto OG et. al. Gêmeos unidos. Femina. 2007; 35(3):183-90.
40. Teixeira AC, Julio H, Mazer S, Urban LABD. Gemelidade imperfeita: avaliação pelos métodos de imagem. Radiol Bras. 2003; 36(1):57-60.

41. Novaes DA, Cunha SP, Duarte G, Ferriani RA, Nogueira AA. Gestação múltipla com óbito de um gêmeo. Rev Bras Ginecol Obstet. 1999; 21(4):223-6.
42. Faúndes A, Duarte GA, Andalaft Neto J, Olivatto AE, Simoneti RM. Conhecimento, opinião e conduta de ginecologistas e obstetras brasileiros sobre o assunto o aborto induzido. Rev. Bras. Ginecol Obstet. 2004; 26(2):89-96.
43. Funayama CAR, Novaes DA, Costa FS, Cavalli RC, Duarte G, Cunha SP. Gravidez gemelar com morte fetal de um dos gêmeos: avaliação neurológica dos gemelares sobreviventes. Rev Bras Ginecol Obstet. 2002; 24(2):107-12.
44. Andersen AN, Gianaroli L, Felberbaun R, de Mouzon J, Nygren KG. The European IVF-monitoring programme (EIM), European Society of Human Reproduction and Embriology (ESHRE). Assisted reproductive technology in Europe, 2001. Results generated from European registers by ESHRE. Hum Reprod. 2005; 20(5):1158-76.
45. Dodd JM, Crowther CA. Redução do número de fetos para mulheres com gestações múltiplas com três ou mais fetos (Cochrane Review). In: Resumos de Revisões Sistemáticas em Português, Issue 1, 2007. Oxford: Update Software.
46. Silver RK, Helfand BT, Russel TL, Ragin A, Sholl JS, MacGregor SN. Multifetal reduction increases the risk of preterm delivery and fetal growth restriction in twins: a case-control study. Comment in: Fert Sterl. 1997; 68(1):177-8. Abstract
47. Papageorghiou AT, Avgidou K, bakoulas V, Sebire NJ, Nicolaides KH. Risks of miscariege and early preterm birth in trochorionic triplet pregnancies with embryo reduction versus expectant mangement: new data and systematic review. Hum Reprod. 2006; 21(7):1912-7.
48. Werutsky NMA, Frangella VS, Pracanica D, Severine NA, Tonato C. Avaliação e recomendações nutricionais específicas para a gestante e puérpera gemelar. 2008; 6(2):212-20.
49. Al-Suleiman SA, Al-Jama FE, Rahman J, Rahman MS. Obstetric complications and perinatal outcome in triplet pregnancies. Journal of Obstetrics and Gynaecology. 2006; 26(3):200-4.
50. Robert D, Dalziel S. Corticosteroides prenatales para la aceleración de la maduración del pulmón fetal en mujeres con riesgo de parto prematuro (Revisión Cochrane traducida). En: La Biblioteca Cochrane Plus, 2007 Número 1. Oxford: Update Software. Ltd. Disponible en:http://www.update-software.com. (traducida de The Cochrane library, 2007 issue 1. Chichester, UK:John Wiley & Sons, Ltd.). fecha de la modificación significativa más reciente: 15 de mayo de 2006.
51. King JF, Flenady VJ, Papatsonis DNM, Dekker GA, Carbonne B. Calcium channel blockers for inhibiting preterm labour (Cochrane Review). In: The Cochrane Library, Issue 3, 2003. Oxford: Update Software.
52. Costa HLFF, Rocha ACO, Galvão AF, Souza JA, Rigaard ACO, Costa LOBF. É pior o prognóstico do segundo gemelar? Rev Bras Ginecol Obstet. 1998; 20(5):261-4.
53. Fava JL, Souza E, Camano L. Intervalo entre o nascimento de gêmeos: morbidade e mortalidade do segundo gemelar. Rev Bras Ginecol Obstet. 2001; 23(7):423-7.

CAPÍTULO 16

Doença Hemolítica Perinatal (DHPN)

Marcelo Marques de Souza Lima • Carolina Prado Diniz

INTRODUÇÃO

A doença hemolítica perinatal (DHPN) ocorre pela passagem de hemácias de feto Rh positivo para a circulação materna. A mãe Rh negativo pode desencadear resposta imunológica levando à produção de anticorpos anti-Rh positivo[1] (D).

FISIOPATOLOGIA

A passagem de hemácias fetais pode ocorrer em qualquer etapa da gestação, incluindo gravidez ectópica, molar e abortamento. Cerca de 75% de todas as gestantes apresentam evidências de hemorragia feto-materna durante a gravidez ou imediatamente após o parto[1,2] (D).

Em 60% dos casos o volume da hemorragia feto-materna será inferior a 0,1 mL. Em cerca de 1% dos casos a hemorragia apresenta volume superior a 5 mL e em apenas 0,25% das gestantes o volume será maior que 30 mL. A possibilidade de sensibilização materna e a produção de anticorpos serão maiores quanto maior for a passagem de hemácias fetais para a sua circulação[2,3] (D).

O abortamento espontâneo apresenta risco de hemorragia feto-materna de 3,5%, sendo este de 20% quando provocado. Em 1% dos casos de gravidez ectópica pode ocorrer passagem de hemácias fetais para a circulação materna[1,4] (D).

A amniocentese genética apresenta risco que varia de 1 a 5%. Na biópsia de vilosidades coriônicas esse risco oscila em torno de 1%. Na cordocentese o risco pode chegar a 50%[1,4] (D).

As transfusões de sangue incompatíveis são responsáveis por 1% a 2% dos casos de sensibilização materna, principalmente pelos denominados antígenos irregulares[1,4] (D).

O contato de sangue incompatível leva a uma resposta imune primária contra o antígeno D, ocasionando a formação de imunoglobulina do tipo M (IgM) anti-D no prazo de 8 semanas a 6 meses. A imunoglobulina M apresenta elevados peso molecular e coeficiente de sedimentação, ficando impossibilitada de atravessar a barreira placentária. A resposta imune secundária ocorre após nova exposição de sangue incompatível (volume inferior a 0,1 mL), com rápida produção (em torno de 7 dias) de IgG anti-D que cruza a placenta e vai aderir à membrana eritrocitária do concepto Rh positivo, levando à hemólise extravascular no baço fetal[1,2] (D).

O mecanismo da anemia fetal baseia-se na destruição das hemácias pelos anticorpos maternos. Aproximadamente 50% dos fetos apresentarão a forma leve da doença, não necessitando de tratamento pré-natal. Cerca de 25 a 30% dos conceptos apresentarão a forma intermediária, com hemoglobina entre 8 a 12 g%, e nos demais 25 a 30% ocorrerá a forma grave da DHPN, apresentando níveis de hemoglobina abaixo de 8 g%[3,4] (D).

Nesta última situação, a intensa eritropoese hepática, promove um desarranjo da arquitetura hepatocelular com instalação de disfunção do órgão e consequente hipoalbuminemia. A anemia grave pode promover a hipóxia miocárdica, ocorrendo posteriormente quadro de insuficiência cardíaca [1,2] (D).

Não está completamente esclarecido o mecanismo da hidropisia fetal. Acredita-se que níveis de hemoglobina fetal inferiores a 5 g%, na maioria dos casos, estão associados a falência cardíaca e hepática, sendo estes os principais fatores relacionados com a gênese da mesma[1,3,4] (D).

PROPEDÊUTICA MATERNA NA DHPN

A classificação sanguínea é exame obrigatório no acompanhamento pré-natal, quer de baixo ou alto risco. As pacientes com tipagem Rh negativo deverão ter os respectivos companheiros da mesma forma classificados. Caso o companheiro seja Rh negativo, encerra-se a propedêutica da DHPN. Se o companheiro for Rh positivo, ou nas situações em que não são determinados, segue-se o protocolo de DHPN[1] (D).

O teste de Coombs indireto deve ser solicitado para todas as pacientes Rh negativo e realizado de preferência mensalmente. O resultado positivo confirma o diagnóstico de sensibilização materna. Posteriormente, deve ser realizado o exame de painel de hemácias, o qual permite a identificação do antígeno específico causador daquele processo[1,3] (D).

O teste de Coombs quantitativo auxilia no acompanhamento da gestação indicando a investigação da anemia fetal, quando sua titulação se encontrar acima de 1:16[1,2] (D).

De acordo com Moise (2008), novas técnicas de pesquisa do DNA fetal na circulação materna possibilitam a classificação sanguínea do concepto, sendo esta valiosa informação no acompanhamento da gravidez acometida pela DHPN[5] (D). Esta tecnologia precisa ainda ser mais profundamente aperfeiçoada e tornar-se acessível para que seja possível o seu uso em larga escala.

A anamnese minuciosa detalhando o passado obstétrico (se existir) destas pacientes é extremamente importante. A história de neonatos submetidos a fototerapia ou exsanguíneotransfusão intra ou extrauterina em gestações anteriores indica os casos de maior gravidade[1] (D).

PROPEDÊUTICA FETAL NÃO INVASIVA

A ultrassonografia (US) pode detectar sinais precoces e tardios de anemia fetal. O aumento da espessura placentária para a respectiva idade gestacional, o acréscimo do volume do átrio direito e a elevação do índice de líquido amniótico (ILA) são alguns sinais mais precoces de anemia fetal. Derrame pericárdico, pleural, ascite e edema de tecido celular subcutâneo sinais que indicam anemia fetal grave, normalmente estarão presentes em fases mais avançadas e, portanto, mais graves da DHPN, momento este em que as medidas terapêuticas adotadas apresentam elevadas taxas de insucesso[1,2] (D).

A investigação não invasiva da anemia fetal pode atualmente ser realizada pela US com Doppler. A anemia força o feto a aumentar a produção de eritrócitos e o fluxo sanguíneo para manter a oxigenação tissular. O débito cardíaco elevado e associado à diminuição da viscosidade sanguínea determina um estado de circulação hiperdinâmica. Este mecanismo parece ser o que mais precocemente é acionado, sendo, assim, objetivo das pesquisas envolvendo a tecnologia Doppler, com intuito de avaliar o estado hematimétrico fetal[1] (D).

Existem dados consistentes na literatura atual que demonstram a correlação de anemia fetal moderada e grave com aumento da velocidade do pico sistólico da artéria cerebral média[6,7] (C). O uso da dopplervelocimetria no acompanhamento da gestação acometida pela DHPN esteve associado a redução da necessidade de procedimentos invasivos, em particular da amniocentese, para a avaliação espectrofotométrica do líquido amniótico[7,8] (C).

Mari et al. (2000), acompanhando 111 fetos de risco para anemia por incompatibilidade materno-fetal Rh, evidenciaram uma correlação com anemia grave e/ou moderada quando a velocimetria da artéria cerebral média encontrava-se acima de 1,5 múltiplo da mediana (Quadro 16.1), com sensibilidade de 100% e taxa de falso-positivos de 12%[9] (C).

Quadro 16.1 Pico sistólico da artéria cerebral média em função da idade gestacional

Week of gestation	Multiples of the median			
	1,00 (median)	1,29	1,50	1,55
18	23,2	29,9	34,8	36,0
20	25,5	32,8	38,2	39,5
22	27,9	36,0	41,9	43,3
24	30,7	39,5	46,0	47,5
26	33,6	43,3	50,4	52,1
28	36,9	47,6	55,4	57,2
30	40,5	52,2	60,7	62,8
32	44,4	57,3	66,6	68,9
34	48,7	62,9	73,1	75,6
36	53,5	69,0	80,2	82,9
38	58,7	75,7	88,0	91,0
40	64,4	83,0	96,6	99,8

Fonte: Mari et al., 2000.

Foi observado que os fetos com velocimetria do pico sistólico da artéria cerebral média abaixo de 1,5 múltiplo da mediana não tinham anemia ou tiveram somente anemia leve. Segundo os autores, o fato de a dopplervelocimetria da artéria cerebral média não conseguir predizer a anemia leve não é clinicamente importante porque nesta situação nenhuma intervenção estaria indicada[9] (C).

A dopplervelocimetria também pode fornecer informações sobre o prognóstico da gestação acometida pela DHPN. Estudo norte-americano avaliou 40 gestações acometidas pela patologia, sendo que, entre estas, sete apresentaram aumento da velocimetria do pico sistólico da artéria cerebral média. No acompanhamento pós-parto, três neonatos desenvolveram anemia grave e seis necessitaram de exsanguineotransfusão. Nenhuma das 33 gestações com Doppler da artéria cerebral média normal esteve associada a anemia significativa no período neonatal. Os autores concluem que o prognóstico da gestação acometida pela DHPN esteve correlacionado com a mensuração da velocimetria do pico sistólico da artéria cerebral média[10] (C).

PROPEDÊUTICA FETAL INVASIVA

Amniocentese: A amniocentese guiada por US possibilita o estudo espectrofotométrico do líquido amniótico (Fig. 16.1). A análise espectrofotométrica está indicada, assim como qualquer forma de investigação de anemia fetal, quando a titulação do teste de Coombs for superior a 1:16. A pesquisa é baseada na propriedade de eliminação fetal da bilirrubina pela urina[1-4] (D).

Na espectrofotometria, a zona 3 indica fetos Rh negativos ou portadores de anemia leve (hemoglobina acima de 13 g%), devendo a amniocentese ser repetida a cada quatro semanas (Fig. 16.2). A zona 2B indica anemia fetal moderada (hemoglobina entre 10 e 13 g%), sendo necessária a realização de nova espectrofotometria em 21 dias. A zona 2A revela anemia fetal grave, geralmente situada entre 8 e 10 g%, indicando transfusão fetal

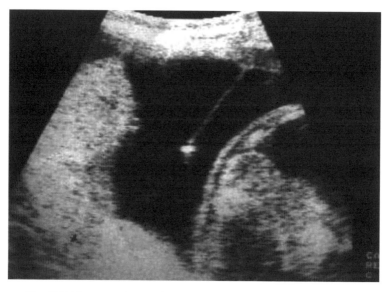

Fig. 16.1 Imagem de amniocentese guiada por ultrassonografia.

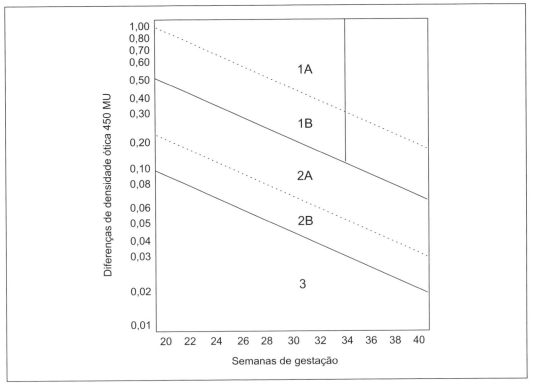

Fig. 16.2 Curva de Liley modificada por Robertson (1963).

e novo estudo do líquido amniótico em 15 dias. As zonas 1B e 1A mostram hemoglobina abaixo de 8 g% e, nesta situação, a hidropisia fetal é mais frequentemente evidenciada[11] (D).

Cordocentese: É o método mais preciso para o diagnóstico da anemia fetal. Atualmente deve ser realizada não apenas para diagnóstico. Na mesma oportunidade do procedimento, o fetólogo deve estar preparado para a transfusão do concepto[1-4] (D).

Tratamento clínico

Dois tipos de terapêutica materno-fetal podem ser propostos: a plasmaférese e os tratamentos imunomoduladores (corticoides, prometazina e imunoglobulina humana intravenosa). Entre estes, o mais utilizado é a imunoglobulina humana intravenosa[1,12] (D).

A atuação da imunoglobulina humana intravenosa (IGHV) é competir pelos sítios dos receptores de fragmento Fc na placenta com a imunoglobulina anti-Rh de origem materna e também promover uma inibição central de produção de imunoglobulinas, por elevação significativa dos níveis de imunoglobulina circulantes. O uso da imunoglobulina humana intravenosa tem-se estendido ao tratamento do recém-nado com melhora significativa da evolução perinatal, porém o alto custo desta alternativa terapêutica é um fator limitante para seu uso em ampla escala[13] (D).

A corticoterapia antenatal com betametasona, com o intuito de acelerar a maturidade pulmonar fetal, está indicada em todos os casos acometidos pela DHPN[1-4] (D).

Tratamento fetal invasivo

TRANSFUSÃO INTRAPERITONEAL (TIP)

A TIP consiste em injetar as hemácias na cavidade peritoneal fetal, puncionada sob controle ecográfico, em que elas serão absorvidas pelos linfáticos peritoneais. Na presença de hidropisia fetal, contudo, a absorção do sangue fica prejudicada pelo edema linfático. A transfusão é realizada com concentrado de hemácias, no débito de 1 mL a cada hora, sendo a quantidade de sangue a ser administrada calculada pela seguinte fórmula[2,3] (D):

$$\text{Volume} = (\text{idade gestacional em semanas} - 20) \times 10$$

Transfusão intravascular (TIV)

A TIV consiste na injeção intracordonal, podendo ser realizada na veia (preferencialmente) ou nas artérias umbilicais. O segmento cordonal abordado pode ser a região da inserção placentária (preferencialmente), inserção abdominal ou no trajeto intra-abdominal da veia umbilical. Todo o procedimento é realizado sob controle ecográfico. Os valores de hemoglobina e hematócrito para indicação da TIV são definidos por curvas de normalidade para a idade gestacional. A transfusão é realizada com concentrado de hemácias, sendo inicialmente colhida amostra de sangue para realização de exames (hemograma completo, tipagem sanguínea, coombs direto, gasimetria, entre outros)[1-4] (D).

Durante todo o procedimento, o batimento cardíaco fetal e a turbulência do sangue da veia ou artéria umbilical puncionada são monitorados ecograficamente. O volume sanguíneo a ser transfundido é definido pela seguinte fórmula[2,3] (D):

$$V = \text{volume fetoplacentário} \times (\text{Htc desejado} - \text{Htc inicial}) / \text{Htc da bolsa}$$

Ao final do procedimento, coleta-se nova amostra sanguínea para análise hematológica final. O risco de exsanguinação fetal por lesão da parede do vaso é pequeno. Normalmente, o sangramento demora apenas de 1 a 2 minutos. O risco de perda fetal na TIV oscila em torno de 1%[1-4] (D).

A dopplervelocimetria da artéria cerebral média para indicar a primeira transfusão fetal tem sido utilizada com embasamento consistente. Entretanto, alguns trabalhos procuram avaliar o seu uso para indicar transfusões fetais subsequentes.

Mari et al. (2001) avaliaram 64 fetos que foram submetidos a uma primeira transfusão intrauterina. No acompanhamento pós-tratamento foi constatado que a predição da velocimetria do pico sistólico da artéria cerebral média para anemia grave, moderada e leve apresentou sensibilidade de 100%, com falso positivo de 6%, 37% e 70% respectivamente. Os autores concluíram que, nos fetos submetidos à transfusão prévia, o tempo oportuno para realizar a segunda transfusão pode ser determinado de forma não invasiva pela mensuração da velocimetria do pico sistólico da artéria cerebral média[14] (C).

Em estudo posterior, Mari et al. (2005) acompanharam 39 fetos que foram submetidos a duas transfusões anteriores. Os pesquisadores avaliaram que a velocimetria do pico sistólico da artéria cerebral média apresentou boa correlação com o estado hematimétrico fetal, podendo ser utilizada como indicador do momento da terceira transfusão intrauterina[15] (C).

Nicolaides et al. (2006) avaliaram a capacidade do pico sistólico da artéria cerebral média de monitorar os fetos acometidos pela DHPN, indicando o momento de realizar a segunda e terceira transfusões. Foram acompanhadas 73 pacientes no total e os autores concluíram que a predição da dopplervelocimetria é menor em fetos que foram submetidos a uma transfusão anterior e que ela não foi útil em predizer anemia grave nos conceptos que realizaram duas transfusões prévias[16] (C).

Na experiência do serviço de medicina fetal do IMIP, a indicação do momento da próxima transfusão deve ser avaliado caso a caso. Informações sobre o estado hematimétrico inicial e final são importantes, assim como dados sobre a existência de parâmetros ecográficos sugestivos de anemia fetal, como os derrames cavitários. A velocimetria do pico sistólico da artéria cerebral média tem sido utilizada de maneira seriada, e não como uma única mensuração, somando a mesma ao conjunto de informações, para se indicar o momento da transfusão subsequente.

Transfusão intracardíaca (TIC)

Considerada por muitos autores uma modalidade de TIV, a TIC constitui uma alternativa terapêutica, não sendo, porém, o local preferencial de punção.

Exsanguíneotransfusão intrauterina (EXTIU)

Este tipo de procedimento diferencia-se da TIV pelo fato de não modificar o volume feto-placentário final, sendo, portanto, a técnica de escolha para os fetos hidrópicos. Em relação ao volume transfusional, o critério de controle é a taxa de hemoglobina, não importando o volume administrado. A técnica consiste em procedimentos sucessivos de retirada e infusão sanguínea de iguais volumes, tendo como resultado final um balanço positivo de cerca de 10 mL nas gestações com idade gestacional inferior a 25 semanas e de 10 a 20 mL naquelas acima dessa referida idade[1,2] (D).

Interrupção da gestação

Nas gestantes sensibilizadas com teste de Coombs indireto apresentando titulação menor que 1:8, a gravidez deve ser levada ao termo e a via de parto é obstétrica. Nas pacientes cujos fetos foram submetidos à transfusão intrauterina, a via de parto será preferencialmente a abdominal, devido ao maior risco de estresse fetal intraparto. A idade gestacional de interrupção deverá ser a mais próxima do termo possível, sendo avaliado cada caso em particular[1] (D).

Profilaxia

Desde a introdução da imunoglobulina anti-Rh a frequência da DHPN tem sido reduzida, porém a anemia fetal ainda ocorre em pacientes que não respondem ao tratamento, que não recebem tratamento adequado ou devido à presença de anticorpos irregulares. A princípio todas as pacientes Rh negativo não sensibilizadas ou que apresentaram evolução gestacional para abortamento, prenhez ectópica, mola hidatiforme ou que foram submetidas a procedimentos invasivos durante a gestação devem receber 300 µg de imunoglobulina anti-Rh. Idealmente deve ser administrada até 72 horas, podendo ser prescrita posteriormente, porém com menor eficácia. Paciente Rh negativo não imunizada deverá receber uma dose profilática de 300 µg de imunoglobulina anti-Rh na 28ª semana de gestação[1] (D).

A eficácia da profilaxia pode ser verificada pelo teste de Coombs indireto solicitado entre 24 e 48 horas após a mesma. O resultado positivo confirma o êxito da profilaxia. O teste de Kleihauer negativo indica que não existem células fetais no sangue materno, podendo também ser utilizado para confirmar a eficiência da profilaxia[1,2] (D).

REFERÊNCIAS

1. Feitosa FL, Batista EC, Alencar CA. Prevenção de intercorrências fetais. In: Santos LC, Figueiredo SR, Souza AS, Marques M. Medicina Fetal. Rio de Janeiro: Medbook; 2008. p. 417-25.
2. Klingenfuss P, Salomão AJ, Isfer EV. Isoimunização Rh: Aspectos atuais. In: Isfer EV, Saito M, Sanchez RC. Medicina Fetal: Diagnóstico pré-natal e conduta. 1a ed. Rio de Janeiro: Revinter; 1996. p. 581-96.
3. Kondo MM, Igai AM. Aloimunização Rh. In: Zugaib M.; Pedreira DA.; Brint M. L.; Bunduki V. Medicina Fetal. 2ª ed. Rio de Janeiro: Atheneu; 1997. p. 318-25.
4. Pares DB, Nardozza LM. Aloimunização pelo fator Rh. In: Moron AF. Medicina fetal na prática obstétrica. São Paulo: Livraria Santos Editora; 2003. p. 223-6.
5. Moise KJ Jr. Management of rhesus alloimmunization in pregnancy. Obstet Gynecol. 2008; 112(1):164-76.
6. Maciuleviciene R, Gaurilcikas A, Simanaviciute D, Nadisauskiene RJ, Gintautas V, Vaitkiene D, Baliutaviciene DK. Fetal middle cerebral artery Doppler velocimetry in cases of rhesus alloimmunization. J Matern Fetal Neonatal Med. 2008; 21(6):361-5.
7. Pereira L, Jenkins TM, Berghella V. Conventional management of maternal red cell alloimmunization compared with management by Doppler assessment of middle cerebral artery peak systolic velocity. Am J Obstet Gynecol. 2003; 189(4):1002-6.
8. Carbonne B, Castaigne-Meary V, Cynober E, Gougeul-Tesnière V, Cortey A, Soulié JC, et al. Use of peak systolic velocity of the middle cerebral artery in the management of fetal anemia due to fetomaternal erythrocyte alloimmunization. J Gynecol Obstet Biol Reprod (Paris). 2008; 37(2):163-9.
9. Mari G. For the collaborative group for Doppler assesment of the blood velocity in anemic fetuses. Noninvasive diagnosis by Doppler ultrasonography of fetal anemia due to maternal red-cell alloimmunization. N Eng J Med. 2000; 342:9-13.
10. McLean LK, Hedriana HL, Lanouette JM, Haesslein HC. A retrospective review of isoimmunized pregnancies managed by middle cerebral artery peak systolic velocity. Am J Obstet Gynecol. 2004; 190(6):1732-6.
11. Liley AW. Liquor amnio analyses in the manegement of pregnancy complicated by Rhesus sensitization. Am J Obstet Gynecol 1961; 82:1359-70.
12. Philippe HJ, Nisand I, Paupe A, Lenclen R. Imunizações feto maternas. In: Philippe HJ, Nisand I, Paupe A, Lenclen R. Terapêutica fetal. Rio de Janeiro: Revinter; 2001. p. 41-5.
13. Marguiles M, Voto LS, Mathet E. High-dose intravenous IgG for the treatment of severe rhesus alloimmunization. Vox Sang. 1991; 61(3):181.
14. Detti L, Oz U, Guney I, Ferguson JE, Bahado-Singh RO, Mari G. Collaborative Group for Doppler Assessment of the Blood Velocity in Anemic Fetuses. Doppler ultrasound velocimetry for timing the second intrauterine transfusion in fetuses with anemia from red cell alloimmunization. Am J Obstet Gynecol. 2001; 185(5):1048-51.
15. Mari G, Zimmermann R, Moise KJ Jr, Deter RL. Correlation between middle cerebral artery peak systolic velocity and fetal hemoglobin after 2 previous intrauterine transfusions. Am J Obstet Gynecol. 2005; 193(3 Pt 2):1117-20.
16. Scheier M, Hernandez-Andrade E, Fonseca EB, Nicolaides KH. Prediction of severe fetal anemia in red blood cell alloimmunization after previous intrauterine transfusions. Am J Obstet Gynecol. 2006; 195(6):1550-6.

CAPÍTULO 17

Hipertensão na Gravidez

Melania Maria Ramos de Amorim • Leila Katz • Alex Sandro Rolland Souza

INTRODUÇÃO

A hipertensão complica aproximadamente 10% de todas as gestações e representa uma causa importante de morbidade e mortalidade materna e perinatal[1] (A). Em todo o mundo, morrem anualmente mais de 60 mil mulheres em decorrência das complicações da hipertensão durante a gravidez. Entre 10% e 15% das mortes maternas diretas relacionam-se com pré-eclâmpsia e eclâmpsia[1] (A). No Brasil, cerca de 25% das mortes maternas relacionam-se com hipertensão, o que também se observa em Recife (24% dos óbitos)[2] (C).

Além dos riscos maternos, caracterizados por eclâmpsia, hemorragia cerebral, edema agudo de pulmão, descolamento prematuro da placenta normalmente inserida (DPPNI), síndrome HELLP, coagulação intravascular disseminada (CIVD), insuficiência renal aguda e diversas outras complicações[3] (D), a hipertensão ainda representa importante causa de prematuridade, estando presente em um terço dos partos prematuros[4] (C). O prognóstico perinatal está agravado tanto em decorrência da prematuridade como da asfixia intrauterina que pode estar presente nas síndromes hipertensivas, e são frequentes complicações como restrição do crescimento fetal (RCF), sofrimento fetal, óbito intraútero, síndrome do desconforto respiratório do recém-nascido (SDRN) e hemorragia peri-intraventricular (HPIV)[4] (C).

Neste capítulo foram consideradas as questões pertinentes tanto às pacientes previamente hipertensas que engravidam quanto àquelas que desenvolvem a hipertensão durante a gravidez. Para uma revisão em termos de diagnóstico, rastreamento, prevenção, tratamento e prognóstico, foram consultados os bancos de dados MEDLINE, SCIELO, LILACS e a Biblioteca Cochrane, adotando-se as recomendações do Centro Oxford de Medicina Baseada em Evidências para os níveis de evidência e os graus de recomendação[5] (D).

CLASSIFICAÇÃO

A questão mais importante a ser considerada na classificação dos distúrbios hipertensivos na gravidez é diferenciar os distúrbios hipertensivos que antecedem a gravidez (hipertensão arterial sistêmica crônica) da complicação, potencialmente mais grave, representada pelo desenvolvimento, durante a gravidez, de hipertensão e proteinúria, caracterizando a pré-eclâmpsia[6] (D).

A pré-eclâmpsia caracteriza-se fundamentalmente pela associação de vasoespasmo arteriolar generalizado e ativação da cascata da coagulação, com consequências ominosas para o binômio mãe-feto. As repercussões da hipertensão crônica leve ou moderada são menos dramáticas, exceto quando ocorre associação com pré-eclâmpsia, agravando o prognóstico. É frequentemente difícil determinar se uma paciente tem hipertensão crônica, hipertensão gestacional ou pré-eclâmpsia quando não se conhecem os níveis tensionais anteriores à gravidez ou no primeiro trimestre, porque a pressão arterial habitualmente cai no segundo trimestre, e esta queda pode mascarar a presença de hipertensão crônica[6] (D).

Com o passar dos anos, modificações foram adotadas na classificação dos distúrbios hipertensivos na gravidez, incluindo basicamente as recomendações para abandonar o edema e as modificações da pressão arterial durante a gravidez como parte dos critérios diagnósticos de pré-eclâmpsia. Também se passou a adotar, uniformemente, o quinto ruído de Korotkoff para a definição do nível de pressão diastólica. Todas essas modificações foram contempladas no consenso realizado em 2000, o National High Blood Pressure Education Program Working Group On High Blood Pressure In Pregnancy, combinando as melhores evidências científicas correntemente disponíveis com a opinião de renomados especialistas sobre o tema. A classificação proposta por este consenso deve substituir todas as anteriormente utilizadas, permitindo uniformização dos critérios diagnósticos em todo o mundo[6] (D).

Hipertensão arterial crônica

É a hipertensão presente e observada antes do início da gestação ou diagnosticada antes de 20 semanas de gravidez; ou, ainda, os casos de hipertensão diagnosticada pela primeira vez depois de 20 semanas de gravidez e que não se resolvem depois do parto (persistindo por 12 semanas ou mais de pós-parto). Sua frequência varia entre as diversas populações, variando entre 0,5% e 4% das gestantes, e na maioria dos casos (80%) corresponde a hipertensão primária, embora causas subjacentes (por exemplo, doença renal) possam não ter sido suficientemente investigadas.

Pré-eclâmpsia/eclâmpsia

Caracteriza-se pela associação de hipertensão e proteinúria, desenvolvendo-se durante a gravidez, em geral depois de 20 semanas de gestação (exceto em casos de mola hidatiforme e hidropisia fetal). Incide em 3% a 7% das nulíparas e 0,8% a 5% das multíparas, sendo mais frequente em gestações gemelares e em pacientes com história anterior de pré-eclâmpsia/eclâmpsia.

O achado de edema não faz mais parte dos critérios diagnósticos, uma vez que o edema, mesmo generalizado, é achado comum na gravidez normal, e a presença de edema não guarda associação com o prognóstico gestacional. A certeza diagnóstica e, portanto, a preocupação médica aumentam quando presentes os sinais e sintomas característicos da pré-eclâmpsia grave (ver adiante). A eclâmpsia é caracterizada pela ocorrência das crises convulsivas tônico-clônicas, generalizadas, que não podem ser atribuídas a outras causas em mulheres com pré-eclâmpsia.

Na ausência de proteinúria, deve-se considerar o diagnóstico de pré-eclâmpsia em todas as pacientes com hipertensão gestacional que apresentam associação a sintomas cerebrais persistentes, dor epigástrica ou em hipocôndrio direito, náuseas, vômitos, restrição do crescimento fetal ou alterações laboratoriais sugestivas da síndrome HELLP. Estas alterações incluem hemólise, elevação das enzimas hepáticas e plaquetopenia. A hiperuricemia (ácido úrico > 6 mg%) pode contribuir para corroborar o diagnóstico quando a pressão se eleva, mesmo sem outros sinais e sintomas associados, porque a proteinúria representa em geral um achado tardio, coincidindo com a instalação da lesão renal.

Não se recomenda mais a utilização dos termos "doença hipertensiva específica da gestação" ou "hipertensão induzida pela gravidez", que podem provocar confusão com o termo "hipertensão gestacional".

Pré-eclâmpsia superposta

É o desenvolvimento de pré-eclâmpsia em gestante com hipertensão arterial crônica, podendo ser difícil o diagnóstico diferencial com o agravamento da hipertensão. Entretanto, seu diagnóstico é altamente provável na presença dos seguintes achados:

- Surgimento de proteinúria (> 300 mg na amostra de 24 horas) em mulheres com hipertensão, mas sem proteinúria no início da gravidez (antes de 20 semanas);
- Surgimento dos seguintes sinais em mulheres que apresentam hipertensão e proteinúria desde antes da 20ª semana de gravidez: aumento súbito da proteinúria; aumento súbito da pressão arterial em mulheres com controle tensional prévio adequado; trombocitopenia (plaquetas abaixo de $100.000/mm^3$) e elevação das enzimas hepática: transaminase glutâmico-oxalacética (TGO) e transaminase glutâmico-pirúvica (TGP).

Hipertensão gestacional

Caracteriza-se pela elevação da pressão arterial diagnosticada depois de 20 semanas, sem associação a proteinúria, representando um diagnóstico não específico que só irá ser revalidado retrospectivamente. Pode incluir tanto mulheres com pré-eclâmpsia que ainda não desenvolveram proteinúria como mulheres sem pré-eclâmpsia e as hipertensas crônicas sem diagnóstico antes de 20 semanas de gravidez. O diagnóstico definitivo só será realizado pós-parto, caracterizando-se então o distúrbio como:

- Hipertensão transitória – se no parto não ocorreu pré-eclâmpsia e a pressão arterial retornou ao normal dentro de 12 semanas depois do parto.
- Hipertensão arterial crônica – se a pressão arterial persiste elevada por volta de 12 semanas depois do parto.

O prognóstico materno e perinatal comumente é bastante favorável, uma vez que o transtorno tende a se manifestar no final da gravidez, não se verificando diferenças significativas na idade gestacional, no parto e no peso ao nascer com relação às pacientes normotensas. Entretanto, há maior frequência de indução do parto e de cesariana por indicações maternas.

Quadro 17.1 Critérios diagnósticos da pré-eclâmpsia atípica[7] (D)

Hipertensão na gestação (sem proteinúria) com um ou mais dos itens abaixo:
- Sintomas de pré-eclâmpsia
- Hemólise
- Trombocitopenia (< 100.000/mm³)
- Enzimas hepáticas elevadas (duas vezes acima do valor normal – TGO e/ou TGP)

Proteinúria na gestação (sem hipertensão) com um ou mais dos itens abaixo:
- Sintomas de pré-eclâmpsia
- Hemólise
- Trombocitopenia (< 100.000/mm³)
- Enzimas hepáticas elevadas (duas vezes acima do valor normal – TGO e/ou TGP)

Sinais e sintomas precoces de pré-eclâmpsia/eclâmpsia antes da 20ª semana de gestação
Pré-eclâmpsia/eclâmpsia pós-parto tardia (acima de 48 h após o parto)

Quanto menor a idade gestacional em que se manifesta o distúrbio, maior o risco de progressão para hipertensão grave, pré-eclâmpsia e eclâmpsia. Devido ao espectro da pré-eclâmpsia/eclâmpsia, que pode abranger formas extremamente graves, com risco elevado de morbimortalidade materna e perinatal, é preferível supervalorizar e superdiagnosticar a síndrome, tentando melhorar os prognósticos materno e perinatal.

Pré-eclâmpsia atípica

Recentemente Sibai *et al.*, sugeriram um novo termo descrito como pré-eclâmpsia atípica, o qual não se enquadra na classificação acima (Quadro 17.1)[7] (D).

CRITÉRIOS DIAGNÓSTICOS

Hipertensão

Pressão arterial sistólica (PAS) de 140 mmHg ou superior e/ou pressão arterial diastólica (PAD) de 90 mmHg ou superior. Recomendam-se os critérios do National High Blood Pressure Working Education Report para verificação da pressão na gravidez (Quadro 7.2)[6] (D). Não se utiliza mais como critério diagnóstico de hipertensão na gestação a elevação de 30 mmHg na pressão sistólica ou de 15 mmHg na diastólica. Entretanto, essa elevação pode ser útil para definir o diagnóstico em pacientes com proteinúria ou associação a sintomas de pré-eclâmpsia (cefaleia persistente, dor epigástrica ou sintomas visuais)[8] (D).

Quadro 17.2 Critérios para verificação da pressão arterial na gravidez[6] (D)

- Repouso inicial de 5 minutos
- Paciente sentada
- Braço direito no nível do coração
- Manguito dois dedos acima do nível da prega cubital
- Uso do 5º ruído (fase V) de Korotkoff
- Para finalidade diagnóstica recomenda-se a verificação em pelo menos duas ocasiões, com intervalo não superior a 1 semana

1. *Proteinúria* – a partir de 300 mg na urina de 24 horas ou 1+ ou mais em amostra simples de urina (exame de fita). Idealmente deve ser realizado o exame das 24 horas (diagnóstico definitivo), porque o exame de fita correlaciona-se pobremente com a proteinúria de 24 horas. Caso o diagnóstico seja feito somente em amostra isolada, esta deve ser repetida em outra ocasião para confirmação. A determinação isolada pode ser corrigida de acordo com a creatinina[6] (D).

Pré-eclâmpsia leve

Ausência dos critérios diagnósticos de pré-eclâmpsia grave em paciente com critérios diagnósticos de pré-eclâmpsia. Geralmente está presente hiperuricemia (ácido úrico > 6 mg%)[6] (D).

Pré-eclâmpsia grave

Qualquer um dos seguintes sinais ou sintomas[6] (D):
- PAS > 160 mmHg e/ou PAD > 110 mmHg (persistindo após repouso de 30 minutos em decúbito lateral esquerdo);
- Proteinúria igual ou superior a 2 g/24 horas ou 3+ ou mais na fita;
- Manifestações visuais (turvação visual, escotomas, diplopia e amaurose) e cerebrais (cefaléia, obnubilação, torpor e coma);
- Sinais e sintomas de iminência de eclampsia;
- Creatinina > 1,2 mg%;
- Achados característicos da síndrome HELLP (qualquer um isolado, ou seu conjunto);
- Edema agudo de pulmão ou cianose;
- Oligúria (menor que 400 mL/24 horas);
- Achados fundoscópicos: papiledema, exsudatos, hemorragia.

Iminência de eclâmpsia

Caracteriza-se por manifestações visuais e/ou cerebrais persistentes: amaurose, escotomas, turvação visual, diplopia, cefaleia, torpor e obnubilação. Exaltação dos reflexos tendinosos é também um achado comum, podendo associar-se ainda dor persistente em hipocôndrio direito e/ou epigastralgia, além de oligúria e/ou cilindrúria[6] (D).

- *Eclâmpsia* – ocorrência de convulsões que não podem ser atribuídas a outras causas em mulheres com pré-eclâmpsia. A crise convulsiva característica é tônico-clônica, generalizada, podendo ocorrer anteparto (70% dos casos) ou pós-parto (em geral, dentro das primeiras 48 horas). É mais frequente em primíparas jovens, e a incidência relaciona-se diretamente com o nível socioeconômico das pacientes, sendo maior nos países em desenvolvimento (aproximadamente 1 em cada 150 partos) e bem mais rara nos países desenvolvidos (1 em cada 2.000 partos). Associam-se em geral alterações respiratórias, taquicardia e hipertermia. Complicações graves podem advir, como hemorragia cerebral, pneumonia aspirativa, edema pulmonar, coagulopatia e acidose. A síndrome HELLP associa-se em 30% dos casos[6] (D).

Quadro 17.3 Critérios diagnósticos de síndrome HELLP[9] (D)

Hemólise	Esfregaço anormal do sangue periférico (esquistocitose, anisocitose, equinocitose, pecilocitose) Bilirrubina total > 1,2 mg% DHL > 600 U/l
Elevação das enzimas hepáticas	TGO > 70 U/l DHL > 600 U/l
Plaquetopenia	Contagem de plaquetas < 100.000/mm³

- *Síndrome HELLP* – complicação da pré-eclâmpsia/eclâmpsia cursando com hemólise (anemia hemolítica microangiopática), elevação das enzimas hepáticas e plaquetopenia. O termo HELLP representa um acrônimo criado em 1982 por Weinstein (***H**emolysis,* ***E**levated liver enzymes,* ***L**ow* ***P**latelets*) que resume os principais achados da doença e remete, foneticamente, ao inglês *help* (socorro), indicando a gravidade e a necessidade de tratamento imediato da complicação. A frequência é variável, em torno de 2% a 20% dos casos de pré-eclâmpsia/eclâmpsia, sendo maior nas formas graves, em pacientes com idade superior a 30 anos e em hipertensas crônicas. Os riscos estão sobrelevados, incluindo hemorragia, coagulopatia, insuficiência renal e morte materna. Os critérios diagnósticos propostos por Sibai (1990) para o diagnóstico da síndrome HELLP são apresentados no Quadro 17.3[9] (D).

DIAGNÓSTICO DIFERENCIAL

O diagnóstico diferencial entre as síndromes hipertensivas na gestação está descrito no Quadro 17.4.

ETIOPATOGENIA

A pré-eclâmpsia continua sendo conhecida como a "doença das teorias", mas crescentes progressos têm sido obtidos na compreensão de sua etiopatogenia. Estão incluídos os mais diversos mecanismos, como lesão endotelial, alterações imunológicas, isquemia uteroplacentária, desequilíbrio da produção de prostaglandinas, estresse oxidativo, resposta inflamatória, fatores dietéticos e genéticos[10] (D). Um resumo da interação desses mecanismos é apresentado na Fig. 17.1.

A isquemia uteroplacentária representa um ponto importante na compreensão dos mecanismos etiopatogênicos da pré-eclâmpsia, porque parece ser o ponto inicial para a ativação do endotélio e o desencadeamento das reações bioquímicas locais e sistêmicas. Embora possa ser desencadeada sob diversas circunstâncias, aceita-se que na maioria dos casos as alterações genéticas e imunológicas determinam uma implantação placentária anormal, resultando em redução da perfusão uteroplacentária[10].

A implantação placentária anormal decorre de uma falha da remodelação e infiltração das células trofoblásticas nas arteríolas espiraladas, estando ausente a segunda onda de migração trofoblástica. Em consequência, persiste a capa musculoelástica destes vasos, e, em vez de um leito uteroplacentário de baixa resistência e alto fluxo, como na gravidez normal, resulta um sistema de alta resistência e baixo fluxo, com subsequente isquemia da circulação uteroplacentária. São liberadas substâncias vasoativas na circulação materna,

Quadro 17.4 Diagnóstico diferencial das síndromes hipertensivas na gestação

Pré-eclâmpsia	HAS crônica	Hipertensão gestacional
• A maior frequência em jovens deve-se à primiparidade	• Idade > 35 anos	• Idade indiferente
• Primiparidade	• Multiparidade	• Paridade indiferente
• PA elevada após a 20ª semana	• PA elevada antes da 20ª semana	• PA elevada nas últimas semanas de gestação
• Retorno dos níveis tensionais à normalidade no pós-parto	• PA persiste elevada além de 12 semanas pós-parto	• Retorno da PA à normalidade no pós-parto
• A recorrência é mais rara	• História de hipertensão em gestações anteriores	• História de hipertensão em gestações anteriores
• Associação a proteinúria	• Proteinúria ausente, se não há sobreposição	• Proteinúria ausente
• Ácido úrico elevado	• Ácido úrico normal	• Ácido úrico normal
• Fundoscopia: arterioloespasmo	• Fundoscopia: hemorragias/exsudatos	• Fundoscopia normal
• Hipertrofia ventricular ausente	• Hipertrofia ventricular pode estar presente	• Hipertrofia ventricular ausente
• Biópsia renal: endoteliose capilar glomerular	• Ausente lesão renal patognomônica	• Há predisposição a HAS no futuro

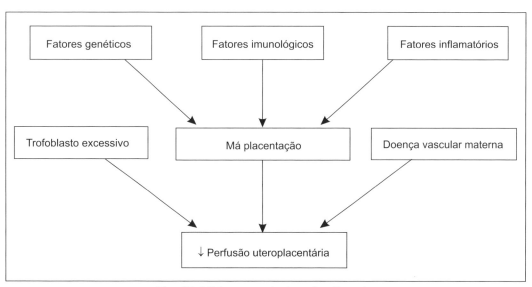

Fig. 17.1 Etiopatogenia da pré-eclâmpsia.

determinando lesão e consequente alteração da função endotelial. Esse dano endotelial causa uma variedade de mudanças na interface sangue-tecido, incluindo agregação plaquetária, ativação do sistema de coagulação, aumento da permeabilidade da parede do vaso e aumento da reatividade e do tono do músculo liso vascular (Fig. 17.2)[10].

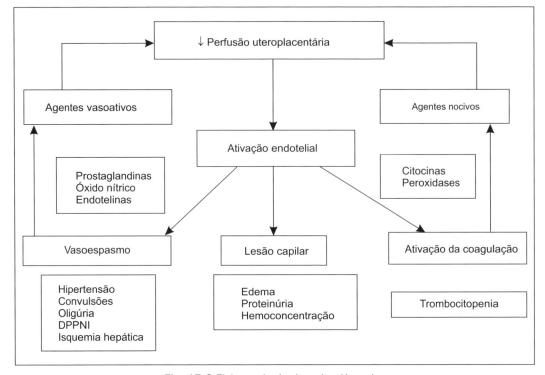

Fig. 17.2 Fisiopatologia da pré-eclâmpsia.

FISIOPATOLOGIA

Sistema cardiovascular

A função cardíaca está habitualmente preservada na pré-eclâmpsia, porém o volume plasmático está reduzido. A gestante com pré-eclâmpsia não apresenta a expansão volêmica característica da gravidez normal e há evidências de hemoconcentração. O edema decorre da redução da pressão oncótica do plasma pela hipoproteinemia e da permeabilidade capilar aumentada, levando a extravasamento de líquido para o interstício[6] (D).

Pressão arterial

A elevação da pressão arterial é decorrente do vasoespasmo arteriolar generalizado, em função da hiperresponsividade dos vasos das mulheres com pré-eclâmpsia às substâncias vasoativas (angiotensina II, endotelina). O efeito vasoconstritor dessas substâncias está aumentado nos casos de pré-eclâmpsia em decorrência de uma redução da atividade da enzima óxido nítricosintetase e do fator relaxante derivado do endotélio, óxido nítrico dependente ou independente, porém podem estar envolvidas as próprias células endoteliais, fatores inflamatórios e o estresse oxidativo. Geralmente desenvolve-se depois da 20ª semana de gravidez, pode ser lábil e associar-se a reversão do ritmo circadiano. A tendência é de normalização no puerpério, habitualmente a partir do quinto dia[11] (B), porém pode levar em torno de 2 a 4 semanas até o retorno aos níveis tensionais pré-gravídicos[6] (D).

Rins

A lesão característica da pré-eclâmpsia é a endoteliose capilar glomerular, representada por edema do endotélio glomerular, causando redução da perfusão glomerular e da taxa de filtração glomerular. A perfusão renal também está comprometida na pré-eclâmpsia, porém, apesar destas alterações, o comprometimento da função renal é modesto, mesmo quando alterações morfológicas acentuadas estão presentes. Hiperuricemia representa um marcador importante da pré-eclâmpsia, e a proteinúria (não seletiva) geralmente se instala tardiamente[6] (D).

Fígado

As alterações hepáticas da pré-eclâmpsia/eclâmpsia incluem lesões isquêmicas, hemorragia periportal, deposição de fibrina, necrose hepatocelular, edema e distensão da cápsula de Glisson, e, nos caos mais graves, hematoma subcapsular e até mesmo ruptura, uma complicação gravíssima com risco elevado de morte materna. Isquemia e necrose hepatocelular associam-se a elevação das enzimas hepáticas (transaminases)[6] (D).

Sistema da coagulação

A plaquetopenia representa a alteração hematológica mais frequente nos casos de pré-eclâmpsia, possivelmente em decorrência tanto da deposição de plaquetas nos locais de lesão endotelial como de mecanismos imunológicos. Entretanto, outras alterações da coagulação podem estar presentes, como aumento dos produtos de degradação da fibrina, redução de antitrombina III e aumento dos níveis celulares de fibronectina[6] (D).

Sistema nervoso central

O vasoespasmo cerebral acarreta isquemia, podendo determinar dano neuronal, edema e hemorragia. Essas alterações têm sido bem documentadas tanto em autópsias quanto em estudos de imagem como tomografia e ressonância magnética. Coagulopatia e depósitos de fibrina também podem estar presentes. A ocorrência de convulsões associa-se ao vasoespasmo cerebral, e não a uma possível encefalopatia hipertensiva, o que é corroborado pelo fato de que muitas mulheres com eclâmpsia têm hipertensão leve a moderada. A vasoconstrição da eclâmpsia pode ser seletiva, sugerindo os estudos com dopplervelocimetria transcraniana que vasoespasmo cerebral acentuado pode ocorrer mesmo quando não é tão evidente a vasoconstrição periférica[12] (B).

RASTREAMENTO

A história clínica continua representando o mais importante método para identificar gestantes com risco aumentado de pré-eclâmpsia. Os fatores de risco mais importantes são: nuliparidade, mudança de parceiro, história de pré-eclâmpsia em gestação anterior, história familiar de pré-eclâmpsia ou eclâmpsia, obesidade, gemelaridade, ganho ponderal excessivo, idade maior que 35 anos, raça negra, doença vascular ou renal, diabetes e hipertensão arterial sistêmica crônica. Esses fatores devem ser continuamente rastreados durante o pré-natal[13] (B).

Diversos testes preditivos têm sido propostos para o rastreamento da pré-eclâmpsia, como infusão de angiotensina II, *roll-over test*, ácido úrico, hipocalciúria, excreção de calicreína urinária, fibronectina plasmática, marcadores da ativação da coagulação (como a antitrombina III), marcadores do estresse oxidativo, fatores imunológicos (citocinas), peptídios placentários e dopplervelocimetria das artérias uterinas. Enquanto a efetividade dos marcadores laboratoriais não pôde ser comprovada em estudos clínicos bem conduzidos, a dopplervelocimetria das artérias uterinas tem boa acurácia na predição da pré-eclâmpsia em gestantes com fatores de risco[14] (A). Entretanto, em populações não selecionadas, uma revisão de 15 estudos evidenciou que a resistência aumentada nas artérias uterinas documentada pela dopplervelocimetria identifica apenas 40% das gestantes que subsequentemente desenvolverão pré-eclâmpsia[15] (A).

Tentativas mais recentes de rastreamento envolvem a dopplervelocimetria das artérias uterinas no primeiro trimestre, entre 11 e 14 semanas, ou o rastreamento combinado com marcadores bioquímicos, como o PP-13, PAPP-A e beta-hCG livre[16-18] (B). Porém ainda há necessidade de estudos clínicos envolvendo grande número de gestantes para determinar sua real acurácia em gestações tanto de alto quanto de baixo risco.

PREVENÇÃO

As bases da prevenção de qualquer doença são o conhecimento de sua etiologia e fisiopatologia, além da disponibilidade de testes preditivos e estratégias preventivas eficazes. O grande problema da prevenção da pré-eclâmpsia é que, até o presente, sua etiologia permanece por ser desvendada em toda a sua complexidade, uma vez que muitos são os fatores envolvidos na redução do fluxo uteroplacentário, com diversas vias e mediadores envolvidos, acarretando alterações fisiopatológicas heterogêneas, complexas e variáveis. Assim, não existem testes preditivos para pré-eclâmpsia que sejam confiáveis, válidos e apresentem boa relação custo-benefício na população geral; e, finalmente, as diversas estratégias preventivas têm mostrado nula ou apenas modesta efetividade em termos de melhora do prognóstico gestacional. No Quadro 17.5 apresentamos as principais estratégias baseadas em evidências científicas[19] (D).

Não há evidências de que modificações dietéticas previnam a pré-eclâmpsia. Dois ensaios clínicos foram incluídos em uma revisão sistemática encontrada na Biblioteca Cochrane, totalizando 603 gestantes randomizadas para o grupo de dieta com restrição de sal *versus* dieta normal. Nenhuma diferença estatisticamente significativa entre os grupos foi observada quanto ao risco de desenvolver pré-eclâmpsia (risco relativo [RR] = 1,11; intervalo de confiança [IC] 95% = 0,46-2,66). Sugere-se, portanto, que durante a gestação o consumo de sal seja feito de acordo com a preferência da gestante[20] (A).

A biblioteca Cochrane apresenta uma revisão sistemática de ensaios clínicos que compararam a ingestão de cálcio com placebo, sendo incluídos 12 estudos de boa qualidade com 15.206 gestantes. Observou-se uma redução do risco de hipertensão (RR 0,7; IC 95% 0,57-0,86) e de pré-eclâmpsia (RR 0,48; IC 95% 0,33-0,69) com a suplementação de cálcio quando comparado com placebo. O efeito foi maior nas gestantes de alto risco (RR 0,22; IC 95% 0,12-0,42) e naquelas que apresentavam deficiência de cálcio (RR 0,36; IC 95% 0,18-0,7). Também se observou significativa redução do risco do desfecho composto por "morbidade materna grave/morte materna", em torno de 20% (IC 95% = 35% a 3%) entre as mulheres que receberam cálcio, apesar de não ter ocorrido redução significativa dos casos de pré-eclâmpsia grave, eclâmpsia e admissão em UTI. Não foram relatados efeitos colaterais nem registrados efeitos perinatais benéficos[21] (A).

Quadro 17.5 Estratégias para prevenção da pré-eclâmpsia[19] (D)

Estratégia preventiva	Resultado	Recomendação	Grau de Recomendação
Dieta e exercícios	Não reduz	Evidência insuficiente	A
Repouso	Reduz	Evidência insuficiente	A
Restrição de proteína ou sal	Não reduz	Evidência insuficiente	A
Suplementação com zinco e magnésio	Não reduz	Não recomendada	A
Suplementação com óleo de peixe ou outras fontes de ácidos graxos	Não reduz	Evidência insuficiente	A
Suplementação com cálcio	Reduz a pré-eclâmpsia nas populações de alto risco e com dieta pobre em cálcio; sem efeito no prognóstico perinatal	Recomendada para gestantes de risco ou de comunidades com dieta pobre em cálcio	A
Ácido fólico	Reduz	Evidência insuficiente	B
Aspirina em baixas doses	Reduz em 17% a incidência de pré-eclâmpsia em gestantes de risco. Reduz em 14% a morte fetal ou neonatal	Recomendada para gestantes de risco	A
Heparina e heparina de baixo peso molecular	Reduz a frequência de pré-eclâmpsia em mulheres com doença renal e trombofilias	Evidência insuficiente. Recomendada a gestantes com síndrome antifosfolípide	B
Vitaminas antioxidantes (C e E)	Não reduz	Não recomendadas	A
Drogas anti-hipertensivas em mulheres com hipertensão crônica	Reduz o risco de desenvolver hipertensão grave pela metade, mas não o risco de pré-eclâmpsia	Como prevenção não há evidência para a sua recomendação	A
Uso de diuréticos	Não reduz	Evidência insuficiente	A
Progestágenos	Não reduz	Evidência insuficiente	A
Alho	Não reduz	Evidência insuficiente	A

Assim, a suplementação de cálcio associou-se à redução da hipertensão e da pré-eclâmpsia em pacientes de alto risco e que apresentavam uma dieta pobre em cálcio, sem efeito sobre a morte fetal e neonatal. Com base nesses dados, recomenda-se suplementação de cálcio em gestantes de alto risco e nas comunidades que ingerem baixa quantidade desse nutriente, sendo ainda necessários novos estudos.

Ensaios clínicos randomizados com suplementação de magnésio não demonstraram efeito protetor para pré-eclâmpsia[22] (A). Em relação ao óleo de peixe, embora estudos observacionais tenham sugerido efeito protetor, evidências nível I mostram ausência de efeito sobre a incidência de hipertensão gestacional e pré-eclâmpsia tanto em gestantes de risco como gestantes saudáveis[23] (A).

A profilaxia com aspirina despertou grande entusiasmo no final da década de 1980 e início de 1990, uma vez que pequenos ensaios clínicos randomizados evidenciaram uma redução de até 70% na incidência de pré-eclâmpsia. Entretanto, os grandes ensaios clínicos multicêntricos não evidenciaram redução significativa na incidência da doença nem melhora dos resultados gestacionais. A última revisão sistemática, publicada pela Biblioteca Cochrane, envolvendo 59 ensaios clínicos com 37.560 gestantes com risco moderado e alto para pré-eclâmpsia, sugere que a utilização de drogas antiplaquetárias, principalmente a aspirina, reduz em 17% o risco de desenvolver pré-eclâmpsia (RR 0,83; IC 95% 0,77-0,89), com um número necessário para tratar (NNT) de 72 gestantes. Aspirina também se associou com redução de 14% das mortes fetais ou neonatais (RR 0,86; IC 95% 0,76-0,98), uma pequena redução de 8% do risco de nascimentos antes da 37ª semana de gravidez (RR 0,92; IC 95% 0,88-0,97) e 10% de redução da incidência de recém-nascidos pequenos para a idade gestacional (RR 0,90; IC 95% 0,83-0,98)[24] (A).

Realizou-se ainda uma análise por subgrupos das gestantes de médio e alto risco. Apesar de não ter sido encontrada redução significativa do risco relativo de acordo com o risco materno, observou-se significativo incremento na redução do risco absoluto de pré-eclâmpsia quando se usou aspirina em gestantes de alto risco (NNT = 19) em relação às gestantes de médio risco (NNT = 119). Os autores desta revisão concluem que a aspirina tem moderados efeitos para redução de pré-eclâmpsia e a sua utilização deve ser considerada em mulheres de alto risco, com quem a decisão de utilizar a medicação deve ser discutida. Ressalta que apenas um dos 59 estudos incluídos comparou a heparina com um grupo-controle. Ainda é necessário determinar o melhor esquema terapêutico quando iniciar a medicação, o que poderia ser abordado por uma metanálise de dados individuais das mulheres incluídas nos ensaios clínicos já disponíveis[24] (A). Resultado semelhante foi encontrado em outra revisão sistemática disponibilizada na biblioteca Cochrane[25] (A).

Sugere-se que as trombofilias associadas aos anticorpos antifosfolípides, anticoagulante lúpico e anticardiolipina, além da hiper-homocisteinemia, determinem pré-eclâmpsia grave e precoce e que a utilização da heparina profilática reduz a incidência de pré-eclâmpsia em gestações subsequentes[26] (D). Entretanto, essa recomendação não é baseada em ensaios clínicos randomizados. Na biblioteca Cochrane está disponível uma revisão sistemática, a qual não incluiu nenhum estudo sobre o efeito da heparina durante a gestação em mulheres com trombofilias (A).

A terapia antioxidante com suplementação de vitaminas C e E despertou atenção no início da década passada. Na revisão sistemática mais recente publicada na Biblioteca Cochrane, em que foram incluídos 10 estudos com 6.533 gestantes, não se observou diferença estatisticamente significante entre o grupo que utilizou agentes antioxidantes e o controle para o surgimento de pré-eclâmpsia (RR 0,73; IC 95% 0,51-1,06), pré-eclâmpsia grave (RR 1,25; IC 95% 0,89-1,76), nascimentos pré-termo (RR 1,1; IC 95% 0,99-1,22), recém-nascidos PIGs (RR 0,83; IC 95% 0,62-1,11) ou morte neonatal (RR 1,12; IC 95% 0,81-1,53). Surpreendentemente, gestantes do grupo de agentes antioxidantes relataram maior frequência de dor abdominal no final da gravidez (RR 1,61; IC 95% 1,11-2,34), maior necessidade de terapia anti-hipertensiva (RR 1,77; IC 95% 1,22-2,57) e de admissão hospitalar por hipertensão durante a gestação (RR 1,54; IC 95% 1-2,39). Concluiu-se que não há evidências que favoreçam a suplementação com antioxidantes de rotina durante a gravidez com a finalidade de reduzir o risco de pré-eclâmpsia ou suas complicações[27] (A).

Em se tratando de uma síndrome com etiologia multifatorial, fisiopatologia complexa e ainda não completamente desvendada, é improvável que qualquer intervenção isolada seja efetiva na redução da pré-eclâmpsia.

CONDUTA

O único tratamento efetivo da pré-eclâmpsia/eclâmpsia, determinando a "cura" do processo patológico, é o parto. Todas as outras modalidades terapêuticas destinam-se a manter estável o quadro clínico materno e vigiar a vitalidade fetal enquanto se aguarda a maturação pulmonar do concepto (permitindo melhores taxas de sobrevida neonatal) e, algumas vezes, o preparo cervical[10] (D).

PRÉ-ECLÂMPSIA LEVE

A conduta nos casos de pré-eclâmpsia leve pode ser ambulatorial ou em regime de hospital-dia. Orientação dietética com dieta normossódica e hiperproteica deve ser realizada, recomendando-se o repouso em decúbito lateral esquerdo várias vezes ao dia e monitorização da pressão arterial. O acompanhamento visa basicamente a detectar progressão do quadro para pré-eclâmpsia grave e possível acometimento do bem-estar fetal. Realizam-se, portanto, exames laboratoriais para avaliar a gravidade da doença e rastreamento da síndrome HELLP. Esses exames incluem hemograma, provas de função renal e hepática, proteinúria de fita e proteinúria nas 24 horas. O rastreamento de diabetes também é recomendado, devido à frequente associação das duas entidades. Em relação à vitalidade fetal, deve ser periodicamente avaliada por dopplervelocimetria da circulação fetal, ultrassonografia e cardiotocografia. O crescimento fetal também deve ser monitorizado periodicamente pela biometria seriada, porque a restrição de crescimento pode complicar a pré-eclâmpsia[10].

Na ausência de complicações maternas e fetais, a gestação pode evoluir até o termo, sugerindo-se a indução caso o parto não ocorra até 40 semanas. É discutível se gestantes com pré-eclâmpsia leve devem receber profilaxia anticonvulsivante durante o trabalho de parto. O grande ensaio multicêntrico para a avaliação da efetividade do sulfato de magnésio para a prevenção de eclâmpsia mostrou efeito benéfico mesmo em casos de pré-eclâmpsia "não grave", porém o estudo não foi desenhado com essa finalidade específica[28] (A). Um ensaio clínico randomizado envolvendo 222 gestantes não mostrou benefícios do uso do sulfato de magnésio em mulheres com pré-eclâmpsia leve, possivelmente porque o número necessário para tratar (NNT) seria superior ao tamanho da amostra, que não teria poder suficiente para evidenciar possíveis diferenças entre os grupos[29] (A). Assim, a decisão clínica de administrar ou não sulfato de magnésio irá depender do julgamento clínico individualizado, de acordo com as características das pacientes e a experiência da instituição.

PRÉ-ECLÂMPSIA GRAVE

A conduta de emergência na pré-eclâmpsia grave requer internamento, profilaxia da crise convulsiva, tratamento da emergência hipertensiva, avaliação clínica e obstétrica da gestante, avaliação da vitalidade fetal e propedêutica laboratorial. A partir daí, de acordo com a gravidade do quadro e a idade gestacional, irá optar-se por conduta conservadora ou ativa[10].

TERAPIA ANTICONVULSIVANTE

O sulfato de magnésio está indicado para profilaxia anticonvulsivante em todas as gestantes com pré-eclâmpsia grave (qualquer um dos critérios), e não apenas na iminência de eclâmpsia. Um grande ensaio clínico multicêntrico comprovou significativa redução na incidência de eclâmpsia (58%), na mortalidade materna (45%) e na incidência de DPPNI (33%), quando se administrou sulfato de magnésio às gestantes com pré-eclâmpsia[28] (A). Não há efeitos deletérios para o concepto, e a droga não se associa a alterações do prognóstico perinatal[29] (A). Na revisão sistemática da Biblioteca Cochrane, incluindo seis ensaios clínicos randomizados e 11.444 mulheres, concluiu-se que o sulfato de magnésio reduz em mais de 50% o risco de eclâmpsia e provavelmente diminui o risco de morte materna, embora não melhore, em curto prazo, o prognóstico neonatal[30] (A). Os revisores sugerem que o uso do sulfato de magnésio deve ser considerado em *todas* as mulheres quando existe preocupação com o risco de eclâmpsia. Como os ensaios clínicos analisados incluíram apenas mulheres internadas com pré-eclâmpsia, não está claro se a dose de ataque deveria ser administrada nos serviços de nível primário antes da transferência para o hospital. Devem-se, portanto, considerar a gravidade do quadro clínico, a distância e o tempo para transporte, bem como a qualidade de suporte disponível durante o transporte.

VIA DE ADMINISTRAÇÃO

Dois esquemas de administração do sulfato de magnésio são propostos, o de Pritchard e o de Zuspan. Embora não existam ensaios clínicos randomizados comparando especificamente as duas vias de administração, o esquema de Zuspan tem sido preferido por diversos serviços. Algumas vantagens deste esquema são que adota exclusivamente a via intravenosa, permite maior segurança para interrupção do tratamento, na vigência de manifestações de toxicidade e foi o esquema recomendado pelos revisores da Cochrane para uso em mulheres com pré-eclâmpsia e eclâmpsia[30] (A). No Quadro 17.6 resumimos os esquemas para utilização do sulfato de magnésio.

MECANISMOS DE AÇÃO

Diversos mecanismos têm sido atribuídos ao sulfato de magnésio, que parece atuar primariamente em nível cerebral, prevenindo a isquemia e o dano neuronal por meio do antagonismo do cálcio intraceular. Outros mecanismos têm sido propostos, como o aumento da prostaciclina, levando a alívio do vasoespasmo, e inibição da enzima N-metil-D-aspartato. Os níveis terapêuticos oscilam entre 3-5 mEq/L; acima destes, iniciam-se as manifestações de toxicidade[31].

Quadro 17.6 Esquemas de utilização do sulfato de magnésio

Esquema de Zuspan modificado (preferível)
- ATAQUE: 4-6 gramas IV de $MgSO_4$ a 10% (6 ampolas) – aplicar lentamente IV em 30 minutos ou infundir em solução glicosada (volume total = 100 mL, fazer 120 mL/hora) em bomba de infusão
- MANUTENÇÃO: 1 grama/hora (6 ampolas do $MgSO_4$ a 10% em 440 mL de soro glicosado, infusão de 84 mL/hora)

Esquema de Pritchard
- ATAQUE: 4 g IV + 10g IM (5 g em cada nádega)
- MANUTENÇÃO: 5 g IM (alternar nádegas para injeção) a cada 4 horas

MANIFESTAÇÕES DE TOXICIDADE

Guardam relação com os níveis plasmáticos da droga e decorrem dos efeitos periféricos que surgem com as doses tóxicas, resultantes do bloqueio da junção neuromuscular[10,31]:

- 7 – 9 mEq/L redução dos reflexos profundos;
- 9 – 10 mEq/L abolição dos reflexos;
- 10 – 13 mEq/L depressão respiratória;
- 13 – 15 mEq/L parada respiratória;
- 25 mEq/L parada cardíaca.

MONITORIZAÇÃO

A cada 4 horas, devem-se pesquisar, sistematicamente, os seguintes parâmetros: *frequência respiratória*, a droga deve ser suspensa se esta for menor que 14 incursões por minuto; *reflexos patelares*, suspender o sulfato de magnésio caso os reflexos estejam ausentes, pesquisando-se outros reflexos profundos antes de determinar que existe abolição dos reflexos e reiniciando-se a infusão quando estes voltarem a estar presentes e ativos; *diurese*, a infusão de sulfato de magnésio deve ser suspensa na presença de oligúria, caracterizada por diurese menor que 25 mL/hora, reiniciando-se após restaurada a diurese. O antagonista do sulfato de magnésio (gluconato de cálcio) deve ser mantido à cabeceira (seringa com 10 mL a 10%), estando indicado em casos de depressão ou parada respiratória[10].

Tratamento da emergência hipertensiva

INDICAÇÕES

- Pressão arterial sistólica (PAS) > 180 mmHg e/ou pressão arterial diastólica (PAD) > 120 mmHg (persistindo após repouso de 30 min em decúbito lateral esquerdo).
- Encefalopatia hipertensiva.
- Iminência de eclâmpsia.
- Edema agudo de pulmão.

TERAPÊUTICA

A droga tradicionalmente utilizada para tratamento da emergência hipertensiva é a hidralazina por via intravenosa (IV), na dose de 5 mg em bolo. Esta continua sendo a droga de escolha, preconizada pelo Consenso de 2000[6] (D). A dose de 5 mg deve ser repetida a cada 20 minutos até que se verifique queda da pressão arterial (em torno de 10%-20% dos níveis iniciais) ou dose máxima de 20 mg[6] (D). Como a ampola de 1 mL tem 20 mg, deve-se diluir uma ampola com 9 mL de água destilada, sendo que 5 mg correspondem a 2,5 mL da solução.

A outra droga recomendada pelo Consenso, labetalol, não é disponível comercialmente no Brasil. A dose preconizada é de 10mg IV, podendo sofrer incrementos progressivos (dobrando-se a dose) a cada 10-20 minutos, caso não ocorra a queda da pressão arterial, até um máximo de 80 mg[6] (D).

Em relação à nifedipina, que tem sido amplamente utilizada para o tratamento da emergência hipertensiva em diversos serviços, estudos recentes têm contribuído para reduzir o temor de muitos obstetras em relação ao seu uso na prática clínica. A revisão sistemática de Magee et al., comparando hidralazina e nifedipina em oito ensaios clínicos randomizados e hidralazina com labetalol em cinco ensaios clínicos randomizados, evidenciou maior risco de hipertensão persistente quando a hidralazina foi comparada com a nifedipina, embora esse risco fosse menor em relação ao labetalol. Efeitos adversos como hipotensão materna, necessidade de cesariana, DPPNI, oligúria, alterações da frequência cardíaca fetal e baixos escores de Apgar no primeiro minuto foram mais frequentes entre as gestantes que receberam hidralazina[32] (A).

Além disso, a nifedipina foi usada por aproximadamente 30% das pacientes de um grande ensaio clínico que foi o Magpie, não se registrando efeitos deletérios[28] (A). Assim, trata-se de uma alternativa para o tratamento da emergência hipertensiva na gravidez. A dose recomendada é de 10 mg por via oral, evitando o uso sublingual e repetindo a cada 30 minutos, até a queda da pressão arterial. Magee et al. sugerem que, embora os resultados da revisão sistemática não sejam robustos o suficiente para orientar a prática clínica, estes não apoiam o uso da hidralazina como droga de primeira linha para o tratamento da emergência hipertensiva na gravidez. Sugerem a realização de novos ensaios clínicos randomizados comparando hidralazina com nifedipina e labetalol[31] (A).

O captopril pode ser utilizado no pós-parto, mas está contraindicado na gravidez (classe D no último trimestre), porque pode acarretar diminuição do fluxo sanguíneo renal do concepto, oligoidrâmnio e até deformidades esqueléticas em decorrência da redução do líquido amniótico[6,33] (D).

Cuidados no uso de qualquer hipotensor para tratamento da emergência hipertensiva na gestante incluem monitorização da pressão arterial e frequências cardíacas materna e fetal. Deve-se evitar o uso imediatamente antes de se realizar o bloqueio anestésico (raqui ou peridural), porque pode ocorrer hipotensão importante[6,33] (D).

Avaliação clínica e obstétrica da gestante

A anamnese cuidadosa deve ser realizada, anotando-se idade, paridade, antecedentes pessoais e obstétricos, história de hipertensão crônica ou pré-eclâmpsia em gestação anterior, filhos vivos, dia da última menstruação (DUM), história da gestação atual, uso de drogas hipotensoras e queixas clínicas. O estado geral, os sinais vitais e o nível de consciência devem ser avaliados, procedendo-se ainda à ausculta cardiopulmonar e à pesquisa dos reflexos. Em relação ao exame obstétrico, é importante determinar a correta idade gestacional e avaliar a vitalidade fetal, que posteriormente serão corroboradas por métodos complementares como ultrassonografia e dopplervelocimetria[10].

Propedêutica laboratorial

Inclui os seguintes exames: ureia, creatinina, ácido úrico, proteinúria 24 horas, *clearance* de creatinina, hemograma, transaminases, bilirrubinas, desidrogenase láctica (DHL), glicemia, coagulograma e ionograma. Eletrocardiograma e fundoscopia também devem ser realizados, assim que possível. Outros exames devem ser feitos quando se programa conduta conservadorea, como curva glicêmica e perfil lipídico, solicitados durante a internação na enfermaria de alto risco[10].

A pesquisa de trombofilias, incluindo anticorpos antifosfolipídios (anticoagulante lúpico, anticardiolipina), proteína C, proteína S, fator V de Leiden, mutação do gene da protrombina e outras, está indicada nos casos de pré-eclâmpsia grave no segundo trimestre, pré-eclâmpsia de repetição ou associação a doença tromboembólica pregressa ou atual[34] (B).

Para o diagnóstico diferencial com pancreatite, recomenda-se a dosagem de amilase nos casos com dor em barra persistente no abdome superior.

Métodos de imagem

- Ultrassonografia obstétrica com Doppler – essencial para nortear a conduta, especialmente nos casos de conduta conservadora em gestação pré-termo.
- Ultrassonografia de abdome – para rastreamento de hematoma subcapsular e outras complicações, pode ter falso-negativos, porém deve ser usada, visto tratar-se de método não invasivo e de menor custo.
- Tomografia contrastada de abdome/ressonância magnética – métodos de escolha para diagnóstico de hematoma subcapsular, indicados apenas quando há forte suspeita clínica.
- Tomografia contrastada de crânio/ressonância magnética – exames especiais, não têm indicação de rotina nos casos de pré-eclâmpsia. São indicados na vigência de coma, sinais neurológicos focais, suspeita de hemorragia cerebral e nos casos de eclâmpsia recorrente ou complicada.

Decisão terapêutica

A indicação de conduta ativa (antecipação do parto) ou conservadora depende de vários fatores, considerando-se a idade gestacional, a condição clínica materna e o bem-estar fetal[6] (D). Habitualmente, na ausência de complicações maternas e fetais, mantém-se conduta conservadora nas gestações com menos de 35 semanas, visando a minimizar as complicações da prematuridade e melhorar o prognóstico perinatal. Uma revisão sistemática da Biblioteca Cochrane incluiu apenas dois ensaios clínicos randomizados e 133 mulheres entre 24 e 34 semanas, randomizadas para conduta ativa ou conservadora. Não houve diferenças nos resultados maternos, mas os dados foram insuficientes para permitir conclusões. Os dados foram insuficientes também para avaliar morte perinatal, porém se verificaram risco aumentado de síndrome do desconforto respiratório do recém-nascido, enterocolite necrosante e admissão em UTI neonatal no grupo da conduta intervencionista[35] (A).

Roteiro para conduta conservadora na pré-eclâmpsia grave

A internação é obrigatória, encaminhando-se a gestante à enfermaria de alto risco após o término do sulfato de magnésio, desde que a condição materna seja estável[6] (D). A dieta deve ser normossódica, hiperproteica, hipolipídica, hipoglicídica, rica em vitaminas e sais minerais. Orienta-se o repouso em decúbito lateral esquerdo, várias vezes ao dia. A monitorização da pressão arterial deve ser realizada com aferições a cada 4 a 6 horas, além de se verificar diariamente o peso em jejum e a diurese das 24 horas. Diariamente a avaliação clínica deve incluir ausculta cardiopulmonar, avaliação de anasarca, exame obstétrico (tono e dinâmica uterina, ausculta da frequência cardíaca fetal) e pesquisa do nível de consciência e dos reflexos[10].

Avaliação cardiológica deve ser realizada para diagnóstico diferencial com hipertensão arterial sistêmica crônica, incluindo fundoscopia, eletrocardiograma e, se necessário, ecocardiograma. A propedêutica laboratorial deve ser repetida diariamente nos primeiros 3 dias e, a seguir, caso o quadro clínico seja estável e os resultados dos exames normais, a cada 3 dias. Proteinúria de 24 horas, *clearance* de creatinina e coagulograma devem ser realizados semanalmente[10].

Propedêutica da vitalidade fetal

Deve incluir a contagem diária dos movimentos fetais, ausculta dos batimentos cardíacos fetais, perfil biofísico fetal e cardiotocografia duas a três vezes por semana, alternando-se os exames, e dopplervelocimetria da circulação fetoplacentária semanal, podendo-se amiudar os intervalos na dependência do resultado dos exames.

Terapia anti-hipertensiva

Podem ser usadas as seguintes drogas, preferentemente sob supervisão do cardiologista:
- Alfametildopa – iniciar com 750 mg/dia (dose máxima de 2 gramas/dia), sendo considerada a droga de primeira linha. Deve ser iniciada em todos os casos em que se propõe conduta conservadora, salvo contraindicações específicas. Em se alcançando a dose máxima, acrescentar paulatinamente novas drogas, em dosagem progressiva.
- Hidralazina – iniciar com 75-100 mg/dia (dose máxima de 200 mg/dia).
- Pindolol – iniciar com 10 mg/dia (dose máxima de 30 mg/dia).
- Verapamil – iniciar com 80 mg/dia (dose máxima de 240 mg/dia).

Diuréticos são contraindicados na vigência de pré-eclâmpsia, pois acarretam depleção do volume intravascular[6] (D). Também não devem ser utilizados os inibidores das enzimas de conversão da angiotensina (IECAs) II: enalapril, captopril, losartan, devido ao risco de oligoidrâmnio e deformidades esqueléticas do concepto[6] (D).

O aumento da pressão arterial sanguínea representa provavelmente uma consequência, e não a causa da pré-eclâmpsia, ou seja, a hipertensão tenta vencer a resistência vascular uterina causada pela má adaptação placentária, mantendo adequado fluxo sanguíneo para o feto. Desta forma, o tratamento anti-hipertensivo pode ter efeitos deletérios nessas pacientes, porque, além dos efeitos relacionados com diversas drogas, pode reduzir o fluxo uteroplacentário e acarretar maior frequência de restrição de crescimento fetal. O tratamento medicamentoso nas gestantes com síndromes hipertensivas deve, portanto, ser utilizado de forma cautelosa, sempre se considerando os efeitos para o concepto[33].

Nas gestantes com hipertensão arterial crônica grave, o tratamento hipotensor deve ser mantido ou reduzido, exceto se a medicação utilizada antes da gestação tiver contraindicação formal para uso na gravidez. As gestantes com hipertensão que apresentam alto risco de desenvolver complicações durante a gravidez, ou seja, associação a outras doenças maternas, como colagenoses, também são candidatas à terapia anti-hipertensiva[33].

Nas pacientes com pré-eclâmpsia leve e/ou hipertensão gestacional, a terapia anti-hipertensiva de manutenção não deve ser instituída, mesmo naquelas com hipertensão crônica leve. No entanto, na pré-eclâmpsia grave essa terapêutica de manutenção permanece incerta, sendo consenso o tratamento agudo dos picos hipertensivos[33].

Quanto aos possíveis medicamentos, atualmente não se sabe qual a melhor droga a ser iniciada para o tratamento anti-hipertensivo, recomendando-se apenas que seja utilizada a menor dose possível. Acredita-se que a α-metildopa seja a droga anti-hipertensiva mais segura, eficaz e de primeira linha para tratamento da hipertensão na gravidez, principalmente por ser o anti-hipertensivo mais utilizado e estudado[33].

Diante de tantas incertezas, ressalta-se a necessidade de ensaios clínicos randomizados para determinar se o tratamento anti-hipertensivo na gravidez apresenta mais benefícios que riscos para as mães e seus fetos, em todas as formas clínicas das síndromes hipertensivas. Até que esses ensaios clínicos estejam disponíveis, obstetras e clínicos devem basear a decisão de iniciar ou não tratamento anti-hipertensivo na gravidez considerando, além das recomendações das diretrizes e dos consensos regionais, sua experiência clínica individual e as características e expectativas das pacientes[33].

Corticoterapia para aceleração da maturidade pulmonar fetal

O motivo fundamental da conduta conservadora na pré-eclâmpsia é reduzir o risco das complicações da prematuridade, de forma que é imprescindível a administração de corticoide para aceleração da maturidade pulmonar fetal. Os efeitos benéficos da corticoterapia já foram vastamente documentados na revisão sistemática da Cochrane nas situações de risco da prematuridade[36] (A), e sua utilização específica em casos de pré-eclâmpsia foi estudada em um ensaio clínico randomizado publicado em 1999[37] (A). A corticoterapia antenatal reduz em torno de 50% a incidência de síndrome do desconforto respiratório do recém-nascido e a mortalidade neonatal, além de reduzir os riscos de enterocolite necrosante, hemorragia intraventricular, displasia broncopulmonar e persistência do canal arterial. Avaliando 220 gestantes com pré-eclâmpsia grave que receberam corticoide ou placebo, Amorim *et al.* descreveram ainda ausência de efeitos deletérios sobre a pressão arterial e o prognóstico materno e risco inalterado de óbito fetal[37] (A).

A corticoterapia está, portanto, indicada a todos os casos em que se adota conduta conservadora, devendo ser administrada entre 24 e 34 semanas. Recomenda-se o uso, preferencialmente, da betametasona, na dose de 12 mg IM, repetindo-se com 24 horas, não sendo necessária a repetição semanal[36,37] (A).

Conduta ativa

A interrupção da gravidez está indicada a partir de 35 semanas, podendo, todavia, ser antecipada caso se verifique vitalidade fetal comprometida ou na presença de complicações maternas (incluindo a síndrome HELLP). A via de parto é obstétrica e o parto transpelviano é até mesmo desejável em pacientes com pré-eclâmpsia, porque acarreta menores alterações hemodinâmicas e reduz o risco de complicações hemorrágicas[10].

Apesar de poucos estudos (franca evidência) sobre a indução com misoprostol na pré-eclâmpsia observada em uma revisão sistemática[39] (A), recomenda-se a sua realização nos casos com indicação de interrupção da gravidez e escore cervical desfavorável, respeitando-se as contraindicações específicas. A cesariana está indicada quando há indicação de imediata interrupção da gravidez ou quando se constata sofrimento fetal[10].

ECLÂMPSIA

Tratamento da eclâmpsia

Apresentaremos a seguir os princípios básicos do atendimento de emergência e da conduta para pacientes com eclâmpsia (Quadro 17.7). Os cuidados iniciais devem sempre ser ministrados no local em que se encontra a paciente no momento da crise convulsiva ou no setor de admissão (triagem), encaminhando-se posteriormente à unidade de terapia intensiva (UTI) obstétrica.

Como em todo algoritmo de suporte básico e avançado à vida, é importante a mobilização de toda a equipe multidisciplinar (obstetra, anestesiologista, profissionais de enfermagem). Um dos obstetras deve assumir o comando e organizar o atendimento, atribuindo funções ao restante da equipe.

SUPORTE IMEDIATO À VIDA (ABC)

Deve-se garantir oxigenação adequada como o primeiro passo no atendimento à paciente com eclâmpsia.

Na vigência da crise convulsiva, antes de qualquer outra medida, é fundamental assegurar permeabilidade das vias aéreas (A), com proteção da língua com a cânula de Guedel e aspiração das secreções. Intubação endotraqueal raramente será necessária. A seguir, deve-se administrar oxigenoterapia suplementar (B), com O_2 sob cateter ou máscara (5 litros/minuto). Pacientes em coma ou com insuficiência respiratória devem ser colocadas em ventilação mecânica.

Recomenda-se manter a paciente em contenção suave e, nos casos de eclâmpsia durante a gravidez, posicionar a paciente em decúbito lateral esquerdo.

Na sequência do atendimento, deve-se estabelecer acesso venoso com punção de duas veias periféricas com cateteres calibrosos (Jelco 18), para a infusão do sulfato de magnésio e outras soluções (C).

TRATAMENTO ANTICONVULSIVANTE

Evidências convincentes apontam o sulfato de magnésio ($MgSO_4$) como a droga de eleição tanto para o tratamento como para a prevenção das convulsões eclâmpticas. Di-

Quadro 17.7 Princípios básicos do atendimento à eclâmpsia

1) Suporte imediato à vida (ABC=> **A**irways, **B**reathing, **C**irculation) • Garantir permeabilidade de vias aéreas (A) • Oxigenoterapia (B) • Estabelecer acesso venoso (C)
2) Tratamento anticonvulsivante => sulfato de magnésio
3) Avaliação clínica e obstétrica
4) Tratamento da hipertensão
5) Estabilização do quadro clínico – monitorização e exames laboratoriais
6) Interrupção da gravidez
7) Terapia intensiva

versos ensaios clínicos randomizados já demonstraram a nítida superioridade do sulfato de magnésio em relação a outras drogas, como fenitoína, diazepam e coquetel lítico, que NÃO devem ser utilizadas[28,30] (A).

O sulfato de magnésio associa-se a redução do risco de morte materna e de recorrência das crises convulsivas em relação tanto à fenitoína quanto ao diazepam. O risco de morte materna é duas vezes maior com fenitoína e diazepam (em torno de 5%), enquanto a taxa de recorrência fica em torno de 10% para o sulfato de magnésio, 18% para a fenitoína e 28% para o diazepam[30] (A).

A conclusão da revisão sistemática da Biblioteca Cochrane (2005) foi de que o sulfato de magnésio representa a droga de escolha para tratamento da eclâmpsia, sendo mais efetivo e mais seguro que todas as outras drogas anticonvulsivantes[30] (A).

Quanto à eclâmpsia os esquemas terapêuticos do sulfato de magnésio estão descritos no Quadro 17.8.

Lembrar sempre que não há urgência de encurtar ou abolir a convulsão inicial. As convulsões eclâmpticas são autolimitadas e a finalidade de se administrar o sulfato de magnésio é PREVENIR A CONVULSÃO SUBSEQUENTE, e não abolir a convulsão em curso. O sulfato de magnésio deve ser administrado lentamente, em 30 a 40 minutos, mantendo-se sempre à cabeceira todo o material necessário para reanimação, além do antagonista do sulfato de magnésio (gluconato de cálcio).

CONDUTA NA RECORRÊNCIA

Caso se verifique nova crise convulsiva depois da administração da dose de ataque ou na vigência do tratamento de manutenção com sulfato de magnésio, deve-se inicialmente

Quadro 17.8 Esquemas de administração do sulfato de magnésio

ESQUEMA DE ZUSPAN
Ataque: 6 gramas IV
$MgSO_4$ a 10% (6 ampolas = 60 mL) – aplicar lentamente IV em 30 minutos (preferir bomba de seringa) ou infundir em solução glicosada (volume total = 100 mL, 120 mL/hora) em bomba de infusão.
$MgSO_4$ a 50% (12 mL) – diluir em 18 mL de água destilada (volume total = 30 mL) e aplicar lentamente IV em 30 minutos (usar bomba de seringa) ou (preferivelmente) solução glicosada com volume total de 100 mL (infundir 120 mL/hora).
É importante infundir lentamente uma solução bem diluída de sulfato de magnésio para minimizar os efeitos colaterais.
Manutenção: 2 gramas/hora IV
$MgSO_4$ a 10% – 12 ampolas em 380 mL de soro glicosado a 5%, velocidade de infusão de 84 mL/hora em bomba (preferível) ou 28 gotas/minuto.
$MgSO_4$ a 50% – 24 mL em 476 mL de soro glicosado a 5%, velocidade de infusão de 84 mL/hora.

ESQUEMA DE PRITCHARD
Ataque: 4 gramas IV
$MgSO_4$ a 10% (4 ampolas = 40 mL) – aplicar lentamente IV em 30 minutos (preferir bomba de seringa) ou infundir em solução glicosada (volume total = 100 mL, fazer 120 mL/hora) em bomba de infusão.
$MgSO_4$ a 50% (8 mL) – diluir em 22 mL de água destilada (volume total = 30 mL) e aplicar lentamente IV em 30 minutos (usar bomba de seringa) ou (preferivelmente) solução glicosada com volume total de 100 mL (infundir 120 mL/hora).
A seguir: 10g IM (10 mL do sulfato de magnésio a 50%) – aplicar 5 mL em cada nádega.
Manutenção: 5g IM 4/4 horas (sulfato de magnésio a 50%) – aplicar 5 mL, alternando as nádegas.

Manter o sulfato de magnésio por 24 horas depois do parto ou depois da última crise convulsiva

repetir metade da dose de ataque do sulfato de magnésio (3 g IV), checando se todos os requisitos de suporte básico à vida estão presentes. É importante verificar se a infusão da dose de manutenção estava sendo feita corretamente, uma vez que a interrupção inadvertida da infusão pode ser a causa da recorrência.

Caso ocorra nova recorrência, mesmo depois de se repetir metade da dose de ataque do sulfato de magnésio, deve-se administrar fenitoína (Quadro 17.9) e aventar o provável diagnóstico de hemorragia cerebral ou outras causas de crises convulsivas. Os casos "puros" de eclâmpsia em geral respondem muito bem ao sulfato de magnésio, e na presença de recorrência devem-se investigar complicações da eclâmpsia (edema e hemorragia) ou outras condições associadas a crises convulsivas (diagnóstico diferencial). Solicitar ressonância magnética (preferível) ou tomografia contrastada de crânio. A avaliação neurológica é obrigatória.

Intubação e suporte ventilatório podem ser necessários caso as convulsões se repitam frequentemente. Nesse caso, usar midazolam e succinilcolina para a intubação. Anticonvulsivantes de ação rápida podem ser utilizados nesse caso (midazolam e propofol). Se ainda assim persistirem as crises convulsivas, está indicada a indução de coma barbitúrico (Quadro 17.10).

TRATAMENTO DA OLIGÚRIA

- Suspender temporariamente a infusão de sulfato de magnésio.
- Avaliação geral e cardiopulmonar – se paciente estável, sem achados de hipervolemia,

Quadro 17.9 Esquema de utilização da fenitoína

Dose inicial (hidantalização): 15-20 mg/kg ou 1.000 mg em dose de ataque (1 ampola de 5 mL = 250 mg) – diluir em 100 mL de solução salina (a fenitoína precipita com solução glicosada, que não deve ser empregada) para infusão em 1 hora (velocidade máxima de infusão de 50 mg/minuto).
Importante monitorizar com cardioscópio, porque a fenitoína é cardiotóxica.

Dose suplementar: 500 mg – diluir em 500 mL de solução salina para infusão IV em 4 horas (iniciar após dose de ataque). Repetir após 12 horas.

Manutenção: 100 mg VO de 8/8 horas. Manter por 24 horas. Iniciar após o término do esquema intravenoso.

Quadro 17.10 Anticonvulsivantes de ação rápida

Indicados na presença de recorrência das crises convulsivas, mesmo após sulfato de magnésio e fenitoína:
- Midazolam – 5-20 mg IV (ataque) – manutenção com 0,75-10 µg/kg/minuto.
- Lorazepam – 5-10 mg IV (2 mg/minuto) – efeito anticonvulsivante mais prolongado.
- Diazepam – 5-10 mg IV (como a redistribuição é rápida, as convulsões podem recorrer).

Coma barbitúrico
- Pentobarbital: 3-5 mg/kg IV (ATAQUE) – 1-5 mg/kg/h (MANUTENÇÃO)
- Manter por 24-48 horas
- Monitorizar com eletroencefalograma.

Propofol
- Dose de ataque: 1-3 mg/kg IV
- Infusão subsequente de 1-15 mg/kg/hora (aumentar progressivamente até obter-se o controle das convulsões – manter por 12 horas).

hidratar com 500-1.000 mL de Ringer lactato (cautelosamente). Solicitar exames de função renal.
- Presentes manifestações de hipervolemia ou incerteza quando ao estado volêmico da paciente – instalar pressão venosa central (PVC) ou pressão arterial capilar pulmonar (PACP) (cateter de Swan-Gansz)

   Reavaliar com 1 hora:
- *DIURESE > 25 mL/hora => Reiniciar infusão de MgSO$_4$ (fazer apenas metade da dose de manutenção se creatinina >1,2 mg%)*
- *DIURESE < 25 mL/hora => INSTALAR PVC OU PACP*

Conduta de acordo com valores de PVC:
- *PVC normal (– 2 a +2) = CONSIDERAR DIURÉTICOS OU, AINDA, EXPECTAR, DE ACORDO COM EXAMES LABORATORIAIS*
- *PVC elevada = DIURÉTICOS (FUROSEMIDA)*
- *PVC baixa = PROSSEGUIR HIDRATAÇÃO (MONITORIZAR DE ACORDO COM A PVC, MEDIDA A CADA 2 HORAS)*

Todas essas recomendações são baseadas em evidências nível II (estudos observacionais) ou IV (opinião de *experts*), não tendo sido validadas em ensaios clínicos randomizados, que devem ser realizados para estabelecer sua real eficácia.

AVALIAÇÕES CLÍNICA E OBSTÉTRICA

- Sinais vitais.
- Estado geral.
- Avaliação do nível de consciência – recomenda-se a utilização da escala de coma de Glasgow. Esta escala foi recentemente validada em pacientes com eclâmpsia, apresentando os escores mais baixos com significativa associação a mau prognóstico.
- Ausculta cardiopulmonar – alertar para a possibilidade de edema agudo de pulmão, uma complicação frequente da eclâmpsia.
- Exame obstétrico – avaliação de altura de fundo uterino, tono uterino e dinâmica, ausculta fetal e toque vaginal, para determinação de idade gestacional, avaliação de vitalidade fetal e via de parto.
- Classificação da eclâmpsia – a eclâmpsia deve ser classificada, de acordo com a presença de complicações associadas, como não complicada, complicada ou descompensada. Esta classificação tem implicações prognósticas importantes (Quadro 17.11)[39] (D).

ESTABILIZAÇÃO E MEDIDAS DE SUPORTE

1. Sonda vesical de demora – importante para anotar diurese horária.
2. **Evitar diuréticos (salvo no tratamento de edema agudo de pulmão).**
3. Hidratação cautelosa – preconizamos infusão de Ringer lactato (restringir volume total a 125 mL/hora).

Quadro 17.11 Classificação prognóstica da eclâmpsia[39] (D)

ECLÂMPSIA NÃO COMPLICADA
- Convulsão sem outras intercorrências

ECLÂMPSIA COMPLICADA
- Coagulopatia
- Insuficiência respiratória
- Insuficiência cardíaca
- Icterícia
- Insuficiência renal aguda
- Pressão diastólica > 120 mmHg
- Temperatura > 38°C

ECLÂMPSIA DESCOMPENSADA
- Choque
- Coma
- Hemorragia cerebral
- Assistência ventilatória

4. Dieta zero – manter durante as primeiras 24 horas seguindo a crise convulsiva, devido ao risco de aspiração do conteúdo gástrico.

5. Sonda nasogástrica – passar, se necessário, em pacientes com vômitos frequentes, para minimizar o risco de aspiração.

6. Proteção gástrica – omeprazol 40 mg IV/dia (**preferível**) ou cimetidina IV de 8/8 horas. **Sempre administrar nos casos de eclâmpsia**, minimizando o risco de hemorragia digestiva alta, que piora o prognóstico.

7. Antibioticoterapia profilática – cefazolina 1 g IV (pós-clampeamento do cordão).

8. Profilaxia de tromboembolismo – devido ao elevado risco de tromboembolismo, recomenda-se a administração de enoxaparina 40mg/dia (**preferível**) ou heparina convencional (caso enoxaparina não disponível) 10.000 UI 12/12 horas.

9. Monitorização hemodinâmica (PVC ou pressão capilar pulmonar [PCP] por cateter de Swan-Ganz).
    – Indicações: edema agudo de pulmão, oligúria persistente, eclâmpsia complicada ou descompensada, choque hipovolêmico, anasarca – essencial para orientar a infusão de líquidos.

EXAMES COMPLEMENTARES

Da mesma forma que na pré-eclâmpsia, devem-se realizar todos os exames hematológicos e bioquímicos, já descritos anteriormente.

Alguns exames de imagem são necessários, como:

- Ultrassonografia obstétrica com Doppler – nos casos de eclâmpsia não complicada, quando se vai postergar o parto por 24-48 horas para administração de corticoterapia, ou antes da indução do parto para avaliação da vitalidade fetal.
- Ultrassonografia de abdome – para rastreamento de hematoma subcapsular e outras complicações.
- Tomografia contrastada de abdome/ressonância magnética – métodos de escolha para diagnóstico de hematoma subcapsular, indicados apenas quando há forte suspeita clínica.

- Tomografia contrastada de crânio/ressonância magnética – devem ser indicadas nas seguintes situações:
  - Eclâmpsia tardia (mais de 72 horas depois do parto).
  - Eclâmpsia complicada ou descompensada.
  - Eclâmpsia recorrente.
  - Sinais neurológicos focais, distúrbios do nível de consciência, coma.
  - Suspeita de hemorragia cerebral.
  - Diagnóstico diferencial das síndromes convulsivas.
  - Protocolos de pesquisa.

RESOLUÇÃO DA GRAVIDEZ

A interrupção da gravidez representa o tratamento definitivo da eclâmpsia e está indicada a todos os casos. Entretanto, esta indicação **NÃO** deve ser imediata nem intempestiva. *A priori*, deve-se evitar retirar o feto imediatamente depois da crise convulsiva, primeiro pela necessidade de estabilização materna, depois porque durante a convulsão e logo a seguir o feto encontra-se no acme da acidose e hipoxemia, sendo inclusive frequentes bradicardia e desacelerações.

Na programação da interrupção da gestação devem-se avaliar cuidadosamente:
- Idade gestacional.
- Viabilidade fetal – chances de sobrevivência na unidade neonatal.
- Quadro clínico materno.
- Vitalidade fetal.

INDICAÇÕES DE CONDUTA CONSERVADORA

A conduta de rotina na eclâmpsia deve ser a interrupção da gravidez, porque os riscos materno e fetal não justificam o prolongamento da gestação. Entretanto, em algumas situações especiais, o parto pode ser postergado por no máximo 24-48 horas, permitindo assim a administração de corticoterapia antenatal para aceleração da maturidade pulmonar fetal. Esta conduta só deve ser adotada se presentes todas as seguintes condições:
- Eclâmpsia não complicada.
- Ausência de recorrência das crises convulsivas após sulfato de magnésio.
- Feto vivo com idade gestacional igual ou superior a 26 semanas (antes desse limite no IMIP deve ser considerado inviável), porém menor que 32 semanas.
- Condições de vigilância intensiva da gestante (UTI).
- Adequada avaliação de vitalidade fetal (ultrassonografia com avaliação do líquido amniótico e perfil biofísico fetal; dopplerfluxometria com perfil hemodinâmico fetal; cardiotocografia).

O esquema de corticoide preconizado em nosso serviço é betametasona 12 mg IM, administrando-se duas doses, em geral com intervalo de 24 horas. Nos casos de eclâmpsia, a recomendação é de antecipar o intervalo entre as doses para 12 horas, permitindo-se o esquema completo dentro de 24 horas.

A gestação deve ser interrompida 12-24 horas após a administração do corticoide, entretanto pode-se antecipar o parto se houver agravamento das condições maternas ou fetais nesse intervalo.

VIA DE PARTO

A eclâmpsia representa uma indicação para antecipação do parto, mas não necessariamente para a operação cesariana. A contratilidade uterina está aumentada em pacientes com eclâmpsia, e não é incomum encontrar-se já o trabalho de parto desencadeado, prevendo-se uma evolução favorável.

Os benefícios do parto vaginal são vários: menor perda sanguínea, menores alterações hemodinâmicas, menor risco de complicações hemorrágicas e recuperação materna mais rápida. Entretanto, a cesariana pode estar indicada na vigência de comprometimento da vitalidade fetal ou emergências como o descolamento prematuro da placenta normalmente inserida (DPPNI).

A indução com misoprostol pode ser realizada quando se constata um colo desfavorável, com vitalidade fetal preservada. A via vaginal é preferível, recomendando-se a administração de um comprimido de 25 µg a cada 6 horas. Durante a indução e o trabalho de parto, recomenda-se a vigilância da vitalidade fetal com ausculta intermitente (a cada 15 minutos) ou monitorização contínua (cardiotocografia). Depois de 4-6 cm de dilatação, a amniotomia pode ser realizada para avaliação do aspecto do líquido amniótico.

Deve-se manter a infusão do sulfato de magnésio durante todo o trabalho de parto e no período expulsivo ou durante a cesariana.

NO PARTO TRANSPELVIANO

É importante monitorizar a dinâmica uterina, corrigindo a hipoatividade, se presente, com ocitocina. Alguns estudos sugerem que o sulfato de magnésio pode prolongar o trabalho de parto, de forma que se deve vigiar a contratilidade uterina. Da mesma forma, pesquisar hipertonia, porque o descolamento prematuro da placenta pode complicar alguns casos de eclâmpsia.

Analgesia de parto pode ser realizada com a técnica combinada (raquianestesia e peridural), minimizando assim o estresse materno e reduzindo o risco de crises convulsivas durante o trabalho de parto. A propedêutica da vitalidade fetal intraparto é fundamental, mas cardiotocografia contínua não é obrigatória, podendo realizar-se ausculta fetal intermitente, com intervalos frequentes (15 minutos). No parto, visando a evitar esforços maternos excessivos, pode-se abreviar o período expulsivo, utilizando-se o fórceps ou o extrator a vácuo, desde que presentes as condições de aplicabilidade.

NA CESÁREA

Conquanto no passado eclâmpsia constituísse indicação de anestesia geral, evidências recentes demonstram melhores resultados com a anestesia regional (raquianestesia ou peridural), desde que não exista coagulopatia associada. O rastreamento mínimo de coagulopatia deve incluir a dosagem de plaquetas, que, salvo situações de emergência (como o descolamento prematuro de placenta, por exemplo), deve sempre ser solicitada, e seu resultado obtido antes da cesariana. Encontrando-se contagem de plaquetas acima de 100.000/mm^3, o bloqueio pode ser realizado com segurança. Abaixo de 50.000/mm^3, a indicação é de anestesia geral, devido ao risco elevado de hematoma subdural caso o bloqueio seja utilizado. Com plaquetas entre 50.000 e 100.000/mm^3, a conduta depende dos outros testes da coagulação. O tempo de sangramento (TS), que pode ser determinado rapidamente, tem sido preferido em nossa instituição. Nos casos com TS normal, pode-se realizar a anestesia regional; nas situações restantes prefere-se a anestesia geral.

A segurança da raquianestesia em pacientes com pré-eclâmpsia e eclâmpsia tem sido abordada em estudos recentes, que demonstram efeitos hemodinâmicos semelhantes para raquianestesia e anestesia peridural[40] (A).

ECLÂMPSIA TARDIA

A maioria dos casos de eclâmpsia ocorre antes ou imediatamente depois do parto, em geral nas primeiras 24 horas. A investigação de outra etiologia é obrigatória sempre que a eclâmpsia ocorre mais de 48 horas depois do parto, embora possam ocorrer casos de eclâmpsia tardia com mais de 72 horas. O tratamento inicial, em paciente sem história prévia de convulsões de outra etiologia, deve também ser feito com sulfato de magnésio, embora possam ser utilizadas outras drogas quando se estabelece o diagnóstico diferencial.

Diagnóstico diferencial

- Trombose venosa cerebral.
- Hemorragia intracerebral – a suspeita clínica deve ser aventada em todos os casos de eclâmpsia recorrente, déficit motor, hemiplegia ou coma depois da eclâmpsia. A propedêutica adequada inclui métodos de neuroimagem, como tomografia computadorizada ou ressonância magnética.
- Encefalopatia hipertensiva.
- Feocromocitoma.
- Lesões expansivas do SNC.
- Abscesso cerebral.
- Epilepsia.
- Distúrbios metabólicos.

SÍNDROME HELLP

A síndrome HELLP pode ser classificada como completa ou incompleta, clínica ou laboratorial[41] (D):

- Síndrome HELLP completa – todos os parâmetros diagnósticos alterados (plaquetopenia, hiperbilirrubinemia, aumento das enzimas hepáticas e esfregaço anormal do sangue periférico).
- Síndrome HELLP incompleta – um ou mais parâmetros alterados (a alteração isolada mais frequente costuma ser a elevação das enzimas hepáticas).
- Síndrome HELLP clínica – presença de manifestações clínicas: epigastralgia ou dor persistente em hipocôndrio direito, náuseas e vômitos, colúria, hematúria, icterícia, gengivorragia e outras manifestações hemorrágicas, choque hipovolêmico (em decorrência da ruptura de hematoma hepático subcapsular).
- Síndrome HELLP laboratorial – diagnóstico laboratorial de síndrome HELLP sem qualquer manifestação clínica associada.

Outra classificação, proposta originalmente por Martin *et al.*, define três classes da síndrome HELLP: classe I (plaquetas abaixo de 50.000/mm^3), classe II (plaquetas acima de 50.000/mm^3 e abaixo de 100.000/mm^3) e classe III (plaquetas acima de 100.000/mm^3 e abaixo de 150.000/mm^3). Essas classificações guardam forte associação com o prognóstico, encontrando-se maior risco de complicações e morte materna na classe I e nos casos de HELLP completa, bem como na presença de manifestações clínicas[42] (C).

O risco de morbimortalidade materna reduz-se significativamente quando se interrompe a gestação antes de surgirem as manifestações clínicas (icterícia, manifestações hemorrágicas, epigastralgia e outras). A conduta deve ser sempre ativa, independente da gravidade do quadro: depois da estabilização materna e da administração da terapia anticonvulsivante com sulfato de magnésio, indica-se habitualmente a interrupção da gravidez.

CONDUTA NA SÍNDROME HELLP

- Avaliação materna: recomendam-se os seguintes testes para realização de rotina: hemograma, coagulograma, transaminases, desidrogenase lática (DHL), fosfatase alcalina, bilirrubinas, glicemia, provas de função renal (ureia, creatinina, ácido úrico). Estes exames devem ser repetidos a cada 6-12 horas, de acordo com a magnitude das alterações e a gravidade do quadro clínico. Métodos de imagem podem ser utilizados quando há suspeita de hematoma sucapsular hepático, desde a ultrassonografia abdominal até a tomografia computadorizada e a ressonância nuclear magnética. Não há evidências que justifiquem sua utilização de rotina em todas as pacientes com síndrome HELLP[43] (D).

- Estabilização materna: inclui a profilaxia anticonvulsivante com sulfato de magnésio, tratamento da hipertensão, rastreamento e correção da coagulopatia e tratamento das complicações associadas.

- Terapia anticonvulsivante: sulfato de magnésio conforme o esquema para pré-eclâmpsia grave.

- Terapia anti-hipertensiva de emergência: conforme descrito na pré-eclâmpsia grave.

- Rastreamento e correção da coagulopatia: obrigatório o rastreamento em todas as pacientes com pré-eclâmpsia, eclâmpsia e síndrome HELLP, porque alterações subclínicas estão presentes com elevada frequência. O tratamento deve ser dirigido para os distúrbios específicos (plaquetopenia, CIVD), de acordo com sua intensidade e associação com manifestações clínicas. *A priori*, evitar procedimentos invasivos em pacientes com coagulopatia, até sua correção. Antes da realização de quaisquer desses procedimentos (punção de veia central, punção e/ou cateter arterial, bloqueio anestésico, cesariana), considerar sempre os testes de coagulação das últimas 6 horas (o consumo pode ser rápido e acelerado e exames mais antigos não refletirão o real estado no momento do procedimento).

- Corticoterapia para acelerar a maturidade pulmonar fetal: o parto pode ser postergado por 24-48 horas para permitir a administração da betametasona (12 mg IM), desde que as condições clínicas materna e fetal sejam estáveis[43] (D).

Interrupção da gestação

O parto vaginal é preferível, acarretando menor perturbação hemodinâmica materna e reduzindo o risco de complicações hemorrágicas pós-parto. Alterações da crase sanguínea podem complicar a cesárea. Entretanto, nem sempre é possível porque, além das condições cervicais desfavoráveis, podem surgir indicações de urgência para interrupção da gravidez. A indução do parto pode ser realizada com misoprostol se o colo for desfavorável ou com ocitocina se já existirem condições cervicais favoráveis, desde que a vitalidade fetal seja também favorável. Monitorização intraparto da frequência cardíaca deve ser realizada[43].

ANALGESIA DE PARTO

O bloqueio combinado (associação entre anestesia raquidiana e peridural) pode ser realizado se as plaquetas estiverem acima de $70.000/mm^3$. Em casos de feto morto, pode-se utilizar meperidina. A rigor, evitar episiotomia e preferir o parto verticalizado para minimizar o risco de lacerações perineais. Havendo necessidade de episiotomia, o bloqueio local pode ser realizado, mas o bloqueio de pudendo é contraindicado se a contagem de plaquetas é menor que $70.000/m^3$.

CONDUTA NA CESÁREA EM PACIENTES COM SÍNDROME HELLP

A opção por anestesia de bloqueio ou geral depende do nível de plaquetas, contraindicando-se o bloqueio com plaquetas abaixo de $50.000/mm^3$; entre $50.000/m^3$ e $100.000/mm^3$ o anestesista pode considerar o tempo de sangria e outros parâmetros da coagulação antes de definir a anestesia adequada. A partir do nível de plaquetas igual ou superior a $100.000/mm^3$ não há contraindicação ao bloqueio. Pacientes com coagulopatia na vigência de manifestações hemorrágicas devem preferencialmente ter a cesárea realizada com incisão mediana, mais hemostática. Recomenda-se todo o cuidado com a hemostasia, utilizando o bisturi elétrico, não fechar o peritônio visceral e usar drenos, quando necessário. Transfusões intra ou pós-operatórias podem ser necessárias. Recomenda-se a monitorização intensiva dessas pacientes por 48 horas depois do parto. Há risco elevado de formação de hematoma[43].

Tratamento das complicações e emergências

- *Hematoma subcapsular íntegro:* o tratamento é expectante, com repouso, monitorização da hematimetria, vigilância de sinais de hipovolemia e abdome agudo. Mantém-se reserva de sangue compatível durante todo o internamento, até a resolução do hematoma. Há contraindicação do parto vaginal, devido ao risco de ruptura do hematoma. O acompanhamento da resolução é realizado por meio de imagem, preferencialmente ressonância nuclear magnética.
- *Hematoma subcapsular roto:* representa uma emergência de extrema gravidade, com indicação de imediata laparatomia, realizada pela equipe multidisciplinar, com obstetra e cirurgião geral. Propõem-se incisão mediana ampla e tamponamento com compressas como medida inicial preferível, evitando manobras intempestivas sobre um fígado extremamente friável. Recomenda-se evitar a sutura hepática; alternativamente, se houver cirurgião especializado, pode-se efetuar a embolização ou ligadura da artéria hepática e o tamponamento com omento. Transfusões maciças de sangue compatível podem ser necessárias no intuito de combater o choque hipovolêmico. A mortalidade é bastante elevada, ultrapassando 50% dos casos[43].

- *Síndrome antifosfolípide catastrófica:* condição que cursa com rápida deterioração do estado clínico em pacientes com anticorpos antifosfolipídicos presentes, somando-se eventos trombóticos em três ou mais órgãos, hipertensão pulmonar, hipertensão maligna, insuficiência renal aguda, trombose disseminada, CIVD e síndrome HELLP. A condição é dita catastrófica porque o curso clínico é mesmo fulminante, e a condição é resistente à terapia anticoagulante, ao uso de corticosteroides e outros imunossupressores (ciclofosfamida). Realizam-se, portanto, o tratamento de suporte da síndrome HELLP e a administração de imunoglobulina IV em doses elevadas (1 g/kg/dia). A plasmaférese repetida tem sido sugerida como opção terapêutica, mas as evidências são insuficientes para determinar o tratamento ideal dessa condição. O prognóstico é reservado, com aumento do risco de falência de múltiplos órgãos e morte materna[44].

Estratégias para acelerar a recuperação pós-parto na síndrome HELLP

A corticoterapia tem sido aventada como intervenção para acelerar a recuperação pós-parto na síndrome HELLP. Tem sido proposta tanto a utilização de dexametasona como de betametasona. Magann e Martin sugeriram um esquema de dexametasona na dose de 10 mg IV 12/12 horas no primeiro dia e 5 mg IV 12/12 horas no segundo dia, podendo-se postergar por 48-96 horas, de acordo com o quadro clínico e a evolução dos parâmetros laboratoriais[45]. Um ensaio clínico sugeriu maior efetividade da dexametasona na dose de 10 mg IV a cada 12 horas em relação à betametasona na dose de 12 mg IM a cada 24 horas[46] (A). Na revisão sistemática da Cochrane evidenciaram-se, para o uso de corticoide para aceleração da recuperação pós-parto de pacientes com síndrome HELLP, mais rápida recuperação em termos de normalização da pressão arterial, melhora da diurese, aumento da contagem plaquetária, redução dos níveis de TGO, fosfatase alcalina e DHL. Entretanto, os revisores concluíram que as evidências são insuficientes para determinar se o uso da corticoterapia reduz as morbimortalidades materna e perinatal na síndrome HELLP[47] (A).

HIPERTENSÃO ARTERIAL SISTÊMICA CRÔNICA

Conduta

O acompanhamento é ambulatorial, exceto nos casos graves e complicados. As consultas podem inicialmente ser agendadas a cada 15 dias, até 32 semanas, sendo a seguir semanais, para controle mais rígido. Essas gestantes também podem ser acompanhadas, em idade gestacional mais avançada, em regime de hospital-dia. O acompanhamento pelo cardiologista também deve ser realizado paralelamente, em intervalos mensais ou menores, de acordo com a gravidade do caso. A pressão arterial deve ser aferida em todas as consultas e, além disso, semanalmente, orientando-se o seu registro para controle[6,48] (D).

Recomenda-se repouso físico e mental, adotando-se o decúbito lateral esquerdo. Nos casos leves, a dieta pode ser *normossódica* (sem alimentos salgados), hiperproteica, hipoglicídica, hipolipídica, rica em vitaminas e sais minerais. Restrição de sal está recomendada nos casos moderados e graves. Dieta hipossódica poderá ser requerida em alguns casos complicados[49] (D).

A profilaxia da pré-eclâmpsia pode estar indicada nos casos de hipertensão crônica, sobretudo se já houve pré-eclâmpsia superposta no passado. A aspirina pode ser administrada na dose de 100 mg/dia a partir de 14 semanas, com efeitos moderadamente benéficos em termos de prolongamento da gravidez e melhora do peso fetal[24,25] (A).

A propedêutica laboratorial deve incluir eletrocardiograma, fundoscopia, provas de função renal (ureia, creatinina, ácido úrico, proteinúria de 24 horas), sumário de urina, *clearance* de creatinina, ionograma (casos graves), glicemia de jejum no primeiro trimestre e curva glicêmica com 24 semanas, além dos exames necessários para o rastreamento da síndrome HELLP, como hemograma com contagem de plaquetas, transaminases e DHL[6] (D).

Habitualmente, nos casos de hipertensão leve/moderada, os níveis tensionais caem em torno de 10 mmHg no segundo trimestre. Essa queda (ou sua ausência) deve ser observada. Sua ocorrência é sinal de bom prognóstico[48] (D).

O rastreamento de pré-eclâmpsia deve ser realizado em todas as gestantes com hipertensão arterial sistêmica (HAS) crônica, uma vez que a condição predispõe à pré-eclâmpsia. A incidência de pré-eclâmpsia superposta fica em torno de 30% nos casos de HAS leve/moderada e até 50% nos casos de HAS grave. A pré-eclâmpsia pode surgir precocemente, antes de 28 semanas, agravando o prognóstico. Recomenda-se repetir as provas de função renal mensalmente até 38 semanas, a seguir quinzenalmente até 36 semanas e, por fim, semanalmente até o termo. Em cada consulta pré-natal, realizar a medida da proteinúria de fita. A dopplervelocimetria da circulação uterina está indicada, sugerindo-se um risco elevado de pré-eclâmpsia quando persiste a incisura protodiastólica bilateral nas artérias uterinas depois de 24 semanas[48] (D).

A propedêutica da vitalidade fetal é realizada com periodicidade que varia em função da gravidade da doença. A dopplervelocimetria da circulação fetal (artéria umbilical e cerebral média) é fundamental para indicar a oportunidade das demais provas de vitalidade fetal, devendo ser realizada a cada exame ecográfico a partir de 24-26 semanas[6,10] (D).

A ultrassonografia deve ser realizada precocemente no primeiro trimestre para avaliação oportuna da idade gestacional e repetida mensalmente até 28-32 semanas (pode ser necessária sua realização mais frequente nas formas graves e com superposição), quinzenalmente até 36 semanas e daí semanalmente até o termo. Analisam-se a biometria (seriada), o grau placentário, o volume de líquido amniótico e o perfil biofísico fetal. A cardiotocografia é habitualmente realizada a partir de 32 semanas, repetindo-se semanalmente até o término da gravidez[6,10] (D).

Medicação hipotensora deve ser utilizada quando se constatar pressão diastólica maior ou igual a 100 mmHg (em pelo menos duas aferições). Não há qualquer benefício materno/fetal com o uso do hipotensor em níveis tensionais menores, visto que os agentes hipotensores, de forma geral, diminuem o fluxo sanguíneo uteroplacentário e podem promover restrição de crescimento fetal[34] (D). Recomenda-se, na primeira consulta, suspender as medicações hipotensoras contraindicadas na gravidez, como os inibidores das enzimas de conversão. É controverso se as hipertensas crônicas que vinham fazendo uso de diuréticos podem continuar usando essas drogas. Caso os níveis tensionais estejam controlados (abaixo de 95 mmHg), pode-se tentar manter a paciente sem medicação, monitorizando os níveis tensionais. Sendo necessária a terapia hipotensora, dar preferência à alfametildopa, que é a droga mais estudada na gravidez[33] (D).

A monitorização ambulatorial da pressão arterial (MAPA) pode ser usada para avaliar a variação da pressão arterial, a necessidade e os resultados da terapia hipotensora[50] (B).

Quadro 17.12 Recomendações para o uso de hipotensores na gestação (HAS crônica).

1. Iniciar com dose mínima de alfametildopa (droga isolada)
2. Não iniciar as drogas em associação
3. Aumentar dosagem conforme necessidade (monitorização da PA). Associar 2ª ou 3ª droga apenas depois de se fazer dose máxima da droga inicial.
4. O efeito hipotensor máximo das drogas citadas geralmente se manifesta com 48-72 horas.
5. Efeitos colaterais: palpitações, cefaleia, hipotensão postural, taquicardia (hidralazina, nifedipina), erupção cutânea, síndrome *lupus-like* (hidralazina), elevação das enzimas hepáticas (metildopa, hidralazina).

Nos casos mais graves, com picos pressóricos, recomenda-se a administração de hidralazina IV ou nifedipina VO, com vigilância da pressão arterial materna e da frequência cardíaca fetal. Anti-hipertensivos adicionais podem ser adicionados, considerando-se a efetividade e a segurança da droga para uso na gravidez[6,33] (D).

As recomendações para o uso de drogas anti-hipertensivas estão resumidas no Quadro 17.12. Os hipotensores frequentemente utilizados na gestação são[6,34] (D):

- Alfametildopa – iniciar com 750 mg/dia (250 mg de 8/8 horas), até o máximo de 2-3 g/dia.
- Hidralazina – iniciar com 75 mg/dia (25 mg de 8/8 horas), até a dose máxima de 200 mg/dia.
- Pindolol – 10 mg/dia, até o máximo de 30 mg/dia.
- Verapamil (casos refratários ou rebeldes ou, ainda, na intolerância à hidralazina) – 120-240 mg/dia, divididos em três tomadas (comprimidos de 40 e 80 mg).

Interrupção da gravidez

Nos casos leves/moderados, é possível aguardar-se o termo da gravidez, que pode prosseguir até 40 semanas, desde que a vitalidade fetal e a condição clínica materna sejam satisfatórias. Nesse ínterim, podem melhorar espontaneamente as condições cervicais e/ou desencadear-se o trabalho de parto espontâneo. Atingindo-se o termo com o colo favorável, podem ser descoladas as membranas e iniciar-se a indução com ocitocina. Na vigência de condições cervicais desfavoráveis, indica-se a indução com misoprostol vaginal. Cesariana não tem indicação de rotina para hipertensas crônicas; quando necessária, baseia-se nas indicações obstétricas. Se a vitalidade fetal está comprometida, a via de parto preferível também será a cesariana[6,10,48] (D).

Nos casos graves, podem surgir indicações de interrupção prematura da gestação. As gestantes devem receber betametasona 12 mg IM para acelerar a maturidade pulmonar fetal entre 24 e 34 semanas[37] (A). Em persistindo níveis tensionais muito elevados, riscos maternos sobre os órgãos-alvo passam a constituir uma ameaça, e ainda deve-se considerar o risco não desprezível de DPPNI. A partir de 34 semanas está, portanto, indicada a interrupção da gravidez, definindo-se a via de parto por considerações obstétricas[6,10,48] (D).

HIPERTENSÃO GESTACIONAL

Conduta

Em virtude do diagnóstico diferencial difícil, recomenda-se que, uma vez aventada a hipótese diagnóstica, conduzir como hipertensão crônica desde que ausentes proteinúria, hiperuricemia e alterações laboratoriais compatíveis com a síndrome HELLP. O tratamento ambulatorial é factível nos casos leves, porém, na presença de níveis tensionais muito elevados, é preferível conduzir o caso como sendo pré-eclâmpsia, porque se pode tratar da entidade descrita por Sibai como pré-eclâmpsia atípica[7] (D). Nesta última situação, recomenda-se hospitalização e a interrupção da gravidez pode estar indicada, conforme as indicações já descritas para o tratamento de pré-eclâmpsia grave.

Sugere-se repetir frequentemente a pesquisa de proteinúria, porque se pode tratar de um caso de pré-eclâmpsia em que ainda não se manifestou este achado. O mesmo se aplica à propedêutica laboratorial para síndrome HELLP.

CONDUTA PÓS-PARTO NAS SÍNDROMES HIPERTENSIVAS

Nos casos de pré-eclâmpsia/eclâmpsia, deve-se manter o $MgSO_4$ por 24 horas depois do parto ou depois da última convulsão. Em gestantes que persistem com níveis tensionais elevados ou manifestações clínicas importantes (p. ex.: iminência de eclâmpsia), esse período poderá ser postergado para 36 horas. Deve-se prosseguir o rastreamento de síndrome HELLP, porque 30% dos casos podem acontecer no período pós-parto. Não devem ser utilizados anti-inflamatórios de rotina, uma vez que a pré-eclâmpsia cursa com lesão renal e os anti-inflamatórios são reconhecidos agentes nefrotóxicos.

O controle pressórico no puerpério deve ser observado. Nos casos de pré-eclâmpsia pura, habitualmente aguardam-se 48-72 horas até normalização da pressão, iniciando-se hipotensor oral apenas se os níveis tensionais persistem elevados depois desse período. Os picos pressóricos no puerpério podem ser tradados com captopril na dose de 25 mg por via oral ou sublingual.

A droga hipotensora ideal para uso no puerpério em pacientes com pré-eclâmpsia ainda não foi estabelecida, da mesma forma que também não é claro que essas pacientes necessitem obrigatoriamente desse tratamento. As consequências em longo prazo de um breve período de descontrole da pressão arterial não estão estabelecidas. Um protocolo de revisão sistemática da Cochrane está preparado para avaliar este problema. Um ensaio clínico publicado em 2005 evidenciou, com o uso profilático de furosemida pós-parto (20 mg VO/dia por 5 dias), níveis mais baixos de pressão arterial e menor necessidade de tratamento anti-hipertensivo no puerpério[52] (A).

De qualquer forma, a alfametildopa é ainda a droga mais prescrita no puerpério, uma vez que é amplamente disponível e assegura-se a continuidade do tratamento. Drogas como captopril (75 mg-150 mg) e nifedipina (20-60 mg) também podem ser utilizadas após o parto. Importante lembrar que as hipertensas crônicas com pré-eclâmpsia superposta devem ter restabelecido o tratamento hipotensor basal logo depois do parto, não se aguardando o período de 48-72 horas. De preferência, nestes casos, reinstituir o tratamento de que já faziam uso antes da gravidez.

Não há contraindicação à lactação, mas, caso seja necessário suspender a lactação (por exemplo, em casos de feto morto), deve-se evitar o uso de bromoergocriptina (risco de crise convulsiva ou agravamento da hipertensão). Estrógenos equinos conjugados também são contraindicados em decorrência do risco elevado de tromboembolismo. Recomendam-se os métodos mecânicos.

Recomenda-se a alta com níveis tensionais estabilizados (PAS < 150 mmHg e PAD < 100 mmHg) e parâmetros clínicos e laboratoriais sob controle. Na alta, recomenda-se prescrever a menor dose possível do hipotensor, devido ao risco de hipotensão depois da normalização dos níveis tensionais no puerpério tardio (história natural da pré-eclâmpsia).

PROGNÓSTICO

Em persistindo anomalias neurológicas como amaurose, sinais neurológicos focais etc., ou na vigência de eclâmpsia puerperal, deve-se realizar tomografia e/ou ressonância magnética cerebral antes da alta.

Aproveitar a oportunidade para iniciar orientação contraceptiva e encaminhar ao ambulatório de planejamento familiar. Recomenda-se também agendar as consultas com cardiologista, que devem ser semanais para as pacientes com droga hipotensora, obtendo-se a alta ambulatorial após a normalização dos níveis tensionais. Caso os níveis tensionais persistam elevados depois de 12 semanas, considera-se o diagnóstico de hipertensão crônica. Pacientes que não estão sob uso de droga hipotensora voltam apenas uma vez dentro dos 30 dias pós-parto ao ambulatório do cardiologista. Todas retornam com 1 semana, 15, 30, 60 e 90 dias ao ambulatório especializado.

REFERÊNCIAS

1. Khan KS, Wojdyla D, Say L, Gülmezoglu AM, Van Look PF. WHO analysis of causes of maternal death: a systematic review. Lancet. 2006; 367:1066-74.
2. Costa AAR, Amorim MMR, Ribas MSSS, Santos LC. Mortalidade Materna na cidade de Recife. Rev Bras Ginecol Obstet. 2002; 24:455-62.
3. Solomon CG, Seely EW. Hypertension in Pregnancy. Endocrinol Metab Clin North Am. 2006; 35:157-71.
4. Teles V, Meneses J, Lima G. Morbidade Neonatal em gestações com pré-eclâmpsia. Rev IMIP. 1999; 13:17-21.
5. Centre for Evidence Based Medicine (Oxford Centre for Evidence Based Medicine). Levels of Evidence and Grades of Recommendation. Disponível em URL: http://www.cebm.net/levels of evidence. asp#levels. Acesso em 20.12.2005.
6. Report of the National High Blood Pressure Education Program Working group on high blood pressure in pregnancy. Am J Obstet Gynecol. 2000; 183:S1-22.
7. Sibai BM, Stella CL. Diagnosis and management of atypical preeclampsia-eclampsia. Am J Obstet Gynecol. 2009; 200:481.e1-7.
8. Sibai BM. Diagnosis and management of gestational hypertension and preeclampsia. Obstet Gynecol. 2003; 102:181-92.
9. Sibai BM. The HELLP syndrome (hemolysis, elevated liver enzymes, and low platelets): much ado about nothing? Am J Obstet Gynecol. 1990; 162:311-6.
10. Souza ASR, Noronha Neto C, Coutinho IC, Diniz CP, Lima MMS. Pré-eclâmpsia. Femina. 2006; 34:499-507.
11. Costa MS. Evolução dos níveis tensionais pós-parto de pacientes com pré-eclâmpsia e eclâmpsia. Dissertação (Mestrado em Saúde Materno Infantil) – Instituto Materno- Infantil de Pernambuco, 2004.
12. Belfort MA, Saade GR, Grunewald C, Dildy GA, Abedejos P, Herd JA, et al. Association of cerebral perfusion pressure with headache in women with pre-eclampsia. Br J Obstet Gynaecol. 1999; 106:814-21.
13. Sibai BM, Ewell M, Levine RJ. Risk factors associated with preeclampsia in healthy nulliparous women. The Calcium for Preeclampsia Prevention (CPEP) Study Group. Am J Obstet Gynecol. 1997; 177:1003-10.

14. Cnossen JS, Morris RK, ter Riet G, Mol BWJ, van der Post JAM, Coomarasamy A, et al. Use of uterine artery Doppler ultrasonography to predict pre-eclampsia and intrauterine growth restriction: a systematic review and bivariable meta-analysis. CMAJ. 2008; 178:701-11.
15. Papageorghiou AT, Yu CK, Cicero S, Bower S, Nicolaides KH. Second trimester uterine artery Doppler screening in unselected populations: a review. J Matern Fetal Neonatal Med. 2002; 12:78-88.
16. Gomez O, Martinez JM, Figueras F, et al. Uterine artery Doppler at 11-14 weeks of gestation to screen for hypertensive disorders and associated complications in an unselected population. Ultrasound Obstet Gynecol. 2005; 26:490-4.
17. Spencer K, Yu CK, Rembouskos G, et al. First trimester sex hormone-binding globulin and subsequent development of preeclampsia or other adverse pregnancy outcomes. Hypertens Pregn. 2005; 24:303-11.
18. Nicolaides KH, Bindra R, Turan OM, Chefetz I, et al. A novel approach to first-trimester screening for early pre-eclampsia combining serum PP-13 and Doppler ultrasound. Ultrasound Obstet Gynecol. 2006; 27:13-7.
19. Amorim MMR, Souza ASR. Prevenção da pré-eclâmpsia baseada em evidências. Femina. 2009; 37:47-52.
20. Duley L, Henderson-Smart D, Meher S. Altered dietary salt for preventing preeclampsia, and its complications (Cochrane Review). In: The Cochrane Library, Issue 3, 2008. Oxford: Update Software.
21. Hofmeyr GJ, Atallah AN, Duley L. Calcium supplementation during pregnancy for preventing hypertensive disorders and related problems (Cochrane Review). In: The Cochrane Library, Issue 3, 2008. Oxford: Update Software.
22. Sibai BM, Villar MA, Bray E. Magnesium supplementation during pregnancy: a double-double-blind randomized controlled clinical trial. Am J Obstet Gynecol 1989; 161:115-9.
23. Salvig JD, Olsen SF, Secher NJ. Effects of fish oil supplementation in late pregnancy on blood pressure: a randomised controlled trial. Br J Obstet Gynaecol. 1996; 103:529-33.
24. Duley L, Henderson-Smart DJ, Meher S, King JF. Antiplatelet agents for preventing pre-eclampsia and its complications (Cochrane Review). In: The Cochrane Library, Issue 3, 2008. Oxford: Update Software.
25. Knight M, Duley L, Henderson-Smart DJ, King JF. Antiplatelet agents for preventing and treating pre-eclampsia (Cochrane Review). In: The Cochrane Library, Issue 3, 2008. Oxford: Update Software.
26. Stella CL, Sibai BM. Thrombophilia and adverse maternal-perinatal outcome.
27. Walker MC, Ferguson SE, Allen VM. Heparin for pregnant women with acquired or inherited thrombophilias (Cochrane Review). In: The Cochrane Library, Issue 3, 2008. Oxford: Update Software.
28. Rumbold A, Duley L, Crowther C, Haslam R. Antioxidants for preventing preeclampsia (Cochrane Review). In: The Cochrane Library, Issue 3, 2008. Oxford: Update Software.
29. The Magpie Trial Collaborative Group. Do women with pre-eclampsia, and their babies, benefit from magnesium sulphate? The Magpie Trial: a randomised placebo-controlled trial. Lancet 2002; 359:1877-90.
30. Livingston JC, Livingston LW, Ramsey R. Magnesium sulfate in women with mild preeclampsia: a randomized controlled trial. Obstet Gynecol. 2003; 101:217-20.
31. Duley L, Gülmezoglu AM, Henderson-Smart DJ et al. Magnesium sulphate and other anticonvulsants for women with pre-eclampsia (Cochrane Review). In: The Cochrane Library, Issue 2, 2005. Oxford: Update Software.
32. Souza ASR, Amorim MMR, Noronha Neto C, Coutinho IC. Sulfato de magnésio nas síndromes hipertensivas da gestação: Efeitos hemodinâmicos maternos e fetais. Femina. 2006; 34:625-31.
33. Magee LA, Cham C, Waterman EJ, et al. Hydralazine for treatment of severe hypertension in pregnancy: Meta-analysis. BMJ. 2003; 327:955-64.
34. Souza ASR, Amorim MMR, Costa AAR. Tratamento anti-hipertensivo na gravidez baseado em evidências. Femina. 2008; 36:639-49.
35. Kupferminc MJ, Fait G, Many A, et al. Severe preeclampsia and high frequency of genetic thrombophilic mutations. Obstet Gynecol. 2000; 96:45-9.
36. Churchill D, Duley L. Interventionist versus expectant care for severe pre-eclampsia before term (Cochrane Review). In: The Cochrane Library, Issue 2, 2005. Oxford: Update Software.

37. Crowley P. Prophylactic corticosteroids for preterm birth (Cochrane Review). In: The Cochrane Library, Issue 4, 2005. Oxford: Update Software.
38. Amorim MM, Santos LC, Faúndes A. Corticosteroid therapy for prevention of respiratory distress syndrome in severe preeclampsia. Am J Obstet Gynecol. 1999; 180:1283-8.
39. Mozurkewich E, Chilimigras J, Koepke E, Keeton K, King V. Indications for induction of labour: a best-evidence review. BJOG. 2009; 116:626-36.
40. Barros ACSD, Zugaib M, Kahhale S, Neme B. Classificação clínica prognóstica da eclampsia. Femina 1986; 14:27-8.
41. Wallace DH, Leveno KJ, Cunningham FG et al. Randomized comparison of general and regional anesthesia for cesarean delivery in pregnancies complicated by severe preeclampsia. Obstet Gynecol. 1995; 86:193-9.
42. Santos LC, Amorim MMR, Katz L, Albuquerque CJM. Terapia Intensiva em Obstetrícia (IMIP). Medsi, Rio de Janeiro, 2004.
43. Martin JN Jr, Rinehart BK, May WL, et al. The spectrum of severe preeclampsia: comparative analysis by HELLP (hemolysis, elevated liver enzyme levels, and low platelet count) syndrome classification. Am J Obstet Gynecol. 1999; 180:1373-84.
44. Sibai BM. Diagnosis, controversies, and management of the syndrome of hemolysis, elevated liver enzymes, and low platelet count. Obstet Gynecol. 2004; 103:981-91.
45. Magann EF, Martin JN Jr. Critical care of HELLP syndrome with corticosteroids. Am J Perinatol. 2000; 17:417-22.
46. Magann EF, Martin JN Jr. Critical care of HELLP syndrome with corticosteroids. Am J Perinatol. 2000; 17:417-22.
47. Isler CM, Magann EF, Rinehart BK, Terrone DA, Bass JD, Martin JN Jr. Dexamethasone compared with betamethasone for glucocorticoid treatment of postpartum HELLP syndrome. Int J Gynaecol Obstet. 2003; 80:291-7.
48. Matchaba P, Moodley J. Corticosteroids for HELLP syndrome in pregnancy. (Cochrane Review). In: The Cochrane Library, Issue 2, 2005. Oxford: Update Software.
49. Livingston JC, Sibai BM. Chronic hypertension in pregnancy. Obstet Gynecol Clin North Am. 2001; 28:447-63.
50. Moutquin JM, Garner PR, Burrows RF. Report of the Canadian Hypertension Society Consensus Conference: 2. Nonpharmacologic management and prevention of hypertensive disorders in pregnancy. CMAJ. 1997; 157:907-19.
51. Machado AV, Melo VH, Nascimento Neto RM. Monitorização ambulatorial da pressão arterial em gestantes normotensas: estudo longitudinal da pressão arterial e da freqüência cardíaca materna nos três trimestres da gestação Rev Bras Ginecol Obstet. 2003; 25:163-7.
52. Ascarelli MH, Johnson V, McCreary H, Cushman J, May WL, Martin JN Jr. Postpartum preeclampsia management with furosemide: a randomized clinical trial. Obstet Gynecol. 2005; 105:29-33.

CAPÍTULO 18

Diabetes e Gestação

Leila Katz • Melania Maria Ramos de Amorim • Luiz Carlos Santos

INTRODUÇÃO

O diabetes *mellitus* (DM) constitui a endocrinopatia mais frequente no ciclo gestatório, afetando cerca de 2 a 8% de todas as gestações e estando associado a significativo impacto não apenas na morbimortalidade perinatal, mas também no controle metabólico materno (D) (Graves, 2007). Outros estados de intolerância aos carboidratos podem-se agravar ou surgir pela primeira vez durante a gestação, acarretando, igualmente, complicações importantes, sobretudo do ponto de vista fetal.

Por outro lado, a gestação constitui uma oportunidade única para o rastreamento do diabetes e pode representar a grande chance de detecção de alterações da tolerância à glicose na vida de uma mulher, o que poderia, inclusive, ser a chave da prevenção para o diabetes clínico no futuro.

A gravidez é diabetogênica? Evidentemente, as alterações metabólicas da gestação não são patológicas; ocorrem visando a garantir o adequado aporte nutricional para o concepto. À medida que a gestação avança, a placenta secreta quantidades aumentadas dos hormônios "hiperglicemiantes", o que, em pacientes com reserva pancreática subnormal ou limítrofe, ou com resistência periférica aumentada à insulina, funcionaria como um "teste de estresse", e um estado latente de intolerância aos carboidratos viria à tona.

Vale salientar que, nos últimos anos, o adequado controle metabólico e o seguimento rigoroso da vitalidade fetal têm reduzido significativamente as complicações maternas e perinatais relacionadas com o diabetes que complica ou que se manifesta pela primeira vez durante a gestação. O grande problema, nos dias de hoje, ainda é representado pela incidência aumentada de malformações, resultante do desequilíbrio metabólico por ocasião da concepção (D) (Jovanovic e Nakai, 2006).

Os grandes desafios representados atualmente pela assistência pré-natal às diabéticas consistem basicamente em:

- Reduzir a incidência de malformações congênitas, instituindo o adequado controle metabólico pré-concepcional.
- Rastrear o diabetes que se desenvolve durante a gestação.
- Prevenir as complicações para o feto, a criança e o futuro adulto, consequências imediatas e em longo prazo (obesidade, mortalidade cardiovascular aumentada etc.) das alterações metabólicas intraútero.

CONCEITO E CLASSIFICAÇÃO

Consideraremos basicamente duas situações: o diabetes estabelecido antes da gestação e o diabetes que se desenvolve durante a gestação. A classificação do Expert Committee on the Diagnosis and Classification of Diabetes Mellitus (2003-D) encontra-se exposta no Quadro 18.1.

Diabetes tipo 1 (DM1)

Conhecido previamente como DM juvenil ou insulinodependente, constitui uma doença autoimune autossômica que se desenvolve em pessoas geneticamente sensíveis. Caracteriza-se pela deficiência absoluta de insulina resultante da destruição autoimune das células β do pâncreas. Geralmente, anticorpos específicos contra as células β do pâncreas são detectáveis. Há uma associação com o complexo HLA-D locado no cromossomo seis. O estado de hiperglicemia induzido requer a utilização de insulina exógena. O início é precoce, geralmente antes dos 30 anos, com instalação súbita e grave de hiperglicemia, o que se associa a perda de peso, fadiga, poliúria, polidipsia, borramento na visão e evidência de diminuição do volume plasmático. Em virtude da deficiência completa da insulina, há tendência à cetoacidose (D) (Expert Committee on the Diagnosis and Classification of Diabetes Mellitus, 2003; Galerneau e Inzucchi, 2004).

Diabetes tipo 2 (DM2)

Conhecido previamente como DM do adulto ou não insulinodependente, tem uma base genética importante, embora não esteja ligado ao sistema HLA ou a marcadores ge-

Quadro 18.1 Classificação do diabetes

Expert Committee on the Diagnosis and Classification of Diabetes Mellitus (2003-D)
1. Diabetes *mellitus* tipo 1
2. Diabetes *mellitus* tipo 2
3. Outras formas
Diabetes gestacional Formas secundárias
5. Intolerância aos carboidratos e intolerância aos carboidratos em jejum

néticos. Geralmente tem início depois dos 30 anos, existindo associação com a obesidade, principalmente na forma central, hipertensão e hiperlipidemia, aumentando assim o risco cardiovascular. É incluído na constelação de achados da "síndrome metabólica" ou "síndrome da resistência insulínica". Ocorre uma resistência insulínica aumentada relacionada com obesidade, o que inicialmente é compensado pela secreção aumentada de insulina pelo pâncreas. No entanto, quando o pâncreas não consegue mais manter a demanda aumentada de insulina, a hiperglicemia instala-se. Em estágios mais avançados, a produção de insulina pelo pâncreas diminui e associa-se a uma deficiência relativa de insulina. Tipicamente, anticorpos específicos contra as células β do pâncreas não estão presentes, O estado de hiperglicemia não requer habitualmente a utilização da insulina exógena, pois, mesmo em estágios avançados, alguma produção de insulina se mantém, mas esta pode tornar-se necessária em alguns casos. A cetoacidose é rara, sendo encontrada em cerca de 1% de todas as gestações (D) (Expert Committee on the Diagnosis and Classification of Diabetes Mellitus, 2003; Galerneau e Inzucchi, 2004).

OUTRAS FORMAS

Diabetes gestacional

Definido como intolerância aos carboidratos que se inicia ou é diagnosticada pela primeira vez durante a gestação (D) (Expert Committee on the Diagnosis and Classification of Diabetes Mellitus, 2003). A hiperglicemia é encontrada apenas durante a gestação, podendo o diagnóstico ser confirmado pela normalização do teste de tolerância à glicose no pós-parto. Tem semelhanças com o DM2 do ponto de vista fisiopatológico, basicamente ocorrendo um déficit na quantidade de receptores para insulina ou um acréscimo importante da gordura corporal. Essas alterações estão presentes em cerca de 90% dos casos, sendo que nos 10% restantes há déficit da produção de insulina, evoluindo para o DM2 insulinodependente. Ocorre em cerca de 4 a 10% das gestações, mas sua incidência varia em função dos hábitos nutricionais e dos diferentes padrões genéticos entre as populações (D) (Expert Committee on the Diagnosis and Classification of Diabetes Mellitus, 2003; Galerneau e Inzucchi, 2004).

Diabetes secundário

Corresponde à hiperglicemia resultante de um processo separado de doença. Dentro das situações clínicas que podem acarretar secundariamente hiperglicemia estão as doenças do pâncreas endócrino (pancreatite, fibrose cística e hemocromatose), anormalidades hormonais (hipertireoidismo, síndrome de Cushing, acromegalia e feocromocitoma) e diversas síndromes genéticas (Klinefelter, Prader-Willi). Existe ainda um grupo de doenças hiperglicemiantes que recebem o acrônimo de MODY (*maturity onset diabetes of the young*), que se desenvolve na vida de forma precoce e com padrão de herança dominante. Apesar de esses pacientes poderem apresentar grave hiperglicemia, o quadro clínico é geralmente leve (D) (Expert Committee on the Diagnosis and Classification of Diabetes Mellitus, 2003; Galerneau e Inzucchi, 2004).

Estados pré-diabéticos

São estados metabólicos que ocorrem quando os níveis glicêmicos estão elevados, porém permanecem abaixo dos níveis diagnósticos estabelecidos para o diagnóstico clínico de diabetes. Incluem estados de intolerância aos carboidratos em jejum e intolerância aos carboidratos. O teste oral de tolerância à glicose realizado com duas horas é mais sensível para diagnóstico desses estados do que a glicemia de jejum, porém, por ser mais prático, o diagnóstico geralmente é dado pela glicemia de jejum. Sem intervenções, principalmente a modificação do estilo de vida, os estados pré-diabéticos progridem para o diabetes (D) (Expert Committee on the Diagnosis and Classification of Diabetes Mellitus, 2003; Galerneau e Inzucchi, 2004).

DIAGNÓSTICO

Diabetes clínico e intolerância aos carboidratos

O diagnóstico de DM e da intolerância aos carboidratos pode já ter sido feito, anteriormente à gestação, mas pode ser realizado pela primeira vez durante a gravidez. Em determinadas ocasiões, pode haver confusão com diabetes gestacional, porque os níveis glicêmicos de jejum podem estar baixos na gestante, e o diagnóstico de certeza só será realizado retrospectivamente, no pós-parto. Os critérios diagnósticos (D) (Expert Committee on the Diagnosis and Classification of Diabetes Mellitus, 2003) podem ser vistos na Fig. 18.1.

RASTREAMENTO DO DIABETES NA GESTAÇÃO

É fundamental a pesquisa de diabetes na gestação, pois tanto se pode diagnosticar pela primeira vez um diabetes clínico até então desconhecido, como se detectar o estado de intolerância alterada aos carboidratos (diabetes gestacional), que tende a desaparecer após o parto.

O rastreamento para diabetes gestacional tem sido amplamente praticado, apesar da falta de evidência de que essa prática possa prevenir resultados perinatais indesejáveis (D) (Turok et al., 2003; Yogev et al., 2009). Como toda a medicina se tem encaminhado para uma prática baseada em evidências, o debate com relação ao diabetes gestacional enfoca a

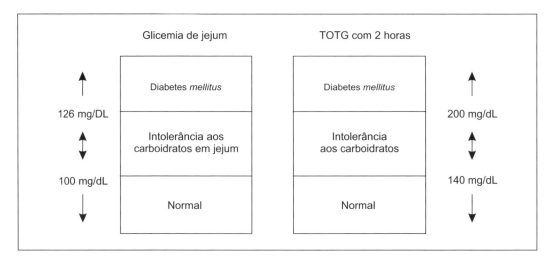

Fig. 18.1 Critérios diagnósticos de diabetes (adaptado de Unger, 2007-D).

ausência de ensaios clínicos randomizados que avaliem o valor de se rastrear essa condição (D) (Turok et al., 2003).

Uma força-tarefa americana foi conduzida em 2003 para avaliar o rastreamento de diabetes gestacional. A conclusão dos autores foi que evidências de melhor qualidade são necessárias para determinar se os benefícios de se rastrear são maiores que os riscos. Recomendam que até que tais evidências estejam disponíveis, rastrear ou não rastrear deve ficar a critério de cada médico, de acordo com o seu julgamento clínico, e ambas as opções são razoáveis (A) (The U.S. Preventive Services Task Force – USPSTF, Brody et al., 2003).

A mesma força-tarefa avaliou os fatores de risco para diabetes gestacional, encontrando forte associação a: obesidade materna (índice de massa corporal [IMC] >25), idade maior que 25 anos, história pessoal ou familiar de distúrbio do metabolismo dos carboidratos ou história de diabetes gestacional em gestação anterior. Alguns grupos étnicos também têm risco aumentado de apresentar diabetes gestacional: hispânicos, negros, índios americanos, asiáticos. Usando todos esses critérios, 90% de todas as mulheres com risco de desenvolver diabetes gestacional serão identificadas (A) (Brody et al, 2003).

Com o objetivo de avaliar a presença e a força de associação entre o IMC pré-gestacional e a presença de diabetes gestacional, foi conduzida uma revisão sistemática dos estudos observacionais publicados nos últimos 30 anos. Setenta estudos envolvendo 671.945 mulheres foram incluídos (59 coortes e 11 casos-controles). Comparando com mulheres com IMC pré-gestacional normal, o risco estimado pela *odds ratio* (OR) para desenvolver diabetes gestacional foi de 1,97 (intervalo de confiança [IC] 95% 1,77 a 2,19), 3,01 (IC 95% 2,34 a 3,87) e 5,55 (IC 95% 4,27 a 7,21) para sobrepeso, obesidade moderada e obesidade grave, respectivamente (A) (Torloni et al., 2009).

No Quadro 18-2, além dos principais fatores risco, incluímos detalhadamente fatores de risco em gestações anteriores e aqueles que podem aparecer durante o curso da gestação e sugerir a necessidade da investigação.

Mais recentemente, outra revisão sistemática procurou avaliar a literatura disponível desde 2000, buscando novas evidências com relação ao rastreamento do diabetes gestacional (A) (Hillier et al., 2008). Os autores, revisando artigos de língua inglesa, não encontraram ensaios clínicos diretamente direcionados para avaliar riscos e benefícios de se realizar o rastreamento de diabetes gestacional. Um ensaio clínico randomizado de boa qualidade avaliando o tratamento de diabetes gestacional leve dentro de uma população rastreada mostrou redução do risco de complicações neonatais sérias e de hipertensão gestacional. Pouca evidência foi encontrada em relação à necessidade de rastreamento precoce (antes da 24ª semana). Evidências limitadas sugerem que complicações relacionadas com o tratamento do diabetes (como a hipoglicemia) são raras e que a qualidade de vida não é pior entre aquelas mulheres tratadas para diabetes gestacional.

Os autores chamam a atenção para o limitado número de estudos de boa qualidade sobre o assunto. Ressaltam que não existe padronização em relação aos métodos de rastreamento, o que prejudica a comparação dos estudos, e ainda afirmam que uma análise do custo do rastreamento e do tratamento do diabetes gestacional, embora fugindo dos objetivos desse estudo, seria bastante importante. Concluem que estudos em andamento e outros que precisam ainda ser realizados podem contribuir para melhorar a qualidade das evidências disponíveis (A) (Hillier et al., 2008).

Outro ponto avaliado pelo United States Preventive Service Task Force (USPSTF) (A) (Brody et al., 2003) foi a forma de rastreamento ideal, que permanece por ser definida. A American Diabetes Association (ADA) e o American College of Obstetricians and Gynecol-

Quadro 18.2 Fatores de risco para diabetes na gestação

Idade > 35 anos
Obesidade (IMC > 25)
Hipertensão arterial
Antecedentes familiares de diabetes
Antecedentes obstétricos
Diabetes em gestação anterior
Multiparidade
Abortamento habitual
Polidrâmnio
Prematuridade
Pré-eclâmpsia de repetição
Macrossomia fetal (peso igual ou superior a 3.800 g)
Óbito fetal, sobretudo nas últimas semanas de gestação
Morbimortalidade neonatal – hipoglicemia
Síndrome de desconforto respiratório
Hiperbilirrubinemia
Hipocalcemia
Malformações
Intercorrências na gravidez atual
Ganho ponderal excessivo
Crescimento excessivo da altura de fundo uterino (AFU)
Polidrâmnio
Macrossomia fetal
Glicosúria
Uso de drogas hiperglicemiantes (betamiméticos, corticoides)

gists (ACOG) recomendam o uso do teste oral de tolerância à glicose (TOTG 50) com 50 g de dextrosol (TOTG 50), que prescinde de jejum e é considerado positivo quando a glicemia 1 hora após o teste é de 130 ou 140 mg/dL (D) (ACOG, 2001; Expert Committee on the Diagnosis and Classification of Diabetes Mellitus, 2003). O melhor ponto de corte persiste por ser elucidado. Utilizar o ponto de corte de 130 mg/dL aumentaria a sensibilidade do método de 80% a 90%, entretanto, em virtude da necessidade de exames posteriores e pelo grande número de falso-positivos acarreta um grande aumento nos custos.

Também tem sido proposta como forma de rastreamento de diabetes gestacional a associação de glicemia de jejum a fatores de risco. O rastreamento é considerado positivo quando a glicemia de jejum é igual ou superior a 90 mg/dL ou a paciente apresenta fatores de risco para DM ou gestacional. Comparando os dois métodos de rastreamento, Rudge *et al.*, em 1995, encontraram que o TOTG 50 e a glicemia de jejum, quando associados aos fatores de risco, detectaram frações semelhantes de mulheres, sendo dessa forma equivalentes (Rudge *et al.*, 1994 [B]). O mesmo grupo, mais recentemente comparou o teste oral de tolerância à glicose simplificado (TOTG 50) com o esquema de rastreamento com fatores de risco associados à glicemia de jejum, concluindo que os índices elevados de sensibilidade e o valor preditivo negativo, aliados a simplicidade, praticidade, baixo custo e fácil replicação desta última estratégia, permitem a sua indicação no rastreamento de diabetes gestacional (B) (Ayach *et al.*, 2006).

Tem sido sugerido ainda por alguns autores que, quando o nível de glicemia após o TOTG é muito elevado, seria desnecessário realizar o teste diagnóstico, sendo fechado já o diagnóstico de diabetes gestacional. Quando o valor encontrado for maior que 198 mg/

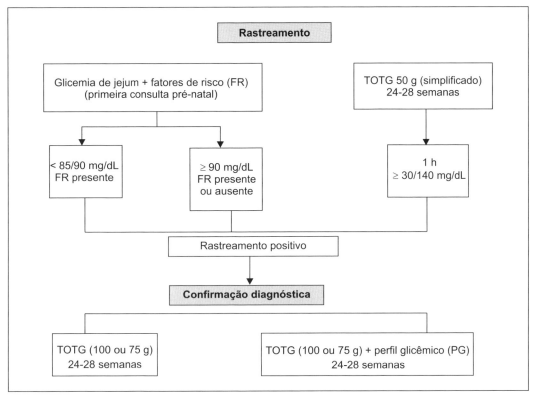

Fig. 18.2 Recomendações para rastreamento e diagnóstico de diabetes gestacional (Projeto Diretrizes – Ministério da Saúde, 2006).

dL o valor preditivo positivo para presença de diabetes gestacional é de 85,3%, baseando-se num posterior TOTG. Esse valor aumenta para 95,3% quando o ponto de corte é de 216 mg/dL (B) (Wong et al., 2009).

Desde o ano de 2000, o Ministério da Saúde (MS) do Brasil recomenda o rastreamento universal do diabetes gestacional com a glicemia de jejum, utilizando-se de taxas maiores ou iguais a 90 mg/dL como parâmetro para o emprego do teste de tolerância à glicose. Recomenda a repetição desta glicemia – após a 24ª semana de gestação – para as pacientes de alto risco clínico. Na Fig. 18.2 apresentamos o protocolo recomendado pelo MS.

DIAGNÓSTICO DO DIABETES DURANTE A GESTAÇÃO

O diagnóstico do diabetes gestacional é feito com o TOTG, em que a glicemia é dosada antes (em jejum) e depois (com 1, 2 e 3 horas) da administração de sobrecarga de glicose.

Nos EUA se utiliza uma sobrecarga de 100 g de glicose, enquanto na Europa utiliza-se, conforme a orientação da OMS, 75 g de glicose. No Brasil, o Ministério da Saúde recomenda a sobrecarga de 75 g (D) (Projeto Diretrizes, 2006), no entanto, muitos profissionais adotam a recomendação americana. Independente da sobrecarga, devem-se seguir a 3 dias de dieta livre, sem restrições. Durante o exame a paciente deve permanecer sentada (repouso relativo) e abster-se de fumar (Turok et al., 2003 [D]).

Controvérsias existem em relação a quais critérios diagnósticos devem ser utilizados para interpretação da curva glicêmica. O National Diabetes Data Group (NDDG) propõe valores mais elevados com relação aos valores propostos por Carpenter e Coustan (B) (NDDG, 1979; Carpenter e Coustan, 1982).

Comparando-se com os critérios do NDDG, os de Carpenter e Coustan proporcionariam 54% mais diagnósticos de diabetes gestacional, com um aumento de custo e sem evidência firme de melhora nos resultados perinatais (B) (Schwartz *et al.*, 1999). Outros autores, no entanto, acreditam que melhores resultados são obtidos utilizando-se critérios mais rígidos de diagnóstico (Sermer *et al.*, 1995 [B]). Por outro lado, novas correções nos valores utilizados têm sido propostas. Alguns autores propõem o aumento e outros a redução dos níveis vigentes.

Um grupo brasileiro sugere que diminuir o ponto de corte do TOTG de 100 g (75 mg/dL, 120 mg/dL, 113 mg/dL, and 97 mg/dL) e sua associação ao perfil glicêmico aumentaria a sensibilidade e a especificidade do exame e elevaria de forma estatisticamente significativa o valor preditivo para detectar crescimento fetal excessivo (B) (Rudge *et al.*, 2008).

Por enquanto, seguimos no CAM-IMIP as recomendações da ADA que orientam o uso dos valores de Carpenter e Coustan. O ACOG sugere que qualquer um dos dois pode ser usado (D) (ACOG, 2001).

Os valores padrão são apresentados no Quadro 18.3.

CLASSIFICAÇÃO DE WHITE

A classificação proposta originalmente por Priscilla White (Quadro 18-4) e modificada ao longo dos anos tem por objetivo avaliar a extensão da doença e estabelecer o prognóstico, de acordo com parâmetros básicos como idade da paciente, duração do diabetes e presença de complicações em múltiplos órgãos (D) (White, 1978).

Embora atualmente não seja mais utilizada de forma ampla (D) (Galerneau e Inzucchi, 2004), a classificação de White pode ser adotada para avaliação prognóstica. No entanto, sua maior utilidade, que era permitir a comparabilidade de resultados maternos e perinatais entre os diversos serviços, tem sido limitada por novas classificações mais recentes e simples (Quadro 18.5).

RISCO DE DIABETES CLÍNICO EM MULHERES COM DIABETES GESTACIONAL

Mulheres com história de diabetes gestacional apresentam risco aumentado de desenvolvimento de DM2 (A) (Golden *et al.*, 2009). Foi realizada uma revisão sistemática incluindo

Quadro 18.3 Curva glicêmica

	NDDG	*Carpenter e Coustan*
Jejum	105	95
1 hora	190	180
2 horas	165	155
3 horas	145	140

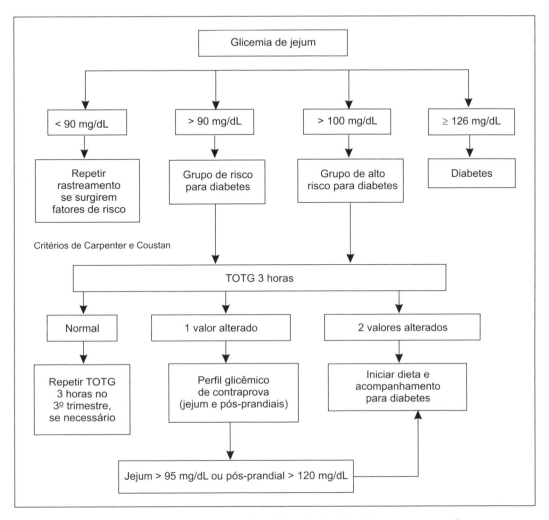

Fig. 18.3 Fluxograma para rastreio e diagnóstico do diabetes na gestação.

11 estudos que avaliavam o risco de DM2 em mulheres com história de diabetes gestacional. Os autores concluem que, apesar da qualidade limitada de seis desses estudos, a presença de diabetes gestacional, assim como a hiperglicemia de jejum no TOTG, parece ser forte e consistente preditor do subsequente desenvolvimento de DM2 (A) (Golden *et al.*, 2009).

EFEITOS DO DIABETES NA GESTAÇÃO

Repercussões maternas

A gestação associada ao diabetes cursa com riscos para a mãe tanto de complicações obstétricas como de complicações clínicas (D) (Galerneau e Inzucchi, 2004).

Um ambiente metabolicamente anormal criado pelo estado de hiperglicemia tem efeitos significativos sobre a gestação e o feto (Galerneau e Inzucchi, 2004 [D]). Taxas

Quadro 18.4 Classificação de Priscilla White

A – Diabetes gestacional 　**A1** – controlado apenas com dieta 　　– glicemia de jejum abaixo de 105 mg% e pós-prandial < 120 mg% 　**A2** – uso de insulina 　　– glicemia de jejum acima de 105 mg% e pós-prandial > 120 mg%
B – Diabetes clínico de início depois de 20 anos e duração menor que 10 anos
C – Início antes dos 20 anos ou duração de 10-19 anos
D – Início antes dos 10 anos ou duração da doença de 20 ou mais anos 　– Hipertensão crônica associada 　– Retinopatia benigna
F – Doença renal
H – Doença coronariana
R – Retinopatia proliferativa
T – Transplante renal

Quadro 18.5 Classificação do diabetes na gestação

Diabetes pré-gestacional
1. Diabetes tipo 1 　a. Não complicado 　b. Complicado
2. Diabetes tipo 2 　a. Não complicado 　b. Complicado
Diabetes gestacional
A 1 Glicemia de jejum menor que 105 mg/dL A 2 Glicemia de jejum maior que 105 mg/dL

(Metzger et al., 2002 [D])

aumentadas de abortamento espontâneo têm sido descritas em mulheres com diabetes clínico (B) (Galindo *et al.*, 2006), existindo associação entre o mau controle metabólico e as perdas gestacionais espontâneas (B/A) (Galindo *et al.*, 2006; Inkster *et al.*, 2006).

Existem diferenças consideráveis entre as principais causas de perdas fetais de acordo com o tipo de diabetes. Em um estudo observacional prospectivo envolvendo 870 gestações em mulheres diabéticas (330 tipo I e 540 tipo II), a frequência de perda fetal foi similar nos dois tipos (2,6 × 3,7%, $p = 0,39$), porém as causas envolvidas na perda diferiram. Nas mulheres com DM1, mais que 75% das perdas foram atribuídas a anomalias congênitas ou prematuridade, enquanto que nas tipo 2, mais de 75% foram atribuídas a óbito intrauterino e corioamnionite (B) (Cundy *et al.*, 2007 [B]).

A prevalência de pré-eclâmpsia é de 10 a 20% nas mulheres com diabetes associado à gestação, comparando-se com 5 a 8% em mulheres sem diabetes (B) (Sibai *et al.*, 2000a). A frequência de pré-eclâmpsia aumenta de acordo com a gravidade do diabetes e a presença de proteinúria no início da gestação (B) (Sibai *et al.*, 2000a). Em relação à forma de diabetes, observa-se que o risco é maior nas mulheres que têm diagnóstico de diabetes prévio à gestação, porém permanece elevado naquelas com diagnóstico de diabetes gestacional ou intolerância aos carboidratos diagnosticada na gestação (prevalência de 29,1%, 8,7% e 7,8% respectivamente) (B) (Sun *et al.*, 2008).

As infecções de trato urinário e a bacteriúria assintomática são mais comuns em pessoas diabéticas (D) (Patterson e Andriole, 1997), representando, em alguns estudos, a mais frequente complicação do diabetes (Gutiérrez Gutiérrez et al, 2006-B). Infecção urinária em gestantes tem maior chance de progredir para pielonefrite, além de descompensar o controle metabólico (D) (Patterson e Andriole, 1997).

Parto prematuro iatrogênico ou espontâneo é mais comum em gestantes diabéticas (B) (Sibai *et al.*, 2000b). Esse risco é maior na presença de diabetes pré-gestacional, quando quase 27% dos nascimentos são prematuros, dos quais em torno de 74% são iatrogênicos (tiveram alguma indicação médica) (B) (Melamed *et al.*, 2008). As causas de prematuridade espontânea não são claras, porém um controle glicêmico inadequado, polidrâmnio e infecção podem contribuir para o parto prematuro (D) (Galerneau e Inzucchi, 2004). A pré-eclâmpsia em alguns estudos chega a aumentar 12 vezes o risco de nascimento pré-termo (B) (Melamed *et al.*, 2008). Frequências altas de indicações de interrupção prematura podem explicar parcialmente a frequência elevada de cesáreas nessa população.

Além do risco aumentado de operações cesarianas, a própria cirurgia em mulheres diabéticas cursa com mais complicações. A infecção de sítio cirúrgico é duas vezes e meia mais frequente em mulheres com diabetes tipos 1 e 2 do que na população geral (B) (Takoudes *et al.*, 2004). Essas mulheres também apresentam maior risco de endometrite (B) (Diamond *et al.*, 1986).

Existe uma associação bem estabelecida entre DM e polidrâmnio. Alguns estudos têm demonstrado que existe uma relação entre o controle metabólico materno e a quantidade de líquido amniótico (B) (Dashe *et al.*, 2000) e entre a quantidade de líquido amniótico e o peso fetal (B) (Vink *et al.*, 2006), porém outros estudos não encontraram essa associação (B) (Maganha *et al.*, 2009). Em um estudo mais recente, os autores avaliaram o controle glicêmico em mulheres portadoras de diabetes clínico (tipos 1 e 2) durante o terceiro trimestre de gestação, comparando aquelas com o índice de líquido amniótico maior ou menor que 18, e não encontraram associação (B) (Maganha *et al.*, 2009).

A causa exata para o aumento do líquido amniótico ainda é indefinida, porém se teoriza que a hiperglicemia materna leva a hiperglicemia fetal e consequente diurese osmótica (B) (Dashe *et al.*, 2000). Estudos recentes demonstram uma correlação direta entre a glicemia materna e a concentração de glicose encontrada no líquido amniótico, corroborando esta hipótese (B) (Rinala *et al.*, 2009).

Além de ser um marcador de controle glicêmico inadequado, o polidrâmnio pode precipitar ruptura prematura de membranas, trabalho de parto prematuro e desconforto respiratório na gestante.

COMPLICAÇÕES DA MULHER COM DIABETES CLÍNICO

Retinopatia

A gestação está associada a risco aumentado de progressão da retinopatia diabética preexistente (A) (Diabetes Control and Complications Trial Research Group, 2000). Parece não existir risco de surgimento de retinopatia em mulheres sem retinopatia antes do início da gestação ou progressão de retinopatia mínima (Lapolla *et al.*, 1998 [B]).

Fatores relacionados com a progressão incluem a própria gestação, a duração do diabetes, o grau de retinopatia na concepção, o controle glicêmico e a presença de hipertensão (D) (Sheth, 2008). Tem-se relacionado o rápido controle glicêmico na gestação com a piora da retinopatia diabética. Acredita-se que, ao se corrigirem rapidamente os níveis de glicose plasmática, ocorre extravasamento de proteínas séricas, predispondo à deterioração da retina (B) (Phelps *et al.*, 1986). Phelps *et al.*, analisando 35 pacientes, mostraram que a deterioração da retinopatia se correlaciona com os níveis plasmáticos de glicose no início do estudo e com a magnitude da melhora da glicemia durante as primeiras 6 a 14 semanas do estudo (B) (Phelps *et al.*, 1986).

Os cinco fatores de risco para predição e progressão de retinopatia em mulheres grávidas são: evidência de retinopatia de base (pré-gestacional), hemoglobina glicada elevada na concepção, rápida normalização da glicemia, duração do diabetes maior que 6 anos e presença de proteinúria (D) (Jovanovic e Nakai, 2006). Esses dados reforçam a importância de se realizarem consultas pré-concepcionais em mulheres portadoras de diabetes para que a gestação ocorra numa situação ideal.

O aumento do risco de progressão parece ser transitório e vigilância oftalmológica rigorosa é necessária durante a gestação e no primeiro ano após. O risco em longo prazo de progressão de retinopatia inicial não parece estar aumentado pela gestação (A) (Diabetes Control and Complications Trial Research Group, 2000).

Nefropatia

Complica aproximadamente 5% das gestações em mulheres com DM1 (D) (Landon, 2007). Nefropatia inicial não tende a progredir na gestação, enquanto que estágios mais avançados, especialmente quando coexiste a hipertensão, podem apresentar deterioração (B) (Rossing *et al.*, 2006). Uma gestação não complicada em uma diabética com função renal preservada não aumenta o seu risco de desenvolver nefropatia (B) (Miodovnik *et al.*, 1996). No entanto, em pacientes diabéticas portadoras de nefropatia moderada a grave, existe uma chance 40% maior de progressão acelerada de sua doença como resultado da gestação (B) (Purdy *et al.*, 1996).

Estudos recentes têm avaliado o efeito de um controle metabólico e hipertensivo rígido em mulheres com DM1 e diferentes graus de comprometimento renal. Os autores observaram que, com o controle rigoroso, resultados semelhantes foram obtidos em gestantes com microalbuminúria e sem proteinúria. Entre as mulheres com micoalbuminúria nenhuma desenvolveu pré-eclâmpsia. A frequência de partos prematuros foi maior em mulheres com nefropatia diabética (20% × 71%) quando comparadas com as mulheres com microalbuminúria ou sem proteinúria. Entre aquelas com nefropatia diabética o prognóstico da gestação foi pior, porém não tão sombrio quanto o descrito em publicações anteriores (B) (Nielsen *et al.*, 2009).

Neuropatia

Existe pouca evidência de que a neuropatia diabética possa progredir na gestação, embora mulheres com síndrome do túnel do carpo possam piorar de sua sintomatologia na gestação (D) (Galerneau e Inzucchi, 2004). Em mulheres sem neuropatia ou com neuropatia subclínica, a gestação não parece induzir ou piorar tais complicações (B) (Lapolla *et al.*, 1998).

Quadro 18.6 Principais complicações associadas ao diabetes

Maternas	Perinatais
Incidência aumentada de pré-eclâmpsia e eclâmpsia → isto ocorre mesmo sem doença vascular preexistente e até com o diabetes gestacional	Aumento da frequência de obituário intrauterino (hipoglicemia/hiperglicemia, sofrimento fetal crônico etc.)
Aumento da incidência de ITU e outras infecções bacterianas	Maior incidência de anomalias congênitas (3-6 vezes maior nos casos de diabetes clínico) Alguns autores sugerem que o diabetes gestacional poderia acarretar anomalias cardíacas (cardiomiopatia hipertrófica)
Tocotraumatismos relacionados com o parto do feto macrossômico	Parto prematuro – incidência aumentada nos casos associados a Hipertensão (2-3 vezes)
Taxas elevadas de cesárea	Macrossomia e tocotraumatismos
Complicações relacionadas com o polidrâmnio (inclusive desconforto respiratório)	Morbidade neonatal: hipoglicemia, hipocalcemia, desconforto respiratório, policitemia, insuficiência cardíaca congestiva
Mortalidade materna aumentada	Mortalidade neonatal aumentada

Em mulheres com neuropatia autonômica mais avançada e gastroparesia, os sintomas gastrointestinais podem progredir (D) (Galerneau e Inzucchi, 2004), sendo considerado por alguns autores uma contraindicação relativa à gestação a presença de gastroparesia (D) (Hagay e Weissman, 1996).

Doença cardiovascular

Doença cardiovascular ativa é uma contraindicação forte para a gestação em mulheres diabéticas (D) (Galerneau e Inzucchi, 2004).

REPERCUSSÕES FETAIS

A presença de hiperglicemia durante a gestação pode acarretar danos fetais, variando de intensidade de acordo com o grau de hiperglicemia e a época em que esse distúrbio metabólico se instala.

Níveis de glicose sérica acima do normal durante a embriogênese podem ser causa de malformações congênitas, que representam a maior causa de morte perinatal dos filhos de mãe diabética (B/D) (Galindo et al., 2006; Reece e Homko, 2007; Correa et al., 2008).

Existem fortes evidências tanto em humanos quanto em animais de que o controle glicêmico inadequado no período próximo à concepção está associado a malformações congênitas (D) (Rosenn et al., 1996). Além disso, estudos têm demonstrado que o controle metabólico rigoroso durante esse período pode reduzir a taxa de malformações, aproximando-a daquela da população em geral (A) (Korenbrot et al., 2002). As malformações relacionadas com o diabetes geralmente envolvem um ou mais órgãos e resultam em morte ou incapacitação significativa. Várias malformações podem decorrer da hiperglicemia não controlada no primeiro trimestre, sendo algumas mais comuns, como a síndrome de regressão caudal, 200 vezes mais comum em filhos de mãe diabética, os defeitos do tubo neural, defeitos cardíacos, renais e intestinais (B) (Correa *et al.*, 2008) (Quadro 18.7). São, no entanto, indistinguíveis dos defeitos causados por causas outras, genéticas ou ambientas (D) (Reece e Homko, 2007).

Anormalidades congênitas ocorrem em cerca de 13 a 15% das diabéticas pré-gestacionais e em aproximadamente de 2,75% das mulheres com diabetes gestacional (B) (Galindo *et al.*, 2006). O risco ajustado de uma mulher com diabetes pré-gestacional apresentar um feto com defeito congênito isolado ou múltiplas malformações é de 3,17 (IC 95% 2,2-4,99) e 8,62 (IC 95% 5,27-14,1), respectivamente (B) (Correa *et al.*, 2008). Nas mulheres com diabetes gestacional, o risco de apresentar defeito único ou múltiplo foi de 1,42 (IC 95% 1,17-1,73) e 1,5 (IC 95% 1,13-2,00), respectivamente, porém essas associações se limitavam aos filhos de mulheres com IMC pré-gestacional maior ou igual a 25 (B) (Correa *et al.*, 2008). A frequência aumentada de malformações em mulheres com diabetes gestacional quando comparadas com a população geral poderia ser explicada pelo diagnóstico de diabetes durante a gestação de mulheres que têm diabetes clínico não diagnosticado anteriormente.

Numa revisão sistemática recente, além de demonstrar a piora do prognóstico da gestação com a piora dos níveis glicêmicos, o grau de risco que a paciente está submetida pareceu relacionar-se com o grau de controle glicêmico, avaliado pelos níveis de hemoglobina glicada. Foram analisados 13 estudos que comparavam o controle glicêmico obtido e os resultados maternos, fetais e neonatais. Doze desses estudos relataram o desfecho de malformação fetal e mostraram um risco aumentado para o mau controle glicêmico (RC = 3,44 IC 95% = 2,30 a 5,15). Para quatro estudos foi possível calcular a redução de risco a cada ponto de queda da hemoglobina glicada. O risco de abortamento (RC = 3,23; IC95% = 1,64 a 6,36) e a mortalidade perinatal (RC = 3,03; IC 95% = 1,87 a 4,92) associaram-se a mau controle glicêmico (A) (Inskster *et al.*, 2006).

Quando a hiperglicemia se instala mais adiante na gestação, as principais complicações encontradas são a macrossomia fetal e a hipoglicemia neonatal. Como consequência da macrossomia, pode ser observado um aumento na incidência de tocotraumatismos e de operação cesariana.

A macrossomia fetal (peso ao nascer maior que 4.000 g) acontece devido à exposição crônica desses fetos à hiperglicemia materna, aumentando a produção fetal de insulina e acarretando crescimento excessivo do feto (D) (Nold e Georgieff, 2004). A frequência de macrossomia fetal pode chegar a 45%, sendo mais comum em gestações com controle glicêmico inadequado (B) (Silva *et al.*, 2009). Geralmente se caracteriza por um crescimento desproporcional (macrossômicos assimétricos), predispondo a traumas fetais e complicações neonatais (B) (Esakoff *et al.*, 2009). A distocia de ombro pode acontecer nesses casos, por impactação do ombro anterior na sínfise púbica, e resultar em sequelas como paralisia do plexo braquial (D) (Gottlieb e Galan, 2007).

A hipoglicemia neonatal resulta da queda súbita do fornecimento de glicose após o parto para o bebê, enquanto se mantém a hiperinsulinemia no período neonatal (D) (Persson, 2009). O feto macrossômico tem risco aumentado de apresentar hipoglicemia, assim como os fetos com restrição de crescimento (B) (Maayan-Metzger *et al.*, 2009). A hipoglicemia associa-se a descontrole metabólico durante o trabalho de parto (B) (Stenninger *et al.*, 2008) e pode ser tratada na maioria das vezes, por via oral, com alimentação precoce. É menos comum em crianças amamentadas logo após o nascimento (C/A) (Cordero *et al.*, 1998; Chertok *et al.*, 2009).

Complicações respiratórias são mais comuns em recém-nascidos de mães diabéticas com relação a controles com a mesma idade gestacional (C) (Cordero et al., 1998). A incidência de morbidade neonatal é maior nos casos de diabetes materno não controlado com relação àqueles com adequado controle glicêmico (Menezes, 1995).

Distúrbios metabólicos como hipocalcemia e hipomagnesemia também são encontrados no período neonatal (C) (Cordero et al., 1998), porém são geralmente assintomáticos e resolvem-se sem tratamento. A hiperbilirrubinemia está associada a controle metabólico materno inadequado, macrossomia fetal, policitemia e prematuridade (D/C) (Rosenn et al., 1996; Cordero et al., 1998).

O diabetes se relaciona com maior risco de morte perinatal, que nas diabéticas pré-gestacionais chega a ser cinco vezes maior que na população geral (B/D) (Galindo et al., 2006; Graves, 2007). O controle metabólico pré-concepcional diminui a mortalidade fetal e neonatal (A) (Korenbrot et al., 2002).

Alguns estudos sugerem que o diabetes gestacional aumenta a mortalidade perinatal (B) (Wood et al., 2000), enquanto outros não confirmaram essa relação (B) (Cundy et al., 2000). A mortalidade perinatal em mulheres com diabetes gestacional parece relacionar-se com o uso ou não de insulina, estando aumentada quando a insulina é necessária e semelhante à população geral quando são avaliadas as mulheres com diabetes gestacional controlada com dieta (B) (Casey et al., 1997).

Recentemente, grande atenção tem sido voltada para outro problema de grande interesse em saúde pública, representado pelas doenças do adulto com raízes na infância e na gestação. Estudos têm sugerido que desarranjos metabólicos durante a vida intrauterina criam uma predisposição em longo prazo para obesidade, menor coeficiente de inteligência e intolerância aos carboidratos na infância e, ainda, obesidade, hipertensão, aterosclerose e diabetes na vida adulta (D/B) (Alves, 1998; Clausen et al., 2009). Esse ponto se reveste de especial importância, porque o obstetra, assumindo o papel de "primeiro pediatra" e do "primeiro clínico", estaria, ao possibilitar o desenvolvimento fetal em um ambiente euglicêmico, atuando na prevenção das doenças do indivíduo, antes mesmo do seu nascimento.

As principais anomalias congênitas relacionadas com o diabetes estão expostas no Quadro 18.7.

Quadro 18.7 Anomalias congênitas em conceptos de mães diabéticas

Esqueléticas e do tubo neural Síndrome de regressão caudal Defeitos do tubo neural Anencefalia Microcefalia	Anomalias renais Hidronefrose Agenesia renal Duplicação ureteral
Cardíacas Transposição dos grandes vasos, com ou sem defeito septal Defeitos do septo ventricular Coarctação da aorta Cardiomegalia	Gastrointestinais Atresia duodenal Atresia anorretal Síndrome do cólon esquerdo pequeno
Outras Artéria umbilical única	

CONDUTA

Uma vez diagnosticado o diabetes, impõe-se o seguimento clínico e obstétrico rigoroso, visando à obtenção de euglicemia (que previne o desenvolvimento das principais complicações perinatais) e à monitorização do crescimento e do bem-estar fetal.

PROPEDÊUTICA

Os principais exames são descritos nos Quadros 18.8 e 18.9, de acordo com a classificação diagnóstica (diabetes clínico ou gestacional).

CONTROLE GLICÊMICO

É consenso que o controle glicêmico é pedra fundamental do tratamento do diabetes associado à gestação. Nos casos de diabetes clínico existe risco aumentado de complicações maternas e perinatais e o tratamento com controle glicêmico rigoroso é fundamental para a redução dessas complicações. O objetivo básico é manter a euglicemia, o que pode ser obtido por dieta, associada ou não à insulinoterapia.

Diabetes gestacional

Enquanto estudos prospectivos envolvendo grande número de pacientes sugerem que o tratamento intensivo é benéfico para mulheres com diabetes gestacional, pois os resultados se tornam semelhantes aos da população geral (Langer *et al.*, 1994-B), outros não mostram diferenças em relação a peso fetal, macrossomia fetal e tocotraumatismos (A) (Garner *et al.*, 1997).

Quadro 18.8 Diabetes clínico – propedêutica complementar

Por ocasião do diagnóstico
Classificação de acordo com os critérios de White
Realização de exames complementares
Perfil lipídico (colesterol total e frações, triglicerídios)
Avaliação de função renal (ureia, creatinina, *clearance* de creatinina, ácido úrico, proteinúria 24 horas)
Fundoscopia
ECG + avaliação cardiológica
Sumário de urina + urocultura
Glicosúria, cetonúria e proteinúria
Determinação acurada da idade gestacional (ultrassonografia)

1º trimestre – Hemoglobina glicada (avaliar níveis glicêmicos por ocasião da concepção – valores anormais acima de 8 g%)

18 – 24 semanas – Dopplerfluxometria das artérias uterinas

A partir de 20 semanas – Ecocardiografia fetal — rastrear
– Ultrassonografia morfológica — malformações

2º e 3º trimestres
Urocultura mensal
Propedêutica da vitalidade fetal
Rastreamento de pré-eclâmpsia (ácido úrico, dopplervelocimetria das artérias uterinas na 24ª semana)

Quadro 18.9 Diabetes gestacional – propedêutica básica

Por ocasião do diagnóstico
Classificação de acordo com os critérios de White
Realização de exames complementares
Perfil lipídico (colesterol total e frações, triglicerídios)
Avaliação de função renal (uréia, creatinina, clearance de *creatinina*, ácido úrico, proteinúria 24 horas)
Fundoscopia
ECG + Avaliação cardiológica
Sumário de urina + urocultura
Glicosúria, cetonúria e proteinúria (Labstix)
Determinação acurada da idade gestacional (ultrassonografia)

24 semanas – Dopplerfluxometria das artérias uterinas (rastrear pré-eclâmpsia)

A partir de 24 semanas – Ultrassonografia morfológica (com avaliação das 4 câmaras e, se necessário, ecocardiografia)

2º e 3º trimestres
Urocultura mensal
Propedêutica da vitalidade fetal
Rastreamento de pré-eclâmpsia (ácido úrico, dopplervelocimetria uterina na 24ª semana)

Uma revisão sistemática da biblioteca Cochrane comparou o tratamento intensivo (incluindo orientação nutricional e insulina ou hipoglicemiante) com tratamento mais flexível em mulheres com diabetes gestacional. O tratamento intensivo associou-se a redução do risco de sérias complicações perinatais quando se utilizou o desfecho composto de morte perinatal, distocia de ombro, paralisia de plexo braquial e fratura de clavícula. Também resultou em menor proporção de bebês pesando mais que 4.000 g ou maiores que o percentil 90. Houve, porém, maior risco de indução do parto e de admissão dos recém-nascidos em unidades de terapia intensiva quando se realizou o tratamento intensivo. As taxas de cesárea não se modificaram com o tratamento intensivo, porém houve redução do risco de pré-eclâmpsia. Quando comparados com os pacientes em uso de insulina, houve redução dos riscos de cesárea no grupo que recebeu hipoglicemiantes orais (A) (Alwan *et al.*, 2009).

Apesar da definição de que o tratamento intensivo é vantajoso para mulheres com diabetes gestacional, qual intervenção desse pacote (tratamento intensivo = orientação dietética + insulina ou hipoglicemiante) é responsável pelos efeitos é difícil, por isso não se pode definir qual a melhor forma de tratamento. De forma mais ampla, os resultados desse estudo apoiam a necessidade de oferecer às mulheres com diabetes gestacional tratamento específico para obtenção de melhores resultados em curto prazo. No entanto, é preciso ressaltar que não existem dados avaliando os resultados em longo prazo dessas mães e desses conceptos (A) (Alwan *et al.*, 2009).

Para controle dos níveis glicêmicos, a monitorização é realizada com o perfil glicêmico. Para compor o perfil glicêmico, dosa-se a glicemia quatro vezes ao dia, uma vez em jejum, e 1 ou 2 horas após as principais refeições.

A avaliação pós-prandial é preferível à pré-prandial. O controle dos níveis glicêmicos utilizando-se os níveis pós-prandiais mostrou maiores quedas nos níveis de hemoglobina glicada, menor peso ao nascer, menor taxa de cesáreas (A) (De Veciana *et al.*, 1995), maior frequência de controle metabólico adequado, menor frequência de pré-eclâmpsia e menor prega cutânea neonatal (A) (Manderson *et al.*, 2003).

Os objetivos dos níveis glicêmicos desejáveis na gestação devem levar em consideração o nível normal de glicemia em mulheres não diabéticas (D) (Jovanovic e Nakai, 2006). Estudos recentes avaliando a glicemia por meio de sistemas de monitorização contínua têm demonstrado níveis mais baixos de glicemia em gestações de mulheres não diabéticas do que o que se costuma tolerar para pessoas diabéticas não gestantes (B) (Yogev *et al.*, 2004). A glicemia de jejum deve ser mantida em torno de 60 a 90 mg/dL e as pós-prandiais entre 100 e 120 mg/dL (D) (Galerneau e Inzucchi, 2004; Jovanovic e Nakai, 2006).

Perfil glicêmico
Glicemia de jejum
Glicemia 1 hora pós-café
Glicemia 1 hora pós-almoço
Glicemia 1 hora pós-jantar

Em mulheres com diabetes gestacional controlado com dieta, até pouco tempo não existiam evidências nem diretrizes orientando a frequência, nem a forma adequada de monitorização da glicemia (D) (Turok *et al.*, 2003). Recentemente foi realizado um estudo envolvendo mulheres com diabetes gestacional controladas com dieta. Dessas, 315 utilizaram controle diário da glicemia com glicemia capilar e 675 mulheres fizeram o controle semanal com perfil glicêmico. Os autores observaram que as mulheres que faziam o controle diário apresentaram uma frequência menor de macrossomia fetal e recém-nascidos grandes para a idade gestacional, além de ganharem menos peso (B) (Hawkins *et al.*, 2009).

Mais estudos precisam ser realizados avaliando as formas de monitorização e os custos da monitorização intensiva. Enquanto isso, uma prática aceitável nesses casos, principalmente quando a monitorização com glicemia capilar não está disponível, seria realizar o perfil glicêmico 2 dias por semana e começar um tratamento mais intensivo caso dois dos valores desses perfis semanais estejam acima dos níveis desejáveis. Em mulheres com diabetes gestacional que requerem insulina, a frequência ideal de monitorização da glicemia não foi ainda estabelecida (D) (Turok *et al.*, 2003).

Diabetes clínico

Para mulheres com diagnóstico de diabetes clínico se recomenda, além do perfil anteriormente descrito, a avaliação de glicemia capilar às 3 horas da manhã, para uma avaliação mais rigorosa do controle glicêmico (D) (Jovanovic e Nakai, 2006). Nesses casos, a correção do esquema de insulina deve ser feita diariamente, com base no perfil do dia anterior.

Alguns estudos, no entanto, sugerem que em mulheres com DM1, a hiperglicemia pré-prandial pode contribuir para a macrossomia fetal. Durante toda a gestação, os preditores mais fortes de macrossomia fetal são a porcentagem de valores de glicemia pré-prandial acima do desejado e ganho de peso materno. O controle de episódios frequentes de hiperglicemia pré-prandial poderia reduzir esse achado (B) (Aschwald *et al.*, 2009). Desta forma, sugere-se a necessidade de uma monitorização mais frequente ou até mesmo contínua da glicemia nessa situação clínica.

A monitorização glicêmica contínua em gestantes com diabetes clínico tem sido avaliada em alguns estudos. Um ensaio clínico randomizado aberto para tratamento convencional (com monitorização através de perfis glicêmicos) e tratamento intensivo (monitorização contínua da glicemia) foi conduzido com 71 gestantes com diabetes clínico. A monitorização contínua da glicemia durante a gestação se associou a controle glicêmico mais adequado no terceiro trimestre, menor peso ao nascer e redução do risco de macrossomia (A) (Murphy et al., 2008). Apesar dos resultados animadores, essa forma de monitorização precisa ainda ser mais bem avaliada.

DIETA

A dieta ideal para a gestante com diabetes gestacional ainda não foi definida e as recomendações atuais baseiam-se em consenso de especialistas e opiniões de *experts* (D) (ADA, 2004).

A dieta para a gestante diabética deve prover diariamente 30-35 kcal/kg do peso ideal (que é estimado acrescentando-se ao peso ideal pré-gravídico cerca de 1 kg para cada mês de gestação), distribuídas da seguinte forma: 40-50% de carboidratos, 30% de gordura e 20-30% de proteínas

Para a maioria das gestantes, essa dieta apresenta 1.800-2.400 calorias, que devem ser distribuídas em refeições leves, fracionadas para todo o dia (café, lanche, almoço, lanche vespertino, jantar, lanche noturno), de forma a não permitir intervalos de jejum maiores que três horas. Evidentemente, as fontes de carboidratos devem ser naturais, com proscrição de açúcares refinados, gorduras poli-insaturadas e gorduras trans. Dietas restritivas em excesso não devem ser realizadas, devido ao risco de cetose com consequente prejuízo fetal (B) (Rizzo et al., 1991).

Com 2 semanas de dieta adequada, cerca de 70% das mulheres que inicialmente apresentavam glicemia de jejum menor que 95 mg/dL atingirão o controle metabólico; depois desse período, pouca melhora se espera (B) (McFarland et al., 1999).

EXERCÍCIOS FÍSICOS

Diabetes gestacional e tipo 2

Podem teoricamente ajudar no controle metabólico, principalmente nas mulheres com diabetes gestacional e DM2, porém não existem evidências consistentes sobre os seus efeitos nos resultados perinatais.

Em revisão sistemática da Cochrane, incluindo quatro ensaios clínicos envolvendo 114 mulheres com diabetes gestacional, procurou-se avaliar o efeito da atividade física nessa situação. Não se encontrou qualquer benefício ou prejuízo em se realizar exercícios físicos (A) (Ceysens et al., 2006).

São necessários mais estudos para se definir o real papel dos exercícios físicos nas mulheres com diabetes gestacional (A) (Ceysens et al., 2006). São aconselháveis caminhadas, hidroginástica e natação. O repouso excessivo é prejudicial, e só deve ser prescrito se as doenças associadas (pré-eclâmpsia, por exemplo) assim o exigirem.

Diabetes tipo 1

Em mulheres com DM1, os benefícios do exercício físico no controle glicêmico não são tão claros, existindo um risco maior de hipoglicemia. A recomendação, desta forma, é que, para as mulheres que já se exercitavam antes da gestação, o padrão de atividade seja mantido sob rigorosa supervisão. Não se recomenda o início de exercícios físicos para as mulheres que não se exercitavam antes da gestação (D) (Jovanovic e Nakai, 2006).

INSULINOTERAPIA

A insulina deve ser mantida em todas as pacientes que dela já faziam uso, iniciada em diabéticas tipo 2 que faziam uso prévio de hipoglicemiantes (idealmente a insulina deveria ser instituída no período pré-concepcional), ou em diabéticas gestacionais que não obtêm controle satisfatório com a dieta (D) (Turok et al., 2003; Langer, 2006; Unger, 2007).

A maior parte dos estudos prospectivos envolvendo o uso de insulina em mulheres com diabetes gestacional tem demonstrado redução na frequência de macrossomia fetal, partos operatórios e tocotraumatismos (A) (De Veciana et al., 1995). No entanto, esses achados precisam ainda ser confirmados por estudos com adequado desenho e amostra (D) (Turok et al., 2003).

Em mulheres com diabetes gestacional a insulinoterapia é iniciada quando os valores recomendados de perfil glicêmico são excedidos, apesar de dieta adequada. Não existem estudos específicos comprovando a superioridade de tipos diferentes de insulina e regimes diferentes no resultado perinatal (D) (Turok et al., 2003). Uma dosagem comumente iniciada é a de 0,7 U/kg/dia de insulina (D) (Turok et al., 2003; Jovanovic e Nakai, 2006).

Em mulheres com diabetes gestacional, pode-se iniciar com duas injeções diárias, dois terços dessa quantidade a serem administrados pela manhã, antes do café da manhã, e um terço a ser administrado à tarde, antes do jantar. Da dose total calculada, dois terços devem corresponder a insulina neutral protamine hagedorn (NPH) e um terço a insulina regular ou lispro (D) (Turok et al., 2003). Em mulheres previamente diabéticas, a dose total de insulina pode ser dividida em três a quatro injeções diárias. Um regime com apenas duas injeções diárias nessas mulheres pode causar hipoglicemia noturna (B) (Jovanovic et al., 2001).

Além disso, deve-se levar em consideração que a dose diária de insulina tipicamente aumenta durante a gestação (D) (Jovanovic e Nakai, 2006). Nas mulheres com diabetes tipo 1, a necessidade de insulina pode aumentar para 0,8 U/kg/dia no segundo trimestre, para 0,9 U/kg/dia no terceiro trimestre (até cerca de 36 semanas) e até 1 U/kg/dia de 36 semanas até o termo. Mulheres obesas podem precisar de doses ainda maiores. A necessidade de insulina pode ser menor do que essa descrita, principalmente no período entre nove e 12 semanas e posteriormente, entre 38 e 40 semanas, devendo ser ajustada cuidadosamente (D) (Jovanovic e Nakai, 2006).

A dose total diária de insulina em mulheres previamente diabéticas deve ser dividida em cerca de 50% como uma dose basal, que pode ser administrada por bomba de infusão ou por duas ou três injeções diárias de insulina de ação intermediária (NPH). O restante da dose de insulina deve ser administrado nas refeições e deve ser de uma insulina de ação rápida ou ultrarrápida (D) (Jovanovic e Nakai, 2006).

NOVOS TIPOS DE INSULINA E NOVOS REGIMES DE ADMINISTRAÇÃO

Insulina lispro

A insulina lispro é um análogo de ação rápida que tem início de ação em 5 a 15 minutos, pico de ação em 45 a 90 minutos e duração de 3 a 4 horas. Estudos recentes têm demonstrado a segurança da insulina lispro na gestação de mulheres com DM1, com resultados semelhantes com relação ao controle glicêmico, porém com maior satisfação das pacientes com o uso da insulina lispro (A/B) (Mecacci *et al.*, 2003; Wyatt *et al.*, 2005). Outros estudos envolvendo diabéticas tipos 1 e 2 demonstraram melhor controle glicêmico e menor requerimento de insulina quando se comparou a insulina lispro com a insulina regular. Os resultados perinatais foram semelhantes entre os grupos (B) (Aydin *et al.*, 2008; Durnwald *et al.*, 2008).

Insulina aspart

A insulina aspart é um análogo de insulina de ação rápida que tem início de ação em 10-20 minutos e pico de ação em 40-50 minutos, com duração do efeito de 3 a 5 horas. Existem poucos ensaios clínicos avaliando a insulina aspart na gestação. Em mulheres com diabetes tipo 1, os resultados fetais foram semelhantes, com 1 tendência a menor perda fetal e partos prematuros no grupo da insulina aspart (A) (Hod *et al.*, 2008). Em pacientes com diabetes gestacional, o controle glicêmico obtido foi melhor com a insulina aspart, com resultados semelhantes em relação ao peso fetal (B) (Pettitt *et al.*, 2007). Sumariando todos os estudos publicados até 2007, avaliando a insulina lispro e a aspart na gestação, Singh e Jovanovic concluíram que esses compostos são seguros e possivelmente mais eficazes do que a insulina regular (D) (Singh e Jovanovic, 2007). Estudos têm ainda se preocupado com os custos e, quando comparado com insulina humana, o uso de insulina aspart em gestantes diabéticas tipo 1 resultou em mais nascidos vivos a termo, sem aumento dos custos totais do tratamento (A) (Lloyd *et al.*, 2009).

INSULINA GLULISINA

A insulina glulisina é um análogo da insulina de ação rápida que é eficaz em pacientes com diabetes tipos 1 e 2 para controlar os níveis glicêmicos pós-prandiais, sendo mais efetiva em manter o controle por até 2 horas após a refeição. Não existem ensaios clínicos avaliando a insulina glusilina dentro ou fora da gestação, por isso não é possível recomendar seu uso (D) (Singh e Jovanovic, 2007).

INSULINA GLARGINA

A insulina glargina é um análogo da insulina com atividade que se inicia 90 minutos após sua injeção e que perdura por 24 horas, sem picos de ação. Em mulheres fora da gestação, a insulina glargina produz efeito melhor em reduzir tanto os níveis glicêmicos em jejum quanto os pós-prandiais, com diminuição de eventos noturnos de hipoglicemia. Estudos recentes têm demonstrado segurança no uso da insulina glargina durante a gestação e não encontraram complicações em frequência maior que a esperada para essas pacientes (B) (Imbergamo *et al.*, 2008; Smith *et al.*, 2009). Em uma coorte retrospectiva, o uso de insulina glargina não se associou a aumento de qualquer morbidade materna ou neonatal quando comparada com a insulina NPH. Entre mulheres com diabetes pré-gestacional, seu uso se associou a menor frequência de macrossomia, hipoglicemia neonatal e hiperbilirrubinemia neonatal (B) (Fang *et al.*, 2009).

Detemir

Trata-se de um análogo de insulina de ação longa que ainda não foi aprovado pela Food and Drugs Administration (FDA). Não existem estudos em mulheres diabéticas grávidas avaliando a insulina detemir (D) (Singh e Jovanovic, 2007).

Infusão contínua de insulina

Alguns clínicos têm recomendado o uso de bombas de infusão contínua de insulina, durante a gestação, na tentativa de atingir um controle glicêmico ideal (A) (Coustan et al., 1986).

Em uma metanálise publicada na Biblioteca Cochrane, procurou-se avaliar, em mulheres com diabetes clínico na gestação, o valor da infusão subcutânea contínua de insulina em comparação com múltiplas injeções diárias. Dois estudos foram envolvidos, incluindo apenas 60 mulheres e 61 gestações. Houve aumento significativo de cerca de 220 g no peso médio ao nascer no grupo de infusão contínua de insulina. Considerando que não houve diferença na frequência de macrossomia fetal, esse achado não foi considerado clinicamente significativo pelos autores. Não houve diferença significativa entre os grupos com relação a mortalidade perinatal, anormalidades fetais, hipoglicemia neonatal e frequência de fetos pequenos para a idade gestacional. Considerando os resultados maternos, não houve diferença significativa entre os grupos com relação a frequência de cesáreas, hemoglobina glicada média, hiperglicemia ou hipoglicemia. Em virtude da pequena amostra, os autores concluem que são necessários mais estudos para se estabelecer o papel da infusão contínua de insulina no diabetes clínico. Não existem estudos avaliando a infusão contínua de insulina em pacientes com diabetes gestacional (A) (Farrar et al., 2007). Resultado semelhante foi encontrado por Mukhopadhyay et al., que também conduziram uma metanálise avaliando a mesma população e os mesmos desfechos (A) (Mukhopadhyay et al., 2007).

Logo após a publicação da metanálise, um estudo retrospectivo, caso-controle, envolvendo um número maior de gestantes (90 mulheres), foi publicado, sugerindo que o uso de infusão contínua de insulina pode estar relacionado com maior risco de cetoacidose e hipoglicemia neonatal (B) (Chen et al., 2007).

A infusão contínua de insulina requer que tanto médicos como pacientes estejam adequadamente treinados para o seu uso, otimizando então o seu funcionamento e diminuindo as complicações (D) (Bode et al., 2002). Acreditamos que com o crescimento da experiência de bombas de insulina na gestação, esta pode tornar-se uma forma promissora de controle glicêmico para essas mulheres, porém mais estudos são necessários para se estabelecer se, além de seguras, existem vantagens em sua utilização.

HIPOGLICEMIANTES ORAIS

Os hipoglicemiantes orais são classicamente contraindicados na gestação (D) (Galerneau e Inzucchi, 2004). As drogas de primeira geração, como a clorpropramida e a tolbutamida, atravessam a barreira placentária e podem potencialmente provocar quadros prolongados e profundos de hipoglicemia, acarretando malformações fetais. Entretanto, hipoglicemiantes mais novos, como a glibenclamida, não entram na circulação fetal (A) (Langer et al., 2000).

Considerando ainda que, em pacientes com diabetes gestacional, a necessidade de terapia ocorre após a embriogênese (D) (Langer, 2006), os hipoglicemiantes orais mais novos surgiram como uma opção prática de tratamento para esse grupo de pacientes. A satisfação das pacientes pela via de administração pode resultar em melhor adesão ao tratamento (D) (Galerneau e Inzucchi, 2004). O interesse em se avaliar essa droga como opção no controle do diabetes gestacional tem sido grande.

Em 2008 foi publicada uma revisão sistemática com metanálise de todos os ensaios clínicos que comparavam o uso de insulina com glibenclamida em mulheres com diabetes gestacional. Nove ensaios clínicos foram incluídos, envolvendo 1.382 pacientes. O uso de glibenclamida não se associou a risco aumentado de macrossomia, diferenças com relação ao peso fetal e frequência de recém-nascidos grandes para a idade gestacional, admissão em UTI neonatal ou risco aumentado de hipoglicemia neonatal. Os dados encontrados sugerem que não existe aumento do risco perinatal com o uso da droga, porém a efetividade e a segurança de sua utilização precisam ainda ser averiguadas, visto que a maior parte dos estudos incluídos não era randomizada (A) (Moretti *et al.*, 2008).

Outra revisão sistemática avaliou os hipoglicemiantes orais em mulheres com diabetes gestacional. Foram selecionandos nove estudos, dos quais quatro foram ensaios clínicos randomizados, envolvendo 1.229 participantes e cinco estudos observacionais envolvendo 831. Dois ensaios clínicos compararam insulina com glibenclamida, um comparou glibenclamida com acarbose e um, insulina com metformina. Não foram encontradas diferenças significativas com relação a controle glicêmico, peso do recém-nascido ou taxa de cesáreas quando comparadas insulina e glibenclamida. Houve maior proporção de neonatos com hipoglicemia no grupo que utilizou insulina ($8,1 \times 3,3\%$, $p = 0,008$). A taxa de malformações congênitas não foi diferente quando comparadas as gestações tratadas com insulina e com hipoglicemiantes orais. Os autores concluem que não existem diferenças substanciais com relação a resultados maternos e neonatais comparando mulheres com diabetes gestacional usando insulina ou hipoglicemiantes orais (glibenclamida e metformina) (A) (Nicholson *et al.*, 2009).

Os resultados com o uso da glibenclamida no tratamento do diabetes gestacional são animadores e, apesar dos consensos do ADA e do ACOG recomendando que não se prescreva glibenclamida para mulheres com diabetes gestacional (D) (ACOG, 2001; ADA 2004), podemos considerar que já existem evidências consistentes de sua segurança e efetividade nessa situação. Outro ponto a ser avaliado com relação à glibenclamida é o seu custo, que é significativamente mais baixo quando comparado com o tratamento com insulina (D) (Melamed e Yogev; 2009).

HIPOGLICEMIA

O quadro de hipoglicemia é potencialmente grave. Todas as gestantes em uso de insulina devem ser orientadas a reconhecer os sinais e a tratar precoce e adequadamente a hipoglicemia, evitando a progressão para formas graves. O tratamento da hipoglicemia nas formas leves pode ser feito pela própria paciente, ingerindo algum alimento. Quadros mais graves precisam de atenção médica (D) (Cryer *et al.*, 2003).

Formas leves

Podem ser tratadas pela administração de um copo de leite ou bolachas *cream-cracker* (D) (Cryer *et al.*, 2003; Santos *et al.*, 2004).

Formas graves

Administrar glicose a 50% (ampola injetável) (D) (Cryer *et al.*, 2003; Santos *et al.*, 2004).

Os critérios de internação são apresentados no Quadro 18.10.

Quadro 18.10 Critérios de internação

Ausência de controle metabólico adequado
Necessidade de instituição de insulinoterapia
Impossibilidade de colaboração da gestante
Falta de condições ambulatoriais
Vigência de complicações do diabetes Cetoacidose Nefropatia Complicações vasculares Complicações infecciosas
Intercorrências obstétricas Macrossomia Polidrâmnio Pré-eclâmpsia Restrição do crescimento fetal Dopplerfluxometria alterada
Mau passado obstétrico – mesmo nos casos bem controlados, sobretudo se há antecedentes de macrossomia, polidrâmnio ou óbito fetal

CONDUTA OBSTÉTRICA

Avaliação da vitalidade fetal

O ACOG, em 2001, concluiu que não existem evidências suficientes para se determinar qual o esquema ideal de monitorização da vitalidade fetal anteparto em mulheres com diabetes gestacional controlado com dieta e sem riscos perinatais adicionais (D) (ACOG, 2001). Outros autores corroboram esta conduta, em virtude do pequeno risco de complicações (D) (Jovanovic e Nakai, 2006).

Para as mulheres com níveis glicêmicos não controlados, ou que utilizam insulina, ou aquelas com risco perinatal adicional (como a presença de hipertensão, por exemplo), o ACOG recomenda iniciar a vigilância da vitalidade fetal com 32 semanas (D) (ACOG, 2001). O método de avaliação da vitalidade e a periodicidade dessa vigilância, no entanto, permanecem por ser determinados, variando de acordo com o protocolo do serviço e a situação clínica (D) (Jovanovic e Nakai, 2006).

O esquema de monitorização da vitalidade fetal adotado no CAM-IMIP é apresentado na Fig. 18.4.

Pesquisa de maturidade pulmonar fetal

Apesar de alguns autores e protocolos de conduta incluírem a recomendação de pesquisa da maturidade pulmonar fetal em mulheres com diabetes, estudos têm demonstrado que tal prática não se justifica e não a recomendamos. Com o controle metabólico adequado, a gestação deve chegar ao termo sem intercorrências, podendo-se aguardar o trabalho de parto. Por outro lado, na vigência de descontrole metabólico e complicações associadas, a interrupção da gravidez poderá ser necessária independente da presença ou não de ma-

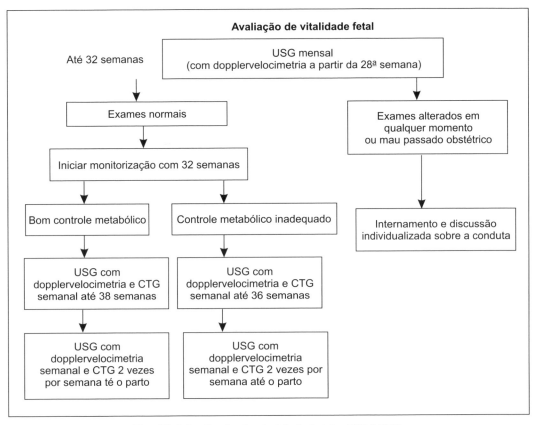

Fig. 18.4 Avaliação da vitalidade fetal – CAM-IMIP.

turidade pulmonar. Existindo risco de interrupção prematura da gravidez, está indicada a corticoterapia para aceleração da maturidade pulmonar fetal (B) (De Luca *et al.*, 2009).

Corticoterapia para aceleração da maturidade pulmonar fetal

O uso de corticoide pode estar indicado em casos de diabetes, usualmente nos casos complicados e com risco de parto prematuro. Entretanto, o corticoide tem ação hiperglicemiante e pode descompensar o diabetes. Recomenda-se, portanto, internação e vigilância rigorosa dos níveis glicêmicos. Alguns autores recomendam aumento da dose de insulina em cerca de 40% após a administração de corticoide a fim de diminuir a possibilidade de descompensação (B) (Mathiesen *et al.*, 2002).

Na véspera da administração da corticoterapia, deve-se colher um perfil glicêmico de base. Durante os 2 dias de administração do corticoide e 1 dia após, doses de insulina de ação rápida devem ser administradas, se necessário, de acordo com as glicemias capilares encontradas. Além disso, realizar glicemia capilar em jejum, 1 hora antes de cada uma das refeições e às 22 horas. Finalmente, terminando o esquema de corticoide, o perfil glicêmico deve ser repetido para avaliar a necessidade de início ou correção na dose de insulina utilizada (D) (Santos *et al.*, 2004).

ASSISTÊNCIA AO PARTO NA GESTANTE DIABÉTICA

Momento da interrupção e via de parto

A complicação mais temida no diabetes gestacional é a distocia de ombro relacionada com macrossomia fetal. Não existem estudos prospectivos demonstrando que a operação cesariana possa prevenir trauma fetal em mulheres com diabetes gestacional (D) (Turok *et al.*, 2003).

Estudos demonstraram que a política de se realizarem cesarianas eletivas com o intuito de diminuir a taxa de lesão de plexo braquial foi insignificante (B) (Gonen *et al.*, 2000) e sugerem que uma conduta expectante tem melhor custo-benefício quando acompanha uma mulher com suspeita de macrossomia (B) (Herbst, 2005).

Em uma revisão sistemática da biblioteca Cochrane, foi avaliada a política de se interromper eletivamente a gestação por indução do parto em mulheres diabéticas a termo (Boulvain *et al.*, 2001). Foi incluído um estudo envolvendo 200 mulheres. Os resultados mostraram que a indução com 38 semanas reduziu a frequência de nascimentos com peso maior que 4.000 g e acima do percentil 90, o que não surpreende, já que a idade gestacional no parto era menor no grupo de indução. Essa intervenção, no entanto, não diminuiu o risco de operação cesariana ou morbidades neonatais. Desta forma, os autores concluem que mais estudos, envolvendo maior número de pacientes, são necessários para que as vantagens dessa intervenção venham a ser comprovadas. Até o momento não existem evidências suficientes para recomendar essa prática.

Mais recentemente, uma revisão sistemática incluindo cinco estudos (o mesmo ensaio clínico incluído na revisão da Cochrane e quatro estudos observacionais) comparou a conduta ativa ao chegar ao termo (indução ou cesárea) com a conduta expectante. Os resultados da análise do ECR foram iguais aos da revisão sistemática anterior. Quando analisados os quatro estudos observacionais, no entanto, houve potencial redução da taxa de macrossomia, de distocia de ombro nas induções de parto e de cesarianas indicadas por macrossomia fetal. Os autores concluem que o manejo ativo parece tender a diminuir as taxas de macrossomia e suas complicações, porém claramente são necessários mais ensaios clínicos para que evidências mais fortes embasem as práticas clínicas (A) (Witkop *et al.*, 2009).

Enquanto evidências mais sólidas não estão disponíveis, sugere-se seguir as orientações de especialistas.

- Não existe indicação para interromper a gestação antes de 40 semanas em mulheres com diabetes gestacional e bom controle glicêmico (D) (Turok *et al.*, 2003).
- A via de parto nesses casos é essencialmente obstétrica, na dependência da vitalidade fetal e do escore cervical. Comumente não há urgência para interrupção da gestação e pode-se aguardar o trabalho de parto espontâneo ou, caso este não ocorra até 40 semanas, realizar o adequado preparo cervical (D) (Turok *et al.*, 2003).
- Em mulheres usando insulina deve ser avaliado o controle glicêmico e o risco de óbito fetal. A interrupção da gestação com 38 semanas tem como objetivo evitar o óbito fetal intraútero, porém pode aumentar a taxa de cesarianas; por isso alguns autores, em mulheres em uso de insulina com adequado controle glicêmico, optam por conduta expectante até 40 semanas (D) (Turok *et al.*, 2003).
- Em gestantes diabéticas com peso fetal estimado maior ou igual a 4.500 g, deve-se optar por uma cesárea eletiva.

Nas gestantes diabéticas em que o peso fetal estimado encontra-se abaixo de 4.000 g, uma cesárea indicada por peso fetal não se justifica (D) (Hawkins e Casey, 2007). Por outro lado, nas gestantes com peso fetal estimado entre 4.000 e 4.500 g, persistem controvérsias. A decisão pela via de parto deve avaliar conjuntamente peso fetal estimado, pelve materna e progresso do trabalho de parto (D) (Hawkins e Casey, 2007). Destaca-se, todavia, a acurácia limitada da ultrassonografia para estimar adequadamente o peso fetal, levando a cesarianas desnecessárias pela suspeita de macrossomia (Chauhan *et al.*, 2005).

Controle metabólico no parto

O objetivo durante o parto na mulher diabética é a manutenção da euglicemia para evitar a hipoglicemia neonatal (D) (Turok *et al.*, 2003).

Mulheres com diabetes gestacional controlado com dieta não precisam de insulina intraparto e podem simplesmente ter a avaliação dos níveis glicêmicos na admissão e após o parto (D) (Turok *et al.*, 2003; Hawkins e Casey, 2007).

Mulheres que utilizam insulina, sejam elas portadoras de diabetes clínico ou gestacional, em trabalho de parto ativo devem ser avaliadas por glicemia capilar a cada hora, sendo o objetivo manter a glicemia capilar entre 80 e 110 mg/dL (D) (Hawkins e Casey, 2007). Valores maiores ou menores devem ser corrigidos. Infunde-se soro glicosado a 7,5% caso os níveis glicêmicos estejam abaixo de 70 mg%, e insulina simples deve ser administrada se a glicemia estiver acima de 110 mg%.

Em se programando indução do parto, mantém-se a dieta habitual (para diabéticos), porém não se administra a dose usual de insulina. O controle da glicemia capilar deve ser realizado a cada 2 horas até o trabalho de parto ativo, quando passa para de hora em hora (D) (Hawkins e Casey, 2007). Administra-se insulina simples de acordo com a glicemia (1 unidade para cada 4 mg acima de 110 mg%) (D) (Santos *et al.*, 2004).

Nos casos em que se programa cesárea eletiva, recomenda-se o jejum 6 horas antes da interrupção, instalando-se infusão de soro glicosado a 7,5% 1 hora antes da interrupção. Administra-se um terço da dose habitual de insulina pela manhã (D) (Santos *et al.*, 2004).

Como o objetivo é manter a euglicemia durante o trabalho de parto a fim de diminuir os distúrbios metabólicos do neonato, alguns autores têm sugerido esquemas mais rigorosos de monitorização e infusão de insulina durante o trabalho de parto.

Um protocolo de utilização de bomba de infusão contínua de insulina durante o trabalho de parto foi avaliado em 229 gestações de 174 mulheres diabéticas tipo 1 em trabalho de parto (espontâneo ou induzido). Instituiu-se durante o trabalho de parto infusão intravenosa contínua de insulina de curta ação por bomba de infusão e a velocidade de infusão era corrigida a cada hora de acordo com a glicemia capilar obtida. A glicemia capilar foi mantida normal em 80-85% dos casos e hipoglicemia neonatal foi observada em 13% apenas dos recém-nascidos, tendo sido nesses casos relacionada com prematuridade (B) (Lepercq *et al.*, 2008).

A monitorização contínua da glicemia capilar durante o parto foi avaliada em um estudo piloto envolvendo 15 gestantes diabéticas que utilizavam insulina. A monitorização contínua foi bem tolerada pelas parturientes e os autores concluíram que essa tecnologia pode ser útil na busca da normoglicemia durante o trabalho de parto, reduzindo o risco de hipoglicemia neonatal (B) (Stenninger *et al.*, 2008).

ASSISTÊNCIA AO PUERPÉRIO

Diabetes gestacional

Mulheres com diabetes gestacional apresentam resolução da resistência à insulina logo após o parto, de forma que raramente necessitam de insulina nesse momento (D) (Turok et al., 2003).

Em mulheres com diabetes gestacional controlado com dieta, não há necessidade de manutenção da dieta ou da insulina no puerpério. No entanto, naquelas que durante a gestação utilizavam insulina, é razoável a realização de pelo menos uma avaliação da glicemia capilar de jejum e pós-prandial antes da alta (D) (Turok et al., 2003).

A amamentação, além de garantir menor chance de hipoglicemia neonatal, melhora o controle glicêmico e deve ser encorajada em mulheres com diabetes gestacional (Jain et al., 2008).

Como essas mulheres têm aumento do risco de desenvolvimento de diabetes tipo 2 no futuro, devem ser orientadas a reavaliar o metabolismo glicêmico 6 semanas após o parto e, a partir desse momento, a cada 3 anos (B) (Shah et al., 2008). Sugere-se o acompanhamento ambulatorial com endocrinologistas, orientando-se modificações na dieta e no estilo de vida, com o objetivo de minimizar as chances de apresentarem diabetes no futuro.

Diabetes clínico

Nas mulheres com diabetes clínico, também se observa, após o parto, uma queda súbita da necessidade de insulina, que pode não ser necessária nas primeiras 24 a 48 horas pós-parto. Nesse período, pode-se utilizar insulina de ação rápida de acordo com os resultados das glicemias capilares. A seguir, a dose a ser administrada de insulina é recalculada para 0,6 U/kg/dia, realizando-se o cálculo de acordo com o peso pós-parto (D) (Jovanovic e Nakai, 2006).

O controle glicêmico deve ser mais cuidadoso nas mulheres que amamentam por serem mais frequentes os episódios de hipoglicemia (D) (Jovanovic e Nakai, 2006). Necessidade diária menor de insulina em mulheres que amamentam é causada pelo uso aumentado de glicose durante a lactação, de forma que um cálculo diferenciado deve ser feito nessa situação. Recomenda-se iniciar com a dose de 0,21 U/kg/dia. Esse regime resulta em normoglicemia e minimiza os riscos de hipoglicemia materna grave (D) (Riviello et al., 2009).

Sulfonilureias de primeira geração são excretadas no leite materno, porém efeitos clínicos no neonato não foram descritos. Transferência e excreção de sulfonilureias de segunda geração no leite materno foi comprovada por estudos, com resultados semelhantes aos de primeira geração. Dados disponíveis sugerem que os níveis de glibenclamida e glipizida no leite materno são negligenciáveis, por isso não se espera que existam efeitos no neonato. Cuidados com monitorização em relação aos sinais de hipoglicemia, no entanto, são recomendáveis (D) (Glatstein et al., 2009).

Em relação às biguanidas, a hipoglicemia não é um efeito esperado de acordo com o seu mecanismo de ação, por isso o tratamento com metformina durante a lactação provavelmente não leva a toxicidade para o neonato amamentado. Dada a sua maior segurança quando comparada às sulfonilureias, é recomendável considerar a metformina a droga de primeira escolha durante a lactação. Não foi ainda estudado o uso de outras drogas orais durante a lactação, como as tiazolidinedionas e a acarbose (D) (Glatstein et al., 2009).

LEITURA RECOMENDADA

American College of Obstetricians and Gynecologists Committee on Practice Bulletins – Obstetrics. ACOG Practice Bulletin. Clinical management guidelines for obstetrician-gynecologists. Number 30, September 2001 (replaces Technical Bulletin Number 200, December 1994). Gestational diabetes. Obstet Gynecol. 2001; 98(3):525-38.

Alves JGB, Figueira F. Doenças do adulto com raízes nainfância. Recife: Bagaço; 1998.

Alwan Nisreen, Tuffnell Derek J, West Jane. Treatments for gestational diabetes. Cochrane Database of Systematic Reviews. In: The Cochrane Library, Issue 3, Art. No. CD003395. DOI: 10.1002/14651858.CD003395.pub3

Aschwald CL, Catanzaro RB, Weiss EP, Gavard JA, Steitz KA, Mostello DJ. Large-for-gestational-age infants of type 1 diabetic mothers: An effect of preprandial hyperglycemia? Gynecol Endocrinol. 2009 Jun 17:1-8. [Epub ahead of print]

Ayach W, Costa RA, Calderon Ide M, Rudge MV. Comparison between 100-g glucose tolerance test and two other screening tests for gestational diabetes: combined fasting glucose with risk factors and 50-g glucose tolerance test. Sao Paulo Med J. 2006; 5; 124(1):4-9. Epub 2006 Apr 3.

Aydin Y, Berker D, Direktör N, Ustün I, Tütüncü YA, I ik S, Deliba i T, Guler S. Is insulin lispro safe in pregnant women: Does it cause any adverse outcomes on infants or mothers? Diabetes Res Clin Pract. 2008; 80(3):444-8.

Bode BW, Tamborlane WV, Davidson PC. Insulin pump therapy in the 21st century. Strategies for successful use in adults, adolescents, and children with diabetes. Postgrad Med. 2002; 111(5):69-77.

Boulvain M, Stan C, Irion O. Elective delivery in diabetic pregnant women. Cochrane Database Syst Rev. 2001;(2):CD001997. Last update2007.

Brody SC, Harris R, Lohr K. Screening for gestational diabetes: a summary of the evidence for the U.S. Preventive Services Task Force. Obstet Gynecol. 2003; 101:380-92.

Carpenter MW, COUSTAN DR. Criteria for screening tests for gestational diabetes . Am J Obstet Gynecol 1982; 144:768-73.

Casey BM, Lucas MJ, Mcintire DD, Leveno KJ. Pregnancy outcomes in women with gestational diabetes compared with the general obstetric population. Obstet Gynecol. 1997; 90(6):869-73.

Ceysens G, Rouiller D, Boulvain M. Exercise for diabetic pregnant women. Cochrane Database Syst Rev. 2006; 19; 3:CD004225. Last update 2007.

Chauhan SP, Grobman WA, Gherman RA, Chauhan VB, Chang G, Magann EF, Hendrix NW. Suspicion and treatment of the macrosomic fetus: a review. Am J Obstet Gynecol. 2005 Aug; 193(2):332-46.

Chen R, Ben-Haroush A, Weissman-Brenner A, Melamed N, Hod M, Yogev Y. Level of glycemic control and pregnancy outcome in type 1 diabetes: a comparison between multiple daily insulin injections and continuous subcutaneous insulin infusions. Am J Obstet Gynecol. 2007; 197(4):404.e1-5.

Chertok IR, Raz I, Shoham I, Haddad H, Wiznitzer A. Effects of early breastfeeding on neonatal glucose levels of term infants born to women with gestational diabetes. J Hum Nutr Diet. 2009; 22:166-9.

Clausen TD, Mathiesen ER, Hansen T, Pedersen O, Jensen DM, Lauenborg J, Schmidt L, Damm P. Overweight and the metabolic syndrome in adult offspring of women with diet-treated gestational diabetes mellitus or type 1 diabetes. J Clin Endocrinol Metab. 2009; 94:2464-70.

Cohen O, Keidar N, Simchen M, Weisz B, Dolitsky M, Sivan E. Macrosomia in well controlled CSII treated Type I diabetic pregnancy. Gynecol Endocrinol. 2008 Nov; 24(11):611-3.

Correa A, Gilboa SM, Besser LM, Botto LD, Moore CA, Hobbs CA, Cleves MA, Riehle-Colarusso TJ, Waller DK, Reece EA. Diabetes mellitus and birth defects. Am J Obstet Gynecol. 2008; 199(3):237.e1-9.

Cordero L, Treuer SH, Landon MB, Gabbe SG. Management of infants of diabetic mothers. Arch Pediatr Adolesc Med. 1998; 152(3):249-54.

Coustan DR, Reece EA, Sherwin RS, Rudolf MC, Bates SE, Sockin SM, Holford T, Tamborlane WV. A randomized clinical trial of the insulin pump vs intensive conventional therapy in diabetic pregnancies. JAMA. 1986; 7; 255(5):631-6.

Cryer PE, Davis SN, Shamoon H. Hypoglycemia in diabetes. Diabetes Care. 2003 Jun; 26(6):1902-12.

Cundy T, Gamble G, Townend K, Henley PG, MacPherson P, Roberts AB. Perinatal mortality in Type 2 diabetes mellitus. Diabet Med. 2000; 17(1):33-9.

Cundy T, Gamble G, Neale L, Elder R, McPherson P, Henley P, Rowan J. Differing causes of pregnancy loss in type 1 and type 2 diabetes. Diabetes Care. 2007; 30:2603-7.

Dashe JS, Nathan L, McIntire DD, Leveno KJ. Correlation between amniotic fluid glucose concentration and amniotic fluid volume in pregnancy complicated by diabetes. Am J Obstet Gynecol. 2000; 182(4):901-4.

De Luca AK, Nakazawa CY, Azevedo BC, Rudge MV, De Araújo Costa RA, Calderon IM. Influence of glycemic control on fetal lung maturity in gestations affected by diabetes or mild hyperglycemia. Acta Obstet Gynecol Scand. 2009; 88(9):1036-40.

de Veciana M, Major CA, Morgan MA, Asrat T, Toohey JS, Lien JM, Evans AT. Postprandial versus prepandial blood glucose monitoring in women with gestational diabetes mellitus requiring insulin therapy. N Engl J Med. 1995; 9; 333(19):1237-41.

Diamond MP; Entman SS; Salyer SL; Vaughn WK; Boehm FH Increased risk of endometritis and wound infection after cesarean section in insulin-dependent diabetic women. Am J Obstet Gynecol. 155(2):297-300.

Durnwald CP, Landon MB. A comparison of lispro and regular insulin for the management of type 1 and type 2 diabetes in pregnancy. J Matern Fetal Neonatal Med. 2008 May; 21(5):309-13.

Expert Committee on the Diagnosis and Classification of Diabetes Mellitus. Report of the expert committee on the diagnosis and classification of diabetes mellitus. Diabetes Care. 2003; 26 Suppl 1:S5-20.

Esakoff TF, Cheng YW, Sparks TN, Caughey AB. The association between birthweight 4000 g or greater and perinatal outcomes in patients with and without gestational diabetes mellitus. Am J Obstet Gynecol. 2009; 200(6):672.e1-4.

Fang YM, MacKeen D, Egan JF, Zelop CM. Insulin glargine compared with Neutral Protamine Hagedorn insulin in the treatment of pregnant diabetics. J Matern Fetal Neonatal Med. 2009 Mar; 22(3):249-53.

Farrar Diane, Tuffnell Derek J, West Jane. Continuous subcutaneous insulin infusion versus multiple daily injections of insulin for pregnant women with diabetes. Cochrane Database of Systematic Reviews. In: The Cochrane Library, Issue 2, Art. No. CD005542. DOI: 10.1002/14651858.CD005542.pub3

Galerneau F; Inzucchi SE. Diabetes mellitus in pregnancy. – Obstet Gynecol Clin North Am 2004; 31(4):907-33

Galindo A, Burguillo AG, Azriel S, Fuente Pde L. Outcome of fetuses in women with pregestational diabetes mellitus. J Perinat Med. 2006; 34(4):323-31.

Garner P, Okun N, Keely E, Wells G, Perkins S, Sylvain J, Belcher J. A randomized controlled trial of strict glycemic control and tertiary level obstetric care versus routine obstetric care in the management of gestational diabetes: a pilot study. Am J Obstet Gynecol. 1997; 177(1):190-5.

Gestational Diabetes Mellitus. American Diabetes Association – Diabetes Care 2004; 27 Suppl 1:S88-90.

Glatstein MM, Djokanovic N, Garcia-Bournissen F, Finkelstein Y, Koren G. Use of hypoglycemic drugs during lactation. Can Fam Physician. 2009 Apr; 55(4):371-3.

Golden SH, Bennett WL, Baptist-Roberts K, Wilson LM, Barone B, Gary TL, Bass E, Nicholson WK. Antepartum glucose tolerance test results as predictors of type 2 diabetes mellitus in women with a history of gestational diabetes mellitus: a systematic review. Gend Med. 2009; 6 Suppl 1:109-22.

Gonen R, Bader D, Ajami M. Effects of a policy of elective cesarean delivery in cases of suspected fetal macrosomia on the incidence of brachial plexus injury and the rate of cesarean delivery. Am J Obstet Gynecol. 2000 Nov; 183(5):1296-300.

Gottlieb AG, Galan HL. Shoulder dystocia: an update. Obstet Gynecol Clin North Am. 2007; 34(3):501-31.

Graves CR. Antepartum fetal surveillance and timing of delivery in the pregnancy complicated by diabetes mellitus. Clin Obstet Gynecol. 2007; 50(4):1007-13.

Gutiérrez Gutiérrez HI, Carrillo Iñiguez MJ, Pestaña Mendoza S, Santamaría Ferreira M. Pregnant diabetic patients: institutional experience. Ginecol Obstet Mex. 2006; 74(4):187-92.

Hagay Z, Weissman A. Management of diabetic pregnancy complicated by coronary artery disease and neuropathy. Obstet Gynecol Clin North Am. 1996 Mar; 23(1):205-20.

Hawkins JS, Casey BM. Labor and delivery management for women with diabetes. Obstet Gynecol Clin North Am. 2007; 34(2):323-34.

Hawkins JS, Casey BM, Lo JY, Moss K, McIntire DD, Leveno KJ. Weekly compared with daily blood glucose monitoring in women with diet-treated gestational diabetes. Obstet Gynecol. 2009 Jun; 113(6):1307-12.

Herbst MA. Treatment of suspected fetal macrosomia: a cost-effectiveness analysis. Am J Obstet Gynecol. 2005 Sep; 193(3 Pt 2):1035-9.

Hillier TA, Vesco KK, Pedula KL, Beil TL, Whitlock EP, Pettitt DJ. Screening for gestational diabetes mellitus: a systematic review for the U.S. Preventive Services Task Force. Ann Intern Med. 2008; 20; 148:766-75.

Hod M, Damm P, Kaaja R, Visser GH, Dunne F, Demidova I, Hansen AS, Mersebach H; Insulin Aspart Pregnancy Study Group. Fetal and perinatal outcomes in type 1 diabetes pregnancy: a randomized study comparing insulin aspart with human insulin in 322 subjects. Am J Obstet Gynecol. 2008; 198:186.e1-7.

Imbergamo MP, Amato MC, Sciortino G, Gambina M, Accidenti M, Criscimanna A, Giordano C, Galluzzo A. Use of glargine in pregnant women with type 1 diabetes mellitus: a case-control study. Clin Ther. 2008 Aug; 30(8):1476-84.

Inkster ME, Fahey TP, Donnan PT, Leese GP, Mires GJ, Murphy DJ. Poor glycated haemoglobin control and adverse pregnancy outcomes in type 1 and type 2 diabetes mellitus: systematic review of observational studies. BMC Pregnancy Childbirth. 2006; 30; 6:30.

Jain A, Aggarwal R, Jeevasanker M, Agarwal R, Deorari AK, Paul VK. Hypoglycemia in the newborn. Indian J Pediatr. 2008 Jan; 75(1):63-7.

Jovanovic L, Knopp RH, Brown Z, Conley MR, Park E, Mills JL, Metzger BE, Aarons JH, Holmes LB, Simpson JL; National Institute of Child Health and Human Development Diabetes in Early Pregnancy Study Group. Declining insulin requirement in the late first trimester of diabetic pregnancy. Diabetes Care. 2001; 24(7):1130-6.

Jovanovic L, Nakai Y. Successful pregnancy in women with type 1 diabetes: from preconception through postpartum care. Endocrinol Metab Clin North Am. 2006; 35(1):79-97, vi.

Korenbrot CC, Steinberg A, Bender C, Newberry S. Preconception care: a systematic review. Matern Child Health J. 2002; 6(2):75-88.

Landon MB. Diabetic nephropathy and pregnancy. Clin Obstet Gynecol. 2007; 50(4):998-1006.

Langer O, Conway DL, Berkus MD, Xenakis EM, Gonzales O. A comparison of glyburide and insulin in women with gestational diabetes mellitus. N Engl J Med. 2000; 19; 343(16):1134-8.

Langer O, Rodriguez DA, Xenakis EM, McFarland MB, Berkus MD, Arrendondo F. Intensified versus conventional management of gestational diabetes. Am J Obstet Gynecol. 1994; 170(4):1036-46.

Langer O. Management of gestational diabetes: pharmacologic treatment options and glycemic control. Endocrinol Metab Clin North Am. 2006; 35(1):53-78, vi.

Lapolla A, Cardone C, Negrin P, Midena E, Marini S, Gardellin C, Bruttomesso D, Fedele D. Pregnancy does not induce or worsen retinal and peripheral nerve dysfunction in insulin-dependent diabetic women. J Diabetes Complications. 1998; 12(2):74-80.

Lepercq J, Abbou H, Agostini C, Toubas F, Francoual C, Velho G, Dubois-Laforgue D, Timsit J. A standardized protocol to achieve normoglycaemia during labour and delivery in women with type 1 diabetes. Diabetes Metab. 2008 Feb; 34(1):33-7.

Lloyd A, Townsend C, Munro V, Twena N, Nielsen S, Holman A. Cost-effectiveness of insulin aspart compared to human insulin in pregnant women with type 1 diabetes in the UK. Curr Med Res Opin. 2009 Mar; 25(3):599-605.

Maayan-Metzger A, Lubin D, Kuint J. Hypoglycemia Rates in the First Days of Life among Term Infants Born to Diabetic Mothers. Neonatology. 2009 Feb; 19; 96(2):80-85.

Maganha CA, Nomura RM, Zugaib M. Association between maternal glycemic profile and amniotic fluid index in pregnancies complicated by pregestational Diabetes Mellitus. Rev Assoc Med Bras. 2009; 55:169-74.

Manderson JG, Patterson CC, Hadden DR, Traub AI, Ennis C, McCance DR. Preprandial versus postprandial blood glucose monitoring in type 1 diabetic pregnancy: a randomized controlled clinical trial. Am J Obstet Gynecol. 2003; 189(2):507-12.

Mathiesen ER, Christensen AB, Hellmuth E, Hornnes P, Stage E, Damm P. Insulin dose during glucocorticoid treatment for fetal lung maturation in diabetic pregnancy: test of an algorithm [correction of analgoritm]. Acta Obstet Gynecol Scand. 2002 Sep; 81(9):835-9.

McFarland MB, Langer O, Conway DL, Berkus MD. Dietary therapy for gestational diabetes: how long is long enough? Obstet Gynecol. 1999; 93(6):978-82.

Mecacci F, Carignani L, Cioni R, Bartoli E, Parretti E, La Torre P, Scarselli G, Mello G. Maternal metabolic control and perinatal outcome in women with gestational diabetes treated with regular or lispro insulin: comparison with non-diabetic pregnant women. Eur J Obstet Gynecol Reprod Biol. 2003; 10; 111(1):19-24.

Melamed N, Chen R, Soiberman U, Ben-Haroush A, Hod M, Yogev Y. Spontaneous and indicated preterm delivery in pregestational diabetes mellitus: etiology and risk factors. Arch Gynecol Obstet. 2008 Jan 12 [Epub ahead of print].

Melamed N, Yogev Y. Can pregnant diabetics be treated with glyburide? Womens Health (Lond Engl). 2009 Nov; 5(6):649-58.

Menezes JA: Morbidade neonatal em recém-nascidos de mães com diabetes gestacional – [Tese de Mestrado]. Centro de Ciências da saúde- UFPE, 1995

Metzger BE, Phelps RL, Dooley SL. The mother in pregnancies complicated by diabetes mellitus. Porte D, Sherwin RS, Baron A. Ellenberg and Rifkin´s diabetes mellitus 2002 New York: McGraw-Hill: 626.

Miodovnik M, Rosenn BM, Khoury JC, Grigsby JL, Siddiqi TA. Does pregnancy increase the risk for development and progression of diabetic nephropathy? Am J Obstet Gynecol. 1996; 174(4):1180-9.

Moretti ME, Rezvani M, Koren G. Safety of glyburide for gestational diabetes: a meta-analysis of pregnancy outcomes. Ann Pharmacother. 2008 Apr; 42(4):483-90.

Mukhopadhyay A, Farrell T, Fraser RB, Ola B. Continuous subcutaneous insulin infusion vs intensive conventional insulin therapy in pregnant diabetic women: a systematic review and metaanalysis of randomized, controlled trials. Am J Obstet Gynecol. 2007; 197(5):447-56.

Murphy HR, Rayman G, Lewis K, Kelly S, Johal B, Duffield K, Fowler D, Campbell PJ, Temple RC. Effectiveness of continuous glucose monitoring in pregnant women with diabetes: randomised clinical trial. BMJ. 2008 Sep; 25; 337:a1680.

NATIONAL DIABETES DATA GROUP – Classification and diagnosis of diabetes mellitus and other categories of glucose intolerance. Diabetes 1979; 28:1039-1057.

Nicholson W, Bolen S, Witkop CT, Neale D, Wilson L, Bass E. Benefits and risks of oral diabetes agents compared with insulin in women with gestational diabetes: a systematic review. Obstet Gynecol. 2009 Jan; 113(1):193-205.

Nielsen LR, Damm P, Mathiesen ER. Improved pregnancy outcome in type 1 diabetic women with microalbuminuria or diabetic nephropathy: effect of intensified antihypertensive therapy? Diabetes Care. 2009 Jan; 32(1):38-44.

Nold JL, Georgieff MK. Infants of diabetic mothers. Pediatr Clin North Am. 2004; 51(3):619-37.

Patterson JE, Andriole VT. Bacterial urinary tract infections in diabetes. Infect Dis Clin North Am 1995; 9:25-51.

Patterson TF, Andriole VT. Detection, significance, and therapy of bacteriuria in pregnancy Update in the managed health care era. Infect Dis Clin North Am 1997; 11 (3):593-608.

Persson B. Neonatal glucose metabolism in offspring of mothers with varying degrees of hyperglycemia during pregnancy. Semin Fetal Neonatal Med. 2009 Apr; 14(2):106-10.

Pettit DJ, Ospina P, Howard C, Zisser H, Jovanovic L. Efficacy, safety and lack of immunogenicity of insulin aspart compared with regular human insulin for women with gestational diabetes mellitus. Diabet Med. 2007; 24(10):1129-35.

Phelps RL, Sakol P, Metzger BE, Jampol LM, Freinkel N. Changes in diabetic retinopathy during pregnancy. Correlations with regulation of hyperglycemia. Arch Ophthalmol. 1986; 104(12):1806-10.

Purdy LP, Hantsch CE, Molitch ME, Metzger BE, Phelps RL, Dooley SL, Hou SH. Effect of pregnancy on renal function in patients with moderate-to-severe diabetic renal insufficiency. Diabetes Care. 1996 Oct; 19(10):1067-74.

Reece EA, Homko CJ. Prepregnancy care and the prevention of fetal malformations in the pregnancy complicated by diabetes. Clin Obstet Gynecol. 2007; 50:990-7.

Rinala SG, Dryfhout VL, Lambers DS. Correlation of glucose concentrations in maternal serum and amniotic fluid in high-risk pregnancies. Am J Obstet Gynecol. 2009; 200:e43-4.

Riviello C, Mello G, Jovanovic LG. Breastfeeding and the basal insulin requirement in type 1 diabetic women. Endocr Pract. 2009 May-Jun; 15(3):187-93.

Rizzo T, Metzger BE, Burns WJ, Burns K. Correlations between antepartum maternal metabolism and child intelligence. N Engl J Med. 1991; 26; 325:911-6.

Rosenn B, Miodovnik M, Tsang R. Common clinical manifestations of maternal diabetes in newborn infants: implications for the practicing pediatrician. Pediatr Ann. 1996; 25(4):215-22.

Rossing P. Prediction, progression and prevention of diabetic nephropathy. The Minkowski Lecture 2005. Diabetologia. 2006; 49(1):11-9.

Rudge MVC, Calderon IMP, Ramos MD, Brasil MAM, Peraçoli JC. Comparação de dois métodos de rastreamento do diabete na gestação. Ver Brás Ginelcol Obstet 1994; 16:203-5.

Rudge MV, Lima CA, Paulette TA, Jovanovic L, Negrato CA, Rudge CV, Calderon IM, Dias A, Atallah AN. Influence of lower cutoff values for 100-g oral glucose tolerance test and glycemic profile for identification of pregnant women at excessive fetal growth risk. Endocr Pract. 2008 Sep; 14(6):678-85.

Santos LC, Amorim MMR, Katz L, Albuquerque CJM. Terapia Intensiva em Obstetrícia. Rio de Janeiro: Medsi; 2004.

Schwartz ML, Ray WN, Lubarsky SL: The diagnosis and classification of gestational diabetes mellitus: Is it time to change our tune ? Am J Obstet Gynecol 1999; 180:1560-1571.

Screening for Gestational Diabetes Mellitus. Recommendations and Rationale. U.S. Preventive Services Task Force – USPSTF, Third Edition (2000-2003).

Sermer M, Naylor DC, Gare DJ, Kenshole AB, Ritchie JWK, Farine D, Cohen HR, McArthur K, Holzapfel S, Biringer A, Chen E: Impact of increasing carbohydrate intolerance on maternal-fetal outcomes in 3637 women without gestational diabetes. Am J Obstet Gynecol 1995; 173(1).

Shah BR, Retnakaran R, Booth GL. Increased risk of cardiovascular disease in young women following gestational diabetes mellitus. Diabetes Care. 2008; 31(8):1668-9.

Sheth BP. Does pregnancy accelerate the rate of progression of diabetic retinopathy? An update. Curr Diab Rep. 2008; 8:270-3.

Sibai BM, Caritis S, Hauth J, Lindheimer M, VanDorsten JP, MacPherson C, Klebanoff M, Landon M, Miodovnik M, Paul R, Meis P, Dombrowski M, Thurnau G, Roberts J, McNellis D.Risks of preeclampsia and adverse neonatal outcomes among women with pregestational diabetes mellitus. National Institute of Child Health and Human Development Network of Maternal-Fetal Medicine Units.Am J Obstet Gynecol. 2000; 182(2):364-9 (a).

Sibai BM, Caritis SN, Hauth JC, MacPherson C, VanDorsten JP, Klebanoff M, Landon M, Paul RH, Meis PJ, Miodovnik M, Dombrowski MP, Thurnau GR, Moawad AH, Roberts J. Preterm delivery in women with pregestational diabetes mellitus or chronic hypertension relative to women with uncomplicated pregnancies. The National institute of Child health and Human Development Maternal- Fetal Medicine Units Network. Am J Obstet Gynecol. 2000; 183(6):1520-4 (b).

Silva JC, Bertini AM, Ribeiro TE, de Carvalho LS, Melo MM, Barreto Neto L. Factors related to the presence of large for gestational age newborns in pregnant women with gestational diabetes mellitus. Rev Bras Ginecol Obstet. 2009 Jan; 31(1):5-9.

Singh C, Jovanovic L Insulin analogues in the treatment of diabetes in pregnancy. Obstet Gynecol Clin North Am. 2007; 34(2):275-91, ix.

Smith JG, Manuck TA, White J, Merrill DC. Insulin glargine versus neutral protamine Hagedorn insulin for treatment of diabetes in pregnancy. Am J Perinatol. 2009 Jan; 26(1):57-62.

Stenninger E, Lindqvist A, Aman J, Ostlund I, Schvarcz E. Continuous Subcutaneous Glucose Monitoring System in diabetic mothers during labour and postnatal glucose adaptation of their infants. Diabet Med. 2008 Apr; 25(4):450-4.

Sun Y, Yang H, Sun WJ. Risk factors for pre-eclampsia in pregnant Chinese women with abnormal glucose metabolism. Int J Gynaecol Obstet. 2008; 101:74-6.

Takoudes TC, Weitzen S, Slocum J, Malee M. Risk of cesarean wound complications in diabetic gestations. Am J Obstet Gynecol. 2004 Sep; 191(3):958-63.

Torloni MR, Betrán AP, Horta BL, Nakamura MU, Atallah AN, Moron AF, Valente O. Prepregnancy BMI and the risk of gestational diabetes: a systematic review of the literature with meta-analysis. Obes Rev. 2009; 10:194-203.

Turok DK, Ratcliffe SD, Baxley EG. Management of gestational diabetes mellitus. Am Fam Physician. 2003 1; 68(9):1767-72.

Unger J. Diagnosis and management of type 2diabetes and prediabetes – Prim Care 2007; 34(4):731-59.

Vink JY, Poggi SH, Ghidini A, Spong CY. Amniotic fluid index and birth weight: is there a relationship in diabetics with poor glycemic control? Am J Obstet Gynecol. 2006; 195(3):848-50.

White, P. Classification of obstetric diabetes. Am J Obstet Gynecol, 1978; 130:228-233.

Witkop CT, Neale D, Wilson LM, Bass EB, Nicholson WK Active compared with expectant delivery management in women with gestational diabetes: a systematic review. Obstet Gynecol. 2009; 113(1):206-17.

Wong VW, Garden F, Jalaludin B. Hyperglycaemia following glucose challenge test during pregnancy: when can a screening test become diagnostic? Diabetes Res Clin Pract. 2009; 83:394-6.

Wood SL, Sauve R, Ross S, Brant R, Love EJ. Prediabetes and perinatal mortality. Diabetes Care. 2000; 23(12):1752-4.

Wyatt JW, Frias JL, Hoyme HE, Jovanovic L, Kaaja R, Brown F, Garg S, Lee-Parritz A, Seely EW, Kerr L, Mattoo V, Tan M; IONS study group. Congenital anomaly rate in offspring of mothers with diabetes treated with insulin lispro during pregnancy. Diabet Med. 2005; 22(6):803-7.

Yogev Y, Ben-Haroush A, Chen R, Rosenn B, Hod M, Langer O. Diurnal glycemic profile in obese and normal weight nondiabetic pregnant women. Am J Obstet Gynecol. 2004; 191(3):949-53.

Yogev Y, Metzger BE, Hod M. Establishing diagnosis of gestational diabetes mellitus: Impact of the hyperglycemia and adverse pregnancy outcome study. Semin Fetal Neonatal Med. 2009; 14:94-100.

CAPÍTULO 19

Doenças da Tireoide na Gestação

Ana Carla Montenegro • Brena Carvalho Pinto de Melo

INTRODUÇÃO

As doenças da tireoide são a segunda endocrinopatia mais frequente nas mulheres na menacma, atrás apenas do diabetes, e frequentemente se manifestam durante o período reprodutivo. As mudanças fisiológicas que ocorrem durante a gravidez podem mimetizar uma alteração tireoidiana ou mesmo exacerbar uma doença tiroidiana prévia[1].

Várias são as doenças tireoidianas que podem ocorrer no período gestacional, quando seu manejo possui certas características particulares. Da mesma forma em que há uma influência da gestação na evolução de uma tireoidopatia prévia, a doença tireoidiana interfere na evolução da gestação. Entre as tireoidopatias, podem-se destacar: (1) hipotireoidismo clínico; (2) hipotireoidismo subclínico; (3) hipertireoidismo clínico; (4) hipertireoidismo subclínico; (5) presença de autoanticorpos da tireoide; (6) nódulos; (7) e nutrição de iodo insatisfatória. Entre estes distúrbios, o hipotireoidismo materno é o mais comum durante a gravidez e está associado a perda fetal, hipertensão, parto prematuro e redução da capacidade intelectual do recém-nascido. O hipertireoidismo materno, por sua vez, é menos comum na gestação e afeta aproximadamente duas em cada 1.000 gestações. O excesso de hormônio tireoidiano durante a gestação pode acarretar perda fetal, restrição do crescimento intrauterino, pré-eclâmpsia e parto prematuro[1,2].

A severidade e a duração da doença tireoidiana necessárias para produzir estas anormalidades não são completamente conhecidas, embora o volume de estudos sobre a influência das tireoidopatias na gestação tenha crescido nos últimos 15 anos[2].

HIPOTIREOIDISMO E GRAVIDEZ

Hipotireoidismo é uma síndrome clínica caracterizada pela produção deficiente ou ação insatisfatória dos hormônios tireoidianos. Quando o hipotireoidismo é resultado de um distúrbio da própria glândula, denomina-se *hipotireoidismo primário*, o qual se caracteriza pela elevação do hormônio tireoestimulante (TSH) com tiroxina livre (T4L) baixa. Já o *hipotireoidismo secundário* e o *hipotireoidismo terciário* estão relacionados com disfunção na pituitária e distúrbios no hipotálamo, respectivamente – ambos, porém, apresentam o nível de TSH baixo ou no limite inferior da normalidade, com T4L baixo. Há, ainda, a possibilidade de se identificar TSH elevado e nível normal de T4L e tri-iodotiroxina livre (T3L), situação denominada de *hipotireoidismo subclínico*.

A prevalência do hipotireoidismo durante a gravidez está estimada entre 0,3% e 0,5% para o *hipotireoidismo clínico* (**HC**) e entre 2% e 3% para o *hipotireoidismo subclínico* (**HSC**). Estima-se, ainda, que autoanticorpos antitiroide podem ser encontrados em 5% a 15% das mulheres em idade reprodutiva[3]. A tiroidite autoimune crônica é, ainda, a principal causa de hipotireoidismo durante a gravidez, conforme indica estudo prospectivo populacional realizado nos EUA com 9.471 mulheres grávidas. A pesquisa, que mediu o TSH sérico durante o segundo e terceiro trimestres da gestação, diagnosticou hipotireoidismo em 2,2% das gestantes. Além disso, verificou-se a presença da tireoidite autoimune em 55% das mulheres com **HSC** e em mais de 80% das mulheres com **HC** (A)[3].

O hipotireoidismo pode ser causado também pelo tratamento para o hipertireoidismo (com iodo ou cirurgia), cirurgia para tumores da tiroide, tireoidite linfocítica e pela já mencionada insuficiência da ingesta de iodo[1]. É válido destacar, ainda, que a deficiência de iodo é a causa mais comum de hipotireoidismo no mundo. Estima-se que entre 1 bilhão e 1,5 bilhão de pessoas estejam em risco. Não por acaso, a recomendação, tanto da American Association of Clinical Endocrinologists quanto da Organização Mundial da Saúde, é de ingestão de 150 µg/dia de iodo, e para mulheres em idade reprodutiva, esse valor chega a 200-300 µg/dia (B)[1]. Em casos de deficiência severa de iodo, com ingestas de apenas 20 a 25 µg/dia durante a gestação, pode-se ter o cretinismo endêmico como resultado[1].

Em países como o Brasil, em que há suplementação de iodo no sal de cozinha, a causa mais comum de hipotireoidismo é a tireoidite linfocítica crônica, conhecida como tireoidite de Hashimoto. A tireoidite de Hashimoto ocorre em 8% a 10 % das mulheres em idade reprodutiva e é a principal causa de hipotireoidismo durante a gravidez. Observa-se, ainda, que 10% a 20% das mulheres tratadas com I^{131} tornam-se hipotireóideas em 6 meses e 2% a 4% tornam-se hipotireóideas a cada ano após o tratamento[3] (A). A tireoidite viral subaguda e a tireoidite supurativa também podem resultar em hipotireoidismo. Já o hipotireoidismo secundário a doenças pituitárias ou hipotalâmicas é raro, mas pode ser verificado em algumas condições, como na síndrome de Sheehan e na hipofisite linfocítica.

QUADROS CLÍNICO E LABORATORIAL

Os sinais e sintomas do hipotireoidismo são inespecíficos. Entre os mais característicos estão aumento de peso, aumento da sensibilidade ao frio, pele ressecada, astenia e constipação intestinal. Quando ocorrem durante o período da gravidez, alguns desses sintomas não são facilmente identificados como disfunção tireoidiana, pois se confundem com as queixas comuns deste período, principalmente cansaço e alteração do hábito intestinal. Muitas mulheres são completamente assintomáticas, o que requer uma avaliação sistemática durante o pré-natal para identificação das disfunções tireoidianas, conduta que levanta algumas discussões nas recomendações estabelecidas.

O comitê da Endocrine Society recomenda realizar avaliação da função tireoidiana no início da gestação. Entretanto, um estudo realizado com 1.560 mulheres recomenda que o *screening* deve ser realizado apenas nas mulheres cuja situação seja considerada de alto risco para doença tireoidiana[3]. A avaliação laboratorial com medida da função tireoidiana pode confirmar o diagnóstico. O diagnóstico do hipotireoidismo primário é sugerido com a identificação do TSH sérico elevado. Os níveis séricos de T4L diferenciam a condição clínica da subclínica, uma vez que ele está diminuído na primeira situação e normal na segunda. Quando esta avaliação é realizada no período gestacional, os valores de referência devem ser considerados para a idade gestacional.

Frequentemente, os autoanticorpos antitireóideos (antitireoglobulina, anticorpo antiperoxidase) estão presentes nos casos de hipotireoidismo. Outras anormalidades laboratoriais também podem ser encontradas, incluindo elevação da creatinina fosfoquinase, colesterol e testes da função hepática[1]. Devido à associação de doenças autoimunes, algumas pacientes com hipotireoidismo apresentam-se com diabetes tipo 1 (DM1). Há uma prevalência de 5% a 8% de hipotireoidismo nas mulheres com DM1; e as mulheres que são diabéticas tipo 1 têm um risco de 25% de desenvolver disfunção da tireoide no pós-parto[4,5].

O nível normal do T4 total sérico é modificado durante a gravidez consequente ao rápido aumento nos níveis de globulina carreadora de tiroxina (GCT). Portanto, o nível de T4 total, que varia de 5-12 mcg/dL ou 50-150 nmol/litro, deve ser corrigido no segundo e no terceiro trimestres, multiplicando-se os valores referenciais por 1,5[6]. O T4 livre também sofre influência das mudanças que ocorrem durante a gravidez. Alguns autores propuseram recentemente adaptar os níveis séricos do T4L a referências laboratório-específicas ou trimestre gestacional específicas, apesar de não haver consenso estabelecido[6]. Os níveis de TSH sérico são influenciados pela ação tireotrópica da gonadotrofina coriônica humana (hCG). A possível ação inibitória da unidade α do hCG pode levar a um decréscimo transitório do TSH, entre 8 e 14 semanas. Por este motivo, os níveis de referência clássicos utilizados para o TSH sérico (0,4 mIU/litro para o limite inferior e 4 mIU/litro para o limite superior) podem ser interpretados como normais em mulheres que já apresentavam discreta elevação do TSH. Por outro lado, deve-se suspeitar de hipertireoidismo em mulheres normais que tiveram o seu TSH sérico suprimido durante a gravidez[7]. Dashe *et al.* conduziram um estudo observacional prospectivo com 13.731 mulheres e concluíram que os níveis séricos do TSH durante a gestação devem ser corrigidos para a idade gestacional e para o número de fetos. Foi demonstrado que 28% das gestações com o valor do TSH sérico maior que 2 DP (desvios padrão) abaixo do escore médio não deveriam ser avaliadas pelos níveis referenciais do TSH sérico de mulheres fora da gestação, sob o risco de um falso negativo para o diagnóstico de hipotireoidismo. Foi sugerido, também, que os valores do TSH devam ser expressos em múltiplos da mediana (MOM) para facilitar a comparação entre laboratórios e populações. Outros autores têm proposto o uso das referenciais trimestre específicas para o TSH sérico durante a gravidez[7] (B).

REPERCUSSÕES DO HIPOTIREOIDISMO SOBRE A GESTAÇÃO

Aspectos maternos

Há uma conhecida associação entre hipotireoidismo e diminuição de fertilidade, embora o hipotireoidismo não impossibilite a concepção. Abalovich *et al.* identificaram que 34% das mulheres com hipotireoidismo engravidaram sem tratamento, 11% delas tinham hipotireoidismo clínico e 89%, subclínico. Quando uma mulher com hipotireoidismo engravida, há maior risco de complicações obstétricas precoces e tardias, como aumento da prevalência de abortos, anemia, hipertensão gestacional, descolamento prematuro de placenta e hemorragias no pós-parto[3] (C) (entretanto, a afirmação referente ao risco aumentado de hemorragia pós-parto é baseada em um estudo de série de 28 casos,[8] e não há referências a hipotireoidismo como fator de risco para hemorragia pós-parto nas metanálises sobre o tema). Estas complicações são mais frequentes no hipotireoidismo clínico do que no subclínico. Contudo, o tratamento com reposição adequada com levotiroxina diminui de forma significativa a ocorrência destas complicações[1] (A).

Aspectos fetais

O hipotireoidismo clínico está associado a adversidades neonatais como prematuridade, baixo peso ao nascimento e problemas respiratórios neonatais. O aumento da prevalência de morte fetal e perinatal também tem sido descrito, embora não se confirme em todos os estudos[3] (A). São relatadas, ainda, complicações nos recém-nascidos de mães com hipotireoidismo subclínico, apesar de menos frequente que nos casos de hipotireoidismo clínico[3] (A). Casey *et al.*, em um estudo prospectivo observacional envolvendo mais de 25.000 gestantes, observaram que em gestantes com hipotireoidismo subclínico o risco de descolamento prematuro da placenta foi três vezes maior risco relativo (RR) 3; 95%; intervalo de confiança (IC) 1,1-8,2 e duas vezes maior para partos prematuros (RR1, 8; 95% IC1, 1-2, 9) quando em comparação com gestantes com a função tireoidiana normal[9] (B). Em um estudo de caso controle, Stagnaro-Green *et AL.* compararam a função tireoidiana das mulheres que tiveram parto prematuro com os controles do parto a termo, e identificaram que mulheres com partos prematuros precoces (antes de 32 semanas) apresentaram hipotireoidismo subclínico três vezes mais que os controles[10] (B). Em um estudo prospectivo intervencionista envolvendo 984 gestantes, Negro *et al.* relataram significante diminuição na frequência de parto prematuro entre as mulheres com anticorpos antitireoidianos positivos que receberam levotiroxina quando comparadas a mulheres em anticorpo antitireoide positivo que não receberam o hormônio, e que evoluíram para o hipotireoidismo subclínico durante a gestação[11] (A).

O desenvolvimento do cérebro fetal necessita da passagem transplacentária do T4 materno no primeiro trimestre de gestação, período em que glândula tireoidiana fetal ainda não se desenvolveu – a falta de iodo durante esta etapa pode levar ao comprometimento do desenvolvimento neurológico do feto. A detecção de hormônios tireoidianos na estrutura fetal, nos estágios precoces da gestação, explica-se unicamente pela passagem transplacentária dos hormônios maternos[3].

Os estudos mostram que ocorre significativo aumento do risco de comprometimento do desenvolvimento neuropsicológico e de habilidades cognitivas nos indivíduos nascidos de mães hipotireóideas. Um estudo prospectivo que acompanhou mais de 25.000 crianças nascidas de mães com hipotireoidismo durante a gravidez identificou que os testes para o desenvolvimento neuropsicológico de crianças nascidas de mães com hipotiroidismo não tratado apresentaram 7 pontos abaixo da média no QI quando comparadas às crianças de mães saudáveis[12]. Outro estudo encontrou que crianças nascidas de mães com hipotiroidismo tratado com doses insuficientes de levotiroxina (TSH entre 5-7 mIU/litro) podem apresentar déficits cognitivos relevantes, em função da severidade e do tempo de reposição inadequada da reposição hormonal materna[13] (C). Há também evidências de que níveis reduzidos de T4 (abaixo do 10º percentil para o valor de referência para gravidez normal) no primeiro trimestre de gestação está associado a retardo no desenvolvimento em crianças de 10 meses de idade[14] (B). Nos casos em que se avalia o hipotireoidismo materno secundário ao déficit de iodo, e não de doença autoimune, ocorre a peculiaridade que tanto a tireoide materna como a fetal estão com sua função comprometida[15] (B).

TRATAMENTO

O tratamento do hipotireoidismo é baseado na reposição de levotiroxina, uma vez afastada a possibilidade de déficit nutricional de iodo. A gestante com hipotireoidismo necessita de doses maiores de levotiroxina quando comparada a mulheres fora da gestação. Mulheres que já fazem reposição hormonal geralmente necessitam aumentar a dose da levotiroxina em torno de 30% a 50% da dose anterior à gravidez. O maior requerimento dos hormônios da tireoide pode ser explicado por várias razões. Entre elas, aumento fisiológico dos níveis de globulina carreadora de tiroxina devido ao estrógeno, aumento do volume de distribuição dos hormônios tireoidianos e aumento do transporte placentário dos hormônios para o feto[5].

A dose de levotiroxina para tratamento do hipotireoidismo em mulheres não gestantes é em torno de 1,7-2 µg/kg/dia. Durante a gravidez, a dose deve ser aumentada para 2-2,4 µg/kg/dia, uma dose em torno de 100-150 mcg/dia. Nas gestantes que já faziam reposição com levotiroxina antes de engravidar, a necessidade de ajuste da dose se manifesta precocemente (4-6 semanas de gestação). Alguns especialistas recomendam o aumento da levotiroxina após a confirmação da gravidez, antes mesmo da avaliação do TSH no primeiro trimestre[5,15] (B). As necessidades de aumento vão variar segundo a etiologia do hipotireoidismo, maior nos casos de ablação com radioiodo, tireoidectomia ou agenesia; e menor nos casos de tireoidite de Hashimoto. O aumento pode ser baseado no valor do TSH sérico. Para valores de TSH entre 5-10 mIU/litro, deve-se aumentar a levotiroxina em torno de 25-50 µg /dia; para níveis de TSH entre 10-20 mIU/litro, 50-75 µg/dia; e quando o TSH se encontrar acima de 20 mIU/litro, 75-100 µg /dia.

Correção da dose de levotiroxina durante a gestação de acordo com níveis de TSH

TSH	Dose corrigida da levotiroxina
5-10 mIU/litro	25-50 µg/dia
10-20 mIU/litro	50-75 µg/dia
>20 mil/litro	75-100 µg/dia

O TSH deve ser medido 1 mês após o início do tratamento. O objetivo é mantê-lo num valor considerado satisfatório, em torno de 2,5 mIU/litro e o T4L normal para os níveis de referência trimestre específico. Uma vez atingidos estes objetivos, os testes de função tireoidiana devem ser monitorizados a cada 6-8 semanas. Caso a função tireoidiana permaneça alterada, a dose de levotiroxina deve ser ajustada e os testes repetidos em 30 dias. Deve-se repetir o processo até a normalização da função tireoidiana. A maioria das mulheres necessita reduzir a dose de levotiroxina que receberam durante a gravidez aproximadamente 4 semanas após o parto. É importante a monitorização da função tireoidiana, por volta de 6 meses após o parto, principalmente nas mulheres com evidência de autoimunidade, devido ao risco de tireoidite pós-parto[5] (B).

CONSIDERAÇÕES CLÍNICAS E RECOMENDAÇÕES

O hipotireoidismo durante a gravidez traz algum problema para a mãe ou para o feto?

Reconhece-se que o hipotireoidismo durante a gestação pode trazer efeitos graves para o desenvolvimento fetal e para o seguimento da gestação (B).

Quais as gestantes que devem ser triadas para disfunção tireoidiana?

Recomenda-se a triagem com TSH na primeira consulta pré-natal ou no diagnóstico de gravidez para as gestantes com alto risco para desenvolver doenças da tireoide (Quadro 19-1). Apesar do suposto benefício do *screening* universal para disfunção tireoidiana na gravidez, não há evidências fortes disponíveis que justifiquem tal recomendação (B).

Como deve ser o manejo das mulheres que têm hipotireoidismo antes de engravidarem?

Nos casos de hipotireoidismo diagnosticado antes da gravidez, recomenda-se ajustar a dose do T4 pré-concepção para atingir um TSH inferior a 2,5 (C).

Em que momento deve-se ajustar a dose de T4 usada por uma gestante previamente com hipotireoidismo?

Usualmente a dose de T4 necessita ser ajustada em torno da 4-6 semanas de gestação e pode requerer de 30% a 50% de aumento na dose anterior (A).

O que se deve fazer quando se diagnostica o hipotireoidismo durante a gravidez?

Se o hipotireoidismo é diagnosticado durante a gravidez, os testes de função tireoidiana devem ser normalizados o mais rapidamente possível. TSH inferior a 2,5 mUI/litro no primeiro trimestre ou 3 mUI/litro nos segundo e terceiro trimestres (A).

Qual o risco para gestantes que apresentam autoimunidade, como por exemplo, a positividade para os autoanticorpos antitireóideos?

Mulheres com autoimunidade para tireoide, que estão eutireóideas no início da gestação, devem ser monitorizadas para elevação do TSH (A).

Quadro 19.1 Mulheres de risco para doença da tireoide

1. Mulheres com história de hipertireoidismo ou hipotireoidismo, tireoidite pós-parto ou lobectomia da tireoide.
2. Mulheres com história familiar de doença da tireoide.
3. Mulheres com bócio.
4. Mulheres com anticorpos antireoidianos positivos.
5. Mulheres com sintomas ou sinais clínicos sugestivos de disfunção tireoidiana como anemia, colesterol elevado e hiponatremia.
6. Mulheres com diabetes tipo 1.
7. Mulheres com desordens autoimunes.
8. Mulheres com irradiação em cabeça ou pescoço.
9. Mulheres com história de abortos ou parto prematuro.

Qual o risco do hipotireoidismo subclínico para a gestação e como deve ser conduzido?

Hipotireoidismo subclínico tem sido associado a complicações na gravidez tanto para a mãe como para o feto. O tratamento com T4 tem sido associado a melhora no seguimento obstétrico, mas não provou modificação sobre o desenvolvimento neurológico do concepto. Os consensos de especialistas recomendam a terapia de reposição com T4 nas gestantes com hipotireoidismo subclínico, para o melhor seguimento obstétrico (B), para a redução de complicações neurológicas do recém-nascido (D).

O que se deve fazer com a dose de T4 após o parto?

Recomenda-se observar a necessidade de redução da dose de levotiroxina após o parto (A).

HIPERTIREOIDISMO E GRAVIDEZ

A tireotoxicose é uma síndrome clínica decorrente do excesso de hormônios tireoidianos que se manifesta por taquicardia, nervosismo, tremores, intolerância ao calor e perda de peso. Chama-se hipertireoidismo quando a elevação dos hormônios decorre de um aumento na produção de hormônio pela glândula tireoide. A doença de Graves é a forma mais comum de hipertireoidismo e é 5 a 10 vezes mais comum em mulheres, com pico de incidência na fase reprodutiva.

O hipertireoidismo durante a gravidez não é raro – a prevalência estimada é de 0,1% a 0,4%, sendo 85% a 95% dos casos doença de Graves[1,16]. Já outras causas de tireotoxicose, como o adenoma tóxico, bócio multinodular tóxico, tireotoxicose factícia e doença hidatiforme, são incomuns[16].

A doença de Graves pode apresentar flutuações durante a gravidez: no primeiro trimestre ocorre uma exacerbação; na fase tardia, uma melhora gradual; e no pós-parto, pode haver piora do hipertireoidismo por Graves. A tireoidite autoimune pode ser a responsável pela elevação dos hormônios da tireoide. Durante a fase de destruição da glândula, é importante a monitorização dos hormônios tiroidianos, pois há possibilidade de depleção da reserva tiroidiana e consequente desenvolvimento de hipotireoidismo ainda durante a gravidez[1].

A tireotoxicose gestacional, decorrente da estimulação do βhCG na glândula tireoide, apresenta-se na gestação tardia e deve ser considerada no diagnóstico diferencial para doença de Graves[3]. Seus sintomas mais frequentes são a hiperêmese com consequente perda de peso.

Os riscos do hipertireoidismo materno para o feto devem-se à própria doença e ao seu tratamento medicamentoso. O TSH não atravessa a barreira placentária, ao contrário do T4, do TRH (hormônio liberador de TSH), do iodo, do anticorpo antirreceptor de TSH (TRAb) e das drogas antitireoidianas[1,3].

QUADRO CLÍNICO E LABORATORIAL

Os sintomas clínicos do hipertireoidismo que não são específicos para a doença (taquicardia, tremores de extremidades, pele quente e úmida e sopro sistólico) podem aparecer em gestação normal. Quando a paciente apresenta sinais clínicos característicos da doença de Graves, como oftalmopatia, bócio e mixedema pré-tibial, o diagnóstico torna-se mais claro.

A confirmação diagnóstica é obtida pela mensuração dos níveis séricos de TSH, T4L e TRAb, que podem atuar tanto estimulando como inibindo as funções tireoidianas. A interpretação do exame deve ser cuidadosa, levando em consideração a diminuição do TSH exercida pelo βhCG no primeiro trimestre de gestação e o aumento da globulina transportadora de hormônio tireoidiano quando não se utilizam os hormônios livres na avaliação[4]. Quando se utiliza o T4 total, deve-se ajustar o valor de referência pelo fator 1,5 para obter o normal para a gravidez[17] (B). Nas situações em que há dúvida quanto ao diagnóstico de hipertireoidismo, como na hiperêmese gravídica, em que o TSH está suprimido em 60% dos casos e em 50% apresenta o T4 livre elevado, o T3 livre pode ser utilizado, pois apenas 12% das mulheres com hiperêmese apresentam elevação do T3. A medida do TRAbs confirma o diagnóstico de doença de Graves, mas nem sempre está disponível[3].

O hipertireoidismo fetal é extremamente raro, mas deve ser considerado nas mulheres com história passada ou atual de doença de Graves. O diagnóstico de hipertireoidismo fetal pode ser sugerido quando se encontram taquicardia fetal, crescimento intrauterino restrito, bócio fetal, hidropisia fetal e insuficiência cardíaca fetal. Mas a confirmação só pode ser feita pela análise dos hormônios tireoidianos do sangue do cordão umbilical[18]. O hipertireoidismo do neonato acontece pela passagem transplacentária do TRAb materno.

REPERCUSSÕES DO HIPERTIREOIDISMO SOBRE A GESTAÇÃO

O hipertireoidismo materno não controlado está associado a uma série de complicações para a gestação, tanto para a mãe como para o feto. A prematuridade está associada à tireotoxicose materna mal controlada[19]. Em um estudo retrospectivo observacional com 181 gestantes hipertireóideas, observou-se que 88% das mulheres não tratadas para o hipertireoidismo tiveram parto prematuro. No caso das parcialmente tratadas, o percentual caiu para 25% e, entre as adequadamente tratadas, para 8% (B).

Outra complicação associada ao hipertireoidismo materno não tratado é a pré-eclâmpsia[18]. Muitos estudos retrospectivos associam o pobre controle do hipertireoidismo a restrição do crescimento intrauterino ou baixo peso ao nascimento e, possivelmente, a perda fetal quando se compara com mulheres eutiróideas[20] (C). Um estudo encontrou prevalência de baixo peso em 22% dos nascidos de gestantes com hipertireoidismo descontrolado. Já entre os filhos de mulheres eutiróideas, esse percentual caiu para 9,8%. Na análise por semestre, observou-se o aumento do risco independente para baixo peso nas pacientes com hipertireoidismo descompensado no terceiro trimestre[3] (A).

Como já mencionado anteriormente, gestantes com doença de Graves possuem TRAbs que podem atravessar a barreira transplacentária e inibir ou estimular a tireoide fetal, levando a hipotireoidismo ou hipertireoidismo transitório fetal[3] (A). Como ocorre geralmente, a presença de anticorpos (TRAbs) inibitórios e estimulatórios simultaneamente na mãe com doença de Graves, além do tratamento com antitireoidiano de síntese, a incidência de disfunção tireoidiana fetal é baixa[21] (C). A incidência de doença de Graves neonatal, causada pela passagem transplacentária dos anticorpos maternos, não depende diretamente da função tireoidiana da gestante. Em mulheres com doença de Graves tratadas com I^{131} ou cirurgia antes da gravidez, há risco aumentado para doença de Graves neonatal devido à falta de supressão dos TRAbs maternos exercida pelas drogas antitireoidianas[22]. Os autores recomendam dosar os TRAbs nas mulheres com doença de Graves atual ou no passado, no início da gestação ou no final do primeiro trimestre. Na presença de níveis elevados de TRAbs, a monitorização das gravidezes deve ser estreita, principalmente a partir da 20ª semana de gestação, por meio de ultrassonografia obstétrica periódica a fim de se identificarem possíveis sinais de disfunção tireoidiana fetal, como alterações da frequência cárdica, por exemplo[3] (A).

TRATAMENTO

As drogas antitireoidianas de síntese são o principal tratamento para doença de Graves durante a gestação. Elas atuam inibindo a organificação do iodo e o acoplamento nas iodotirosinas. O propiltiouracil (PTU) e o metimazol (MMI) são as principais drogas usadas no nosso meio. O MMI não sofre alteração farmacocinética em decorrência da gestação, ao contrário do PTU, que pode ter seus níveis séricos reduzidos na fase tardia da gestação[3]. O MMI hipoteticamente atravessa com mais facilidade a barreira transplacentária quando comparado ao PTU, fato relatado em um único estudo[23] (B), em decorrência da sua menor ligação às proteínas transportadoras. Com base neste estudo, o antitireoidiano recomendado para o tratamento da doença de Graves durante a gestação é o PTU. Alguns novos estudos demonstram que não há diferença sobre a função tiroidiana fetal/neonatal entre as duas drogas antitireoidianas quando utilizadas durante a gestação[3].

O hipertireoidismo subclínico (TSH abaixo do limite normal com T4 livre e T4 total nos níveis normais para a gestação) é visto na síndrome da hiperêmese gravídica. Não é recomendado o tratamento do hipertireoidismo subclínico, pois não há evidência de melhora no seguimento da gestação, além de expor desnecessariamente o feto às drogas antitireoidianas[23] (C). Um estudo demonstrou que mesmo pequenas doses de drogas antitireoidianas podem afetar a função da tireoide fetal, por fatores individuais, relacionados com variabilidade da farmacocinética materna da droga e passagem transplacentária dos TRAbs, que podem influenciar a interferência destas drogas sobre o feto[3]. O objetivo do tratamento é manter a concentração do T4 livre sérico nos limites superiores de referência para mulheres não gestantes[3] (A). Alguns efeitos teratogênicos associados às drogas antitireoidianas, como aplasia cútis e atresia do canal esofagiano, são atualmente questionados[1,3]. Apesar de haver relatos descrevendo estas anomalias com o uso de MMI, não os há com o uso do PTU. Os estudos demonstram que não há nenhuma diferença quanto os escores de QI em adultos que foram expostos ao MMI ou PTU durante o seu desenvolvimento fetal[1,3] (B). Havia uma recomendação, no passado, de contraindicar a amamentação para os recém-nascidos de mães que estavam em uso de antitireoidianos de síntese. Entretanto, as últimas evidências não demonstram nenhuma alteração da função tiroidiana destes recém-nascidos, nascidos de mães que usavam doses moderadas dos antitireoidianos (PTU < 300 mg/d, MMI < 20 mg/d)[3] (A). A monitorização da função tireoidiana do recém-nascido é recomendada[3] (A).

O uso de propranolol para tratamento dos sintomas agudos do hipertireoidismo pode ser considerado durante a gestação, contudo há alguns relatos de hipoglicemia neonatal transitória, apneia e bradicardia com resolução em 48 horas, em associação a seu uso ao fim gravidez[3] (B).

O uso de iodetos não é recomendado como primeira linha terapêutica. Sua utilização é associada a hipotireoidismo e bócio neonatal e pode ser considerada no preparo para tireoidectomia. A radioiodoterapia é contraindicada durante a gestação e todas as mulheres com potencial de engravidar devem ter a gravidez excluída antes de se submeter à utilização de radioido. A amamentação é contraindicada caso a mulher tenha se submetido à exposição ao radioiodo. A gravidez deve ser evitada 6 a 12 meses após o tratamento com radioiodo[23]. A cirurgia, tireoidectomia subtotal, é a única alternativa terapêutica se o controle com os antitireoidianos de síntese não conseguiu controlar a doença ou ocorreram efeitos adversos ao seu uso[3] (C).

CONSIDERAÇÕES CLÍNICAS E RECOMENDAÇÕES

Como diferenciar hipertireoidismo das alterações normais da gravidez e a hiperêmese gravídica quando se identifica um TSH sérico suprimido durante a gestação?

Pode-se diferenciar a doença de Graves da tireotoxicose gestacional pela presença de evidência clínica de autoimunidade, bócio típico e a presença de TRAb (A).

Qual a conduta no hipertireoidismo durante a gestação?

Quando se diagnostica doença de Graves durante a gestação, deve-se iniciar terapia com drogas antitireoidianas de síntese. Caso a paciente tenha o diagnóstico prévio, a dose deve ser ajustada com o objetivo de manter o T4L no limite superior de referência para mulheres não grávidas (A).

Qual o antitireoidiano de escolha durante a gestação?

O PTU é o antitireoidiano de escolha durante a gestação devido a algumas evidências da associação do uso do MMI a anomalias congênitas, principalmente durante o primeiro trimestre. O MMI pode ser prescrito se o PTU não estiver disponível, ou se a paciente apresentar alguma reação ao uso do PTU (B).

Quando devemos considerar a tireoidectomia subtotal como opção para o hipertireoidismo durante a gestação? E qual o melhor momento para realizá-la?

A tireoidectomia subtotal deve ser considerada quando a paciente apresenta reações severas ao uso das drogas antitireoidianas, altas doses de antitireoidianos são requeridas, a paciente não adere ao tratamento com as drogas orais e apresenta um hipertireoidismo descontrolado. O segundo trimestre de gestação é o melhor momento para a sua realização (C).

Devemos tratar o hipertireoidismo subclínico durante a gestação?

Não há evidência de melhora do seguimento da gestação com tratamento do hipertireoidismo subclínico (C).

NÓDULOS E CÂNCER

Estudos demonstram que em áreas de deficiência de iodo os nódulos tiroidianos preexistentes tendem a crescer e que o aparecimento de novos nódulos durante a gravidez ocorre em aproximadamente 15% das mulheres[3] (A).

O diagnóstico e a avaliação dos nódulos tireoidianos são semelhantes ao manejo de mulheres não gestantes. Recomenda-se a dosagem do TSH sérico para avaliação de disfunção tireoidiana associada ao nódulo; contudo, deve-se ressaltar que a realização de radioiodo é contraindicada na gravidez[3] (B).

O nódulo deve ser biopsiado quando indicado (nódulos acima de 1 cm com o TSH não suprimido). A decisão para o tratamento de uma lesão maligna descoberta durante a gravidez (5% a 20% dos nódulos) pode ser considerada se ocorrer no primeiro semestre. Quando o nódulo maligno é descoberto no primeiro trimestre, a gravidez não deve ser interrompida, mas a cirurgia pode ser considerada no segundo trimestre, caso ocorra crescimento rápido do nódulo. Se nódulo for diagnosticado no segundo ou no terceiro trimestre com crescimento lento, recomenda-se a realização da cirurgia após o parto[3] (B).

CONSIDERAÇÕES CLÍNICAS E RECOMENDAÇÕES

Qual nódulo tireoidiano deve ser investigado durante a gravidez?

A avaliação do nódulo tireoidiano descoberto durante a gravidez deve ser feita em nódulos acima de 1 cm. A punção aspirativa guiada por ultrassonografia tem a vantagem de reduzir o risco de amostras insatisfatórias (B).

Quando um nódulo maligno é descoberto durante a gravidez, qual a recomendação?

Quando o nódulo maligno é descoberto no primeiro trimestre, a gravidez não deve ser interrompida, mas a cirurgia pode ser considerada no segundo trimestre, caso ocorra crescimento rápido do nódulo. Se o nódulo for diagnosticado no segundo ou no terceiro trimestre com crescimento lento, recomenda-se a realização da cirurgia após o parto. Não se deve administrar iodo radioativo durante a gravidez (B).

NÍVEL DE EVIDÊNCIA DAS RECOMENDAÇÕES E CONCLUSÕES

Recomendações e conclusões baseadas em consistentes evidências científicas (A)

O hipotireoidismo durante a gestação traz complicações para o desenvolvimento do feto e para a saúde da mãe.

A dose da levotiroxina usualmente deve ser ajustada após 4 a 6 semanas de gestação e pode requerer 30% a 50% de aumento com relação à dose anterior à gravidez nas mulheres que apresentam o hipotireoidismo anterior à concepção.

Se o hipotireoidismo clínico for diagnosticado durante a gravidez, os testes de função tireoidiana devem ser normalizados rapidamente. A dose da levotiroxina deve ser titulada para manter uma concentração de TSH sérico menor do que 2,5 µU/mL no primeiro trimestre (ou menor que 3 µU/mL no segundo ou no terceiro trimestre).

Mulheres eutireoidianas que apresentam autoimunidade tireoidiana no primeiro trimestre de gestação devem ser monitoradas, pois apresentam risco aumentado de desenvolverem hipotireoidismo clínico.

A dose da levotiroxina normalmente é reduzida após o parto.

Se um TSH sérico suprimido for identificado durante a gestação, o hipertireoidismo deve ser distinguido tanto da fisiologia normal da gravidez como da hiperêmese gravídica devido aos efeitos adversos do hipertireoidismo clínico para a mãe e para o feto. Doença de Graves deve ser suspeitada quando há evidência de autoimunidade, bócio, presença de TRAbs.

A terapia com drogas antitireoidianas deve ser iniciada nos casos de hipertireoidismo devido a doença de Graves ou nódulos hiperfuncionantes e diagnóstico recente ou ajustada quando o diagnóstico for anterior à gestação. O objetivo é manter os níveis séricos maternos do T4L no limite superior da normalidade.

O tratamento com I^{131} não deve ser feito durante a gravidez.

Recomendações e conclusões baseadas em limitadas e inconsistentes evidências científicas (B)

Recomenda-se o rastreamento de disfunção tireoidiana pela dosagem do TSH, para todas as gestantes de risco para disfunção tireoidiana, na primeira visita de pré-natal.

Recomenda-se o tratamento do hipotireoidismo subclínico durante a gestação, pois há evidência de melhora do seguimento obstétrico.

O propiltiouracil é a droga recomendada durante a gestação, especialmente durante o primeiro trimestre, devido à possível associação do metimazol a anomalias congênitas. O metimazol pode ser prescrito se o propiltiouracil não estiver disponível ou não for tolerado pela paciente.

A análise citológica de aspirado de agulha fina deve ser feita em nódulos acima de 1 cm descobertos durante a gravidez. Recomenda-se que o procedimento seja guiado por ultrassonografia.

Quando os nódulos tireoidianos forem descobertos durante o primeiro trimestre e o seu crescimento for rápido, não se deve interromper a gravidez. Deve-se programar a tireoidectomia total para o segundo trimestre.

Recomendações e conclusões baseadas em série de casos ou relato de casos e opinião de especialista (C)

Recomendações e conclusões baseadas primariamente em consensos e opinião de especialista (D)

Se o hipotireoidismo for diagnosticado antes da gravidez, recomenda-se o ajuste da dose da levotiroxina pré-concepção para manter um TSH inferior a 2,5 µU/mL.

Não se recomenda o tratamento do hipertireoidismo subclínico durante a gravidez, pois não há evidência de benefício diante dos possíveis efeitos adversos do tratamento.

REFERÊNCIAS

1. Neale DM, Cootauco AC, Burrow G. Thyroid disease in pregnancy. Clin Perinatol 2007; 34:543-57.
2. Brent GA. Editorial: diagnosing thyroid dysfunction in pregnant women: is case finding enough? J Clin Endocrinol Metab 2007; 92:39-41.
3. Abalovich M, Amino N. Barbour LA, Cobin RH, De Groot LJ, Glinoer D, et al. Management of thyroid dysfunction during pregnancy and postpartum: an endocrine society clinical practice guideline. J Clin Endocrinol Metab 2007; 92:S1-S47.
4. Glioer D, Rihai M, Grün JP, Kinthaert J. Risk of subclinical hypothyroidism in pregnant women with asymptomatic autoimmune thyroid disorders. J Clin Endocrinol Metab 1994; 79:197-204.
5. Mandel SJ, Larsen PR, Seely EW, Brent GA. Increased need for thyroxine during pregnancy in women with primary hypothyroidism . N Engl J Med 1990; 323:91-6.
6. Soldin OP, Tractenberg RE, Hollowell JG, Jonklaas J, Janicic N, Soldin SJ. Trimester-specific changes in maternal thyroid hormone, TSH and thyroglobulin concentrations during getstion: trends and associations across trimesters in iodine sufficiency.Thyroid 2004; 14:1084-90.
7. Dashe JS, Casey BM, Wells CE, McIntire DD, Byrd EW, Leveno KJ, Cunningham FG. Thyroid-stimulating hormone in singleton and twin pregnancy: importance of gestational age-specific reference ranges. Obstet Gynecol 2005; 106:753-7.
8. Davis LE, Leveno KJ, Cunningham FG. Hypothyroidism complicating pregnancy. Obstet Gynecol. 1988 Jul; 72:108-12.
9. Casey B, Dashe JS, Wells CE, McIntire DD, Byrd W, Leveno KJ, Cunningham FG. Subclinical hypothyroidism and pregnancy outcomes. Obstet Gynecol 2005; 105:239-45.
10. Stagnaro-Green A, Roman SH, Cobin RC, El-Harazy E, Alvarez-Marfany M, Davies TF. Detection of at risk pregnancy using highly sensitive assays for thyroid autoantibodies. JAMA 1990; 264:1422-25.
11. Negro R, Formoso G, Mangieri T, Pezzarossa A, Dazzi D, Hassan H. Levothyroxine treatment in euthyroid pregnant women with autoimmune thyroid disease: effects on obstetrical complications. J Clin Endocrinol Metb 2006; 91:2587-91.
12. Haddow JE, Palomaki GE, Allan WC, Williams JR, Knight GJ, Gagnon J, et al. Maternal thyroid deficiency during pregnancy and subsequent neuropsychological development of the child. N Engl J Med 1999; 341:549-55.
13. Rovet JF. Neurodevelopment consequences of maternal hypothyroidism during pregnancy (abstract 88; annual Metting of the American thyroid Association) . Thyroid 2004; 14:710.
14. Pop V, Browers EP, Valder HL, Vulsma T, Van Baar AL, De Vijlder JJ. Maternal hupothyroxineamia during early pregnancy and subsequent child development: a 3-year follow-up study. Clin Endocrinol (Oxf) 2003; 59:282-8.

15. Alexander EK, Marqusee E, Lawrence J, Jarolim P, Ficher GA, Larsen PR. Timing and magnitude of increases in levothyroxine requerements during pregnancy in women with hypothyroidism. N Eng J Med 2004; 351:241-9.
16. Mestman JH. Hyperthyroidism in pregnancy. Best Pract Res Clin Endocrinol Metab 2004; 18:267-88.
17. Demers LM, Spencer CA. Laboratory support for the diagnosis and monitoring of thyroid disease. National Academy of Clinical Bichemistry Laboratory Medicine Practice Guidelines. Disponível em: http//www.nacb.org/Impg/thyroid_Impg_pub.stm.
18. Cohen O, Pinhas-Hamiel O, Sivan E, Dolitsiki M, Lipitz S, Achiron R. Serial in útero ultrasonographic measurements of the fetal thyroid: a new complementary yool in the management of maternal hypothyroidismo in pregnancy. Prenat Diagn 2003; 23:740-2.
19. Millar LK, Wing DA, Leung AS, Koonings PP, Montoro MN, Mestman JH. Low birth weigth and preeclampsia in pregnancies complicated by hyperthyroidism. Obstet Gynecol 1994; 84:946-49.
20. Davis LE, Lucas MJ, Hankins GDV, Roark MI, Cunningham FG. Thyrotoxicosis complicating pregnancy. Am J Obstet Gynecol 1989; 160:63-70.
21. Lauberg P, Nygaard B, Glinoer D, Grussendorf M, Orgiazzi J. Guidelines for TSH-receptor antibody measurements in pregnancy: results of an evidenced based symposium in pregnancy by Europen Thyroid Association. Eur J Endocrinol 1998; 139:584-6.
22. Marchant B, Brownlie BE, Hart DM, Horton PW, Alexander WD. The placental transfer of propylthiouracil, methimazole and carbimazole. J Clin Endocrinol metab 1977; 45:1187-93.
23. Goodwin TM, Montoro M, Mestman JH. Transient hyperthyroidism and hyperemesis gravidarum: clinical aspects. Am J Obstet Gynecol 1992; 167:648-52.
24. Brandão CDG, Antonucci J, Correa ND, Corbo R, Vaisman M. Efeitos da radioiodoterapia nas gerações futuras de mulheres com carcinoma diferenciado da tireóide. Radiol Bras 2004; 37:51-5.

CAPÍTULO 20

Cardiopatias na Gestação

Carlos Japhet Matta Albuquerque • Glaucia Lins Guerra
Marta Andrade Lima Coelho • Isabela Cristina Coutinho de Albuquerque Neiva Coelho

INTRODUÇÃO

Apesar dos crescentes avanços científicos e tecnológicos na medicina, as cardiopatias na gravidez representam uma das principais causas de mortalidade materna, mesmo nos países desenvolvidos. No Brasil, sua incidência é em torno de 4,2%, 6 a 8 vezes maior quando comparada a estatísticas internacionais, e ocupa o primeiro lugar como causa indireta de morte materna não obstétrica e a quarta causa de mortalidade materna. Nas últimas décadas, em decorrência da maior sobrevida, houve evidente aumento do número de mulheres com cardiopatia que atingiram a fase reprodutiva. Em nosso país, cerca de 55% da etiologia é reumática (80% representados pela estenose mitral), 16% cardiopatias congênitas, 15% cardiomiopatias, entre as quais a cardiopatia chagásica, em 12% hipertensão arterial e nos 2% restantes incluem-se prolapso da valva mitral, hipertensão arterial pulmonar, arritmia, embolia e cardiopatia isquêmica[1]. Ávila et al., em análise de 1.000 gestantes portadoras de afecções cardiovasculares acompanhadas no INCOR-SP, encontraram incidências semelhantes em relação às cardiopatias e mortalidade materna em 2,6%[2] delas (Quadro 20-1). A mortalidade varia de 1 a 30% nas cardiopatias favoráveis à gestação, atingindo 50% nas desfavoráveis (Quadro 20-2). Por outro lado, a mortalidade fetal varia de 2 a 10% no grupo favorável ou até 50% nas desfavoráveis.

O acompanhamento da portadora de cardiopatia no ciclo gravídico puerperal necessita de assistência multidisciplinar, de uma equipe bem treinada e da integração entre cardiologista clínico, obstetra, neonatologista, anestesista e outros profissionais. Desta forma, a atenção à mulher cardiopata durante o ciclo gravídico-puerperal vem sendo modificada, e nos dias atuais, com o avanço da cardiologia clínica e cirúrgica, proporcionando melhoria da qualidade de vida da mulher e do bem-estar materno-fetal.

Quadro 20.1 Diagnósticos cardiológicos em 1.000 gestações (INCOR – SP)

Cardiopatia reumática crônica	6,3%
Cardiopatia congênita	14,4%
Doença de Chagas	12,8%
Outras miocardiopatias	2,6%
Prolapso de valva mitral	5,6%
Arritmia cardíaca	5,1%
Outras afecções	3,1%
Mortalidade materna	2,6%

Ávila, WS et al., 1993

Quadro 20.2 Mortalidade das cardiopatias na gravidez

Menor que 1%	*5 – 15%*	*25 – 50%*
CIA	Prótese mecânica	HAP
CIV	EAO	COAO complicada
PCA	COAO	Síndrome de Marfan com dilatação de AO
EP	T4F não operada	Síndrome de Eisenmenger
T4F operada	EM grave, CF III/IV (área valvar < 1,5 cm²), FA	Doença vascular pulmonar
EM CF I/II (área valva = 1,5 cm²)	Síndrome Marfan sem dilatação de AO	
Prótese biológica sem disfunção		
Doença tricúspide		

Adaptado de Clark SL, Perinatal 1980.

CONSIDERAÇÕES FISIOLÓGICAS

As profundas alterações hemodinâmicas durante o ciclo gravidico-puerperal têm um efeito importante sobre as cardiopatias preexistentes. Durante a gravidez há um aumento do débito cardíaco entre 30 e 50%, que se associa a diminuição da resistência vascular periférica e pulmonar e aumento do volume sanguíneo em torno de 40 a 50%, resultando em diminuição da pressão arterial sistêmica. O volume sanguíneo aumenta ao longo da gravidez, porém de forma mais rápida entre a 6ª e a 24ª semana, havendo um incremento na frequência cardíaca em média de 10 a 20 bpm, não se observando aumento da contratilidade ventricular esquerda.

CARDIOPATIAS CONGÊNITAS E GRAVIDEZ

A prevalência de gestações complicadas por cardiopatia reumática tem diminuído nos Estados Unidos e na Europa nas últimas décadas. Gestações com cardiopatias com anomalias complexas estão ocorrendo mais frequentemente. Isto é devido ao aumento do número de mulheres cardiopatas sobrevivendo na vida adulta por causa do sucesso cirúrgico e melhora dos cuidados na infância e adolescência[3]. A gravidez, em muitas mulheres com cardiopatia, possui um resultado materno-fetal favorável, com exceção de pacientes com síndrome de Eisenmenger (SE), doença vascular obstrutiva pulmonar (DVOP) e síndrome de Marfan (SM) com aortopatia. Todavia, as gestantes cardiopatas permanecem de risco para outras complicações, incluindo insuficiência cardíaca congestiva (ICC), arritmias e acidente vascular cerebral (AVC)[4]. Representam 10% das doenças cardíacas da gravidez, sendo responsáveis por 0,5 a 1% das mortes maternas por razões não obstétricas. Em 40 anos, nos países de Primeiro Mundo, a incidência de doença reumática *versus* cardiopatias congênitas diminuiu de 20:1 para 4:1. Comparadas às cardiopatias cianogênicas, as acianogênicas são de mais fácil manuseio clínico e cirúrgico, com muitas delas possuindo tendência inerente a sobreviver na vida adulta, resultados mais favoráveis ao tratamento, mesmos naqueles casos de maior gravidade, assegurando melhora da classe funcional e elevando as taxas de sucesso. A evolução materno-fetal das cardiopatias congênitas é determinada pela natureza da cardiopatia, presença e severidade da hipertensão arterial pulmonar (HAP), cianose, função ventricular, capacidade funcional da paciente e história de correção cirúrgica prévia. Nas pacientes em classe funcional (CF) I-II da New York Heart Association (NYHA), a mortalidade materna é de aproximadamente 0,4%, nas III e IV é de cerca 7% e a fetal 30%, podendo nestas classes ser desaconselhada a gestação. A presença de cianose e o grau de hemoconcentração materna possuem relação com a mortalidade fetal. Hematócrito maior que 60% associa-se a 100% de perdas fetais. De fato, cardiopatias congênitas cianóticas (CCC) corrigidas, mesmo de forma parcial, levam à diminuição do risco ao feto, melhorando suas condições de desenvolvimento intraútero. Nas cardiopatias de barreira: coarctação da aorta (COAO), estenose aórtica (EAO) e estenose pulmonar (EP), as repercussões dependem da sua localização, à direita ou à esquerda, e do grau de obstrução, sendo as lesões estenóticas bem menos toleradas que as regurgitantes. Nas lesões com *shunts* esquerda-direita (E-D), comunicação interatrial, comunicação interventricular, persistência do canal arterial e fatores como idade, localização do defeito, tamanho do defeito, relação entre resistência vascular pulmonar (RVP) e sistêmica (RVS) influenciam estes defeitos, podendo provocar ICC, sobrecarga de volume do ventrículo direito (SVD) e esquerdo, hiperfluxo pulmonar, comprometer o débito cardíaco e desencadear hipertensão arterial pulmonar. De maneira geral, evoluem com infecções pulmonares, ICC, arritmias, risco de endocardite infecciosa (EI) e HAP. Quando operadas, a possibilidade de descompensação está ligada aos defeitos residuais ou às alterações relacionadas com as sobrecargas anteriormente impostas ao coração e as resultantes de lesões no sistema elétrico de condução (arritmias).

CARDIOPATIAS CONGÊNITAS COM *SHUNT*: ESQUERDA-DIREITA

As mais comumente observadas são a comunicação interatrial (CIA), comunicação interventricular (CIV) e a persistência do canal arterial (PCA). O efeito do aumento do débito cardíaco (DC), na sobrecarga de volume no ventrículo direito (VD) na CIA, ou no ventrículo esquerdo (VE) na CIV e PCA, é contrabalançado pela diminuição na resistência vascular periférica (RVP). Consequentemente o aumento na sobrecarga de volume é atenuado. Na ausência de HAP, a gravidez, o parto e o puerpério são bem tolerados. Todavia, arritmias, disfunção ventricular e progressão de HAP podem ocorrer, especialmente quando o *shunt* é grande ou quando há HAP preexistente. Infrequentemente e particularmente na CIA, embolização paradoxal pode ser observada se a vasodilatação sistêmica e/ou elevação da resistência pulmonar promove *shunt* D-E transitório. Mulheres com CIA tipo *ostium secundum* (OS) não complicada ou CIV isolada usualmente toleram bem a gravidez. PCA não é associada a risco materno adicional de complicações cardíacas se o *shunt* é pequeno ou moderado e se a pressão arterial pulmonar é normal. A CIA é a cardiopatia mais comumente encontrada na gravidez (7 a 9% das cardiopatias congênitas), duas vezes mais frequente em mulheres, possui evolução benigna e com poucos sintomas por vários anos. O tratamento clínico consiste em tratar a ICC quando presente e o cirúrgico, quando há repercussão hemodinâmica. Complicações: fibrilação atrial (FA); taquicardia paroxística supraventricular (TPSV); embolia paradoxal; *flutter* atrial; IC direita; inversão do *shunt* através da CIA pela hipotensão sistêmica em casos de hemorragia grave ou complicações anestésicas. O parto é usualmente vaginal, a cesariana é de indicação obstétrica e a profilaxia para endocardite é indicada.

A CIV corresponde a 15-20% do total das cardiopatias congênitas ao nascimento, sendo infrequente na gravidez pela alta incidência de fechamento espontâneo nos primeiros anos de vida. Complicações: ICC, arritmia ventricular, embolia paradoxal, endocardite infecciosa. Em pacientes com HAP e cianose (síndrome de Eisenmenger) por *shunt* reverso direita-esquerda (D-E) pela CIV, o prognóstico materno-fetal é sombrio, a gravidez é contraindicada e a interrupção pode ser recomendada pela alta morbimortalidade materno-fetal. Recomendam-se controle medicamentoso rigoroso da ICC e arritmias cardíacas, prevenção da endocardite infecciosa e evitar hipotensão. O parto é usualmente vaginal e a cesariana é de indicação obstétrica.

A PCA corresponde a 12% das cardiopatias congênitas. É menos observada na gravidez, pois a maior parte das pacientes realizou correção cirúrgica na infância. Cardiopatia de fácil diagnóstico clínico, pelo sopro em maquinaria, pulsos amplos e pressão arterial alargada. Complicações: ICC, endocardite infecciosa, arritmias, inversão do *shunt* devido à hipotensão sistêmica nos casos de hemorragia grave ou complicações anestésicas. O parto geralmente é vaginal e a cesariana é de indicação obstétrica, com profilaxia para endocardite infecciosa.

COARCTAÇÃO DE AORTA (COAO)

A COAO é um estreitamento congênito da aorta, mais frequentemente localizado no istmo aórtico, próximo ao ducto, junto da artéria subclávia esquerda, mas também pode aparecer ao longo da artéria. O quadro clínico varia de acordo com grau de obstrução, existência de defeitos associados e desenvolvimento da circulação colateral. No exame clínico observam-se hipertensão arterial (HA) cefálica, hipotensão dos membros inferiores e ausência de pulsos femorais. A mortalidade materna em COAO não corrigida tem sido relatada ao redor de 3% nas séries iniciais e é elevada na presença de cardiopatias associadas, aortopatia, hipertensão de longa data; ruptura aórtica ocorreu em oito de 14 mortes relatadas no terceiro trimestre e também no pós-parto imediato. Recentemente, um relato preliminar encorajador descreveu resultado materno-fetal em 87 gestações, com zero de mortalidade materna e um óbito neonatal precoce. O manuseio da HA na COAO é problemático na gravidez, porque o controle satisfatório da HA cefálica pode levar a excessiva hipotensão abaixo do sítio da COAO, comprometendo o feto. Retardo do crescimento intrauterino (RCIU) e parto prematuro são comuns. Após correção, o risco de dissecção e ruptura é comumente diminuído, porém não eliminado. As mais temíveis complicações são a dissecção e a ruptura, que, quando ocorrem, são de extrema gravidade e péssimo prognóstico. ICC, AVC, endarterite e endocardite são incomuns, mas também de extrema gravidade.

Manuseio na gravidez: redução da atividade física, controle da pressão arterial (PA), idealmente com betabloqueadores (reduzir o estresse da parede arterial e minimizar o pequeno, mas real risco de dissecção aórtica), tratamento imediato da ICC; prevenção da endocardite infecciosa. Não se recomenda a correção eletiva do defeito durante a gestação. Valvoplastia por balão é contraindicada por causa do risco de dissecção e ruptura. Pelo potencial aumento na PA durante o parto, alguns autores orientam parto por via alta. Muitas pacientes podem parir por via vaginal, usualmente sob anestesia peridural, fórceps de alívio no segundo estágio do parto.

ESTENOSE AÓRTICA (EAO)

Quando a EAO complica a gravidez, é usualmente por causa de valva aórtica bicúspide (VAB), a qual também pode ser associada a COAO e/ou aortopatia ascendente. Corresponde a 2 a 6% das cardiopatias congênitas[3]. O quadro clínico depende fundamentalmente do grau de obstrução, provocando hipertrofia ventricular esquerda (HVE) e alterações na circulação cerebral ou coronariana. Muitas mulheres são assintomáticas. As manifestações mais comuns são insuficiência cardíaca esquerda, angina, síncope e morte súbita. Quando a EAO é mais leve, apresenta boa evolução clínica durante a gestação, porém as graves podem evoluir de forma desfavorável, necessitando de cirurgia ou valvuloplastia por cateter balão (gradiente VE/AO > 70 mmHg).

Manuseio na gravidez: evitar hipotensão arterial e hipovolemia, restrição da atividade física, decúbito lateral esquerdo (DLE) e prevenção da endocardite infecciosa. Muitas pacientes com EAO podem seguramente submeter-se ao parto vaginal, com cesárea reservada para as com instabilidade hemodinâmica, lesões graves ou por indicação obstétrica.

ESTENOSE PULMONAR

A estenose pulmonar (EP) é mais comumente observada em nível valvar (EPV), podendo ocasionalmente ser vista em nível subvalvar ou supravalvar. Corresponde a 10% das cardiopatias congênitas, sendo rara em mulheres em idade fértil, ocasião em que é hemodinamicamente importante. A maior parte das pacientes é assintomática e apresenta evolução favorável na gestação com baixa incidência de complicações. Sintomas de fadiga e dispneia usualmente só aparecem em EPV severa, pela diminuição do débito cardíaco[4]. Nas EPVs leve e moderada a gravidez e o parto são bem tolerados. Nas EPVs severas (gradiente VD-AP > 70 mmHg) podem ocorrer insuficiência ventricular direita (IVD), insuficiência tricúspide, abertura do forame oval e cianose por *shunt* reverso (DE). As principais complicações são insuficiência cardíaca direita (ICD), arritmias, síncope, morte súbita e endocardite infecciosa.

Manuseio na gravidez: as pacientes com maiores gradientes devem ser monitoradas com maior frequência. A EPV grave pode ser corrigida com a valvotomia percutânea com balão, com excelentes resultados. A maioria das pacientes tolera o parto vaginal e a cesárea é de indicação obstétrica ou para pacientes com instabilidade hemodinâmica. A ocorrência deste ou outro defeito no feto é maior do que na população geral.

SÍNDROME DE MARFAN

A síndrome de Marfan (SM) é uma enfermidade hereditária do tecido conectivo que classicamente afeta o sistema esquelético e o aparelho cardiovascular e ocular[10]. Em cerca de 80% dos casos de SM há comprometimento cardíaco que determina os maiores problemas na gravidez, representados por anomalias da valva aórtica com insuficiência aórtica (IAO), aneurisma fusiforme da aorta e dissecção. Na valva mitral ocorre degeneração mixomatosa, prolapso de valva mitral (PVM) com insuficiência mitral (IM) progressiva e aumento do risco de endocardite infecciosa. A gravidez é de alto risco, com dissecção aórtica ocorrendo mais frequentemente no terceiro trimestre ou início do pós-parto. Alguns autores contraindicam a gestação em qualquer paciente com SM, outros referem que o diâmetro da aorta e a dilatação pós-valvar direcionam o prognóstico. Todavia, quando há ICC prévia e dilatação da aorta > 40 mm pelo ecocardiograma, a gravidez é contraindicada. As portadoras de anormalidade da valva aórtica ou dilatação da aorta podem atingir até 50% de mortalidade ligada à gestação; as sem essas alterações ou com raiz de aorta < 40 mm possuem mortalidade menor que 5%[11]. As principais complicações são: dissecção aguda da aorta, ruptura de aneurisma aórtico, IAO, ICC, arritmias e endocardite infecciosa.

Manuseio na gravidez: manifestação clínica importante de doença cardiovascular e diâmetro de raiz de aorta > 40 mm são indicações de interrupção da gravidez. Recomendam-se: restrição da atividade física e rigoroso controle da PA, principalmente com betabloqueadores que diminuem a FC, a força de contração do VE e o impacto na parede doente da aorta. Ecocardiograma seriado do diâmetro aórtico deve ser feito até seis semanas após o parto. A profilaxia para endocardite infecciosa é indicada quando há IM e/ou IAO. A via de parto é de indicação obstétrica e a cesárea é reservada para pacientes com dilatação e/ou dissecção aórtica.

CARDIOPATIAS CONGÊNITAS CIANÓTICAS (CCC)

Mulheres com CCC complexa, com pressão arterial pulmonar baixa ou normal, carregam o alto risco proibitivo de gestação nas portadoras de síndrome de Eisenmenger e das com HAP[3]. O risco materno depende largamente da função ventricular. Outros riscos são: hemorragias, embolia paradoxal, ICC e cianose. Os maiores riscos fetais são: perda fetal, baixo peso e prematuridade relacionada com cianose materna e descompensação hemodinâmica materna. Se a saturação de O_2 pré-gestacional é < 85%, a chance de nativivo é de 12%, comparada a 92% se saturação de O_2 > 90%[12]. Admissão prolongada para repouso no leito é um método efetivo de manter saturação de O_2 materna e, ainda, fetal. Ainda que o parto vaginal espontâneo seja seguro para a mãe, na prática, problemas fetais frequentemente necessitam de cesárea. Deve-se obter meticulosa hematimetria, manter hidratação e evitar vasodilatação.

TETRALOGIA DE FALLOT (T4F)

A tetralogia de Fallot (T4F) é a cardiopatia cianótica mais frequente encontrada na gravidez, pois cerca de 5% das pacientes atingem a idade reprodutiva sem correção cirúrgica. A gravidez é de baixo risco em mulheres com T4F corrigida com sucesso[4]. Todavia, lesões ou sequelas residuais, como *shunt*, obstrução da via de saída do VD, arritmias, regurgitação pulmonar, disfunção sistólica de VD e HAP (causada por sobrecarga de volume prévia) aumentam a probabilidade de complicações na gravidez e requerem considerações independentes. A gravidez acarreta risco de complicações materno-fetais, que é dado pelo grau de cianose materna (sat. $O_2 < 85\%$)[10]. A magnitude da CIV e da EP determinará o grau de cianose e a chance de sobrevida na idade adulta. Mulheres apresentando T4F com cianose raramente desenvolvem gestações normais e de termo. Seus recém-nascidos têm baixo peso ao nascer. A magnitude do *shunt* D-E varia inversamente à resistência vascular pulmonar. Na gravidez, a queda da resistência vascular periférica associada à elevação do DC (e do retorno venoso para o VD obstruído) aumenta o fluxo D-E, com diminuição da saturação arterial de O_2, cianose mais acentuada e elevação do hematócrito. Dispneia aos esforços, dor torácica e síncope são os sintomas mais comuns. A dispneia é aliviada pela posição de cócoras (aumenta a resistência arterial periférica, facilitando o aumento do fluxo E-D através do defeito septal). O trabalho de parto, o período expulsivo e o puerpério imediato são momentos de especial risco, pois qualquer diminuição da PA e na RVS pode aumentar o *shunt* D-E e levar a paciente ao óbito. O prognóstico pior está relacionado com hematócrito superior a 60%, saturação arterial de $O_2 < 80\%$, síncopes recorrentes e pressão de VD > 100 mmHg. Durante o trabalho de parto e o parto, recomendam-se monitorização eletrocardiográfica e oximétrica, controle das condições circulatórias, administração de oxigênio, adequada reposição volêmica, se necessário associada a drogas vasoconstritoras, no intuito de evitar a hipotensão arterial e, ainda, profilaxia para endocardite infecciosa. Pacientes sem tratamento cirúrgico prévio eventualmente conseguem atingir o termo da gestação, entretanto com elevada taxa de morbimortalidade materno-fetal.

SÍNDROME DE EISENMENGER, HIPERTENSÃO PULMONAR PRIMÁRIA

A síndrome de Eisenmenger (SE) e a hipertensão pulmonar primária (HPP) são as doenças mais temidas na gravidez. A SE é o termo geralmente usado para descrever a HAP severa e a doença vascular pulmonar severa secundária a uma comunicação entre as circulações sistêmica e pulmonar. O índice de mortalidade materna de 50% confere à SE e à HPP uma das maiores taxas de mortalidade materno-fetal por cardiopatia na gravidez. A preponderância das complicações ocorre a termo e durante a primeira semana pós-parto, períodos de alto risco materno por estarem associados a hemorragia, tromboembolismo e ICC. A vasodilatação associada à gravidez aumenta o *shunt* D-E, resultando em piora da cianose materna, com efeito adverso ao resultado fetal. Aborto espontâneo, RCIU e mortalidade perinatal (28%) por prematuridade são frequentes. Recente revisão da literatura em 125 gestações em pacientes com SE, HPP e HP secundária (HPS) registrou pobres resultados nos três grupos[13]. A mortalidade materna observada na SE, HPP e HPS foi de 36%, 30% e 56%, respectivamente. A mortalidade neonatal total foi de 13%. Em nosso meio, em relação à HAP de etiologia esquistossomótica, Rau[14] acompanhou 24 gestações em 23 pacientes e observou óbito materno em 10 pacientes (10 gestações; 41,7%). A gravidez é contraindicada nesta paciente, devendo ser interrompida no primeiro trimestre; abortamento, se a paciente engravidar; caso a interrupção não seja aceita pela paciente, internação hospitalar na 20ª semana com objetivo de assegurar a sobrevida materna, tratamento da IVD pode ser necessário. Não há evidências de que a oxigenoterapia, anticoagulação, prostaciclina, óxido nítrico diminuam a mortalidade materna. Cesárea por indicação obstétrica, ou na instabilidade hemodinâmica materna sem resposta ao tratamento clínico, evitar hipotensão e hipovolemia; profilaxia para endocardite infecciosa; internação por no mínimo 15 dias pós-parto e realizar esterilização definitiva por laqueadura tubária.

DOENÇA REUMÁTICA NA GRAVIDEZ

As valvopatias reumáticas respondem, no Brasil, por cerca de 50% de todas as cardiopatias na gravidez. A capacidade funcional, o ritmo cardíaco, o grau de lesão valvar, a função da prótese valvar e o uso da terapêutica cardiovascular são variáveis preditivas da evolução clínica na gravidez nestas pacientes. De modo geral, as lesões estenóticas tendem a ser mal toleradas durante a gravidez, sendo a gravidade acentuada pelo aumento do débito cardíaco (DC) e da frequência cardíaca (FC). Em pacientes com discretos sintomas cardíacos, lesões regurgitantes leves ou moderadas, como insuficiência mitral (IM) ou aórtica (IAO), geralmente cursam sem complicações durante a gravidez nas pacientes com ritmo sinusal. Classes funcionais (CF) I/II não se associam obrigatoriamente a bom prognóstico em valvopatias, especialmente nas lesões estenóticas; todavia, CF III/IV são relacionadas com má evolução, necessitando de reflexão sobre medidas terapêuticas intervencionistas. Na gravidez são parâmetros de mau prognóstico: CF III/IV, HAP, FA, antecedentes de tromboembolismo e/ou endocardite infecciosa. As principais complicações são ICC, tromboembolismo e arritmias cardíacas. Numa análise de 1.000 gestações, Ávila et al. constataram mortalidade materna em torno de 2,7%. Destas, as complicações mais frequentes que levaram ao óbito foram: ICC (56%), tromboembolismo (18%) e arritmias cardíacas em 10% dos casos[2].

ESTENOSE MITRAL

A estenose mitral (EM), por ser predominante no sexo feminino, é a lesão reumática cardíaca mais comum no ciclo gravídico-puerperal, sendo encontrada em 80% das mulheres. A área valvar mitral (AVM) normal é de 4 a 6 cm². A gravidade da EM é discreta quando a AVM é maior que 1,5 cm², moderada entre 1 e 1,4 cm², e importante se menor que 1 cm²[18]. Geralmente os sintomas surgem quando essa área atinge 2 cm². Qualquer aumento do volume sanguíneo, DC, FC (como na gravidez) ou qualquer outro fator que encurte o período diastólico de enchimento, dificultando o escoamento através da valva mitral, como na taquicardia, aumentando o gradiente transvalvar, pode gerar dispneia e congestão pulmonar. Desta forma, a mulher pode apresentar os primeiros sintomas de EM na gravidez e o edema agudo de pulmão (EAP) pode ser a sua primeira manifestação. Nas EM de grau moderado a grave, a elevação da pressão no AE pode resultar em EAP e também predispor a arritmias, como FA ou *flutter* atrial, com aumento da morbidade, especialmente quando combinada com resposta ventricular elevada[15]. As pacientes com resistência vascular pulmonar elevada, HAP graves, portadoras de insuficiência ventricular direita (IVD) e DC diminuído são de alto risco para a gravidez, e a interrupção deve ser considerada para a sobrevida materna.

Manifestações clínicas

Fadiga, dispneia moderada aos pequenos esforços, ortopneia e dispneia paroxística noturna são achados comuns na EM. Sinais de IVD durante o curso de uma gestação estão associados a aumento da mortalidade. Arritmias ocorrem em 10 a 15%, sendo mais comuns as supraventriculares; 30% correspondem a fibrilação atrial (FA) aguda, com redução brusca do DC e do fluxo uteroplacentário. Nestas situações, além de EAP, observa-se alta incidência de perda do concepto, aumentando em 2 a 3 vezes o risco de óbito materno, principalmente na FA com alta frequência ventricular. Devido a este mau prognóstico, a FA deve ser prontamente revertida. O tromboembolismo sistêmico está presente em 10 a 20% das pacientes portadoras de EM, sendo maior em presença de FA e pacientes com idade mais avançada[1]. Dos exames complementares, o ecocardiograma transtorácico e o transesofágico são os métodos de escolha, pois avaliam a gravidade, analisam a morfologia da valva, a presença de IM associada, o tamanho do AE, a presença de trombos intracavitários, a HAP e a função ventricular, além de definir o escore para a valvoplastia mitral. Agravamento da capacidade funcional, sintomas de HAP, sinais de congestão pulmonar, arritmias supraventriculares e tromboembolismo são parâmetros clínicos de mau prognóstico.

Tratamento

A maioria das pacientes pode ser tratada clinicamente. Pacientes com sintomas no primeiro trimestre e seus fetos pouco provavelmente toleram bem as modificações hemodinâmicas da gravidez, parto e puerpério. Restrição moderada de sal, restrição de atividade física, controle do ganho ponderal (não acima de 10 kg), suplementação de ferro após a 20ª semana de gestação. Prevenção da doença reumática com penicilina benzatina 1.200.000 UI de 21/21 dias por via intramuscular; estearato de eritromicina 500 mg por via oral de 12/12 horas em casos de alergia à penicilina. Prevenção da endocardite infecciosa segundo os critérios da American Heart Association no parto, ampicilina 2 g intravenosa associada a gentamicina 1,5 mg/kg (dose máxima de 120 mg) 1 h antes, e ampicilina 1 g 6 h após o parto. Prevenção do tromboembolismo e anticoagulação em pacientes com FA crônica ou paroxística, tromboembolismo e AE > 55 mm (Quadros 20-3 e 20-4). Em pacientes com congestão pulmonar, o uso criterioso de diurético deve ser considerado, devendo-se evitar a hipovolemia relativa por aumentar a FC, diminuindo a pressão de enchimento com consequente redução do DC e hipoperfusão placentária. A furosemida na dose fracionada de 40 a 60 mg/dia é o diurético de escolha, porém atravessa a barreira placentária, resultando em níveis materno-fetais similares, com maior produção de urina pelo feto, mas sem causar efeitos colaterais para o feto e o RN. Também é secretado no leite materno, mas nenhuma relação adversa foi relatada. Lembrar que todos os diuréticos inibem a lactação. A diminuição da FC em gestantes com estenose EM permite maior esvaziamento atrial e melhora clínica. Betabloqueadores sem atividade simpaticomimética intrínseca, como propranolol em doses inferiores a 80 mg/dia, têm se mostrado eficazes no controle dos sintomas sem acrescentar risco ao concepto; atenolol 50-100 mg/dia ou metoprolol 100 a 150 mg/dia têm se mostrado mais eficientes para controle da FC. Digital (0,25-0,5 mg/dia) é usado quando há insuficiência cardíaca direita e FA[15]. FA paroxística com alta frequência ventricular ou TPSV devem ser tratados como uma emergência. Digitálicos podem ser usados para a tentativa de reversão, todavia o tratamento de eleição é a cardioversão elétrica imediata, principalmente com frequência ventricular elevada e EAP. Recomenda-se anticoagulação por quatro semanas após o restabelecimento do ritmo sinusal. Nas refratárias ao tratamento clínico otimizado, a valvuloplastia mitral por cateter tem se tornado o procedimento de escolha pelo baixo índice de morbimortalidade materna e fetal. Devem-se proteger o abdome e a pelve com avental de chumbo anterior e posterior, para proteção da radiação ionizante. É recomendável realizar o procedimento após o primeiro trimestre.

Conduta no parto: o trabalho de parto, o parto e o puerpério imediato são os períodos de maior risco para a grávida com EM devido à sobrecarga hemodinâmica destes períodos.

Quadro 20.3 Principais indicações cardíacas de anticoagulação na gravidez

Permanentes

Alto risco
- Prótese valvar mecânica

Menor risco
- Fibrilação atrial permanente
- Antecedente tromboembólico

Transitórias

Obrigatórias
- Trombose venosa profunda: tratamento e prevenção
- Cardioversão elétrica

Discutíveis
- Cardiomiopatia ditada
- Insuficiência cardíaca congestiva
- Cardiopatias congênitas cianóticas
- Trombo intracavitário

Gouveia AMM et al. Diretrizes da anticoagulação na gravidez.
Boletim de Cardiopatia e Gravidez da SBC. 2003; 10.

Quadro 20.4 Recomendações para prevenção de tromboembolismo na gestante cardiopata

Anticoagulante	Via	Dose	Controle Permanente
Prótese mecânica			
HNF	IV	18 UI/kg/h	TTPA = 1,5 a 2,5 vezes vn
Enoxaparina	SC	1 mg/kg a cada 12h	Fator anti-Xa – 0,6 a 1
Warfarina	VO	ajustada INR – 2,5 a 3,5	
Fibrilação atrial			
HNF	SC	10-20.000UI a cada 12 h	TTPA = 1,5 a 2 vezes vn
Enoxaparina	SC	1 mg/kg/dia	Fator anti-Xa – 0,3 a 0,6
Warfarina	VO	ajustada	INR – 2
Transitória			
Obrigatória			
HNF	IV	18 UI/kg/h	TTPA = 1,5 a 2 vezes vn
Enoxaparina	SC	1 mg/kg a cada 12 h	Fator anti Xa – 0,6 a 1
Enoxaparina	SC	1 mg/kg/dia	
Discutível			
HNF	SC	10 a 20.000 UI/dia	TTPA ≤ 1,5 a 2 vezes vn
Enoxaparina	SC	1 mg/kg/dia	

HNF – heparina não fracionada; TTPA – tempo de tromboplastina parcial ativada; vn – valor normal; INR – *International Normalized Ratio*; IV – intravenosa; SC – subcutânea ; VO – via oral.
Gouveia AMM et al. Diretrizes da anticoagulação na gravidez.Boletim de Cardiopatia e Gravidez da SBC. 2003; 10.

Apesar disso, o parto é de indicação obstétrica e o parto vaginal é possível na maioria das pacientes, com fórceps de alívio abreviando o período expulsivo, oxigenoterapia; monitorização eletrocardiográfica, oximétrica e da PA; a volemia deve ser controlada, limitando-se a infusão de líquidos até 75 mL/h; decúbito lateral esquerdo elevado durante o trabalho de parto; analgesia com cateter peridural contínuo, tendo-se cuidado com hemostasia na revisão do canal de parto; acompanhar a dequitação e controlar as perdas sanguíneas. Monitorização hemodinâmica pode ser considerada para pacientes instáveis ou com EM grave (área valvar < 1,5cm^2). A anestesia epidural é recomendada por diminuir a pressão no AE e na artéria pulmonar. A cesariana, na maioria das vezes, é de indicação obstétrica.

INSUFICIÊNCIA MITRAL (IM)

A insuficiência mitral crônica reumática proporciona sobrecarga volumétrica ao VE, contudo os mecanismos de adaptação, bem como a manutenção do volume sistólico ventricular, geralmente estão preservados na mulher jovem. O AE sofre o mesmo processo adaptativo, de forma que as câmaras esquerdas passam a acomodar o volume regurgitante sob baixas pressões de enchimento, sem gerar congestão pulmonar. O volume regurgitante depende do tamanho do orifício e do gradiente entre o VE e o AE. Geralmente, mesmo de grau importante são bem toleradas pela gravidez, uma vez que o coração se adapta mais facilmente às sobrecargas de volume que às de pressão. A hipertensão venocapilar pulmonar, que acontece por IVE, geralmente ocorre após a fase reprodutiva. O quadro clínico depende do grau e da velocidade de progressão da IM, grau de HAP e função do VE. Varia desde pacientes assintomáticas, até sintomas de ICC: dispneia, palpitações aos esforços, fadiga, arritmias cardíacas, principalmente as supraventriculares. Na IM aguda o quadro é grave, caracterizando-se por congestão pulmonar, IVE e choque cardiogênico, haja vista não haver tempo para que ocorra adaptação hemodinâmica, como se observa na IM crônica. Dispneia e palpitações, quando associadas a arritmias cardíacas tipo extrassístoles ou FA, são parâmetros clínicos de mau prognóstico.

Tratamento

Assintomáticas não requerem terapia específica. Em pacientes com sintomas associados a ICC: digital (digoxina 0,25 mg/dia); diurético (furosemida 40 a 60 mg/dia) e vasodilatadores (hidralazina até 75 mg/dia e nitratos com dose média de 30 mg/dia). Casos refratários ao tratamento clínico e com disfunção ventricular são indicados para tratamento cirúrgico. A mortalidade materna gira em torno de 2-3%, e a fetal, de 20 a 30%.

Conduta no parto: o parto é de indicação obstétrica, analgesia com cateter peridural contínuo, fórceps de alívio, profilaxia para endocardite infecciosa e tromboembolismo, principalmente nas portadoras de FA.

INSUFICIÊNCIA AÓRTICA (IAO)

A IAO é a valvopatia de sobrecarga do volume do VE, de instalação gradual, que provoca aumento do volume diastólico final, estimulando os mecanismos de adaptação ventricular[17]. As pacientes permanecem assintomáticas por 10 a 20 anos até que surja a disfunção miocárdica, o que em geral ocorre após a idade fértil. Geralmente a presença de doença mitral associada é quase invariável. Assim como na IM, geralmente a sobrecarga volumétrica é bem tolerada pelo VE. A congestão pulmonar, quando presente, está associada a IVE, tornando o quadro clínico grave e às vezes fatal. As manifestações clínicas vão depender do grau da lesão, grau de progressão da lesão e da função do VE. A queda da RVP reduz a magnitude da regurgitação e favorece as condições hemodinâmicas das pacientes. As pacientes podem ser assintomáticas, oligossintomáticas, apresentar dispneia aos esforços, dor precordial, dispneia paroxística noturna, ortopneia, angina noturna, sintomas de insuficiência vascular cerebral, como lipotímia e síncope. Na IAO aguda as pacientes são extremamente graves, com taquicardia, vasoconstrição periférica severa e cianose, e algumas vezes congestão pulmonar e EAP. O tratamento clínico e a conduta no parto são semelhantes aos adotados na IM.

PROLAPSO DE VALVA MITRAL

O prolapso de valva mitral (PVM) incide em cerca de 7% das gestantes com valvopatias. Pode caracterizar-se com registro isolado ao ecocardiograma em exame rotineiro ou apresentar IM[1]. O quadro clínico é variável. A maioria das pacientes é assintomática. Algumas podem apresentar dor torácica (atípica para isquemia miocárdica), síncope, palpitações, ansiedade, fatigabilidade e até ataques de pânico. O ecocardiograma define o diagnóstico e a repercussão hemodinâmica[18].

Em função do prognóstico, as gestantes portadoras de PVM podem ser divididas em três grupos: 1) portadoras de degeneração mixomatosa ao ecocardiograma, sem IM ou arritmias, possuem evolução igual à da gestante normal; 2) portadoras de IM possuem evolução relacionada com o grau da regurgitação valvar. A IM comumente observada não provoca congestão pulmonar na gestação. Recomenda-se profilaxia para endocardite infecciosa; 3) portadoras de arritmia cardíaca têm evolução dependente do tipo de arritmia e de sua repercussão. Algumas vezes é de difícil controle, todavia com bom prognóstico. Arritmias mais frequentes: extrassístoles ventriculares, taquicardia ventricular não sustentada, taquicardia paroxística supraventricular (TPSV).

Tratamento

Depende do tipo e da repercussão hemodinâmica. Evitar fatores desencadeantes como fumo, estresse, cafeína e betamiméticos. As drogas mais utilizadas são betabloqueadores, bloqueadores dos canais de cálcio, adenosina e amiodarona (arritmias refratárias).

PRÓTESES VALVARES E GRAVIDEZ

Prótese biológica

As bioproteses (PBO) possuem atributos favoráveis à evolução da gravidez, como baixa taxa de tromboembolismo e adequada condição hemodinâmica, apresentando, ainda, morbimortalidade materno-fetal não significativa em relação a outras cardiopatias. Apesar disso, as próteses biológicas apresentam risco de endocardite infecciosa e degeneração do tecido biológico (pacientes abaixo de 25 anos de idade e após 6 anos do implante). Recentemente, reconheceu-se que a gravidez não acelera a degeneração natural da PBO. Vale ressaltar que a degeneração valvar, especialmente a calcificação, em grávidas com ICC exige tratamento cirúrgico imediato. Para pacientes assintomáticas com disfunção de prótese deve-se optar pelo tratamento clínico[1]. Sobre o prognóstico da gravidez, próteses com desempenho normal, função ventricular conservada e ritmo sinusal, o conhecimento acumulado tem registrado taxas superiores a 80% de sucesso da gestação. Índices inferiores a 5% de complicações como ICC, FA, tromboembolismo e endocardite infecciosa foram mostrados em uma coletânea da literatura[20]. A degeneração da estrutura da PBO varia com o tempo pós-implante e a idade da paciente, que constituem importantes fatores de restrição ao prognóstico da portadora de prótese valvar. Os primeiros cinco anos pós-implante associam-se a menor probabilidade de falha estrutural intrínseca da prótese, independentemente do fator idade[21]. Estes dados são de importância para aconselhar a época mais adequada à concepção. Recentemente não se observaram diferenças na taxa de mortalidade e incidência de complicações relacionadas com a PBO, presença de calcificação e frequência de reoperações entre pacientes gestantes e não gestantes[22]. Outro aspecto seria a eventual relação que a gravidez levaria a calcificação da PBO, que dependeria do metabolismo do cálcio. Todavia, estudos comparativos mostraram incidência de calcificação semelhante, enfatizando que as alterações no metabolismo do cálcio na gravidez não influenciam a evolução natural da bioprótese. Outro fato a ser salientado é a disfunção da PBO, que nem sempre implica reoperação. Dependendo da CF e da gravidade da deterioração, a reoperação pode ser feita em qualquer período gestacional, todavia o momento ideal é entre a 16ª e a 28ª semana de gestação. A mortalidade materna é de 1,5 e 2,6%[2] e a fetal de 20 a 30%. Outra complicação é a trombose em PBO. A presença de estenose de prótese, disfunção do VE e FA são fatores associados nos casos em que ocorreram tromboembolismo e acrescidos pela hipercoagulação da gravidez. A endocardite infecciosa é infrequente, ocorrendo na faixa de 0,55 a 3,5% paciente/ano relatada pela literatura para o mesmo período de acompanhamento, porém com taxa de mortalidade elevada, sendo duas vezes maior em pacientes que não realizam reoperação (46% *versus* 28%).

Conduta no parto: o parto é de indicação obstétrica. Dá-se preferência ao parto vaginal com fórceps de alívio, anestesia peridural ou raquidiana, com profilaxia para endocardite infecciosa. Devido ao risco de reoperação em curto prazo e à durabilidade limitada das próteses, deve-se realizar um método de contracepção eficaz e seguro. A laqueadura tubária é recomendada para pacientes com prole constituída.

PRÓTESES MECÂNICAS

Apesar da durabilidade indefinida, de possuírem excelente hemodinâmica e não sofrerem deterioração durante a gravidez, dados da literatura indicam elevado risco materno de complicações tromboembólicas em grávidas portadoras de próteses mecânicas (PM) e anticoaguladas. Alguns autores até desaconselham a gravidez nestas pacientes e sugerem o uso de bioproteses nas que desejam engravidar. Na gravidez ocorre um estado de hipercoagulabilidade, levando a maior dificuldade no controle da anticoagulação, aumentando o risco de tromboembolismo e trombose de PM. A maioria dos acidentes tromboembólicos está relacionada com as alterações dos níveis de anticoagulação na substituição do cumarínico pela heparina não fracionada (HNF), no primeiro trimestre da gestação e nas duas semanas antes do parto. A anticoagulação oral ou parenteral apresenta sérios problemas para a mãe e o feto, todavia a sua omissão eleva consideravelmente o risco de embolia sistêmica para a grávida, de acordo com revisão da literatura realizada por Limet e Grondim em 1977[23]. O derivado cumarínico é o anticoagulante oral mais utilizado. Atravessa a barreira placentária, proporcionando risco de embriopatia warfarínica fetal (5 a 15%) no primeiro trimestre da gestação, especialmente entre a 6ª e a 9ª semana. As alterações mais encontradas na síndrome warfarínica são: hipoplasia nasal ou de extremidades, malformações cardíacas, micro ou anencefalia, RCIU, cegueira ou atrofia ótica, retardo mental, síndrome de Down e morte fetal. Além disso, existe risco de sangramento para o SNC e cartilagens do feto, hemorragia durante o trabalho de parto, elevando a morbimortalidade materno-fetal. A HNF não atravessa a barreira placentária, porém não é aconselhável o uso contínuo por mais de seis meses, pelo risco de sangramento, que ocorre em 10% dos casos, trombocitopenia, osteoporose e incidência de fraturas. Alguns estudos relataram elevada incidência de trombose de PM com o uso de HNF subcutânea[24], com dúvidas sobre sua eficácia na prevenção de fenômenos embólicos na portadora de PM, levando a recomendação para manutenção da warfarina até a 36ª semana. PM antigas de bola, disco único, em posição mitral ou tricúspide, ou história recente de tromboembolismo e FA acarretam maior incidência de tromboembolismo materno, justificando uma profilaxia mais agressiva (Quadro 20-3). Para grávidas no primeiro trimestre recomenda-se internamento hospitalar e HNF até a 13ª semana de gestação, com ajuste da dose de acordo com o tempo parcial de tromboplastina ativada (TTPA). Para portadoras de PM, tanto as antigas em localização aórtica, como as de um e duplo disco em qualquer posição, a HNF pode ser prescrita até a 13ª semana e após esta fase reiniciar a anticoagulação oral como já descrito[25]. Heparinas de baixo peso molecular (HBPM), como terapêutica antitrombótica em portadoras de próteses, necessitam de maiores informações para seu uso rotineiro (Quadro 20-4)[2].

Conduta no parto: a paciente deve ser internada no início da 34ª semana de gestação para trocar o cumarínico pela heparina. Se não ocorrer o tempo adequado para a suspensão do anticoagulante oral, deve ser indicada cesariana para proteger o feto de hemorragia intracraniana. A analgesia epidural não deve ser realizada em pacientes anticoaguladas pelos riscos de hematoma. Após o parto, administrar HNF. Se não ocorrer complicação hemorrágica, o cumarínico pode ser reintroduzido imediatamente e manter a heparina por 3 a 5 dias, até o INR atingir a faixa terapêutica. A amamentação não é contraindicada com a heparina, que não é secretada no leite materno. Metabólitos de warfarina são observados no leite materno, não possuem efeito anticoagulante e a amamentação não é contraindicada.

INSUFICIÊNCIA CARDÍACA NA GRAVIDEZ

A gravidez constitui uma situação fisiológica peculiar em que acontecem profundas modificações hormonais e circulatórias. O aumento de alguns fatores de coagulação e da adesividade plaquetária, a anemia fisiológica, incremento do volume sistólico, DC, FC, redução da RVP e da PA constituem fatores capazes de induzir repercussões sintomatológicas e de exame físico. Tais alterações promovem descompensação em pacientes já portadoras de cardiopatia, tornando muitas vezes difícil fazer o diagnóstico diferencial com uma gravidez normal. Os sintomas e sinais de dispneia presentes em metade das gestantes até a 19ª semana de gestação, e em até 76% por volta da 31ª semana[27], fadiga, edema de membros inferiores, sopro sistólico, taquicardia, palpitações e tonturas, além de comum ocorrência de 3ª bulha, são achados frequentes em ambas as situações. O encontro de 4ª bulha, turgência jugular, estertores pulmonares e presença de sopro diastólico tem significado patológico. A insuficiência cardíaca (IC) na gravidez pode ser ocasionada por diversas situações de comprometimento cardiológico, como doenças valvulares, congênitas, hipertensão arterial sistêmica (HAS), arritmias, doenças pericárdicas e agressões ao próprio miocárdio (miocardites). Nas miocardites o agente pode ser de origem tóxica, parasitária, infecciosa ou mesmo não ter uma etiologia definida, tendo sugeridos fatores nutricionais, humorais, imunológicos ou virais[28], como é o caso da miocardiopatia periparto (MCPP).

A MCPP surge especificamente na gravidez e por isso vamos nos deter nela. Caracteriza-se pelo surgimento de sintomas de IC no período de um mês que antecede o parto até cinco meses depois deste numa paciente que não teria qualquer patologia cardíaca prévia que justificasse. É necessária a confirmação diagnóstica pelo ecocardiograma para descartar outras patologias. Apesar da etiologia desconhecida, alguns fatores estão associados à sua presença: pré-eclâmpsia (PE), parto gemelar, multiparidade, maior incidência em países de clima tropical, e nos EUA foi verificada maior incidência entre os afrodescendentes. Neste país, a MCPP acomete 1 entre 10.000 partos em contraste com certas regiões da África, em que chega a alcançar 1 em 100[29]. O objetivo terapêutico nestas pacientes é controlar os sintomas, prolongar a sobrevida e evitar complicações. Em geral se aguarda a recuperação da função da fibra miocárdica. O arsenal terapêutico envolve digital, diuréticos, nitratos e o vasodilatador arterial, hidralazina. Os avanços no tratamento da IC têm se fundamentado no bloqueio neuro-humoral que não pode ser totalmente incorporado na gestação. Os inibidores da enzima de conversão da angiotensina (IECA), que reduzem a mortalidade dos pacientes, são formalmente contraindicados por ocasionar insuficiência renal, anormalidades do sistema urinário no feto e até morte fetal em qualquer fase da gravidez. Os bloqueadores dos receptores da angiotensina, apesar de apresentarem resultados semelhantes aos IECA em diminuição de mortalidade, conforme os estudos têm evidenciado, também não podem ser prescritos supostamente pelas mesmas razões. Os betabloqueadores que têm se caracterizado como importantíssima ferramenta terapêutica particularmente no bloqueio da atividade simpática presente na IC estão associados a decréscimo de mortalidade, reduzida hospitalização e melhora clínica que se verifica nos primeiros meses do tratamento. As evidências dos estudos feitos com carvedilol, bisoprolol e metoprolol de ação prolongada (succinato de metoprolol) têm demonstrado estes efeitos e estes são os únicos autorizados pela literatura para o combate à IC. O bisoprolol e o carvedilol não têm observação de seu uso na gestação, e assim se desconhece se há segurança para sua prescrição. Acreditamos que o succinato de metoprolol poderia ser uma opção, em vista de já ter uso conhecido no período gestacional em hipertensas e na estenose mitral para controle de frequência cardíaca com boa margem de segurança. Quanto às demais drogas de uso já consagrado, como digoxina e hidralazina, têm sido usadas com segurança. O diurético, particularmente a furosemida, tem grande importância no controle mais rápido dos sintomas e teria certa restrição em situações de baixa perfusão placentária como na PE e RCIU. Os nitratos têm sido usados, contribuindo junto com hidralazina, para a redução da mortalidade, bem como melhorando sintomatologia por reduzir pré-carga[30]. A espironolactona que bloqueia a aldosterona tem sido usada em IC grau III/IV, ajudando a diminuir a mortalidade e evitar o remodelamento miocárdico; não deve ser usada em razão de seus efeitos antiandrogênicos, levando a feminilização nos fetos do sexo masculino. A anticoagulação plena tem sido recomendada a estas pacientes em razão de maior incidência de fenômenos tromboembólicos arteriais e venosos, principalmente quando há acometimento importante da função ventricular ou presença de trombos nas câmaras cardíacas. A presença de FA concomitante reforça ainda mais a indicação. Outra alternativa terapêutica quando na presença de IC conjuntamente com bloqueio de ramo esquerdo (BRE) seria o uso de marca-passo biventricular para ressincronização cardíaca. Este procedimento permite adequar a sincronização ventricular prejudicada pelo BRE, contribuindo para melhorar a fração de ejeção, evitar remodelamento cardíaco, porém não reduz mortalidade. Quando, mesmo com toda a potencialidade do tratamento, o quadro clínico tende a deteriorar e não há recuperação desta situação, devemos considerar a possibilidade de transplante cardíaco[30]. Às que recuperam a função do miocárdio não recomendamos outra gravidez, apesar dos riscos menores que da primeira situação. A maioria se recupera parcialmente ou mesmo completamente. Apesar disso, mulheres com história de MCPP têm significante risco de resultados materno e fetal deletérios, mesmo que sua função ventricular tenha retornado para o normal[31].

Vale lembrar a presença de outras miocardiopatias como causa de ICC na gravidez; entre elas, citamos: miocardiopatias hipertróficas obstrutivas, miocardiopatias restritivas e as miocardiopatias dilatadas, cuja principal etiologia em nosso meio é a doença de Chagas. Suas manifestações são extremamente variadas em cada paciente, dificultando uma padronização adequada dos riscos, como também do tratamento, necessitando a individualização de cada caso durante a gestação.

ARRITMIAS CARDÍACAS NA GRAVIDEZ

Os batimentos ectópicos e as arritmias sustentadas tornam-se mais frequentes na gravidez, quando podem surgir pela primeira vez. De maneira geral, elas são tratadas do mesmo modo quando fora do período gestacional, porém de forma mais conservadora, pesando riscos e benefícios[32]. Todos os antiarrítmicos comumente atravessam a barreira placentária, sua farmacocinética é alterada e os níveis sanguíneos necessitam ser avaliados para evitar toxicidade. Taquicardias supraventriculares são comumente tratadas por manobra vagal, ou, na sua falha, adenosina intravenosa. Cardioversão elétrica (CVE) não é contraindicada e deve ser realizada para taquicardia sustentada com instabilidade hemodinâmica e, ainda, ameaçadoras da segurança fetal. Betabloqueadores β_1 seletivos são de primeira escolha para profilaxia destas arritmias. O verapamil é constipante, muitas pacientes não se sentem bem com ele, e o sotalol, embora eficaz, tende a provocar bradicardia fetal. Ablação por radiofrequência pode ser realizada em taquicardias reentrantes, com proteção abdominal e utilizando o ecocardiograma mais que a fluoroscopia.

Quando agentes da classe 1C são necessários, a amiodarona é preferível ao sotalol[33]. A quantidade de amiodarona que cruza a placenta é menor (concentração fetal é 20% da materna), deprime menos a função ventricular que outras drogas, tem menor efeito pró-arrítmico e letalidade comparada a outros agentes. Pode causar hipotireoidismo fetal (9% dos recém-nascidos), hipertireoidismo e bócio. Seu uso é indicado na falha de outras terapias e quando há instabilidade hemodinâmica e hipoperfusão ao feto. As taquicardias ventriculares ameaçadoras de vida são incomuns e devem ser tratadas com cardioversão elétrica. Betabloqueadores β_1 seletivos, amiodarona ou combinados, podem ser eficazes na prevenção, porém, se ineficazes, um cardioversor-desfibrilador implantável poderá ser necessário.

Nas bradiarritmias sintomáticas, um marca-passo pode ser implantado em qualquer período da gravidez através do ecocardiograma.

DOENÇA CARDÍACA ISQUÊMICA

O infarto agudo do miocárdio (IAM) é raro na gravidez, ocorrendo em 1:10.000 gestações, porém sua incidência está aumentando, talvez refletindo a tendência de mulheres em idade mais avançada engravidarem. A mortalidade é de 37-50%[34] e a mortalidade aumenta se o IAM ocorre tardiamente na gravidez, em mulheres abaixo de 35 anos de idade, ou se o parto ocorre dentro de duas semanas do IAM. A troponina I cardíaca não é afetada pela gravidez e parto, sendo o marcador de escolha para o diagnóstico do IAM. Devido ao risco de hemorragia, trombólise sistêmica deverá ser evitada 10 dias após cesárea e no final da gravidez, em caso de parto prematuro. Angioplastia primária com *stent* pode ser a melhor opção, porém há poucos dados para guiar seu manuseio, e o risco de morte materna deve ser pesado contra o risco da irradiação, drogas antiplaquetárias e trombólise intracoronariana[35].

CARDIOMIOPATIA PERIPARTO

A cardiomiopatia periparto (CMPP) é uma forma rara de cardiomiopatia dilatada, caracterizada pelo desenvolvimento de insuficiêcia cardíaca sistólica no período compreendido entre o último mês de gestação e os cinco meses que sucedem o parto.

O diagnóstico é definido por quatro critérios diagnósticos estabelecidos por Demakis e por três critérios ecográficos instituídos pelos participantes do National Heart, Lung an Blood Institute (NHLBI) em conjunto com o Office of Rare Disease of the National Institutes of Health, em 1997.

Em revisão sistemática realizada por Urbanetz et al. observou-se que a etiologia desta cardiomiopartia permanece desconhecida, provavelmente por ser multifatorial, mas, nos trabalhos estudados por eles, observaram-se maiores evidências para sustentar as hipóteses de miocardite e processos autoimunes como causas mais prováveis dessa doença.

Os sinais e sintomas que aparecem na CMPP são semelhantes aos que aparecem em pacientes com insuficiência cardíaca de outras causas.

Deve-se observar que no final da gestação normal, mulheres podem apresentar sintomas como fadiga, dispneia, edema de membros inferiores (MMII), não sendo patológicos. Logo, o diagnóstico desta patologia se baseia em suspeição clínica, período de aparecimento dos sintomas e confirmação ecográfica da disfunção sistólica ventricular esquerda. Os sintomas mais comuns nesta patologia são: dispneia, ortopneia, dispneia paroxística noturna, fadiga, tosse noturna, dor abdominal, dor precordial, palpitações, hemoptise,

Quadro 20.5 Critérios diagnósticos da CMPP

1. Insuficiência cardíaca no último mês da gestação ou nos primeiros cinco meses pós-parto
2. Ausência de cardiopatia prévia
3. Etiologia desconhecida
4. Disfunção sistólica documentada

Fonte: Demaskis et al.

Quadro 20.6 Critérios ecocardiográficos para o diagnóstico de CMPP

1. Fração de ejeção menor que 45%
2. Encurtamento percentual menos que 30%
3. Diâmetro diastólico final do ventrículo esquerdo maior que 2,7cm/m²

Fonte: Fennira et al.

anorexia e astenia. O diagnóstico diferencial deve ser feito com infarto miocárdico, sepse, pré-eclâmpsia severa, embolia de líquido amniótico e tromboembolismo pulmonar. Os exames complementares utilizados para este diagnóstico são eletrocardiograma, raio X de tórax e ecocardiograma. O papel da biópsia endomiocárdica no diagnóstico ainda é controverso, não devendo ser utilizada de rotina[36].

O tratamento consiste em restrições dietéticas e mudança no estilo de vida. O consumo de sódio deve ser restrito a menos de 4 g por dia e a ingesta hídrica em menos de 2 L ao dia (principalmente nas pacientes com classe funcional NYHA 3 e 4). Também devem ser estimulados a perda de peso, quando necessária, a prática de exercícios físicos e o tratamento das patologias associadas.

O tratamento farmacológico segue os princípios do tratamento da insuficiência cardíaca sistólica, devendo-se avaliar a segurança dos fármacos na gravidez, no caso de a paciente ainda estar gestante.

Para diminuição da pós-carga, os inibidores da enzima conversora de angiotensina e os bloqueadores da angiotensina II são os tratamentos por via oral ideais, mas na gestação não devem ser usados por serem potenciais teratogênicos, com possíveis efeitos renais no concepto e óbito neonatal. Deve-se então fazer uso da anlodipina e de associações de hidralazina e nitratos. No puerpério, a principal escolha são os inibidores da angiotensina.

A digoxina deve ser usada em caso de arritmias supraventriculares, devido ao seu efeito inotrópico positivo. Para este fim também pode-se fazer uso dos β-bloqueadores. Estes também são usados em baixas doses para diminuir a atividade excessiva do sistema nervoso simpático. Deve-se ficar atento porque o uso excessivo dos β-bloqueadores pode levar a restrição do crescimento intrauterino e baixo peso ao nascer. Em gestantes, os β-bloqueadores de escolha são o caverdilol e o metropolol, por serem $β_1$ seletivos, tendo menor interferência no relaxamento uterino e na vasodilatação, mediados pelos receptores $β_2$.

A redução da pré-carga deve ser realizada com uso de nitratos e diuréticos, fazendo-se uma ressalva para o uso de diuréticos na gestação, uma vez que eles podem causar hipoperfusão uterina e sofrimento fetal através da desidratação materna.

Quanto ao parto: em pacientes compensadas não é necessária a antecipação do parto, e nestas a via vaginal é preferível, por causar menos sangramento e por apresentar menor número de complicações puerperais. Durante o parto é ideal que haja um alívio da dor materna e um encurtamento do período expulsivo através do uso de fórceps de alívio ou vácuo extrator.

Prognóstico: estudos recentes mostram que em aproximadamente metade das pacientes a função ventricular se normaliza antes de completados seis meses do diagnóstico, tendo um prognóstico menos favorável aquelas pacientes cuja cardiopatia seja persistente, necessitando algumas vezes de transplante cardíaco. A taxa de recidiva de CMPP é em torno de 50 a 100% em gestações futuras, logo, pacientes que permanecem com disfunção ventricular após uma gestação com CMPP devem ser desaconselhadas a uma nova gestação.

PROFILAXIA PARA ENDOCARDITE BACTERIANA

O Guideline 2007 da AHA (American Heart Association) para prevenção da endocardite infecciosa modificou profundamente a abordagem anteriormente adotada, que se baseava no Guideline da AHA de 1997, simplificando de forma significativa a conduta de profilaxia.

As novas recomendações apresentam evidências de que a profilaxia da endocardite infecciosa é ineficiente na prevenção na maioria dos casos e a correlação entre procedimento de risco e subsequente endocardite é muito pequena para justificar o tratamento. Apenas 5% das endocardites seriam prevenidas com a profilaxia.

Desta forma, o Guideline 2007 da AHA indica a profilaxia nos pacientes anteriormente considerados de altíssimo risco, especificamente nos portadores de valvas protéticas, nos que já foram acometidos por endocardite bacteriana prévia, nas doenças congênitas cianótica e nos *shunts* sistêmico-pulmonares construídos cirurgicamente com uso de implante de material protético. Recomenda também a realização de todos os tipos de cultura necessários antes de qualquer procedimento invasivo, para que seja aplicado o tratamento para infecção vigente, não apenas a profilaxia; bem como em pacientes submetidos a cirurgias de urgência, quando não é possível realizar um adequado rastreio de infecções, seja realizado o tratamento para possível infecção, não apenas a profilaxia.

No entanto, devemos observar que, mesmo havendo um excelente embasamento científico no que foi apresentado no Guideline 2007 da AHA, devemos observar que ele não se aplica adequadamente a nossa realidade no Brasil. Não encontramos disponibilidade de todas as culturas necessárias em todos os serviços, bem como observamos que não há menção sobre casos envolvendo a valvopatia reumática, entidade clínica rara nos Estados Unidos e infelizmente ainda bastante frequente em nosso país. Parece incoerente adotarmos uma conduta passiva pela falta de evidências positivas quando na realidade não há amostragem nos estudos americanos sobre a doença reumática que possa nos servir de modelo e exclua essa patologia da categoria de alto risco.

Desta forma, é prudente que, até que exista uma publicação mais condizente com nossa realidade, sigamos completamente o que o Guideline 2007 recomenda, sem que haja maiores estudos e maiores discussões sobre o assunto, tornando-se essa uma fase de transição importante, que merece bastante cautela em nossas condutas. Assim, enquanto não surge uma nova diretriz brasileira sobre o assunto, recomendamos que continuemos por seguir o que preconiza a Sociedade Brasileira de Cardiologia, que se baseia na classificação de risco do paciente.

CLASSIFICAÇÃO DO RISCO DO PACIENTE

Risco relativo das lesões cardíacas preexistentes

MUITO BAIXO

São condições em que a profilaxia da endocardite não é necessária e não é recomendável desde o Guideline 1997.

- Prolapso da valva mitral, sem regurgitação
- Regurgitação valvar mínima (ex.: escape mitral) sem anormalidade estrutural visível ao ECO
- Defeitos do septo atrial isolados (fossa oval)
- Doença coronariana
- Placas ateroscleróticas
- Marca-passos e desfibriladores automáticos implantados
- Cirurgia de revascularização miocárdica prévia

- Correção cirúrgica com mais de seis meses de lesão intracardíaca, com mínima ou nenhuma alteração hemodinâmica residual.
- Passado de doença Kawasaki ou doença reumática sem comprometimento valvar

RISCO INTERMEDIÁRIO

São condições em que a profilaxia estava indicada no Guideline 1997 e que deixaram de ter esta recomendação pelo Guideline 2007.
- Prolapso da valva mitral, com regurgitação
- Estenose mitral pura
- Doença valvar tricúspide
- Estenose pulmonar
- Hipertrofia septal assimétrica
- Aorta bicúspide ou esclerose com calcificação Ao, com anormalidades hemodinâmicas mínimas
- Doença valvar degenerativa do idoso
- Lesão intracardíaca com reparo cirúrgico há menos de seis meses, mesmo sem alterações hemodinâmicas residuais

ALTO RISCO

Condições em que existe alto risco de endocardite. Apenas os pacientes abaixo possuem riscos mais elevados e são contemplados pelo atual *guideline*. Os demais não teriam indicação de receber profilaxia pela nova orientação.
- Valvas protéticas
- Endocardite bacteriana prévia
- Doença congênita cianótica
- *Shunts* sistêmico-pulmonares construídos cirurgicamente
- Ducto arterioso patente
- Regurgitação aórtica
- Estenose aórtica
- Regurgitação mitral
- Dupla lesão mitral
- Comunicações interventriculares
- Coarctação da aorta
- Lesões intracardíacas reparadas cirurgicamente, que tenham anormalidade hemodinâmica residual

Prevenção da endocardite infecciosa

Em nosso serviço optamos por seguir os critérios e indicações estabelecidos pelas diretrizes da American Heart Association em 1999. No parto – nas portadoras de cardiopatias

Quadro 20.7 Classificação Funcional da New York Heart Association

Classe 1	Pacientes com cardiopatia, mas sem limitações resultantes da atividade física. A atividade física comum não causa fadiga anormal, palpitações ou dor anginosa.
Classe 2	Pacientes com cardiopatia levando a leve limitação da atividade física. Assintomáticos em repouso. A atividade física comum resulta em fadiga, palpitação, dispneia ou dor anginosa.
Classe 3	Pacientes com cardiopatia resultando em marcada limitação de atividade física. Assintomáticos em repouso. Mínimo esforço físico, menos que a atividade física comum, causa fadiga, palpitação, dispneia ou dor anginosa.
Classe 4	Pacientes com cardiopatia incapazes de executar qualquer atividade física sem desconforto. Os sintomas de insuficiência cardíaca ou de síndrome anginosa podem estar presentes mesmo em repouso. A qualquer esforço físico empreendido o desconforto aumenta.

American Heart Association, Inc., from Goldman L. et al.: Comparative reproducibility and validity of systems for assessing cardiovascular functional class: Advantages of a new specific activity scale. Circulation 64:1227,1981.
Cecil Textbook of Medicine 19th Edition, 1992, Vol. I, p. 150, Table 36-3.

de riscos alto e intermediário – ampicilina 2 g intravenosa associada a gentamicina 1,5 mg/kg (dose máxima de 120 mg) 1 h antes, e ampicilina 1 g 6 h após o parto.

ACONSELHAMENTO PRÉ-CONCEPCIONAL

Para gestante cardiopata o aconselhamento e o acompanhamento pré-gestacional tornam-se ainda mais importantes, pois é nessa ocasião em que se determina o risco obstétrico, sabendo-se que ele pode variar durante a gestação. Quando este risco é muito elevado, mulheres com classe funcional III (Quadro 20-7), desaconselha-se a gestação e se orientam métodos anticoncepcionais. Em portadoras de cardiopatias de alto risco, a recomendação é a contracepção irreversível através da laqueadura tubária, que deve obedecer a parâmetros criteriosos e ser muito bem analisada pelo casal, por se tratar de método contraceptivo definitivo. Não é incomum a sua realização durante a cesárea, no momento do parto. Para aquelas pacientes que não têm a gestação contraindicada, deve-se ter o cuidado de substituir o uso dos anticoagulantes orais, dos IECAs e bloqueadores da angiotensina II, bem como deve-se orientar a profilaxia para endocardite bacteriana.

Em algumas mulheres, as anormalidades cardíacas são passíveis de correção cirúrgica, o que torna a gravidez subsequente menos perigosa.

ACOMPANHAMENTO PRÉ-NATAL

Deve-se constituir de uma equipe multidisciplinar com obstetra, cardiologista, anestesiologista, pediatra, enfermeira e psicóloga treinados para o acolhimento e acompanhamento desta gestante com extrema cautela até seu pós-natal tardio. Este acompanhamento deve sempre ocorrer em um centro de cuidados terciários, e a consulta pré-concepcional deve sempre ser aconselhada.

Geralmente as pacientes do grupo I (Quadro 20-4) evoluem bem durante a gestação, muitas vezes podendo até gerar novamente. As pacientes do grupo II devem ser acompanhadas com extrema cautela, e após o término da gestação deve ser orientado um método de esterilização, considerando-se e respeitando-se sempre a vontade da paciente. Nas pacientes do grupo III deve ser discutida com a paciente a possibilidade de um aborto terapêutico, respeitando-se sempre quando a paciente optar pela gestação, pois essa é uma escolha materna, que deve ser orientada quanto aos riscos. As pacientes dos grupos I e II podem migrar para o grupo III, devendo-se por isso ser acompanhadas com muita cautela.

Os fatores que podem complicar a condição cardíaca devem ser detectados e retirados ou minimizados, como, por exemplo, retenção hídrica, uso abusivo do sódio, infecções, hipertireoidismo, anemias, arritmias e tromboembolismo.

Deve-se ter extremo controle com o ganho de peso, pois um ganho ponderal excessivo pode agravar sua condição.

REFERÊNCIAS

1. Andrade J, Lopes CMC, Maldonado MA.Cardiopatia e gravidez. In: Porto SC. Doenças do coração: prevenção e tratamento 1ª ed. Rio de Janeiro: Guanabara Koogan, 1998:1042-5.
2. Ávila WS, Grinberg M. Gestação em portadoras de afecções cardiovasculares. Experiência em 1000 casos. Arq Bras Cardiol 1993; 60:5-11.
3. Thorne AS. Pregnancy in heart disease. Heart 2004; 90:450-456.
4. Siu SC, Colman JM. Heart disease and pregnancy. Heart 2001; 85:710-5.
5. Consenso Brasileiro Sobre Cardiopatia e Gravidez.Cardiopatia Congênita. Arq Bras Cardiol 1999; 72 (supIII):5-26.
6. Silva MAP, Andrade J. Cardiopatias Congênitas Acianogênicas. In: Doença Cardio-vascular, Gravidez e Planejamento Familiar. 1ª ed. São Paulo: Editora Atheneu, 2003; 10; 67-75.
7. Carole A.Warnes,Elkayam U.Congenital Heart Disease and Pregnancy. In: Elkayam U, Gleicher N. Cardiac Problems in Pregnancy. 3rd ed.New York:Wiley-Liss, 1998;4:39-53.
8. Dealk K, Wooley CF. Coarctation of the aorta and pregnancy. Ann Intern Med 1973; 78:706-10.
9. Connolly H, Armash N, Walnes C. Pregnancy in women with coarctation of the aorta. J Am Coll Cardiol 1996; 27:43A.
10. Expert consensus document on management of cardiovascular diseases during pregnancy. European Heart Journal 2003; 24:761-81.
11. Pyeritz RE. Maternal and fetal complications of pregnancy in Marfan syndrome. Am J Med 1981; 71:784-90.
12. Presbítero P, Somerville J, Stone S, et al. Pregnancy in cyanotic congenital heart disease. Outcome of mother and fetus. Circulation 1994; 89: 2673-6.
13. Weiss B, Zemp L, Seifert B, et al. Outcome of pulmonary vascular disease in pregnancy: a systematic overview from 1978 through 1996. J Am Coll Cardiol 1998; 31:1650-7.
14. Rau M. Gestação e Afecções – Hipertensão Arterial Pulmonar Primária e Esquistossomótica. In: Doença Cardiovascular, Gravidez e Planejamento familiar. 1ª ed. São Paulo: Editora Atheneu, 2003; 30:249-65.
15. Meneghelo ZM, Ramos AIO, Barroso CMQ, Gomes NL, Marcus RER, Andrade. Aspectos Relacionados com Estenose Mitral e Aórtica na Gravidez. In: Doença Cardiovascular, Gravidez e Planejamento Familiar. 1ª ed. São Paulo: Editora Atheneu, 2003; 8:55-60.
16. Ávila W, Grinberg M. Doença valvar e gravidez. Rev Soc Cardiol Estado de São Paulo 1994; 6:533-7.
17. Bazon LCR. Cardiopatia e gravidez. In: Maciel BC, Neto AM. Manual de condutas clínicas cardiológicas. São Paulo: Segmento Farma, 2005; 32 (2);297-303.
18. Andrade J, Lopes CMC, Silva SSS.Prolapso da Valva Mitral.In: Doença Cardiovascular, Gravidez e Planejamento Familiar. 1ª ed. São Paulo: Editora Atheneu, 2003; 32: 277-84.
19. Ávila WS.Gravidez em portadoras de prótese valvar cardíaca. In: Sousa AGMR, Mansur AJ, eds. Socesp cardiologia. São Paulo: Atheneu, 1996:708-13.
20. Ávila WS. Prótese Biológica e Gravidez. In: Doença Cardiovascular, Gravidez e Planejamento Familiar. 1ª ed. São Paulo: Editora Atheneu, 9;61-5.
21. Ávila WS, Grinberg M, Medeiros CC. Gravidez não é fator de deterioração imediata de bioprótese previamente implantada. Rev Soc Cardiol Estado de São Paulo, 1993; 3 (supl.B):23.

22. Ávila WS. Estudo prospectivo pós-implante de prótese de pericárdio bovino em mulheres em idade fértil. O papel da gravidez. Tese de livre-docência. São Paulo: Faculdade de Medicina da Universidade de São Paulo, 1998.
23. Limet R, Grondim CM. Cardiac valve prostheses, anticoagulation and pregnancy. Ann Thorac Surg 1977; 23:337-41.
24. Elkayam U, Khan SS. Pregnancy in the patient with artificial heart valve. In Elkayam U, Gleicher N, (eds) Cardiac Problems in Pregnancy. 3ª ed. New York: Wiley-Liss, 1998; pp.61-78.
25. Meneghelo ZM, Ramos AIO, Andrade J. Terapia Antitrombótica na Gravidez. In: Doença Cardiovascular, Gravidez e Planejamento Familiar. 1ª ed. São Paulo: Editora Atheneu, 2003; 19:145-51.
26. Gouveia AMM, Reis CM, Cavalheiro FC et al. Diretrizes de Anticoagulação na Gravidez. Boletim do Departamento de Cardiopatia e Gravidez da SBC. 2003; 10.
27. Lang RM et al. Peripartal Cardiomyopathy. In: Elkaiam U, Gleicher N. Cardiac Problems in Pregnancy. 3ª ed. New York: Wiley Liss, 1998 v. 1, p. 87-100.
28. Oakley C et al. Expert consensus document on management of cardiovascular diseases during pregnancy. european Heart Journal, London, 2003; v. 24, p.761-81.
29. Elkayam U et al. Maternal and fetal outcomes of subsequent pregnancies in women with Peripartum Cardiomyopathy. New England Journal of Medicine, New York, 2001 May; vol. 344, p.1567-71.
30. Sardilli MHMD. Cardiomiopatia Periparto.In: Andrade J, Ávila WS. Doença Cardiovascular, Gravidez e Planejamento Familiar.São Paulo: Atheneu, 2003. 511p.
31. Bohharis SW, Reid CL. Heart Disease in Pregnancy. In: Diagnosis and Treatment in Cardiology. 2ª ed.Michael H. Crawford, 2002. v1, p. 495-510.
32. Tan HL, Lie Kl. Treatment of tachyarrhythmias during pregnancy and lactation. Eur Heart J 2001; 22:458-64.
33. Joglar JA, Page RI. Treatment of arrythmias during pregnancy; safety considerations. Drug Saf 1999; 20:85-94.
34. Webber MD, Halligan RE, Schumacher JA. Acute infarction, intracoronary thrombolysis, and primary PTCA in pregnancy. Cathet Cardiovasc Diag 1997; 42:28-43.
35. Chaithiraphan V, Gowda RM, Khan IA et al. Peripartum acute myocardial infarction: management perspective. Am J Therapeut 2003; 10:75-7.

CAPÍTULO 21

Pneumopatias na Gestação

Marta Andrade Lima Coelho • Isabela Cristina Coutinho de Albuquerque Neiva Coelho

INTRODUÇÃO

As doenças pulmonares estão entre as principais causas de morbidade durante a gestação, levando a um aumento das taxas de complicações para o feto e para a mãe, tanto durante o período que antecede o parto, como durante e após o mesmo.

Neste capítulo, abordaremos as principais patologias que acometem o sistema respiratório durante a gravidez. Estas patologias foram agrupadas em três grandes grupos, a saber: desordens específicas da gestação, patologias respiratórias mais comuns e patologias respiratórias menos comuns no ciclo gravídico-puerperal.

Visando facilitar o entendimento destas patologias, foi incluída ainda uma revisão das alterações fisiológicas respiratórias ocorridas na gestação.

ALTERAÇÕES FISIOLÓGICAS RESPIRATÓRIAS NA GESTAÇÃO

Alterações anatômicas

Alterações hormonais da gestação (principalmente o aumento dos níveis de estrógenos) afetam as vias aéreas causando hiperemia, edema da mucosa, hipersecreção e aumento da fragilidade capilar, principalmente das vias aéreas superiores, especialmente durante o terceiro trimestre. Queixas comuns incluem: obstrução nasal, epistaxe (sangramento nasal), episódios de ronco e alterações da fala, que podem piorar quando a gestante assume decúbito dorsal. As consequências clínicas são: piora da obstrução nasal, levando a uma respiração bucal mais proeminente, ronco frequente e, até mesmo, apneia obstrutiva do sono[1,2].

Também pode haver acometimento da via aérea inferior, apresentando-se clinicamente com tosse irritante ou produção de escarro por alterações da mucosa[2].

Alterações dos músculos e caixa torácica e da função pulmonar

O aumento do útero eleva o diafragma cranialmente (até cerca de 4 cm), porém não há prejuízo na função deste importante músculo respiratório.

Compensatoriamente ocorre um aumento do diâmetro anteroposterior e transverso da caixa torácica (aumento de 5-7 cm na circunferência), assim como uma diminuição do tônus e da atividade dos músculos abdominais. Clinicamente, a respiração torna-se mais abdominal, ao invés de torácica, durante a gestação[2].

Devido a estas alterações, à radiografia de tórax, visualiza-se um deslocamento do ápice cardíaco para cima e lateralmente, assim como diminuição do volume pulmonar[2].

Em relação à função pulmonar, durante a gestação o *volume de reserva expiratório* (VRE) diminui cerca de 8-40% e o *volume residual* (VR), 7-22%.

Como resultado há uma redução de 10-25% na *capacidade residual funcional* (CRF) após o quinto ou sexto mês de gestação, principalmente na posição supina.

Compensatoriamente, há um aumento da *capacidade inspiratória* (CI). A *capacidade vital* (CV) e a *capacidade pulmonar total* (CPT) não são modificadas substancialmente em gestantes saudáveis, apesar de a CPT diminuir um pouco no terceiro trimestre[2].

Ao final da gestação, principalmente com a posição supina, devido ao aumento da pressão gástrica e esofágica, há um aumento da pressão transpulmonar, levando ao colapso das vias aéreas periféricas[2].

O *volume corrente* (VC) aumenta em 30-35%, como um resultado do *drive* respiratório, levando ao aumento do volume-minuto durante a gestação (aumento de 20-50% antes do final do primeiro trimestre). O aumento do *drive* respiratório se deve à elevação dos níveis de progesterona, que age como um estimulante respiratório direto ou por aumento da quimiossensibilidade do centro respiratório à *pressão arterial de* CO_2 (PCO_2), e por um aumento na produção de CO_2. Há elevação na produção de CO_2 e no consumo de O_2 devido ao aumento do metabolismo basal (por causa do crescimento do feto e do aumento das necessidades maternas)[2].

A *ventilação voluntária máxima* (VVM) e os valores do *volume expiratório forçado* (VEF1) no primeiro segundo não se alteram durante a gravidez[2].

Alterações dos gases arteriais

O aumento do volume-minuto ultrapassa o aumento da produção de CO_2, resultando em alcalose respiratória com excreção renal de bicarbonato compensatória, ficando a PCO_2 em torno de 28-32 mmHg (valor normal 35-45 mmHg), mantendo o pH em 7,4-7,45, com um bicarbonato plasmático em 18-21 mmHg. O valor da PO_2 geralmente é normal durante a gestação[2].

Dispneia fisiológica da gestação

É importante que seja diferenciada da falta de ar causada por desordens que podem complicar a gestação ou que podem coexistir com a mesma.

Apesar de o aumento do útero ser geralmente culpado pela dispneia da gestação, hiperventilação devida ao aumento dos níveis de progesterona, como anteriormente explicado, provavelmente é o mecanismo causal mais importante. É relativamente comum, ocorrendo em cerca de 60% das gestantes ao exercício, porém ocorre em menos de 20% com o repouso[1]. Acomete 60-70% das gestantes saudáveis, principalmente no primeiro e no segundo trimestre[2].

Os testes de função pulmonar não parecem se correlacionar com a sintomatologia neste grupo de mulheres, apesar de poder ser documentada uma redução na capacidade de difusão de monóxido de carbono (DLCO)[2], exame pouco disponível em nosso meio.

RADIOLOGIA E GESTAÇÃO

A radiografia do tórax e outros exames complementares que utilizam radiação são necessários para auxiliar no diagnóstico das doenças que acometem o sistema respiratório. Apesar de a maioria das pessoas temerem seu uso durante a gestação, a literatura tem demonstrado eficácia e segurança no uso correto destes métodos, quando indicados, sem causar danos ao feto ou à mãe.

Procedimentos diagnósticos de imagem geralmente expõem o feto a menos de 0,05 Gy (5 rads) e não há nenhuma evidência de aumento do risco de anomalias fetais, retardo mental, retardo de crescimento ou perdas gestacionais com este nível de radiação[1,5]. O Quadro 21.1 mostra os principais exames radiológicos e suas doses de radiação.

DESORDENS ESPECÍFICAS DA GESTAÇÃO

Edema pulmonar cardiogênico (hidrostático)

As alterações cardiovasculares da gestação (discutidas em outro capítulo deste livro) são exacerbadas por doenças cardíacas preexistentes, já diagnosticadas ou não. Lesões estenóticas são pobremente toleradas, e entre elas a estenose mitral é a mais comumente sintomática durante a gestação e frequentemente se apresenta com edema pulmonar, não

Quadro 21.1 Radiologia e gestação

Exame complementar	Radiação
Radiografia de tórax	0,001 Rad
Cintilografia de perfusão	0,006 – 0,018 Rad
Cintilografia de ventilação	0,001 – 0,035 Rad
Angiografia pulmonar	0,221 – 0,405 Rad
Venografia	0,05 Rad
Tomografia computadorizada do tórax	A dose de radiação depende do método (convencional ou alta resolução), do número, das espessura dos cortes e da fase da gestação. Pode variar de 0,00033 Rad no primeiro trimestre a 0,013 Rad no último trimestre.

(*) Um Rad equivale a 0,01 gray (Gy).
Fonte: Tabela realizada com dados colhidos dos textos: Investigando a embolia pulmonar na gestação, disponível em URL: www.sppt.org.br

só durante a gestação mas, também, no pós-parto imediato. Outras patologias que são complicadas no período gestacional, podendo levar a edema pulmonar, são: estenose aórtica, síndrome de Eisenmenger e tetralogia de Fallot[6].

Um problema especial da gestação é a miocardiopatia *peripartum*, uma desordem que ocorre em 1 de 1.300 a 1.500 partos, que pode se apresentar com insuficiência cardíaca congestiva e está associada a uma propensão especial a embolia[6]. Esta condição idiopática se apresenta no último mês da gestação ou durante o período pós-parto inicial e está associada a mortalidade significativa[1].

Edema pulmonar tocolítico

Agonistas beta-adrenérgicos, como a terbutalina (Bricanyl®), são usados para inibir a contração uterina no trabalho de parto prematuro e podem levar a edema pulmonar durante a gravidez. A frequência desta complicação varia de 0,3-9% ou de 0-4,4%[6], dependendo da fonte consultada. Mecanismos incluem: exposição prolongada às catecolaminas (levando a disfunção miocárdica), aumento da permeabilidade capilar e aumento de volume de líquido do intravenoso que pode ter sido administrado em resposta à taquicardia materna. Corticoides administrados no trabalho de parto pré-termo também podem contribuir para a retenção de fluidos[1].

Alguns autores sugerem que o desenvolvimento desta desordem requer uma condição coexistente, como sobrecarga hídrica, sepse ou pré-eclâmpsia[6].

A apresentação clínica é de síndrome de desconforto respiratório do adulto (SDRA) com achados de edema pulmonar[1]. Geralmente se apresenta após, pelo menos, 24 h da terapia com beta-adrenérgico, com dispneia de início súbito e edema pulmonar observado à radiografia de tórax[6]. O diagnóstico diferencial inclui edema pulmonar cardiogênico, embolia por líquido amniótico e pneumonia aspirativa[1].

A suspensão da terapia beta-adrenérgica geralmente resulta em melhora rápida, porém diuréticos são usados com frequência[1,6]. Furosemida, o diurético mais usado neste tipo de situação, por agir rapidamente, é classificada como categoria C pela classificação da Food and Drug Administration (FDA) (Quadro 21.5).

Edema pulmonar associado a pré-eclâmpsia

Cerca de 3% das pacientes com pré-eclâmpsia ou eclâmpsia desenvolvem edema pulmonar[1]. O espectro dos achados hemodinâmicos associados a hipertensão induzida pela gestação é vasto; porém, no geral, a pré-carga do ventrículo esquerdo é normal ou reduzida, a pós-carga está aumentada e o débito cardíaco é normal ou baixo. As funções sistólica e diastólica também podem estar prejudicadas. O edema pulmonar geralmente se apresenta no período pós-parto, refletindo administração exagerada de líquidos no parto. A baixa pressão oncótica e a alteração da permeabilidade vascular também contribuem[6].

A apresentação é de desconforto respiratório agudo em uma paciente com pré-eclâmpsia[1]. O tratamento padrão é a restrição hídrica e a administração suplementar de oxigênio e diuréticos[1].

Na Fig. 21.1, o corte radiológico ao lado mostra o padrão reticular característico do edema pulmonar, com espessamentos septais e estrias, além de derrame pleural e aumento da vascularização apical.

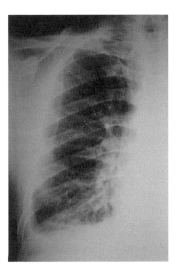

Fig. 21.1 Padrão reticular do edema pulmonar (Fonte: www.pneumoatual.com.br/cursos).

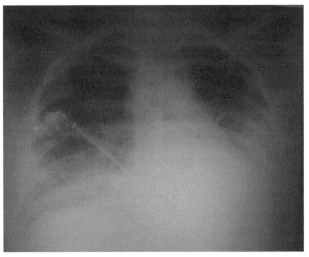

Fig. 21.2 Radiografia de tórax com padrão em "asa de borboleta". (Fonte: Rev. Bras. Ter. Intensiva, vol.19, nº 2, São Paulo, Apr./June, 2007.)

Na Fig. 21.2, observa-se radiografia de tórax demonstrando padrão característico em "asa de borboleta" em paciente com edema pulmonar.

Doença trofoblástica gestacional

Hipertensão pulmonar e edema pulmonar podem complicar a gestação hidatidiforme benigna devido a embolia pulmonar trofoblástica, que geralmente ocorre durante a evacuação do útero, sendo a incidência de complicações pulmonares mais frequente em gestações mais prolongadas. Gestação molar também está associada ao desenvolvimento

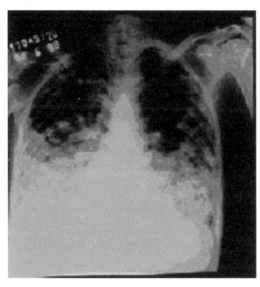

Fig. 21.3 Metástases pulmonares em paciente com coriocarcinoma (Fonte: Arq Bras Endocrinol Metab, vol.49. no.2, São Paulo Apr. 2005).

de coriocarcinoma, que comumente produz múltiplas metástases pulmonares e, ocasionalmente, efusão/derrame pleural[1].

Na Fig. 21.3, observam-se múltiplas metástases pulmonares em paciente com coriocarcinoma.

Embolia por líquido amniótico

É uma complicação rara (1 para cada 8.000 a 80.000 gestações), porém potencialmente catastrófica, com uma taxa de mortalidade de 10-80%[1].

Primeiramente descrita por Steiner e Lushbaugh[6], geralmente ocorre durante o trabalho de parto ou durante o parto propriamente dito, mas também pode ocorrer durante manipulação uterina, trauma uterino e no período pós-parto inicial[1]. Menos comumente, pode ocorrer com até 48 h após o parto[7]. O líquido amniótico, que contém elementos celulares particulados, entra na corrente sanguínea através das veias endocervicais ou rede uterina, obstrui os vasos pulmonares e leva a espasmos vasculares, resultando em hipertensão pulmonar. Insuficiência ventricular esquerda aguda pode ocorrer, provavelmente devido a eventos humorais mediados por citocinas[1].

Clinicamente se manifesta por dispneia grave, hipoxemia e convulsões, podendo ocorrer colapso vascular e, até mesmo, parada cardíaca. Caso a paciente se recupere do insulto inicial, *coagulação intravascular disseminada* (CIVD) e SDRA sobrevêm[6]. Placenta prévia ocorre em 50% dos casos e sofrimento fetal, em 40%[6].

Fatores de risco incluem: idade materna mais avançada, alta paridade, secção cesariana, laceração de segmento uterino baixo, líquido amniótico tinto com mecônio[6] e morte fetal[7].

O diagnóstico de embolia por líquido amniótico é baseado em um quadro clínico compatível, geralmente associado pelo achado de componentes do líquido amniótico na circulação pulmonar[7]. Técnicas sorológicas e coloração por imuno-histoquímica têm sido relatadas como tendo alta sensibilidade para embolia por líquido amniótico[7]. Radiologicamente, os pacientes comumente desenvolvem infiltrados parenquimatosos bilaterais consistentes com edema pulmonar e, depois, com lesão pulmonar aguda[6]. O diagnóstico diferencial inclui choque séptico, troemboembolismo pulmonar, ruptura de placenta, pneumotórax hipertensivo e isquemia miocárdica[1].

O tratamento envolve medidas de ressuscitação e de suporte de rotina com atenção a adequada oxigenação, ventilação e suporte inotrópico (uso de drogas vasoativas). Nenhuma terapia específica se mostrou efetiva, apesar de corticosteroides terem sido sugeridos[1]. Outras formas de tratamento, como o uso de agentes antifibrinolíticos, não demonstraram resposta[7]. Cateterização da artéria pulmonar é útil para a monitorização da função do ventrículo esquerdo e do *status* de volume, ajudando a guiar o uso apropriado de agentes inotrópicos e vasoativos[7]. As sobreviventes desenvolvem complicações decorrentes da CIVD, da SDRA ou de ambas[1].

PATOLOGIAS RESPIRATÓRIAS MAIS FREQUENTES

Asma brônquica

A asma é uma doença inflamatória crônica caracterizada por hiper-responsividade das vias aéreas inferiores e por limitação variável ao fluxo aéreo, reversível espontaneamente ou com tratamento, manifestando-se clinicamente por episódios recorrentes de sibilância, dispneia, aperto no peito e tosse, particularmente à noite e pela manhã, ao despertar. Resulta de interação genética, exposição ambiental a alérgenos e irritantes e outros fatores específicos que levam ao desenvolvimento e à manutenção dos sintomas[8].

É a doença pulmonar mais comumente encontrada durante a gestação, ocorrendo em 3-0,8% das gestantes[9].

A gravidez tem um efeito variável sobre o curso da asma, que pode permanecer estável, piorar ou melhorar, com retorno ao estado anterior à gravidez em cerca de três meses após o parto[8]. É a conhecida "regra do terço": 35-42% das asmáticas pioram durante a gestação, 33-40% permanecem estáveis e 28% melhoram.

A melhora das crises está relacionada especialmente com os níveis de progesterona, cortisol livre e prostaglandina E2, enquanto os sintomas podem piorar devido ao aumento dos níveis de prostaglandina F2 e por outras situações não específicas da gravidez, como estresse, doença do refluxo gastroesofágico, infecções viróticas, rinite, sinusite etc.[10].

As exacerbações por asma ocorrem em 20-36% das pacientes gestantes asmáticas e estas exacerbações não são uniformemente distribuídas. Uma causa frequente de exacerbação é a interrupção do uso de corticoide inalatório por medo durante a gestação[9]. As exacerbações ocorrem com maior frequência entre a 24ª e a 36ª semana[10]. Os sintomas geralmente melhoram durante as últimas quatro semanas da gravidez e, felizmente, o parto não costuma se associar a piora da asma[8].

O curso da asma em sucessivas gestações costuma ser semelhante[8]. O diagnóstico de asma é baseado no quadro clínico sugestivo, sendo confirmado pela demonstração de limitação variável ao fluxo de ar. As medidas da função pulmonar fornecem uma avaliação da gravidade da limitação ao fluxo aéreo, sua reversibilidade e variabilidade, além de fornecer confirmação do diagnóstico de asma[8]. A espirometria ou prova de função pulmonar é o método de escolha na determinação da limitação ao fluxo de ar e estabelecimento do diagnóstico de asma. A medida do pico de fluxo expiratório (PFE) pode ser usada para ajudar no diagnóstico, porém é particularmente útil para monitorização e controle da doença[8]. A radiografia de tórax costuma ser normal, porém pode demonstrar sinais de hiperinsuflação pulmonar nos casos mais graves.

O manejo do tratamento da gestante asmática difere muito pouco do da asmática não gestante. O subtratamento resulta em maior risco para a mãe e para o feto do que o uso de quaisquer drogas usadas para o controle da doença[8]. A falta de controle da asma ocasiona um aumento de complicações durante a gravidez, como: pré-eclâmpsia, hiperêmese gravídica, hipertensão arterial e hemorragia vaginal.

No feto, observa-se um aumento da incidência de morte perinatal, diminuição do crescimento intrauterino, prematuridade, hipóxia neonatal e recém-nascido de baixo peso[10].

O tratamento de manutenção vai variar conforme a classificação da gravidade da doença, devendo começar pelo grau mais avançado em que for classificada a asma. O objetivo primordial do tratamento é a obtenção do controle da doença (controlar sintomas e prevenir exacerbações). É importante ter em mente que a gravidade não é uma característica fixa do paciente com asma e que pode se alterar com o passar do tempo. No Quadro 21.2 apresentamos a classificação da gravidade da asma, segundo as IV Diretrizes Brasileiras para o Manejo da Asma (SBPT 2006)[8].

A base do tratamento de manutenção da asma é o uso de corticoides inalatórios devido à sua ação anti-inflamatória, associados ou não a beta-agonistas de longa duração. Drogas alternativas podem ser usadas caso não haja controle com estas duas classes de drogas anteriormente citadas. Já os beta-agonistas de curta duração são usados como medicação para alívio dos sintomas. No Quadro 21.3, visualiza-se o esquema de tratamento de manutenção inicial baseado na gravidade da doença. Caso haja dúvida na classificação, o tratamento inicial deve corresponder ao de maior gravidade.

Quadro 21.2 Classificação da Gravidade da Asma

	Intermitente (*)	Persistente leve	Persistente moderada	Persistente grave
Sintomas	Raros	Semanais	Diários	Diários ou contínuos
Despertares noturnos	Raros	Mensais	Semanais	Quase diários
Necessidade de bloqueadores de beta-2 para alívio	Rara	Eventual	Diária	Diária
Limitação de atividades	Nenhuma	Presente nas exacerbações	Presente nas exacerbações	Contínua
Exacerbações	Raras	Afeta atividades e o sono	Afeta atividades e o sono	Frequentes
VEF1 ou PFE	≥ 80% predito	≥ 80% predito	60-80% predito	≤ 60% predito
Variação VEF1 ou PFE	< 20%	< 20-30%	> 30%	> 30%

Classificar o paciente sempre pela manifestação de maior gravidade.
(*) Pacientes com asma intermitente, mas com exacerbações graves, devem ser classificados como tendo asma persistente moderada.
VEF1: volume expiratório forçado no primeiro segundo; PFE: pico de fluxo expiratório.
Fonte: IV Diretrizes Brasileiras para o Manejo da Asma (SBPT 2006).

Quadro 21.3 Tratamento de manutenção inicial baseado na gravidade

Gravidade	Alívio	Primeira Escolha	Alternativa	Uso de corticoide oral
Intermitente	Bloqueadores de beta-2 de curta duração	Sem necessidade de medicamentos de manutenção		
Persistente leve	Bloqueadores de beta-2 de curta duração	CI dose baixa	Montelucaste Cromonas (*)	Corticosteroide oral nas exacerbações graves
Persistente moderada	Bloqueadores de beta-2 de curta duração	CI dose moderada (*) a alta OU CI dose baixa a moderada, associado a LABA	Baixa a moderada dose de CI associada a antileucotrieno ou teofilina	Corticosteroide oral nas exacerbações graves
Persistente grave	Bloqueadores de beta-2 de curta duração	CI dose alta (*) OU CI dose alta + LABA	Alta dose de CI + LABA, associados a antileucotrieno ou teofilina	Cursos de corticosteroide oral a critério médico, na menor dose para se atingir o controle

(*) alternativa mais reservada para crianças.
CI: corticoide inalatório; LABA: bloqueadores de beta-2 agonista de longa duração.
Fonte: IV Diretrizes Brasileiras para o Manejo da Asma (SBPT 2006).

Quadro 21.4 Nível de Controle do Paciente com Asma

Parâmetro	Controlado	Parcialmente controlado (pelo menos 1 em qualquer semana)	Não controlado
Sintomas diurnos	Nenhum ou mínimo	2 ou mais/semana	3 ou mais parâmetros presentes em qualquer semana
Despertares noturnos	Nenhum	Pelo menos 1	
Necessidade de medicamentos de resgate	Nenhuma	2 ou mais por semana	
Limitação de atividades	Nenhuma	Presente em qualquer momento	
PFE ou VEF1	Normal ou próximo do normal	< 80% predito ou do melhor individual, se conhecido	
Exacerbação	Nenhuma	1 ou mais por ano	1 em qualquer semana

Adaptado da revisão do GINA 2006.
Fonte: IV Diretrizes Brasileiras para o Manejo da Asma (SBPT 2006).

A manutenção do tratamento deve variar de acordo com o estado de controle do paciente, segundo a classificação apresentada no Quadro 21.4.

Assim como em qualquer outra patologia, os medicamentos usados para tratar a asma são classificados de acordo com a classificação da Food and Drug Classification, quanto ao risco de causar danos ao feto. No Quadro 21.5 apresentamos esta classificação e no Quadro 21.6, a distribuição das drogas antiasmáticas em relação a esta classificação de segurança.

Quadro 21.5 Classificação da Food and Drug Administration

Categoria	Interpretação
A	**Estudos controlados mostram risco ausente.** Estudos bem controlados, adequados, em mulheres grávidas, não demonstram risco para o feto.
B	**Nenhuma evidência de risco em humanos.** Achados em animais mostraram risco, mas em humanos não ou, se estudos adequados não foram feitos, os achados em animais foram negativos.
C	**Risco não pode ser excluído.** Não existem estudos positivos em humanos e em animais para risco fetal ou inexistem estudos. Contudo, os benefícios potenciais justificam o risco potencial.
D	**Evidência positiva de risco.** Dados de investigação ou após liberação no mercado mostram risco para o feto. Mesmo assim, os benefícios potenciais podem sobrepujar o risco.
X	**Contraindicado na gravidez.** Estudos em animais e humanos, ou relatos de investigação ou após liberação no mercado, mostraram risco fetal que claramente é maior que os benefícios potenciais.

Fonte: IV Diretrizes Brasileiras para o Manejo da Asma (SBPT 2006).

Quadro 21.6 Drogas antiasmáticas na gravidez

Classe	Droga específica	Categoria FDA
Bloqueadores de beta-2 agonista	Salbutamol	C
	Epinefrina	C
	Salmeterol	C
	Formoterol	C
	Terbutalina	**B**
Metilxantinas	Teofilina	C
Anticolinérgicos	**Ipratrópio**	**B**
Corticosteroides	Prednisona	Não Classificada
	Budesonida	**B**
	Beclometasona	C
	Triancinolona	C
	Flunisolida	C
	Fluticasona	C
Cromonas	**Cromoglicato de sódio**	**B**
	Nedocromil	**B**
Antileucotrienos	**Zafirlucaste**	**B**
	Montelucaste	**B**

FDA: Food and Drug Administration.
Fonte: Tabela retirada da IV Diretrizes Brasileiras para o Manejo da Asma (SBPT 2006).

A budesonida é o CI de preferência para a gestação por apresentar mais dados referentes à segurança e eficácia (**A**)[8].

Os corticosteroides inalatórios previnem as exacerbações de asma durante a gestação (**B**)[11].

Pacientes com asma mal controlada devem ser cuidadosamente monitorizadas quanto ao retardo de crescimento intrauterino do feto e pré-eclâmpsia e ter consultas mensais de avaliação pulmonar (**B**)[8].

Lembrar que algumas medicações usadas para indicações obstétricas devem ser evitadas em pacientes asmáticas devido ao risco de broncoespasmo, como: prostaglandina F2-alfa, ergonovina e agentes anti-inflamatórios[8]. Morfina e meperidina também devem ser evitadas para o controle da dor, pois podem liberar histamina[12]. Fentanyl é uma opção apropriada para a analgesia destas pacientes.

Dar preferência a anestesia peridural e, caso necessário, anestesia geral; ketamina e anestésicos halogenados são os preferidos, pois têm ação broncodilatadora[12]. A ocitocina é a droga de escolha para a indução do parto. Pacientes que estão recebendo uma dose acima de 7,5 mg de prednisolona/prednisona ou equivalente por mais de duas semanas antes do parto devem receber hidrocortisona 100 mg intravenosa a cada 6-8 horas durante o trabalho de parto[13].

Crises de asma durante a gestação ou durante o parto devem ser tratadas de maneira usual[8]. Na Fig. 21.4, apresentamos o algoritmo de tratamento da crise de asma do adulto, presente nas IV Diretrizes Brasileiras para o Manejo da Asma – 2006.

Doses adequadas e repetidas de beta-2 agonistas por via inalatória a cada 10 a 30 minutos na primeira hora constituem a medida inicial de tratamento (**A**)[8]. Na crise grave, está indicada a utilização de brometo de ipatrópio em doses repetidas, administrado em associação aos beta-2 agonistas de curta duração por nebulização ou por aerossol dosimetrado ("bombinha") (**A**)[8].

Nas crises moderadas e graves, o oxigênio deve ser utilizado. Nos pacientes adultos, a meta é manter a saturação de oxigênio no sangue arterial ≥ 92%, sendo que, em gestantes, a meta é manter a saturação de oxigênio ≥ 95% (**A**)[8]. As alterações dos gases arteriais decorrentes da crise de asma vão se sobrepor à alcalose respiratória "normal" da gestação; assim, uma pressão arterial de CO_2 ($PaCO_2$) > 35 mmHg ou uma PaO_2 < 70 mmHg relacionada com uma crise de asma representam um comprometimento mais grave durante a gestação do que no estado não gravídico[12].

As pacientes atendidas na emergência devem receber corticosteroides sistêmicos precocemente, por via oral ou endovenosa, tendo efeito equivalente, independentemente da via de administração[8]. A aminofilina não tem indicação como tratamento inicial, porém pode ser utilizada em pacientes muito graves, hospitalizadas, como tratamento adjuvante[8].

A administração intravenosa de sulfato de magnésio em dose única é segura e efetiva em pacientes com crise de asma grave. A dose é de 1,2-2 g IV em 20 minutos[13]. Seu uso é benéfico como terapia adjuvante a beta 2-agonistas inalatórios e corticoides intravenosos, especialmente em pacientes com hipertensão associada ou contrações uterinas pré-termo[12].

Tratamento agressivo da exacerbação da asma é recomendado devido ao maior risco para o feto nos casos de asma não tratada[1].

Tromboembolismo venoso

Embolia pulmonar e trombose venosa profunda são os dois componentes de uma única doença chamada de tromboembolismo venoso (TEV). Aproximadamente 30% dos episódios aparentemente isolados de embolia pulmonar estão associados a trombose venosa profunda silenciosa, e em pacientes com sintomas de trombose venosa profunda, a frequência de embolia pulmonar silenciosa alcança 40-50%. O tromboembolismo venoso

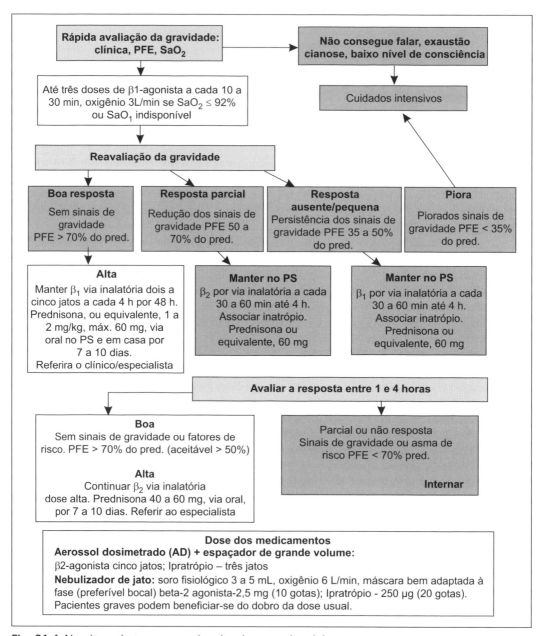

Fig. 21.4 Algoritmo de tratamento da crise de asma do adulto no pronto-socorro.
Fonte: IV Diretrizes Brasileiras para o Manejo da Asma (SBPT 2006).

é tanto mais comum como mais complexo para diagnosticar em gestantes do que em não gestantes. Sua incidência é de 0,76-1,72/1.000 gestantes, o que representa um risco quatro vezes maior que na população não gestante[14]. Gestação é a principal causa de TEV em mulheres abaixo dos 40 anos, e se não tratada, pode ser responsável por 20-50% de todas as mortes relacionadas com a gestação[7].

A tríade clássica de Virchow de estase, hipercoagulabildade e trauma vascular está presente durante a gestação. A estase resulta da compressão pelo útero gravídico e pelo aumento da capacitância venosa mediada pelo aumento de estradiol. Hipercoagulabilidade é resultado de um aumento dos fatores de coagulação (I, II, VII, VIII, IX, X), da queda de proteína S, do aumento da resistência à proteína C ativada e de um aumento dos inibidores fibrinolíticos. Trauma vascular pode ocorrer durante o nascimento da criança, principalmente após parto cirúrgico via vaginal ou cesariano[15].

A suspeita clínica é fundamental para o diagnóstico de tromboembolismo venoso. Entretanto, muitos dos sinais e sintomas clássicos de trombose venosa profunda e embolia pulmonar, incluindo edema de membro inferior, taquicardia, taquipneia e dispneia, podem estar associados a uma gravidez normal[14]. O Quadro 21.7 mostra a incidência dos sinais e sintomas que podem ser encontrados no paciente com embolia pulmonar.

A Fig. 21.5 mostra um algoritmo sugerido para o diagnóstico de tromboembolismo venoso durante a gestação.

A ultrassonografia compressiva de membros inferiores é um exame não invasivo com sensibilidade de 97% e especificidade de 94% para o diagnóstico de TVP proximal, sintomática, na população geral. É considerado o teste de escolha em gestantes com suspeita de tromboembolismo venoso. Este exame é menos acurado para trombose isolada de ilíaca ou panturrilha, enquanto a *ressonância nuclear magnética* (RNM), que não libera radiação e não é prejudicial ao feto, tem altas sensibilidade e especificidade para o diagnóstico de trombose de ilíaca. Quando não houver disponibilidade para a realização da RNM, pode ser realizado o estudo da veia ilíaca com Doppler ou tomografia computadorizada[14].

Os níveis de D-dímer aumentam com a progressão da gestação normal. Recomendações atuais sugerem que o D-dímer seja utilizado em asssociação a outros testes. Um teste de D-dímer negativo não necessariamente afasta a possibilidade de TEV, enquanto um teste positivo requer outros testes diagnósticos[14].

Pacientes com suspeita de embolia pulmonar e achados normais à ultrassonografia compressiva requerem exames de imagem adicionais. Uma radiografia de tórax deve ser

Quadro 21.7 Incidência de sinais e sintomas da embolia pulmonar

	EP Maciça (%)*	EP submaciça (%)*	EP sem doença cardiopulmonar coexistente (%)[†]
Dispneia	85	82	73
Dor torácica pleurítica	64	85	66
Tosse	53	52	37
Hemoptise	23	40	13
Taquipneia	95 (> 16/min)	87 (> 16/min)	70 (> 20/min)
Taquicardia (> 100 bpm)	48	38	30
P2 aumentada	58	45	23
Estertores	57	60	51
Flebite	36	26	11

*Dados do NIH – Sponsored urokinase and streptokinase clinical trials. Am J Med 62:355-360, 1977.
[†]Dados do NIH- Sponsored PIOPED Trial. Chest 100:598-603, 1991.
Fonte: Yung GL, Fedullo PF. Pulmonary Thromboembolic Disease. In: Fishman AP, editor. Fishman's Pulmonary Diseases and Disorders. Pennsylvania: McGrawHill, 2008. p. 1423-46(7).

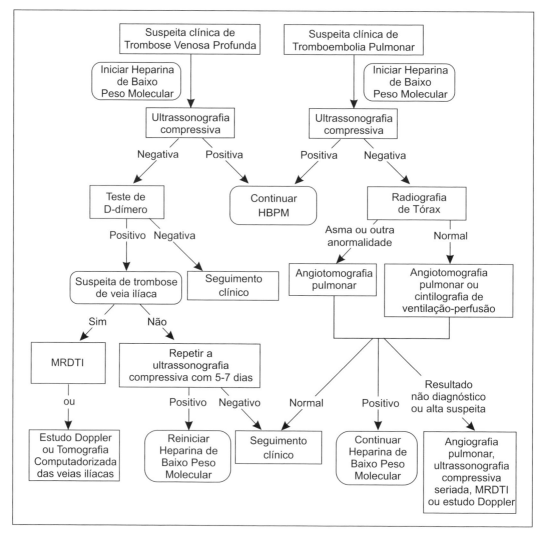

Fig. 21.5 Algoritmo diagnóstico para trombose venosa profunda e embolia pulmonar suspeitas durante a gestação. MRDTI: imagem direta do trombo por ressonância magnética. Fonte: Marik PE, Plante LA. Venous Thromboembolic Disease and Pregnancy. N Engl J Med 2008; 359:2025-33.

obtida para afastar outras possibilidades diagnósticas e para guiar outros testes diagnósticos. Cintilografia pulmonar de ventilação-perfusão ou uma angiotomografia computadorizada devem ser realizadas. A cintilografia de V-P leva a uma radiação fetal maior que a angio-CT; a cintilografia de perfusão isolada reduz a exposição à radiação. Porém, a dose de radiação que afeta a mãe é maior com a angio-CT do que com a cintilografia. Mulheres com suspeita de TEV devem ser advertidas de que a cintilografia de V-P leva a um discreto aumento do risco de desenvolvimento de câncer na criança do que a angio-CT, porém leva a um menor risco de câncer de mama na mãe[14].

Uma dose de radiação menor que 5 rad não implica aumento do risco de lesão fetal, e os exames diagnósticos utilizam geralmente quantidades muito menores de radiação[16].

A angiografia é o exame usado para diagnóstico de TEP que leva a maior radiação para o feto (2210-3740 µGy), assim, caso o diagnóstico ainda não tenha sido realizado com a cintilografia de perfusão, deve-se dar preferência à angio-CT[17].

O tratamento da embolia pulmonar na gestação é baseado principalmente na heparina – tanto na não fracionada (HNF) como na de baixo peso molecular (HBPM), pois nenhuma das duas atravessa a placenta ou é encontrada no leite materno em proporções significativas. Cada vez mais estudos comprovam a segurança do uso da HBPM na gestação. A adaptação da dose de acordo com o monitoramento do anti-Xa pode ser necessária em mulheres em extremo de peso (> 100 kg) ou com insuficiência renal, ou sempre que necessário. O tratamento com heparina deve ser realizado durante toda a gestação. O uso de fondaparinux ainda não está liberado para ser usado na gestação, já que não há estudos suficientes[17]. Os antagonistas de vitamina K atravessam a barreira placentária, podendo causar hemorragia fetal e neonatal e anomalias no sistema nervoso central (SNC)[17]. Segundo a classificação da FDA, é considerado categoria D na gestação[18]. A terapia com este tipo de droga deve ser evitada sempre que possível durante a gestação[17].

O tratamento do TEV durante o trabalho de parto requer alguns cuidados. O bloqueio espinhal anestésico pode ser realizado após 12 h da administração da última dose profilática de HBPM e após 24 h da última dose terapêutica de HBPM. Heparina não fracionada deve ser suspensa 6 h antes do bloqueio espinhal e o *tempo de tromboplastina parcial ativado* (TTPA) deve ser confirmado. Devido à dificuldade em predizer o momento do parto, alguns obstetras são relutantes em tratar a gestante com HBPM durante toda a gestação, apesar de não haver benefícios comprovados com esta conduta[14].

O tratamento após o parto deve ser reinstituído após 12 h, no caso da HBPM, se não houver sangramento persistente. O início da profilaxia com HBPM deve ser postergado para 12 h após a retirada do cateter epidural. Após anestesia neuraxial, o tratamento com HBPM não deve ocorrer com menos de 24 h de pós-operatório ou pós-parto e na presença de hemostasia adequada[14].

A terapia anticoagulante tanto com HBPM como com warfarina é recomendada por pelo menos seis semanas após o parto e por um período total de pelo menos seis meses[14]. A síndrome pós-trombótica ocorre em cerca de 60% das pacientes após TVP e é causa de sérias complicações. O uso de meias de compressão reduz o seu risco em cerca de 50% e devem ser usadas na perna afetada por cerca de dois anos após o evento agudo[14].

Apesar de a experiência com terapia trombolítica na gestação ser limitada, o uso de agentes trombolíticos pode ser uma medida salvadora em pacientes com tromboembolismo maciço e comprometimento hemodinâmico grave[14]. A tromboprofilaxia é recomendada durante a gestação e após o parto em determinadas situações.

Evidências do tratamento de TEV durante a gravidez segundo o guideline: Venous Thromboembolism, Thrombophilia, Antithrombotic Therapy, and Pregnancy do American College of Chest Physicians (8th edition) de 2008 (19):

5.2.1. Para gestantes com TEV agudo recomenda-se terapia inicial tanto com dose ajustada de HBPM via subcutânea como com HNF em dose ajustada por pelo menos cinco dias (**A**).

5.2.2. Para gestantes com TEV agudo, após terapia inicial, recomenda-se que a HBPM subcutânea ou a HNF seja mantida durante toda a gestação (**B**).

5.2.3. Para gestantes com TEV agudo sugere-se que anticoagulantes devam ser continuados por pelo menos seis semanas pós-parto (com uma duração total mínima de seis meses) (**C**).

5.2.4. Para gestantes recebendo doses ajustadas de HBPM ou terapia com HNF recomenda-se descontinuação da heparina por pelo menos 24 h antes da indução eletiva do trabalho de parto (**C**).

Evidências da prevenção de TEV recorrente em gestantes segundo o guideline: *Venous Thromboembolism, Thrombophilia, Antithrombotic Therapy, and Pregnancy do American College of Chest Physicians (8th edition) de 2008 (19):*

5.2.5. Para gestantes com um episódio isolado de TEV associado a fator de risco transitório que não está mais presente e sem trombofilia recomendam-se vigilância clínica anteparto e profilaxia anticoagulante pós-parto (**C**).

5.2.6. Caso o fator de risco transitório associado a TEV prévio esteja presente na gestação ou seja estrógeno-relacionado, sugere-se vigilância clínica ou profilaxia (dose profilática de HBPM ou HNF ou dose intermediária de HBPM ou HNF) associada a profilaxia pós-parto (**C**).

5.2.7. Para gestantes com um único episódio isolado de TEV idiopático, porém sem trombofilia e que não estejam mais recebendo anticoagulantes a longo prazo, recomenda-se uma das seguintes medidas: HBPM ou HNF em dose profilática ou em dose intermediária ou vigilância clínica durante a gestação associada a anticoagulação pós-parto (**C**).

5.2.8. Para gestantes com trombofilia que tiveram um único episódio anterior de TEV e que não estejam recebendo terapia anticoagulante a longo prazo recomenda-se uma das seguintes medidas: HBPM ou HNF em dose profilática ou em dose intermediária ou vigilância clínica anteparto associada a anticoagulação pós-parto (**C**).

5.2.9. Para mulheres com trombofilias de "alto risco" (por ex., deficiência de antitrombina, presença de anticorpos antifosfolípideos persistentemente positivos, componente heterozigoto para a variante G20210A e fator V de Leiden ou homozigose para estas condições) que tiveram um episódio anterior único isolado de TEV e não estão recebendo terapia anticoagulante a longo prazo recomenda-se, em adição à anticoagulação pós-parto, profilaxia anteparto ou HBPM em dose intermediária ou HNF em dose profilática ou dose intermediária (**C**).

5.2.10. Para gestantes com múltiplos (≥ 2) episódios de TEV que não estão recebendo terapia anticoagulante a longo prazo sugere-se HBPM em dose profilática, dose intermediária ou dose-ajustada anteparto ou HNF em dose profilática, dose intermediária ou dose-ajustada, seguida por anticoagulante pós-parto (**C**).

5.2.11. Para gestantes recebendo terapia anticoagulante a longo prazo devido a TEV anterior recomenda-se HBPM ou HNF durante toda a gestação (tanto dose ajustada de HBPM ou de HNF, 75% da dose ajustada de HBPM ou dose intermediária de HBPM) seguida por anticoagulantes a longo prazo no pós-parto (**C**).

5.2.12. Para todas as gestante com episódio prévio de TVP sugere-se o uso de meias elásticas de compressão graduada tanto antes como no pós-parto (**C**).

Doença pulmonar obstrutiva crônica (DPOC)

É uma enfermidade respiratória prevenível e tratável que se caracteriza pela presença de obstrução crônica do fluxo aéreo, que não é totalmente reversível. A obstrução ao fluxo aéreo é geralmente progressiva e está associada a uma resposta inflamatória anormal dos pulmões à inalação de partículas ou gases tóxicos, causada primariamente pelo tabagismo[20].

É pouco prevalente durante a gestação devido ao fato de acometer principalmente homens, pelo seu maior hábito tabágico. Há poucos trabalhos na literatura sobre o tema (DPOC e gestação). A tosse é o sintoma mais frequente, podendo ser diária ou intermitente e pode preceder a dispneia ou aparecer simultaneamente a ela. Pode se apresentar apenas com "pigarro". Tosse produtiva ocorre em 50% dos fumantes. A dispneia é geralmente progressiva com a evolução da doença[20]. Diferentemente da asma, não há relato na literatura se a gestação influencia o curso da doença.

A presença de sintomas respiratórios crônicos na paciente com hábito ou com exposição a fumaça de combustão de lenha, poeiras e fumaça ocupacional deve levar à suspeita clínica de DPOC, que pode ser confirmada através de espirometria, que caracteristicamente demonstra distúrbio ventilatório obstrutivo com ou sem variação significativa ao broncodilatador[20]. A avaliação radiológica serve não para o diagnóstico da doença, mas para afastar outras patologias[20].

O tratamento é semelhante ao de pacientes não gestantes. O Quadro 21.8 mostra a classificação das principais drogas usadas no tratamento da DPOC, segundo a FDA, em relação ao risco para o feto.

O diagnóstico e o tratamento das exacerbações infecciosas devem obedecer aos mesmos critérios adotados em não gestantes, utilizando os critérios de Winipeg (mudança da coloração da expectoração, aumento do volume da expectoração e piora da dispneia) para justificar o uso de antibióticos, mesmo na ausência de febre, leucocitose ou alteração radiológica clássica de pneumonia. Os agentes etiológicos mais comuns das traqueobronquites agudas em portadores de DPOC são: *H. influenzae*, *Streptococcus pneumoniae*, *Moraxella catarrhalis* e os vírus respiratórios[20].

Quadro 21.8 Drogas para tratamento da DPOC

Classe	*Droga específica*	*Categoria FDA*
Beta-2 agonista	Salbutamol	C
	Epinefrina	C
	Salmeterol	C
	Formoterol	C
	Terbutalina	**B**
Metilxantinas	Teofilina	C
Anticolinérgicos	**Ipratrópio**	**B**
	Tiotrópio	C
Corticosteroides	Prednisona	Não classificada
	Budesonida	**B**
	Beclometasona	C
	Triancinolona	C
	Flunisolida	C
	Fluticasona	C

Pneumonia bacteriana comunitária

Pneumonia corresponde ao diagnóstico primário de 4,2% das admissões anteparto de causas não obstétricas[21]. Ocorre em 1-118 a 1-2.288 partos[22]. Apesar de as gestantes não adquirirem pneumonia com maior frequência que as não gestantes, esta condição clínica pode causar maior morbimortalidade devido às adaptações fisiológicas da gestação[21]. A mortalidade materna por pneumonia ocorre de 0-4% dos casos[22]. Assim, as gestantes requerem maior cuidado.

A taxa de hospitalização por pneumonia em gestantes é de cerca de 1,51 por 1.000 gestações[21]. A gestação aumenta o risco de complicações por pneumonia, como empiema, pneumotórax, tamponamento pericárdico e ventilação mecânica. A gestação também fica ameaçada. Parto prematuro ocorre em 4-44% dos casos; recém-nascido pequeno para a idade gestacional ocorre em 12%; e morte neonatal e intrauterina alcança uma taxa de 2,6-12%[6].

Os organismos que mais frequentemente causam pneumonia bacteriana são *Streptococccus pneumoniae, H. influenzae, C. pneumoniae, Mycoplasma pneumoniae* e *Legionella pneumophila*[22]. Agentes menos frequentes, como *Klebisiella pneumoniae* e *Staphylococcus aureus*, também podem causar pneumonia em gestantes[22]. Segundo a American Thoracic Society, pelo menos 50% dos agentes etiológicos não são identificados[21].

Fatores de risco para pneumonia incluem asma e outras doenças respiratórias crônica, infecção por HIV, tabagismo e uso de drogas ilícitas[21].

O quadro clínico não difere daquele das não gestantes. Uma história de infecção de vias aéreas superiores prévia, tosse, febre, dispneia e calafrios e/ou febre geralmente está presente. Pode haver dor torácica tipo pelurítica e taquicardia. A ausculta respiratória pode ser normal ou apresentar alteração do murmúrio vesicular[1,21].

A radiografia de tórax deve ser realizada em toda paciente com suspeita de pneumonia (nas incidências posteroanterior [PA] e perfil), com proteção abdominal. Serve para confirmar o diagnóstico e para afastar outros possíveis, ajuda a estabelecer a causa e a determinar a severidade da doença. Pneumonia multilobar é considerada um processo mais grave[21].

Geralmente, toda gestante com pneumonia é internada para observação e terapia inicial[21].

Exames admissionais incluem hemograma completo, dosagem de eletrólitos, saturação de oxigênio e hemoculturas (apesar de serem positivas em apenas 7-15%)[21]. Alguns autores recomendam gasometria arterial e coleta de escarro para realização de Gram e cultura[22].

Quando a hospitalização é necessária, a antibioticoterapia empírica deve ser iniciada com no máximo 8 h, de preferência com até 4 horas[22].

Existem vários consensos e diretrizes nas literaturas nacional e internacional para o tratamento de pneumonia adquirida na comunidade (PAC) e que ajudam também na decisão de tratamento ambulatorial ou hospitalar (em enfermaria ou UTI), mas sem uma referência específica para as gestantes. Segue adiante a recomendação de tratamento da PAC, segundo a Diretriz Brasileira de 2004[23].

Algumas observações: na falta de azitromicina ou claritromicina, pode-se usar eritromicina, obtendo-se uma boa resposta clínica; como se pode observar, habitualmente não se recomenda o uso de cefalexina, sulfametoxazol-trimetoprima ou ciprofloxacino (este último isolado) para o tratamento de PAC.

A seguir, Quadro 21.10, retirado do livro *Antibióticos na Prática Médica*[24], com a classificação da FDA.

Quadro 21.9 Tratamento empírico em PAC para adultos imunocompetentes

Local de tratamento	Recomendação terapêutica
Paciente ambulatorial **Previamente sadio** **Sem terapia prévia** **Terapia antibiótica recente ou doenças associadas (DPOC, DM, ICC, neoplasia)** **Contraindicação para fluorquinolona** **Suspeita de aspiração** **Influenza + superinfecção bacteriana**	Macrolídeo: azitromicina 500 mg VO 1x/dia por 05 dias* ou claritromicina 500 mg VO de 12/12 h por 7-10 dias ou telitromicina 800 mg VO 1x/dia por 5 dias * Fluroquinolona respiratória: Levofloxacin 500 mg VO 1 x/dia por 7 dias ou moxifloxacin 400 mg VO 1x/dia por 7 dias Betalactâmico+ macrolídeo: cefuroxima 500 mg VO 2x/dia + macrolídeo ou amoxicilina 500 mg VO 8 h + macrolídeo Betalactâmico + inibidor de batalactamase (ex.: amocolina-clavulanato 1 g VO de 12/12 h) ou clindamicina 600 mg VO de 6/6 h Betalactâmico ou fluorquinolona respiratória
Paciente internado **Enfermaria** **Sem terapia prévia** **Terapia antibótica recente**	Fluorquinolona respiratória: levofloxacin 500 mg IV 1x/dia ou moxifloxacin 400 mg IV 1x/dia OU Betalactâmico + macrolídeo: ceftriaxona 2g IV/dia + claritromicina 500 mg IV de 12/12h ou + azitromicina 500 mg IV 1x/dia Semelhante, a depender da terapia prévia
UTI sem risco de *P. aeruginosa* **UTI com risco de *P. aeruginosa***	Betalactâmico + macrolídeo ou fluorquinolona: Ceftriaxona 2 g IV/dia + claritromicina 500 mg 2x/dia ou + Levofloxacino 500 mg/dia ou moxifloxacino 400 mg IV 1x/dia Agente antipseudomonas + ciprofloxacina ou agente antipseudomonas + aminoglicosídeo + fluorquinolona ou macrolídeo: Ceftazidima 1-2 g IV de 8/8 h, ou cefepima 2 g IV de 12/12 h ou piperacilina-tazobactan 4,5 g IV de 8/8 h, ou imipenem 500 mg IV de 6/6 h, ou meropenem 1 g iv de 6/6h + ciprofloxacina 400 mg IV de 12/12 h + claritromicina 500 mg IV de 12/12 h OU ceftazidima 1-2 g IV de 8/8 h, ou cefepima 2g IV de 12/12 h ou piperacilina tazobactan 4,5 g IV de 8/8 h, ou imipenem 500 mg IV de 6/6 h, ou meropenem 1g IV de 6/6 h + ** amicacina 500 mg IV de 2x + Levofloxacino 500 mg 1x/dia.

(*) na presença de resposta evidente após 48-72 h.
(**) evitar em idosos e insuficiência renal.
Fonte: Diretriz para Pneumonias Adquiridas na Comunidade em Adultos Imunocompetentes – 2004.

Quadro 21.10 Definição da FDA para uso de medicamentos na gestação

Categoria	Exemplos de antimicrobianos
A	----
B	Betalactâmicos, cefalosprinas, inibidores de betalactamase, nitrofurantoína, azitromicina, eritromicina, metronidazol (evitar o uso no primeiro trimestre), sulfonamidas, praziquantel, quinupristina, dalfopristina, etambutol
C	Claritromicina, vancomicina, clindamicina, linezolida, caspofungina, ertapenem, trimetoprim, rifampicina, isoniazida, levamizol, pentamidina, pirazinamida, pirimetamina, primaquina
D	Aminoglicosídeos, tetraciclinas, quinolonas, cloranfenicol, benzonidazol, antifúngicos azoles, anfotericina B, antiparasitários em geral
X	----

Tuberculose pulmonar e pleural

A tuberculose é uma doença infectocontagiosa causada pelo *Mycobacterium tuberculosis*, um bacilo aeróbio, de crescimento lento e álcool-ácido-resistente na coloração da lâmina. A transmissão do bacilo ocorre principalmente a partir da inalação de gotículas transformadas em aerossóis e eliminadas pela tosse, espirro ou fala de indivíduos portadores da tuberculose. A infecção geralmente está associada a inoculação de múltiplas partículas e exposição prolongada[25].

É estimado que 1,7 bilhão (30% da população mundial) de indivíduos estejam infectados pelo *Mycobacterium tuberculosis* em todo o mundo[26]. O Brasil, segundo a Organização Mundial da Saúde (OMS), ocupa o 14º lugar entre os 23 países responsáveis por 80% do total de casos de tuberculose no mundo. Fontes do Ministério da Saúde estimam uma prevalência no país de 58/100.000 casos/habitantes, com cerca de 50 milhões de infectados, com 111.000 casos novos e 6.000 óbitos ocorrendo anualmente[27].

É uma doença infecciosa de curso crônico, devendo ser investigada em todo indivíduo com tosse e expectoração com mais de três semanas. Na forma pulmonar, ocorrem febre (tipicamente vespertina), sudorese noturna, perda de peso, astenia e tosse produtiva, que pode evoluir para escarros sanguinolentos ou até hemoptise franca. Nas formas extrapulmonares o quadro é variável, de acordo com a localização e o grau de imunidade do paciente[25].

A gravidez não altera a apresentação clínica da tuberculose, podendo apenas afetar a mensuração da resposta do teste tuberculínico ou de Mantoux (PPD), que tende a ter menor rendimento, devido à depressão imunológica[25,28]. A baciloscopia e a cultura em meio de Löwestein-Jensen têm o mesmo rendimento que em não gestantes[28]. Tuberculose extrapulmonar não parece ser mais frequente na gestante[25].

O diagnóstico é baseado no quadro clínico, no estudo radiológico e no isolamento do bacilo.

A baciloscopia (**exame de escarro**) utiliza a técnica de Ziehl-Neelsen, identificando o bacilo álcool-ácido-resistente. São necessários 5.000 a 10.000 bacilos/mL de escarro para que seja positiva. A sensibilidade da baciloscopia de escarro espontâneo alcança mais de 90% nos casos de tuberculose pulmonar quando são obtidas três amostras, com especificidade de 98%. A sensibilidade é maior em pacientes com doença cavitária[25].

A obtenção de amostras através de **escarro-induzido** (com nebulização ultrassônica com solução salina a 3%) tem se mostrado uma alternativa de pouca morbidade, baixo custo e fácil execução. A sensibilidade do teste varia de 64-98% e depende do número de amostras colhidas. Está indicada na avaliação de tuberculose pulmonar com escarro espontâneo negativo (pacientes com tosse seca) ou pacientes incapazes de expectorar, em detrimento de procedimentos mais invasivos, como a broncoscopia, desde que respeitadas as normas de biossegurança (não realizar em ambiente fechado)[25].

Não existe **imagem radiológica** patognomônica de tuberculose pulmonar[25]. Sugere-se uma padronização em relação à análise radiológica em: (1) radiografia normal; (2) sequela; (3) suspeito; e (4) outras doenças[27]. Na tuberculose pós-primária, que é a forma mais comum em adultos, os achados mais frequentes da radiografia de tórax são:

- Opacidade heterogênea – aparece como uma área mais branca, com menor densidade fotométrica que sua adjacência.
- Cavidades – definidas como massas no interior do parênquima pulmonar, cuja porção central apresentou necrose de liquefação; são mais frequentes nos segmentos ápico-posteriores dos lobos superiores ou superiores dos lobos inferiores. Ocorrem em 40-

45% dos casos. Apresentam-se com paredes espessas durante sua fase ativa; após a cura, evoluem para cicatrização, cujo aspecto residual são as bandas ou estrias, calcificações e retrações de parênquima acometido;

- Consolidações – um achado sugestivo de tuberculose é a chamada "pneumonia cruzada" (acometimento de lobo superior de um lado e lobo inferior do outro lado), que ocorre por disseminação broncogênica do bacilo.
- Padrão retículo-nodular – decorre da disseminação broncogênica da Tb a partir de uma cavitação ou de um linfonodo fistulizado, determinando a implantação do bacilo em outras localizações. Apresenta-se como uma coleção de inúmeras opacidades pequenas, lineares e nodulares, que, juntas, resultam numa aparência composta de pequenos nódulos superpostos.

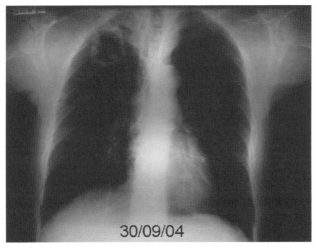

Fig. 21.6 Arquivo pessoal – Imagem cavitária em ápice de hemitórax direito em paciente com tuberculose em atividade.

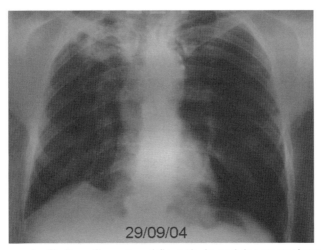

Fig. 21.7 Arquivo pessoal – Radiografia com padrão retículo-nodular em paciente com disseminação broncogênica de tuberculose.

- Nódulo (tuberculoma) – opacidade aproximadamente circular, bem definida, de 2-30 mm de diâmetro.
- Banda parenquimatosa (estria) – opacidade alongada, com vários milímetros de largura e com cerca de 5 cm de comprimento, representando fibrose local[27].

A tomografia computadorizada de tórax de alta resolução (TCAR) representa um exame mais sensível, porém com maior custo e menos disponível. Está indicada em situações nas quais a radiografia de tórax não contribui para o diagnóstico de doença em atividade. Destaca-se, entre os diversos padrões possíveis, o clássico aspecto de "árvore em brotamento", apesar de não específico[25].

A **cultura para micobactéria** está indicada para os suspeitos de tuberculose pulmonar persistentemente negativos ao exame direto e para o diagnóstico de formas extrapulmonares, como meningoencefálica, renal, pleural, óssea ou ganglionar, e nos casos de suspeita de resistência bacteriana às drogas, seguida do teste de sensibilidade[27].

Na **tuberculose pleural**, a paciente geralmente se apresenta com tosse seca e dor torácica tipo pleurítica em algum momento da evolução clínica. A radiografia de tórax mostra derrame pleural acompanhado ou não de lesão parenquimatosa, com volume pequeno ou moderado, sendo raros os volumosos e bilaterais. Pode haver presença de líquido nas fissuras, simulando massas pulmonares ou mediastinais ou presença de derrame subpulmonar, com lateralização do ponto mais alto do diafragma[27].

O estudo do líquido pleural é fundamental na paciente com suspeita de tuberculose pleural. O aspecto do líquido é amarelo turvo e raramente pode ser hemorrágico. Sua análise revela exsudato com predomínio linfomononuclear (acima de 75%), exceto na fase inicial, que pode ser polimorfonuclear. A caracterização com exsudato é baseada nos critérios de Light, sendo necessária apenas a presença de um critério para caracterizá-lo como tal: pro-

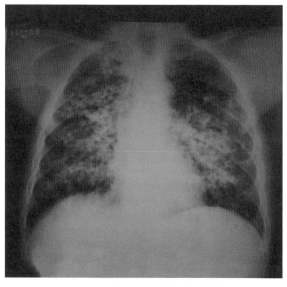

Fig. 21.8 Arquivo pessoal – Radiografia de tórax com estrias em hemitórax direito associada à elevação da hemicúpula homolateral e pulmão vicariante à esquerda em paciente com sequela de tuberculose.

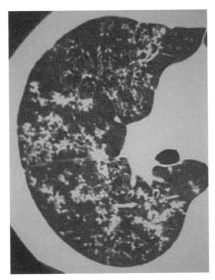

Fig. 21.9 Forma pós-primária da tuberculose pulmonar. Consolidação cavitada no pulmão esquerdo associada a nódulos centrolobulares. Fonte: Curso de Radiologia – Aspectos da Tomografia Computadorizada do Tórax (www.pneumoatual.com.br/cursos)

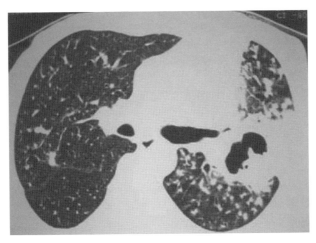

Fig. 21.10 Tuberculose pós-primária com múltiplos nódulos centrolobulares esparsos, com aspecto de "árvore em brotamento". Fonte: Curso de Radiologia – Aspectos da Tomografia Computadorizada do Tórax www.pneumoatual.com.br/cursos

teína do líquido pleural/sérica > 0,5; desidrogenase láctica (DHL) do líquido pleural/sérica > 0,5; ou DHL do líquido pleural > 2/3 do limite superior do normal sérico. A baciloscopia realizada no líquido pleural tem sensibilidade máxima de 5% e a cultura, de 10-35%, quando se cultiva o líquido, e de 40-65% quando a cultura é realizada com o fragmento pleural[27].

O exame histopatológico (biópsia pleural) está indicado em todo derrame pleural exsudativo que permanece com etiologia desconhecida, estimando-se que o diagnóstico de tuberculose se confirme em 80% dos casos na primeira biópsia[27].

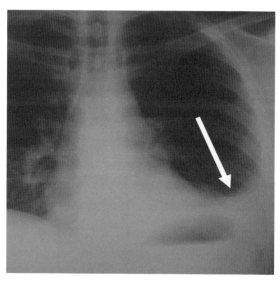

Fig. 21.11 Derrame pleural esquerdo. A seta aponta para o "sinal do menisco", que consiste em opacidade de aspecto homogêneo formando nível superior, com borda côncava. Fonte: Curso de Radiologia – Aspectos da Radiografia do Tórax www.pneumoatual.com.br/cursos

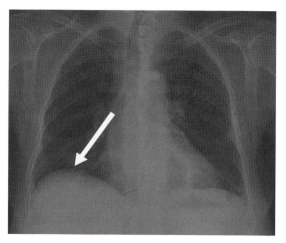

Fig. 21.12 Derrame pleural subpulmonar direito. Reparar que a cúpula diafragmática direita parece mais alta, mas na verdade o que ocorre é uma alteração do seu contorno, com angulação aguda da porção lateral (seta). Observar ainda a obliteração do seio costofrênico lateral ipsilateral. Fonte: Curso de Radiologia – Aspectos da Radiografia do Tórax www.pneumoatual.com.br/cursos

É interessante que se tenha conhecimento de que a baciloscopia ou a cultura para micobactérias positivas no escarro podem ocorrer em 30-60% dos casos de tuberculose pleural, mesmo na ausência de lesão pulmonar visível na radiografia de tórax[27].

O **tratamento da tuberculose** pode ser realizado de modo semelhante na gestante quando se utilizam os esquemas 1 e 1R, pois não há, até hoje, comprovação de efeitos

Capítulo 21 • Pneumopatias na Gestação 347

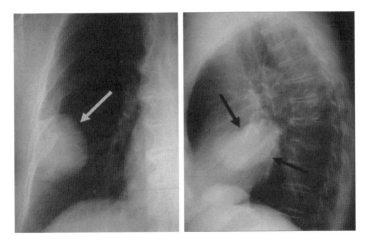

Fig. 21.13 Opacidade arredondada na projeção do campo inferior direito (setas). A primeira hipótese foi a de massa pulmonar, possivelmente de origem neoplásica. A realização da ultrassonografia confirmou o diagnóstico de derrame pleural intrafissural. Fonte: Curso de Radiologia – Aspectos da Radiografia do Tórax www.pneumoatual.com.br/cursos

Quadro 21.11 Esquema 1: 2RHZ/4RH – Indicado nos casos novos de todas as formas de tuberculose pulmonar e extrapulmonar (caso novo sem tratamento anterior ou caso novo com tratamento anterior há mais de cinco anos)

Fases do tratamento	Drogas	Até 20 kg (mg/kg)	Até 35 kg (mg)	Até 45 kg (mg)	Mais de 45 kg (mg)
2 meses	R H Z	10 10 35	300 200 1.000	450 300 1.500	600 400 2.000
4 meses	R H	10 10	300 200	450 300	600 400

R = rifampicina; H = isoniazida (hidrazida); Z = pirazinamida.

Quadro 21.12 Esquema 1R: 2RHZE/4RHE – Indicado nos casos de recidiva após cura (quando o intervalo entre a data da cura e a data do diagnóstico da recidiva não ultrapassa cinco anos) ou retorno após abandono do Esquema 1 (quando o paciente usou o esquema por mais de 30 dias e há menos de cinco anos)

Fases do tratamento	Drogas	Até 20 kg (mg/kg)	Até 35 kg (mg)	Até 45 kg (mg)	Mais de 45 kg (mg)
2 meses	R H Z E	10 10 35 25	300 200 1.000 600	450 300 1.500 800	600 400 2.000 1.200
4 meses	R H E	10 10 25	300 200 600	450 300 800	600 400 1.200

R = rifampicina; H = isoniazida (hidrazida); Z = pirazinamida; E = etambutol.

teratogênicos com o uso de rifampicina, isoniazida, pirazinamida e etambutol[25]. É contraindicado o uso de estreptomicina e etionamida devido a seus efeitos teratogênicos[25]. Na gestante em uso de isoniazida, utiliza-se a piridoxina (25 mg/dia) como profilaxia de neurite periférica[25]. Alguns autores recomendam a dose de 40-50 mg/dia, a fim de evitar o risco de ocorrência de crise convulsiva no recém-nato[28]. Adiante seguem os esquemas preconizados pelas II Diretrizes Brasileiras para Tuberculose de 2004, da Sociedade Brasileira de Pneumologia e Tisiologia.

PATOLOGIAS RESPIRATÓRIAS MENOS FREQUENTES

Fibrose cística (FC)

É uma doença hereditária, que acomete 1/2.500 nascidos vivos[29]. Apesar de doença de diagnóstico precoce, acometendo recém-nascidos, com o avanço da medicina e o aumento da sobrevida e da qualidade de vida das pacientes, algumas alcançam a idade reprodutiva, merecendo especial atenção quando no período gravídico-puerperal.

Também chamada de mucoviscidose, caracteriza-se pelo acometimento multissistêmico de órgãos epiteliais. É causada pela presença de mutações em um gene do cromossomo 7, que codifica a proteína *cystic fibrosis transmembrane conductance regulator* (CFTR), ocasionando uma disfunção do transporte de cloro e um incremento da reabsorção de sódio, levando à produção de secreções espessadas, que ocasionam as alterações clínicas nos diversos órgãos envolvidos. A doença não se manifesta de maneira homogênea em todos os pacientes, acometendo principalmente os pulmões, vias aéreas superiores, pâncreas, glândulas sudoríparas, trato biliar, intestinos e aparelho reprodutor[29].

Pode se manifestar na infância (na maioria dos casos) ou apenas na idade adulta.

As mudanças na reologia do muco respiratório torna-o mais espesso e viscoso, dificultando o transporte mucociliar. A obstrução das vias aéreas causada pela secreção viscosa é seguida pela colonização de bactérias patogênicas, favorecendo a infecção e a perpetuação do ciclo de infecção → obstrução → formação de bronquiectasias → acúmulo de secreção → infecção[30].

O principal achado é a tosse crônica persistente, com produção de escarro, caracterizando uma bronquite crônica que evolui para um quadro de supuração pulmonar com bronquiectasia. Muitos pacientes desenvolvem sinusite, polipose nasal e rinossinusite crônica. Com a evolução da doença, as pacientes podem apresentar aumento do diâmetro anteroposterior do tórax, baqueteamento digital e estertores à ausculta pulmonar[30].

O diagnóstico é feito através de sintomas clínicos, história familiar positiva ou triagem neonatal positiva associada a dois testes do suor (teste da pilocarpina) positivos (dosagem de cloro > 60 mmol/L)[31].

Mais de 50% das mulheres que têm FC são capazes de conceber uma criança; entretanto, a infertilidade feminina continua sendo um problema para muitas mulheres de suas portadoras. Previamente, acreditava-se que distúrbios ovulatórios e tenacidade de muco cervical eram os principais fatores contribuintes, principalmente em pacientes que tinham doença pulmonar grave e/ou distúrbio nutricional. Hoje em dia já se reconhece que outros fatores contribuem, como: anormalidade na secreção de gonadotrofina pelo hipotálamo, alterações do bicarbonato uterino e anormalidades anatômicas (há uma associação entre mutações da CFTR e ausência congênita de útero e vagina)[32].

Como comentado anteriormente, como a sobrevida e a qualidade de vida melhoraram na mulher com FC, o número de gestações e de nascidos vivos tem aumentado. Apesar deste sucesso, o cuidado da mulher gestante que tem FC apresenta várias peculiaridades, sendo mais bem manejado por uma equipe multidisciplinar[32].

CONSIDERAÇÕES PRÉ-NATAIS

Mulheres portadoras de FC que estão considerando engravidar deveriam discutir seus planos com seu médico e equipe multidisciplinar.

Muitas mulheres que têm FC são mal nutridas antes da gestação e podem ter dificuldade em ganhar peso; assim, o *status* nutricional durante a gravidez é sempre um grande problema. Suplementação oral ou nasogástrica pode ser necessária antes, durante e após a gestação para ajudar as mulheres fibrocísticas a manter suas necessidades calóricas. Suporte nutricional adequado também deve incluir rastreamento e manejo de diabetes *mellitus* relacionado com fibrose cística (DMRFC), pois esta condição é comum em adultos que têm FC. DMRFC está associado a aumento da mortalidade e pode ser exacerbado pelo estresse físico e emocional da gravidez. Assim, controle rigoroso antes e durante a gestação é desejado para otimizar a sobrevida materna e fetal. Além disso, pode ser necessário suplementação com vitaminas lipossolúveis[32].

O *status* cardiopulmonar é outra consideração importante na fase pré-concepção. Função pulmonar ruim (VEF1 < 50%) está associada a baixo peso ao nascer. *Status* cardíaco deve ser avaliado pelo ecocardiograma para determinar se há hipertensão pulmonar. Cultura de escarro também deve ser realizada para procurar evidências de presença de *Burkholderia cepacia* e determinar a sensibilidade dos organismos colonizantes. Além do mais, a função pulmonar deveria ser monitorada antes e mensalmente durante a gestação, pois uma deteriorização aguda da função pulmonar está associada a pobre prognóstico materno e fetal[32].

Apesar de a sobrevida ter melhorado na FC, permanece bem distante da sobrevida em mulheres sem FC. Assim, as mulheres fibrocísticas e seus parentes devem ser advertidos deste fato e de que não se pode prever o que acontecerá com a gestante e com o feto, havendo risco para ambos. Além disso, uma outra importante consideração pré-concepção é o *screening* genético do parceiro, pois há a possibilidade de a mulher com FC gerar uma criança com FC, já que esta é uma doença autossômica recessiva.

Caso o parceiro seja portador da mutação CFTR, há uma chance de 50% de a criança ser portadora de FC[32].

SEGURANÇA DA GESTAÇÃO

Vários estudos demonstraram que a gestação é segura e bem tolerada em mulheres fibrocísticas em condições estáveis e sobre monitoramento médico adequado, mesmo naquelas com função pulmonar prejudicada ou que são portadoras de DMRFC. A função pulmonar pode piorar durante a gestação (mesmo em pacientes sem FC), porém parece que esta piora é transitória e que a gestação por si só não resulta em perda irreversível da função pulmonar. Ao se comparar portadoras de FC que ficaram gestantes com aquelas que nunca ficaram, não houve diferença na taxa de admissões hospitalares, no uso de antibioticoterapia venosa domiciliar, suplementação de oxigênio ou suplementação nutricional durante o ano seguinte à gestação[32].

As alterações fisiológicas que ocorrem durante a gestação, já comentadas no início do capítulo, podem levar à descompensação cardiopulmonar as gestantes portadoras de FC, daí a importância de um monitoramento adequado por uma equipe multidisciplinar.

MEDICAÇÕES DURANTE A GESTAÇÃO

Tratamento com antibióticos geralmente é necessário durante a gravidez numa portadora de FC. Em humanos, o uso de quinolonas não resultou em resultados negativos, sugerindo que sejam uma escolha segura. Terapia parenteral com aminoglicosídeos, outra classe importante de drogas antipseudomonas com conhecidos efeitos nefro e ototóxicos, não mostrou aumento de risco teratogênico e, com monitoramento dos níveis da droga, acredita-se que possa ser segura durante a gravidez. Formas inalatórias de aminoglicosídeos como tobramicina (Tobi®) e colistin têm pouca absorção sistêmica e são consideradas seguras durante a gestação. Pouco se sabe sobre os efeitos da dornase alfa DNase recombinante (Pulmozine®) na gravidez. Assim, seu uso deve ser evitado, caso possível.

Solução salina hipertônica é pouco provável de causar efeitos teratogênicos e pode ser uma boa alternativa em alguns pacientes, pois ajuda a melhorar o *clearance* da via aérea e diminui a incidência de exacerbações pulmonares. Como em qualquer outra gravidez, no entanto, o mais importante a se considerar é o cuidado e o bem-estar da mãe. Assim, caso os sintomas clínicos piorem, todos os potenciais benefícios das terapias devem ser considerados[32].

COMPLICAÇÕES PULMONARES EM PORTADORAS DE ANEMIA FALCIFORME

A doença falciforme corresponde a um grupo de hemoglobinopatias de transmissão genética. Ao redor do mundo, cerca de 300.000 crianças nascem com este tipo de desordem a cada ano. Gestação em mulheres portadoras de doença falciforme está associada a um aumento da incidência de morbimortalidade materna e fetal[33]. A anemia falciforme é uma das doenças autossômicas recessivas mais frequentes no mundo[34].

As síndromes falciformes são causadas por mutação no gene da β-hemoglobina, formando a hemoglobina S, que leva ao enrijecimento da membrana do eritrócito e aumento da viscosidade[35].

As complicações da doença falciforme são variáveis, porém os dois principais eventos agudos são **crise dolorosa vaso-oclusiva**, causada por obstrução de hemácias contendo hemoglobina S na microcirculação, e a **síndrome torácica aguda**, uma síndrome de injúria pulmonar. Além disso, os adultos afetados estão em risco de desenvolver uma vasculopatia progressiva, caracterizada por hipertensão sistêmica e pulmonar, disfunção endotelial e alterações proliferativas na íntima e na musculatura lisa dos vasos sanguíneos. Com o progredir da idade, pode haver falência de órgãos[34].

As complicações pulmonares, a síndrome torácica aguda e a hipertensão pulmonar são as causas mais comuns de morte nos pacientes portadores de doença falciforme[34].

A síndrome torácica aguda é a segunda principal causa de hospitalização entre os pacientes portadores de doença falciforme e a principal causa de admissão em unidade de terapia intensiva e de morte prematura nesta população[34].

A síndrome torácica aguda (STA), quando grave, se assemelha à síndrome de desconforto respiratório agudo (SDRA). Geralmente é definida pelo desenvolvimento de um infiltrado pulmonar novo que é consistente com consolidação alveolar sem atelectasia, envolvendo pelo menos um segmento pulmonar completo. A anormalidade radiológica geralmente é acompanhada por dor torácica, febre, taquipneia, chiado ou tosse[34]. Pode ocorrer também queda da saturação de hemoglobina[35]. As três principais causas de STA são: infecção pulmonar, embolia gordurosa e sequestro pulmonar intravascular, que leva a lesão pulmonar com infarto[34]. A STA pode mimetizar a própria pneumonia, embolia pulmonar, infarto de medula óssea com embolia, isquemia miocárdica ou infarto pulmonar *in situ*[35].

Na maioria dos adultos com anemia falciforme, a STA desenvolve-se em 24-72 h após o aparecimento de dor grave em braços, pernas ou tórax. Está associada a inflamação sistêmica importante, com uma temperatura média de 38,9°C e uma contagem de leucócitos de 23.000. Uma queda abrupta dos níveis de hemoglobina (> 0,78 g/dL) e um aumento dos marcadores de hemólise podem preceder o desenvolvimento da STA, assim como uma queda da contagem de plaquetas para abaixo de 200.000[34].

O tratamento da STA requer internamento em UTI. É baseado em hidratação vigorosa, analgesia, oxigenoterapia e uso de antibióticos[33-35]. A hidratação deve ser cuidadosa para evitar edema pulmonar e a oferta de oxigênio deve ser suficiente para manter adequada saturação arterial. Transfusão sanguínea deve ser realizada para manter o hematócrito > 30%[35]. Opioides são usados para controle da dor em não gestantes[33]. Recente revisão sistemática publicada pela Cochrane Library não encontrou nenhum estudo randomizado sobre o tratamento não cirúrgico de crises de dor por anemia falciforme em gestantes[33].

Quadro 21.13 Diagnóstico diferencial de insuficiência respiratória aguda na gestação

Desordem	*Achados diferenciais*	*Radiografia de tórax*
Tromboembolismo venoso	Evidência de TVP, dor torácica pleurítica, cintilografia de V/Q positiva, tomografia helicoidal positiva, Doppler de MMII, andiograma	Normal/atelectasia/derrame
Embolia por líquido amniótico	Colapso hemodinâmico, convulsões, CIVD	Normal/edema pulmonar
Edema pulmonar secundário a pré-eclâmpsia	Hipertensão, proteinúria	Edema pulmonar
Edema pulmonar tocolítico	Administração de tocolítico, melhora rápida	Edema pulmonar
Pneumonite aspirativa	Vômito, refluxo, febre	Infiltrado focal/edema pulmonar
Miocardiopatia *peripartum*	Início lento, galope cardíaco	Cardiomegalia/edema pulmonar
Pneumomediastino	Ocorre durante o parto, enfisema subcutâneo	Pneumomediastino/enfisema sucbutâneo
Embolia por ar	Hipotensão profunda, sopro cardíaco	Normal/edema pulmonar
Outras: asma, doença cardíaca, SDRA	Semelhante a paciente não gestante	Semelhante a paciente não gestante

Fonte: Rosenbluth DB, Popovich Jr J. The Lungs in Pregnancy. In: Fishman AP, editor. Fishman's Pulmonary Diseases and Disorders. Pennsylvania: McGrawHill; 2008. p. 253-61.

REFERÊNCIAS

1. Sharma S. Pulmonary Disease and Pregnancy. 2006. Disponível em URL: Http://www.emedicinemedscape.com/article/303852-overview.
2. Rosenbluth DB, Popovich Jr J. The Lungs in Pregnancy. Em: Fishman AP, editor. Fishman's Pulmonary Diseases and Disorders. Pennsylvania: McGrawHill; 2008. p. 253-61.
3. Pereira CAC. Espirometria- Base e Aplicações. Em: Zamboni M, Pererira CAC, editores. Pneumologia – Diagnóstico e Tratamento. São Paulo: Editora Atheneu, 2006. p. 49-53.
4. Pereira CAC. Espirometria. In: Pereira CAC, Neder JA, editores. Diretrizes para Testes de Função Pulmonar. Jornal de Pneumologia 2002; 28, Suplemento 3: 2-81.
5. Kruskal JB. Diagnostic imaging procedures during pregnancy, 2007. Disponível em URL: www.uptodate.com.
6. Obstetric Disorders and The Lungs. In: Mason,editor. Murray & Nadel's Textbook of Respiratory Medicine, 4th ed. Saunders: Elsevier; 2005.
7. Yung GL, Fedullo PF. Pulmonary Thromboembolic Disease. Em: Fishman AP, editor. Fishman's Pulmonary Diseases and Disorders. Pennsylvania: McGrawHill; 2008. p. 1423-46.
8. IV Diretrizes Brasileiras para o Manejo da Asma 2006. J Bras Pneumol 2006; v. 32, suplemento 7, p. S447-74.
9. Weinberger SE, Schatz M. Physiology and clinical course of asthma in pregnancy. 2007. www.uptodate.com.
10. Sousa EG. Asma na gravidez. 2005. www.pneumoatual.com.br.
11. Global Initiative for Asthma (GINA). Uptade 2007. Bethesda: NHLBI/WHO; 2007. Disponível em: www.ginasthma.com.
12. Schatz M, Weinberger SE. Management of asthma during pregnancy. 2008. www.uptodate.com.
13. British Guideline on the Management of Asthma. Thorax 2008; 63(Suppl IV):iv1-iv121.
14. Marik PE, Plante LA. Venous Thromboembolic Disease and Pregnancy. N Engl J Med 2008; 359:2025-33.
15. Lockwood CJ. Overview of prevention of venous thrombosis in pregnant and postpartum women. 2008. www.uptodate.com.
16. Tomé JPB. Doença Respiratória e Gravidez. Acta Med Port 2007; 20:359-67.
17. Tobicki A et al. The Task Force for the Diagnosis and Management of Acute Pulmonary Embolism of the European Society of Cardiology (ESC). Guidelines on the diagnosis and management of acute pulmonary embolism. European Heart Journal 2008; 29:2276-315.
18. Mandell J. Anticoagulation during pregnancy. 2008. www.uptodate.com.
19. Bates SM, Greer IA, Pabinger I, Soafer S, Hirsh J. Venous Thromboembolism, Thrombophilia, Antithrombotic Therapy, and Pregnancy: American College of Chest Physicians evidence-based clinical practice guidelines (8th edition). Chest 2008; 133:Suppl:844S-886S.
20. II Consenso Brasileiro sobre Doença Pulmonar Obstrutiva Crônica – DPOC 2004. J Bras Pneum; 30: Suplem 5:S1-S42.
21. Lailb V, Sheffield J. Immunol Allergy Clin N Am 2006; 26:155-72.
22. Whiyyy JE, Dombrowski MP. Respiratory Diseases in Pregnancy. Em: Gabbe, editor. Normal and Problem Pregnancies. Churchill Livingstone; 2007.
23. Diretriz para Pneumonias Adquiridas na Comunidade em Adultos Imunocompetentes. Jorn Bras Pneumol 2004; 30:S01-S24.
24. Grinbaum RS, Neto NL. Efeitos Adversos dos Antimicrobianos. Em: Neto VA, Nicodemo AC, Lopes HV. Antibióticos na Prática Médica. São Paulo: Sarvier; 2007. p. 27-41.
25. Leitão CCS, Campelo ARL, Dantas AT. Tuberculose. Em: Filgueira ET AL, editor. Condutas em Clínica Médica. Rio de janeiro: Guanabara Koogan, 2007. p. 568-82.
26. Epidemiologia da Tuberculose. Em: Kritski AL, editor. Tuberculose – do ambulatório à enfermaria. São Paulo: Editora Atheneu, 2005. p. 9-17.
27. II Diretrizes Brasileiras para Tuberculose 2004. J Bras Pneumol 2004; 30:S1-S86.
28. Tuberculose em situações especiais. In: Kritski AL, editor. Tuberculose – do ambulatório à enfermaria. São Paulo: Editora Atheneu, 2005. p. 153-69.
29. Marostica PJC. Fibrose Cística. 2004. www.pneumoatual.com.br.

30. Lemos ACM, Santana MA. Fibrose Cística na Idade Adulta. In: Zamboni M, Pererira, CAC, editores. Pneumologia: Diagnóstico e Tratamento. São Paulo: Ed Atheneu, 2006. p. 207-17.
31. Ribeiro JD. Fibrose Cística na Criança. In: Zamboni M, Pererira, CAC, editores. Pneumologia: Diagnóstico e Tratamento. São Paulo: Ed Atheneu, 2006. p. 193-207.
32. Sueblinvong V, Whittaker LA. Fertility and Pregnancy: Common Concerns of the Aging Cystic Fibrosis Population. Clin Chest Med 2007; 28:433-43.
33. AJ Marti-Carvajal, GE Pena-Marti, G Comuninian-Carrasco, AJ Marti-Peña. Interventions for treating painful sickle cell crisis during pregnancy (Review). The Cochrane Library 2009: Issue 1, 1-10.
34. Gladwin MT, Vichinsky E. Pulmonary Complications of Sickle Cell Disease. N Engl J Med 2008: 359:2254-63.
35. Benz EJ. Hemoglobinopathies. Em: Harrison, editor. Principles of Internal Medicine, 16ed. United States: McGraw-Hill Companies; 2005. p. 593-601.

CAPÍTULO 22

Transtornos Psíquicos na Gestação e no Puerpério

Amaury Cantilino

Em função das rápidas modificações físicas e psicossociais, a gestação e o puerpério podem complicar o curso de doenças preexistentes, além de poderem servir de palco de estreia para diversas condições médicas. A procura por profissionais de saúde é maior durante esta fase, tornando-a uma grande oportunidade para a detecção e tratamento de transtornos psiquiátricos. Embora muitas grávidas e lactantes precisem de intervenções farmacológicas, clínicos ficam intimidados em sua prescrição por falta de informação sobre a segurança dessas medicações em relação à mãe e ao bebê. O objetivo deste capítulo é prover dados sobre as particularidades dos transtornos psíquicos no período perinatal, inclusive no que tange aos tratamentos disponíveis.

REVISÃO

Os transtornos psiquiátricos durante a gravidez e o puerpério são frequentes e geralmente subdiagnosticados. Eles afetam a mulher num período em que ela provavelmente avalia como o que deveria ser o mais feliz de sua vida. Estas condições clínicas roubam tanto da mãe quanto do bebê a oportunidade de usufruírem momentos especiais da vida de cada um. Esses transtornos muitas vezes respondem ao tratamento, seja medicamentoso ou psicoterápico, de maneira que se torna essencial que o obstetra possa saber como identificar e que seja capaz de tomar decisões sobre a terapêutica ou um encaminhamento. Os resultados dessas intervenções afetarão a mãe, o bebê e todos os membros da família envolvidos.

O ideal seria que mulheres com história de transtornos psiquiátricos recorrentes tivessem uma consulta antes de engravidarem para discutirem a abordagem terapêutica mais segura enquanto estivessem tentando engravidar e quando estivessem gestantes. Contudo, o que comumente acontece na prática é essa discussão acontecer diante de uma gravidez não planejada ou na emergência de um transtorno psíquico no período perinatal.

Gravidez e transtornos psiquiátricos

Apesar de a gestação ser tipicamente considerada um período de bem-estar emocional, o mito de que protegeria ou abrandaria transtornos psiquiátricos vem sendo destruído a partir de diversos achados recentes. A prevalência de depressão na gravidez é da ordem de 7,4%, 12,8% e 12% para os 1º, 2º e 3º trimestres, respectivamente[1]. O transtorno obsessivo-compulsivo (TOC) tende a ser precipitado ou exacerbado nesse período[2]. Estudos retrospectivos sugerem que mulheres com transtorno do pânico apresentavam melhora durante a gestação, contudo estudos prospectivos mostraram que a maioria continua experimentando sintomas significativos e muitas desencadeiam o quadro na gravidez[3]. Mulheres com transtorno bipolar estão particularmente predispostas a recaídas, caso as medicações de manutenção sejam retiradas na gestação[4].

Além disso, alterações fisiológicas diversas ocorrem na gravidez, como aumento da volemia, do metabolismo hepático e da excreção renal. Em decorrência desses fatores, mulheres tratadas com psicofármacos podem ter recaídas no terceiro trimestre por diminuição dos níveis plasmáticos dessas substâncias[5].

Cada vez mais evidências têm surgido no sentido de mostrar que os transtornos psiquiátricos e o estresse excessivo maternos podem afetar o curso da gravidez e do desenvolvimento do concepto. A depressão não tratada está associada a alterações na função placentária, parto prematuro, crescimento fetal diminuído, complicações perinatais e possíveis problemas de comportamento nas crianças em longo prazo. A depressão na gravidez pode ser um fator de risco para desenvolvimento adverso da cognição e da linguagem nessas crianças[4,6]. Mulheres com esquizofrenia têm chance maior de ter ruptura placentária e bebês com baixo peso e anomalias cardiovasculares congênitas[7].

Os quadros psiquiátricos podem afetar a gravidez por seus efeitos no estado emocional e no funcionamento global da mulher. Interferem na sua predisposição para obter os cuidados pré-natais apropriados e no potencial para se envolverem em comportamentos de risco. Além disso, interferem no eixo hipotálamo-hipófise-adrenal, impactando nos desfechos obstétricos e no neurodesenvolvimento do concepto[5,8].

Puerpério e transtornos psiquiátricos

O pós-parto tem sido claramente definido como a fase de maior vulnerabilidade para o aparecimento de transtornos psiquiátricos graves na mulher[9]. Durante este período, cerca de 85% das puérperas experimentam pelo menos alguma forma de alteração de humor[10]. A maioria delas apresenta sintomas relativamente leves e transitórios conhecidos como *maternity blues* ou disforia puerperal[11]. Contudo, aproximadamente 10% a 15% das mulheres podem experimentar uma forma mais incapacitante e persistente de distúrbio psíquico, seja a depressão pós-parto (DPP) ou a psicose puerperal[12].

Disforia pós-parto

A *disforia pós-parto* (*maternity blues*) é considerada a forma mais leve dos quadros puerperais e pode ser identificada em 50% a 85% das puérperas, dependendo dos critérios diagnósticos utilizados (Yonkers & Steiner, 2001). Os sintomas geralmente se iniciam nos primeiros dias após o nascimento do bebê, atingem um pico no quarto ou quinto dia do pós-parto e remitem de forma espontânea em no máximo duas semanas. Seu quadro inclui choro fácil, labilidade afetiva, irritabilidade e comportamento hostil para com familiares e acompanhantes. Mulheres com disforia pós-parto não necessitam de intervenção farmacológica. A abordagem é feita no sentido de manter suporte emocional adequado, compreensão e auxílio nos cuidados com o bebê[13].

Psicose puerperal

A *psicose puerperal* é bem menos frequente do que a disforia pós-parto, acontece em 0,1% a 0,2% das puérperas e é o transtorno psiquiátrico do pós-parto que se apresenta de forma mais visível em função de suas características clínicas. É de início rápido, os sintomas se instalam já nos primeiros dias até duas semanas do pós-parto. Os sintomas iniciais são fatigabilidade, humor irritável e insônia. Aparecem então delírios, alucinações e comportamento desorganizado, além de desorientação e despersonalização (sensação de estranheza de si mesma), havendo considerável comprometimento funcional. As crenças delirantes frequentemente estão centradas no bebê e incluem ideias de que o bebê é defeituoso ou está morrendo, de que o bebê tem poderes especiais, ou de que o bebê é um deus ou um demônio. A psicose puerperal lembra uma psicose afetiva de evolução rápida com características maniatiformes, depressivas ou mistas[14].

Entre os fatores de risco para psicose puerperal estão a primiparidade e os antecedentes pessoais ou familiares de transtornos psiquiátricos, sobretudo outros transtornos psicóticos. O tratamento do episódio agudo envolve o uso de psicofármacos de maneira sintomática. Quanto ao prognóstico, observa-se que na maioria das vezes há remissão dos sintomas e retorno do adequado funcionamento social e ocupacional em alguns meses. Todavia, há uma frequência considerável de recidivas e um risco aumentado de suicídio e infanticídio[15].

Depressão pós-parto

Aproximadamente 13% das mulheres estarão deprimidas no puerpério. Apesar de algumas mulheres referirem rápido início dos sintomas logo após o parto, a depressão pós-parto (DPP) mais comumente se desenvolve insidiosamente ao longo dos primeiros seis meses do pós-parto. Uma proporção significativa de mulheres já vivenciam o início dos sintomas depressivos durante a gravidez. Os sinais e sintomas de DPP são pouco diferentes daqueles característicos do transtorno depressivo maior não psicótico que se desenvolve em mulheres em outras épocas da vida. As pacientes se apresentam com humor deprimido, choro fácil, labilidade afetiva, irritabilidade, perda de interesse pelas atividades habituais, sentimentos de culpa e capacidade de concentração prejudicada. Sintomas neurovegetativos, incluindo insônia, fadiga e perda do apetite, frequentemente são descritos[16].

O Manual Diagnóstico e Estatístico de Transtornos Mentais, da Associação Psiquiátrica Americana, não distingue os transtornos do humor do pós-parto dos que acontecem em outros períodos, exceto com o especificador "com início no pós-parto", que é utilizado quando o início dos sintomas ocorre no período de quatro semanas após o parto[17]. A maioria dos pesquisadores na área, no entanto, utiliza o termo "depressão pós-parto" para designar qualquer episódio depressivo no primeiro ano após o nascimento do bebê.

Alguns autores argumentam que a DPP tem algumas peculiaridades que a distinguem da depressão fora desse período. Há dados mostrando que pacientes com depressão pós-parto apresentam mais ansiedade[18], sintomas obsessivo-compulsivos[19,20], pensamentos de causar dano à criança[21], menor tempo de fase IV do sono na polissonografia[22], necessidade de maior tempo para responder à farmacoterapia e tendência a utilização de maior número de agentes antidepressivos para que obtenham remissão dos sintomas[23]. Além disso, a DPP tem repercussões negativas na função materna, na relação mãe-bebê, no desenvolvimento mental e fisiológico da criança, e no contexto familiar[16].

Outros transtornos

Inúmeros transtornos psiquiátricos são exacerbados ou desencadeados durante o pós-parto. Chamam a atenção os dados recentes sobre os transtornos ansiosos. Há relato de que o transtorno de ansiedade generalizada está presente em cerca de 4,5% das puérperas[24]. Num estudo de revisão, pesquisadores constataram que 44% das mulheres com transtorno do pânico tinham exacerbação dos sintomas no pós-parto e 10% delas iniciam os sintomas do transtorno nesse período[25]. Estima-se que em torno de 2,5% das mulheres apresentem transtorno do estresse pós-traumático no puerpério, incluindo situações traumáticas relacionadas ao periparto[26]. Quanto ao transtorno obsessivo-compulsivo no pós-parto, a incidência pode chegar a cerca de 4%[27].

Um estudo canadense investigou a contribuição de sintomas ansiosos para os escores da *Edingburgh Postnatal Depression Scale* (EPDS) em 150 mulheres entre 36 semanas de gestação e 16 semanas de pós-parto. Dos dez itens desta escala, três são associados a sintomas ansiosos. Estes três itens da subescala de ansiedade da EPDS contaram com 47% dos escores totais no final da gestação e 38% no pós-parto[18].

Alguns autores, no entanto, vêm apontando a possibilidade de alguns clínicos não estarem diagnosticando transtornos ansiosos no pós-parto por confundirem os mesmos com a DPP ou por não percebê-los quando em estados comórbidos[28]. Já é bem sabido que depressão e ansiedade patológica, tanto como transtornos clínicos quanto como simplesmente estados afetivos, habitualmente convivem[29]. Isso também ocorre no puerpério, mas poucos estudos têm abordado este tema. Clínicos e pesquisadores podem, até mesmo, estar inadvertidamente diagnosticando depressão pós-parto em casos em que, na verdade, existem transtornos ansiosos sem depressão.

Num estudo realizado com obstetras americanos, observou-se que 90% deles conseguiam identificar corretamente pacientes com depressão. Este número foi significativamente menor quando se pesquisou a identificação correta de transtorno do pânico (55%) e do transtorno de ansiedade generalizada (32%). Esses dados sugerem que os obstetras parecem ter conhecimento muito maior sobre depressão do que sobre os transtornos de ansiedade, que podem ser tão incapacitantes e frequentes quanto a depressão na gravidez e no pós-parto[30].

Outro transtorno psiquiátrico cujo desencadeamento está fortemente associado ao puerpério é o transtorno bipolar. Muitas das pacientes que se apresentam com quadro de depressão pós-parto serão posteriormente diagnosticadas como tendo transtorno bipolar. Sugere-se que pacientes com depressões que se iniciam rapidamente após o parto, que tenham características atípicas (sonolência excessiva, aumento do apetite, pensamento acelerado) e história familiar de transtorno bipolar num parente de primeiro grau devam chamar a atenção para a possibilidade de depressão bipolar. O diagnóstico de hipomania no puerpério é por vezes um desafio, já que diminuição do sono no pós-parto e sentimentos de elação do humor pela chegada do bebê são difíceis de distinguir de alterações patológicas[31].

CONSIDERAÇÕES CLÍNICAS E RECOMENDAÇÕES

Quais são os fatores de risco para o desenvolvimento de transtornos mentais no período perinatal?

Algumas metanálises foram conduzidas no intuito de sumarizar quantitativamente os resultados de pesquisas sobre preditores sobretudo de depressão e de transtornos de ansiedade. Numa delas foram significativos: história pessoal de baixa autoestima, estresse excessivo nos cuidados com o bebê, eventos de vida estressantes nos últimos meses, percepção de baixo suporte social, relação marital conflituosa, história anterior de depressão, bebê percebido como tendo temperamento difícil e disforia puerperal. Embora com uma correlação mais fraca, também foram observados estado civil (solteira), estado socioeconômico baixo e gravidez não planejada e não desejada[32].

Especificamente relacionada com a depressão pós-parto uma outra metanálise apontou que depressão durante a gravidez, ansiedade patológica durante a gravidez e uma história prévia de depressão eram preditores significativos[33].

Algumas evidências sugerem que mães de bebês prematuros e as que tiveram gravidezes múltiplas apresentam taxas de depressão e ansiedade patológica no pós-parto maiores do que aquelas que tiveram partos a termo de bebê único[34]. A alta incidência de parto prematuro, privação de sono, isolamento social e a constante demanda de gêmeos podem contribuir para o aparecimento e agravamento de depressão em mães de múltiplos. O nascimento e a posterior hospitalização de bebês muito prematuros parecem evocar estresse psicológico considerável para as mães. Num estudo com puérperas que tiveram seus bebês antes da 32ª semana de gestação, observou-se que 40% delas apresentaram sintomatologia depressiva significativa de acordo com a EPDS[35].

Quanto à idade, estudos sugerem que as mães adolescentes encontram-se particularmente em risco. Uma pesquisa conduzida em Portugal comparou escores da EPDS em 54 puérperas adolescentes e 54 puérperas adultas e observou que as adolescentes tinham mais sintomas depressivos. A taxa de EPDS > 12 também foi maior entre as adolescentes (26%) quando comparadas às mães adultas (9%)[36]. Num estudo realizado em Recife (PE), 177 puérperas adolescentes foram avaliadas entre a 6ª e a 20ª semana após o nascimento de seus bebês usando a *Postpartum Depression Screening Scale* (PDSS) e 34% delas tiveram escores acima do ponto de corte[37]. Deve-se levar em consideração, obviamente, que a PDSS é meramente uma escala de rastreamento, ela superestima a prevalência de DPP. Mesmo assim, baseado no estudo de validação da mesma na nossa população, seu valor preditivo positivo é de 75%, o que faz inferir que a taxa real de DPP em adolescentes em Recife pode estar em torno de 26%, ainda uma prevalência preocupante[38]. Esses dados mostram que a depressão pós-parto em adolescentes deve ser considerada um sério problema de saúde pública[39].

Existe algum meio para facilitar a detecção de depressão perinatal por obstetras e pediatras?

Mulheres no puerpério frequentemente são examinadas por seus obstetras ou clínicos gerais em consultas focadas em seu estado físico. Além disso, são vistas por pediatras dos seus filhos no mínimo por quatro a seis vezes durante o ano seguinte ao nascimento de seu bebê. Quando apresentam depressão, embora busquem ajuda mais comumente com esses médicos do que com profissionais de saúde mental, muitas vezes não são adequadamente diagnosticadas ou reconhecidas como deprimidas[40].

Trabalhos recentes vêm mostrando a utilidade do uso de escalas de autoavaliação para triagem de mulheres com depressão em serviços de atendimento primário. A possibilidade de detecção de DPP com essas escalas tem se mostrado significativamente maior que a detecção espontânea durante avaliações clínicas de rotina por médicos nesses serviços[41]. As escalas serviriam para alertar clínicos, obstetras e pediatras para aquelas mulheres que possivelmente precisariam de avaliação mais profunda e tratamento.

No Brasil, onde os médicos cada vez mais se veem obrigados a fazer atendimentos de um grande número de pacientes com uma disponibilidade de tempo pequena, instrumentos desse tipo acabam tendo valia considerável. Ademais, essas escalas são autoaplicáveis e de fácil utilização por profissionais não médicos e sem especialização em saúde mental. Essas características fazem com que o procedimento de aplicação das mesmas seja, além de prático, considerado de baixo custo, o que torna viável a sua utilização em serviços de atenção primária à saúde.

Para utilização durante a gravidez existem o *Pregnancy Risk Questionnaire*[42] e a *Pregnancy Depression Scale*[43], ainda sem tradução para o português. Para aplicação no pós-parto, há a *Edingburgh Postnatal Depression Scale*[44] e a *Postpartum Depression Screening Scale*[38], ambas já traduzidas e validadas no Brasil.

Quais antidepressivos podem ser utilizados durante a gravidez?

Embora ensaios clínicos controlados não tenham sido realizados na gravidez com essas substâncias por questões éticas, muitos dados oriundos de estudos de coorte e caso-controle têm surgido. A rigor, todos os antidepressivos podem ser utilizados na gravidez desde que sejam bem indicados[45]. Até onde se sabe não existem dados consistentes mostrando aumento de risco de malformações congênitas associado ao uso de antidepressivos, exceto por uma controvérsia em relação à possibilidade de aumento de malformações cardíacas em conceptos expostos à paroxetina, com pesquisadores apontando para esta associação[46] e outros estudos negando este achado[47]. A recomendação geral é que se dê preferência ao uso de antidepressivos com maior número de dados apontando para a sua segurança nesse sentido, o que acontece com os tricíclicos e inibidores da recaptura da serotonina, como a fluoxetina e a sertralina[5].

Dados relacionados com aumento da possibilidade de dificuldades de adaptação neonatal associadas ao uso de antidepressivos no terceiro trimestre têm se acumulado. Até 30% dos recém-nascidos expostos próximo ao termo podem apresentar sintomas como irritabilidade, dificuldades com o sono, tremores e variados graus de dificuldades respiratórias. Este último sintoma pode ter relação com um aumento da chance de hipertensão pulmonar persistente no recém-nascido em conceptos expostos a antidepressivos inibidores seletivos da recaptura de serotonina. A dificuldade de adaptação neonatal relacionada ao uso de antidepressivos é tipicamente leve e transitória. Mesmo em neonatos com hipertensão pulmonar não há relatos de morte. Ainda assim, recomenda-se que mulheres com depressão e seus bebês estejam sob vigilância durante os primeiros dias de pós-parto para que, caso apareçam, estes problemas sejam adequadamente manejados e que se assegure que o estado mental da mulher fique estável[48].

As mulheres com depressão pós-parto devem necessariamente fazer uso de antidepressivos?

Basicamente duas linhas de psicoterapia tiveram avaliações mais bem sistematizadas na DPP: a terapia interpessoal e a terapia cognitivo-comportamental. A psicoterapia, desde que feita por profissional habilitado e desenvolto, pode ser tão eficaz quanto a medicação, sobretudo em casos leves a moderados.

A psicoterapia interpessoal (TIP) baseia-se na crença de que mães que experimentam rupturas sociais apresentam vulnerabilidade maior para desenvolverem depressão pós-parto. A TIP ajuda mulheres a melhorarem seus relacionamentos e a mudarem suas expectativas em relação aos mesmos. Pode tratar puérperas deprimidas em quatro áreas diferentes de problemas interpessoais: transições de papéis, disputas interpessoais, mágoas e déficits interpessoais. Após uma avaliação inicial, a mãe e o terapeuta decidem qual área em particular será priorizada e iniciam por ela. A TIP geralmente é uma terapia de curto prazo[49]. Num estudo controlado conduzido no ano 2000, mulheres com DPP passaram por um tratamento com 12 sessões de TIP e foram comparadas a puérperas deprimidas em lista de espera para tratamento. Áreas problemáticas comuns que apareceram nas discussões foram conflitos com seus parceiros ou com membros da família e a perda de relacionamentos sociais e de trabalho. As mulheres tratadas com TIP tiveram redução significativa nos escores de depressão em todas as escalas utilizadas no estudo quando comparadas às do grupo controle, além de conseguirem melhor ajustamento social[50]. Por ser uma linha de terapia pragmática, específica, focada em problemas, de curto prazo e altamente eficaz, a TIP tem sido apontada como uma das terapêuticas de primeira linha para DPP em serviços de atenção primária[51].

A terapia cognitivo-comportamental (TCC) também tem sido bastante avaliada em DPP. Em 1997 foi publicado o primeiro grande estudo nesse sentido. Oitenta e sete puérperas deprimidas foram separadas em quatro grupos que receberam: placebo, fluoxetina, TCC juntamente com placebo e TCC juntamente com fluoxetina. Observou-se que os grupos usando fluoxetina, TCC e fluoxetina juntamente com TCC foram superiores ao que recebeu apenas placebo. Contudo nenhum desses três grupos foi superior entre si[52]. Sugere-se, assim, que a TCC pode ser tão eficaz quanto o antidepressivo, mas que a junção dos dois não oferece vantagem estatisticamente significativa. Foi isso que mostrou também outro estudo canadense, desta vez usando a paroxetina[53]. A TCC também parece ser eficaz na prevenção de DPP quando aplicada em grávidas com sintomatologia depressiva mais exuberante[54].

Como se dá o tratamento farmacológico da depressão pós-parto?

Embora muito se estude sobre peculiaridades epidemiológicas, etiológicas e clínicas do transtorno depressivo no puerpério, o estudo específico relacionado com o tratamento farmacológico da DPP não é tão extenso.

Um trabalho americano clássico publicado em 2000 sugeriu fortemente que a depressão pós-parto pode aparecer em decorrência de variações abruptas dos níveis plasmáticos de esteroides gonadais. O estudo simulou as condições hormonais relacionadas com a gravidez e o puerpério em um grupo de mulheres eutímicas com antecedentes pessoais de depressão pós-parto e outro grupo de eutímicas sem tais antecedentes. Dezesseis voluntárias participaram do estudo (oito com história de depressão pós-parto e oito controles). Os níveis suprafisiológicos de esteroides gonadais da gravidez e a retirada desses altos níveis para um estado de hipogonadismo foram simulados em cada uma delas. Para isso, inicialmente foi utilizado um agonista do liberador de gonadotrofina juntamente com doses suprafisiológicas de estradiol e progesterona por oito semanas, e então se fez a abrupta retirada de ambos os esteroides. Os resultados foram medidos por escalas padronizadas. Cinco das oito mulheres com história de depressão pós-parto e nenhuma entre as oito sem esse histórico desenvolveram sintomas do humor significativos logo após o período de retirada. Estes dados forneceram forte evidência para sugerir o envolvimento dos hormônios reprodutivos no desenvolvimento de depressão pós-parto em mulheres sensíveis aos efeitos desestabilizadores do humor desses esteroides[55].

A partir disso, pôde-se aludir que o tratamento com esteroides gonadais seria útil para casos de DPP. Numa recente metanálise, observou-se que a administração de progestágenos sintéticos nas primeiras 48 horas após o parto está significativamente relacionada com aumento do risco de desenvolvimento de depressão pós-parto. Por outro lado, a terapia com estrogênios está associada a uma melhora consideravelmente maior dos sintomas quando comparada a placebo em casos de DPP grave[56]. O uso de 17-beta-estradiol sublingual parece reduzir rapidamente os sintomas depressivos no pós-parto[57]. Num estudo duplo-cego e controlado com placebo com mulheres deprimidas desde o terceiro mês de pós-parto e que se mantinham deprimidas até o 18º mês, observou-se que tratamento com 17-beta-estradiol transdérmico foi eficaz e rápido no alívio dos sintomas depressivos[58].

Apesar das evidências com terapias hormonais, o uso de antidepressivo ainda se mostra o tratamento farmacológico de primeira linha para DPP. Admite-se que qualquer antidepressivo pode ser utilizado para o tratamento da depressão puerperal. Poucos estudos controlados foram conduzidos especificamente nesse período de vida da mulher. Dois deles, citados anteriormente, mostraram a eficácia de fluoxetina e paroxetina quando comparadas a placebo[52,53]. Apesar de haver uma sugestão de que a DPP seria mais bem tratada com agentes serotonérgicos por ter um componente ansioso mais pronunciado, um estudo que comparou sertralina com a nortriptilina não mostrou diferença significativa quanto às taxas de resposta e remissão, nem quanto ao tempo para alcançá-las[59].

Uma preocupação a mais durante esse período diz respeito ao tratamento de mulheres que estejam amamentando. O clínico deve estar atento e atualizado quanto aos estudos referentes a possíveis efeitos adversos aos recém-nascidos e a eventuais alterações comportamentais a longo prazo secundárias à exposição aos antidepressivos durante a lactação. Alguns estudos sugerem que sertralina, paroxetina e nortriptilina parecem ser seguras durante a lactação, já que não há relatos de eventos adversos significativos nem níveis plasmáticos detectáveis nos recém-nascidos expostos[60]. Talvez por ter mais estudos testando sua segurança, a sertralina foi citada numa enquete por 97% dos pesquisadores em Saúde Mental da Mulher como medicação de primeira linha para uso em lactantes deprimidas[61]. Vale frisar que nenhum antidepressivo é contraindicado para uso na lactação. Deve-se ficar alerta aos eventos adversos nos neonatos, além de ter o cuidado de programar o horário de administração da medicação à mãe, evitando que o período de concentração máxima no sangue e no leite materno coincida com o horário da amamentação. Em situações em que a programação de posologia seja flexível, a mãe pode ser orientada a tomar o remédio imediatamente antes ou depois da amamentação[5].

Como o obstetra deve proceder com gestantes usando lítio?

O tratamento do transtorno bipolar nesse período é sempre um grande desafio. Este transtorno pode colocar a mulher grávida e o seu bebê em risco significativo. Leva a considerável comprometimento no funcionamento da mulher, que pode requerer hospitalização prolongada, provocar ideação suicida, perda de emprego e do suporte social, além de má nutrição, parto prematuro, falta de cooperação com os cuidados pré-natais e um risco aumentado de psicose puerperal. Caso haja a opção de manter a gestante sem o tratamento estabilizador do humor uma vez descoberta a gravidez, espera-se que apenas uma em cada seis mulheres com este transtorno se mantenha estável ao longo de todo o ciclo grávido-puerperal[62].

É importante que o obstetra saiba que o lítio é um dos estabilizadores de humor mais utilizados em nosso meio. Embora no passado já tenham surgido recomendações para que ele não fosse utilizado na gravidez pelo risco aumentado de malformações cardíacas, hoje se sabe que sua teratogênese relativamente é modesta. O risco de haver anomalia de Ebstein em recém-nascidos (RN) expostos ao lítio no primeiro trimestre é de 0,05%[63]. Esta taxa é dez vezes maior do que a que seria esperada para um RN não exposto, mas menor do que o risco inicialmente apresentado devido a vieses de registros voluntários[64]. Mesmo sendo um risco pequeno em números absolutos, sugere-se que seja solicitada para as mães que utilizaram o lítio no primeiro trimestre uma ultrassonografia em torno da 20ª semana de gestação, com o objetivo de detectar possíveis malformações cardiovasculares, além de ecocardiografia e eletrocardiograma nos RN logo após o parto. O psiquiatra deverá monitorar as concentrações séricas do lítio mensalmente ao longo da gravidez e semanalmente próximo ao parto. Outra informação importante para o obstetra é que se deve evitar restrição sódica para prevenir a intoxicação pelo lítio. Sabe-se que o seu *clearance* aumenta de 50% a 100% na gravidez, retornando ao normal após o parto. Também após o parto, a mudança rápida dos fluidos maternos pode aumentar marcadamente os níveis de lítio na mãe, e cuidado especial deve ser tomado em relação a posologia e hidratação[4,65].

E quanto a outros estabilizadores do humor na gestação?

Em comparação com o lítio, os efeitos teratogênicos relacionados com a carbamazepina e o valproato ocorrem mais frequentemente. Mulheres usando estas medicações estão em risco aumentado de terem, sobretudo, bebês com espinha bífida. O psiquiatra e o obstetra devem considerar o uso de ácido fólico já no planejamento da gravidez dessas mulheres. Há quem sugira que mulheres em idade fértil usando valproato deveriam receber ácido fólico independentemente de estarem planejando engravidar. Uma vez grávidas e em uso destas substâncias, devem fazer ultrassonografia dirigida a defeitos do tubo neural na 20ª semana. O nível materno de alfafetoproteína sérica também pode ser um indicador de malformações desse tipo. Várias outras malformações estão associadas a estas substâncias. No intuito de minimizar os efeitos da deficiência de fatores da coagulação provocada pela carbamazepina e pelo valproato, alguns autores recomendam a administração de 10 a 20 mg de vitamina K por via oral nas mães que estejam usando estas medicações a partir da 36ª semana de gravidez. O RN também deve receber 1 mg de vitamina K intramuscular ao nascimento, prática já rotineira em nosso meio. Até onde se sabe, os dados referentes à lamotrigina e à oxcarbazepina na gravidez parecem ser mais favoráveis do que com os outros estabilizadores do humor[5,45].

Os benzodiazepínicos podem ser utilizados na gravidez e na lactação?

Os benzodiazepínicos são utilizados em múltiplas situações em psiquiatria; entre elas, os transtornos de ansiedade se destacam por terem muitas vezes caráter crônico. Na gravidez, procura-se evitar o seu uso no primeiro trimestre, já que outras possibilidades terapêuticas (por exemplo, terapia cognitivo-comportamental e antidepressivos serotonérgicos) podem se mostrar eficazes. Caso eles sejam necessários, sugere-se que sejam na menor dose e no tempo mais curto possível pelo risco de causar dependência[5].

Estudos de caso-controle mostraram haver um pequeno aumento do risco de fendas orofaciais associado à exposição pré-natal aos benzodiazepínicos no primeiro trimestre. No entanto, estudos de coorte não confirmaram este achado[66]. Num estudo recente que avaliou quase 2 mil recém-nascidos de mães que haviam sido expostas a estas medicações também não foi encontrado aumento de malformações orofaciais, contudo observou-se número um pouco maior do que o esperado de piloroestenose e atresias do trato digestivo[67]. Síndrome de retirada com irritação e inquietação tem sido descrita em neonatos cronicamente expostos no útero. Hipotonia, letargia e cianose também podem ser observadas logo após o nascimento. Assim, sugere-se que a dose seja gradualmente diminuída no final da gestação, desde que possível[5].

Estas medicações podem ser consideradas relativamente seguras na lactação desde que sejam utilizadas em doses baixas e por período de tempo bem curto. Contudo, sonolência e reflexo de sucção diminuído podem aparecer em neonatos expostos a benzodiazepínicos, sobretudo naqueles que já estavam expostos no útero. Em doses mais altas podem provocar letargia no RN. Se o RN está exposto cronicamente e a lactação for interrompida bruscamente, pode haver síndrome de abstinência. Há necessidade de que os lactentes expostos a estas medicações sejam monitorados quanto a depressão do SNC e apneia[5].

RESUMO DAS RECOMENDAÇÕES E CONCLUSÕES

Recomendações e conclusões baseadas em estudos experimentais ou observacionais de melhor consistência (nível A)

- Eventos estressantes recentes, baixo suporte social, relação marital conflituosa, história anterior de depressão e bebê com temperamento difícil são fatores de risco para depressão perinatal.
- A possibilidade de detecção de depressão pós-parto aumenta com o uso de escalas autoaplicáveis de triagem em serviços de atenção primária.
- A psicoterapia cognitivo-comportamental e a interpessoal, assim como os antidepressivos, são eficazes para o tratamento da depressão pós-parto.
- O uso de antidepressivos no terceiro trimestre de gravidez está associado a uma chance maior de dificuldade de adaptação neonatal, contudo o mesmo acontece com depressão não tratada.

Recomendações e conclusões baseadas em estudos experimentais ou observacionais de menor consistência (nível B)

- O uso de antidepressivos durante a gestação não está associado a aumento do risco de malformações congênitas, exceto no que se refere à paroxetina, medicação cujos dados são controversos.

- Os benzodiazepínicos durante o primeiro trimestre da gravidez podem aumentar levemente os riscos de malformações orofaciais, estenoses e atresias do trato digestivo.

Recomendações e conclusões baseadas em relatos ou série de casos (nível C)

- A sertralina, a paroxetina e a nortriptilina não estão associadas a eventos adversos no RN quanto utilizadas durante a lactação, assim como não são detectadas no plasma do lactente.

Recomendações e conclusões baseadas em opinião desprovida de avaliação crítica, baseada em consensos, estudos fisiológicos ou modelos animais (nível D)

- Para gestantes em uso de carbonato de lítio, carbamazepina e valproato é útil que se solicite ultrassonografia na 20ª semana no intuito de pesquisar possíveis malformações congênitas.

REFERÊNCIAS

1. Bennett HA, Einarson A, Taddio A, Koren G, Einarson TR. Prevalence of depression during pregnancy: systematic review. Obstet Gynecol 2004 Apr; 103(4):698-709.
2. Altshuler LL, Hendrick V, Cohen LS. An Update on Mood and Anxiety Disorders During Pregnancy and the Postpartum Period. Prim Care Companion J Clin Psychiatry 2000 Dec; 2(6):217-22.
3. Guler O, Sahin FK, Emul HM, Ozbulut O, Gecici O, Uguz F, et al. The prevalence of panic disorder in pregnant women during the third trimester of pregnancy. Compr Psychiatry 2008 Mar-Apr; 49(2):154-8.
4. Cott AD, Wisner KL. Psychiatric disorders during pregnancy. Int Rev Psychiatry 2003 Aug; 15(3):217-30.
5. Cantilino A, Sougey EB. Psicofarmacologia durante a gravidez e a lactação. In: Oliveira IRd, Sena EPd, editors. Manual de psicofarmacologia clínica. Segunda edição ed. Rio de Janeiro: Guanabara Koogan; 2006. p. 276-83.
6. Wisner KL, Sit DK, Hanusa BH, Moses-Kolko EL, Bogen DL, Hunker DF, et al. Major Depression and Antidepressant Treatment: Impact on Pregnancy and Neonatal Outcomes. Am J Psychiatry 2009 Mar 16.
7. Jablensky AV, Morgan V, Zubrick SR, Bower C, Yellachich LA. Pregnancy, delivery, and neonatal complications in a population cohort of women with schizophrenia and major affective disorders. Am J Psychiatry 2005 Jan; 162(1):79-91.
8. Shea AK, Streiner DL, Fleming A, Kamath MV, Broad K, Steiner M. The effect of depression, anxiety and early life trauma on the cortisol awakening response during pregnancy: preliminary results. Psychoneuroendocrinology 2007 Sep-Nov; 32(8-10):1013-20.
9. Kendell RE, Chalmers JC, Platz C. Epidemiology of puerperal psychoses. Br J Psychiatry 1987 May; 150:662-73.
10. Henshaw C. Mood disturbance in the early puerperium: a review. Arch Womens Ment Health 2003 Aug; 6 Suppl 2:S33-42.
11. Kennerley H, Gath D. Maternity blues. I. Detection and measurement by questionnaire. Br J Psychiatry 1989 Sep; 155:356-62.
12. Cooper PJ, Campbell EA, Day A, Kennerley H, Bond A. Non-psychotic psychiatric disorder after childbirth. A prospective study of prevalence, incidence, course and nature. Br J Psychiatry 1988 Jun; 152:799-806.

13. Yonkers K, Steiner M. Depressão em mulheres. Segunda ed. São Paulo: Lemos editorial e gráficos, 2001.
14. Nonacs RM, Cohen LS. Postpartum psychiatric syndromes. In: Sadock BJ, Sadock VA, editors. Kaplan & Sadock's comprehensive textbook of psychiatry. Philadelphia: Lippincott Williams & Wilkins, 2000. p. 1276-83.
15. Pfuhlmann B, Stoeber G, Beckmann H. Postpartum psychoses: prognosis, risk factors, and treatment. Curr Psychiatry Rep 2002 Jun; 4(3):185-90.
16. Cantilino A. Transtornos do humor relacionados ao ciclo reprodutivo da mulher. In: Costa HdLFF, Moraes-Filho OBd, editors. Ginecologia & Obstetrícia. Recife: EDUPE; 2006. p. 95-104.
17. American-Psychiatric-Association. DSM-IV-TR – Manual diagnóstico e estatístico de transtornos mentais. Association AP, editor. Porto Alegre: Artmed, 2002.
18. Ross LE, Gilbert Evans SE, Sellers EM, Romach MK. Measurement issues in postpartum depression part 1: anxiety as a feature of postpartum depression. Arch Womens Ment Health 2003 Feb; 6(1):51-7.
19. Wisner KL, Peindl KS, Gigliotti T, Hanusa BH. Obsessions and compulsions in women with postpartum depression. J Clin Psychiatry 1999 Mar; 60 (3):176-80.
20. Zambaldi CF, Cantilino A, Sougey EB. Sintomas obsessivo-compulsivos na depressão pós-parto: relatos de casos. Revista de Psiquiatria do Rio Grande do Sul 2008; 30(2):155-8.
21. Jennings KD, Ross S, Popper S, Elmore M. Thoughts of harming infants in depressed and nondepressed mothers. J Affect Disord 1999 Jul; 54(1-2):21-8.
22. Godfroid IO, Hubain PP, Dramaix M, Linkowski P. [Sleep during post-partum depression]. Encephale 1997 Jul-Aug; 23(4):262-6.
23. Hendrick V, Altshuler L, Strouse T, Grosser S. Postpartum and nonpostpartum depression: differences in presentation and response to pharmacologic treatment. Depress Anxiety 2000; 11(2):66-72.
24. Wenzel A, Haugen EN, Jackson LC, Robinson K. Prevalence of generalized anxiety at eight weeks postpartum. Arch Womens Ment Health 2003 Feb; 6(1):43-9.
25. Hertzberg T, Wahlbeck K. The impact of pregnancy and puerperium on panic disorder: a review. J Psychosom Obstet Gynaecol 1999 Jun; 20(2):59-64.
26. Maggioni C, Margola D, Filippi F. PTSD, risk factors, and expectations among women having a baby: a two-wave longitudinal study. J Psychosom Obstet Gynaecol 2006 Jun; 27(2):81-90.
27. Uguz F, Akman C, Kaya N, Cilli AS. Postpartum-onset obsessive-compulsive disorder: incidence, clinical features, and related factors. J Clin Psychiatry 2007 Jan; 68(1):132-8.
28. Miller RL, Pallant JF, Negri LM. Anxiety and stress in the postpartum: is there more to postnatal distress than depression? BMC Psychiatry 2006; 6:12.
29. Maier W, Falkai P. The epidemiology of comorbidity between depression, anxiety disorders and somatic diseases. Int Clin Psychopharmacol 1999 May; 14 Suppl 2:S1-6.
30. Coleman VH, Carter MM, Morgan MA, Schulkin J. United States obstetrician-gynecologists' accuracy in the simulation of diagnosing anxiety disorders and depression during pregnancy. J Psychosom Obstet Gynaecol 2008 Sep; 29(3):173-84.
31. Sharma V. Management of bipolar II disorder during pregnancy and the postpartum period – Motherisk Update 2008. Can J Clin Pharmacol 2009 Winter; 16(1):e33-41.
32. Beck CT. Predictors of postpartum depression: an update. Nurs Res 2001 Sep-Oct; 50(5):275-85.
33. Robertson E, Grace S, Wallington T, Stewart DE. Antenatal risk factors for postpartum depression: a synthesis of recent literature. Gen Hosp Psychiatry 2004 Jul-Aug; 26(4):289-95.
34. Leonard LG. Depression and anxiety disorders during multiple pregnancy and parenthood. J Obstet Gynecol Neonatal Nurs 1998 May-Jun; 27(3):329-37.
35. Davis L, Edwards H, Mohay H, Wollin J. The impact of very premature birth on the psychological health of mothers. Early Hum Dev 2003 Aug; 73(1-2):61-70.
36. Figueiredo B, Pacheco A, Costa R. Depression during pregnancy and the postpartum period in adolescent and adult Portuguese mothers. Arch Womens Ment Health 2007; 10(3):103-9.
37. Cantilino A, Barbosa EM, Petribu K. Postpartum depression in adolescents in Brazil: an issue of concern. Arch Womens Ment Health 2007; 10(6):307-8.
38. Cantilino A, Carvalho JA, Maia A, Albuquerque C, Cantilino G, Sougey EB. Translation, validation and cultural aspects of postpartum depression screening scale in Brazilian Portuguese. Transcult Psychiatry 2007 Dec; 44(4):672-84.

39. Barbosa EM, Silva Mda C, Silva MR, Montenegro MC, Petribu K. [Is postpartum depression in adolescents an issue of concern?]. Rev Saude Publica 2006 Oct; 40(5):935-6; author reply 6-7.
40. Camacho RS, Cantinelli FS, Ribeiro CS, Gonsales BK, Braguittoni È, Jr JR. Transtornos psiquiátricos na gestação e no puerpério: classificação, diagnóstico e tratamento. Revista de Psiquiatria Clínica 2006; 33(2):92-102.
41. Evins GG, Theofrastous JP, Galvin SL. Postpartum depression: a comparison of screening and routine clinical evaluation Am J Obstet Gynecol. 2000 May; 182(5):1080-2.
42. Austin MP, Hadzi-Pavlovic D, Saint K, Parker G. Antenatal screening for the prediction of postnatal depression: validation of a psychosocial Pregnancy Risk Questionnaire. Acta Psychiatr Scand 2005 Oct; 112(4):310-7.
43. Altshuler LL, Cohen LS, Vitonis AF, Faraone SV, Harlow BL, Suri R, et al. The Pregnancy Depression Scale (PDS): a screening tool for depression in pregnancy. Arch Womens Ment Health 2008 Sep; 11(4):277-85.
44. Santos MFS, Martins FC, Pasquali L. Escalas de auto-avaliação de depressão pós-parto: estudo no Brasil Revista de Psiquiatria Clínica 1999; 26(2):32-40.
45. Einarson A. Risks/safety of psychotropic medication use during pregnancy – Motherisk Update 2008. Can J Clin Pharmacol 2009 Winter; 16(1):e58-65.
46. Berard A, Ramos E, Rey E, Blais L, St-Andre M, Oraichi D. First trimester exposure to paroxetine and risk of cardiac malformations in infants: the importance of dosage. Birth Defects Res B Dev Reprod Toxicol 2007 Feb; 80(1):18-27.
47. Einarson A, Pistelli A, DeSantis M, Malm H, Paulus WD, Panchaud A, et al. Evaluation of the risk of congenital cardiovascular defects associated with use of paroxetine during pregnancy. Am J Psychiatry 2008 Jun; 165(6):749-52.
48. Koren G, Boucher N. Adverse effects in neonates exposed to SSRIs and SNRI in late gestation – Motherisk Update 2008 Can J Clin Pharmacol. 2009 Winter; 16(1):e66-7.
49. Stuart S, O'Hara MW. Treatment of postpartum depression with interpersonal psychotherapy. Arch Gen Psychiatry 1995 Jan; 52(1):75-6.
50. O'Hara MW, Stuart S, Gorman LL, Wenzel A. Efficacy of interpersonal psychotherapy for postpartum depression. Arch Gen Psychiatry 2000 Nov; 57(11):1039-45.
51. Grigoriadis S, Ravitz P. An approach to interpersonal psychotherapy for postpartum depression: focusing on interpersonal changes. Can Fam Physician 2007 Sep; 53(9):1469-75.
52. Appleby L, Warner R, Whitton A, Faragher B. A controlled study of fluoxetine and cognitive-behavioural counselling in the treatment of postnatal depression. BMJ 1997 Mar 29; 314(7085):932-6.
53. Misri S, Reebye P, Corral M, Milis L. The use of paroxetine and cognitive-behavioral therapy in postpartum depression and anxiety: a randomized controlled trial. J Clin Psychiatry 2004 Sep; 65(9):1236-41.
54. Cho HJ, Kwon JH, Lee JJ. Antenatal cognitive-behavioral therapy for prevention of postpartum depression: a pilot study. Yonsei Med J 2008 Aug 30; 49(4):553-62.
55. Bloch M, Schmidt PJ, Danaceau M, Murphy J, Nieman L, Rubinow DR. Effects of gonadal steroids in women with a history of postpartum depression. Am J Psychiatry 2000 Jun; 157(6):924-30.
56. Dennis CL, Ross LE, Herxheimer A. Oestrogens and progestins for preventing and treating postpartum depression. Cochrane Database Syst Rev 2008(4):CD001690.
57. Ahokas A, Kaukoranta J, Wahlbeck K, Aito M. Estrogen deficiency in severe postpartum depression: successful treatment with sublingual physiologic 17beta-estradiol: a preliminary study. J Clin Psychiatry 2001 May; 62(5):332-6.
58. Gregoire AJ, Kumar R, Everitt B, Henderson AF, Studd JW. Transdermal oestrogen for treatment of severe postnatal depression. Lancet 1996 Apr 6; 347(9006):930-3.
59. Wisner KL, Hanusa BH, Perel JM, Peindl KS, Piontek CM, Sit DK, et al. Postpartum depression: a randomized trial of sertraline versus nortriptyline. J Clin Psychopharmacol 2006 Aug; 26(4):353-60.
60. Field T. Breastfeeding and antidepressants. Infant Behav Dev 2008 Sep; 31(3):481-7.
61. Altshuler LL, Cohen LS, Moline ML, Kahn DA, Carpenter D, Docherty JP, et al. Treatment of depression in women: a summary of the expert consensus guidelines. J Psychiatr Pract 2001 May; 7(3):185-208.

62. Viguera AC, Nonacs R, Cohen LS, Tondo L, Murray A, Baldessarini RJ. Risk of recurrence of bipolar disorder in pregnant and nonpregnant women after discontinuing lithium maintenance. Am J Psychiatry 2000 Feb; 157(2):179-84.
63. Cohen LS, Friedman JM, Jefferson JW, Johnson EM, Weiner ML. A reevaluation of risk of in utero exposure to lithium. JAMA 1994 Jan 12; 271(2):146-50.
64. Weinstein MR, Goldfield M. Cardiovascular malformations with lithium use during pregnancy. Am J Psychiatry 1975 May; 132(5):529-31.
65. Iqbal MM, Gundlapalli SP, Ryan WG, Ryals T, Passman TE. Effects of antimanic mood-stabilizing drugs on fetuses, neonates, and nursing infants. South Med J 2001 Mar; 94(3):304-22.
66. Dolovich LR, Addis A, Vaillancourt JM, Power JD, Koren G, Einarson TR. Benzodiazepine use in pregnancy and major malformations or oral cleft: meta-analysis of cohort and case-control studies. BMJ 1998 Sep 26; 317(7162):839-43.
67. Wikner BN, Stiller CO, Bergman U, Asker C, Kallen B. Use of benzodiazepines and benzodiazepine receptor agonists during pregnancy: neonatal outcome and congenital malformations. Pharmacoepidemiol Drug Saf 2007 Nov; 16(11):1203-10.

CAPÍTULO 23

Epilepsia na Gestação

Elza Márcia Targas Yacubian

Neste capítulo serão discutidos os seguintes tópicos relacionados à epilepsia na gestação: 1. Curso clínico da epilepsia na gestação; 2. Modificações na farmacocinética das drogas antiepilépticas (DAE) na gestação; 3. Curso da gravidez e parto da mulher com epilepsia; 4. Risco de malformações congênitas; 5. Efeitos adversos sobre o crescimento fetal e o desenvolvimento pós-natal; 6. Diagnóstico pré-natal de malformações fetais; 7. Ácido fólico e profilaxia com vitamina K; 8. Puerpério.

Esta exposição será baseada no Consenso Italiano de Epilepsia na Gravidez, Parto e Puerpério da Liga Italiana contra a Epilepsia recentemente publicado, o qual foi realizado após revisão pormenorizada dos artigos mais importantes publicados sobre este tema após a implantação de um sistema *ad hoc* de classificação das evidências e de opiniões de especialistas[2]. Finalmente, será proposto um guia para acompanhamento de mulheres com epilepsia durante a gestação, parto e puerpério.

CURSO CLÍNICO DA EPILEPSIA NA GESTAÇÃO

O controle adequado das crises é fundamental durante a gestação, especialmente quando se considera que a taxa de mortalidade materna é maior em mulheres com epilepsia em comparação com a população em geral[1]. Além disso, crises convulsivas na mãe podem causar bradicardia fetal[23] e estado de mal epiléptico é associado à morte fetal intrauterina[24].

Os estudos publicados sobre a história natural da epilepsia durante a gestação são discordantes e chegaram a conclusões que muitas vezes não podem ser comparadas. Não há uniformidade nos métodos empregados nos mesmos, e vários deles não fornecem informações sobre os critérios de inclusão ou as definições sobre alteração na frequência das crises, duração do período de observação antes da gestação, papel da farmacoterapia e de outros fatores que influenciam o curso da epilepsia na gestação.

Uma revisão de 27 estudos publicados entre 1884 e 1980[21] de 2.165 gestações mostrou que a frequência média das crises aumentou em 24,1% (4-67%) nas mulheres com epilepsia, diminuiu em 22,7% (0-82%) e permaneceu inalterada em 53,2% (4-96%). A porcentagem média de melhora em outros 18 estudos foi discretamente inferior (13,5%) e a incidência de piora foi semelhante (24,5%). Enquanto alguns estudos relataram aumento na frequência de crises durante o primeiro e o terceiro trimestres da gestação e que as crises voltaram à frequência habitual após o parto, outros relataram que a frequência de crises tendia a diminuir no primeiro trimestre da gestação, permanecendo sem alterações no segundo e no terceiro. Alguns estudos relataram variabilidade intraindividual na frequência de crises em diferentes gestações das mesmas pacientes[19]. Finalmente, um estudo prospectivo recente que analisou aproximadamente 2.000 gestações[24] mostrou que cerca de 60% das mulheres com epilepsia não tinham crises durante a gestação e que a presença de crises parciais e tratamento em politerapia e monoterapia com oxcarbazepina era associada de forma independente à piora das crises durante a gestação[24]. Até o presente momento, apenas um estudo retrospectivo investigou se as alterações na frequência de crises durante a gestação poderiam ser decorrentes de flutuação aleatória (Kilpatrick & Hopper, 1993). Este estudo relatou a piora na frequência de crises em 41% das mulheres grávidas em comparação com 24% em um grupo-controle constituído por mulheres não grávidas. No entanto, a redução na dosagem das DAE ou a retirada do tratamento foram mais comuns entre as mulheres grávidas. O risco de piora na frequência das crises foi discretamente aumentado com a maior duração da doença.

Outros estudos avaliaram a relação entre aumento na frequência das crises, tipo de crises e/ou síndrome epiléptica, frequência das crises antes da gestação e duração da doença[11]. A correlação entre piora no controle das crises e tipo(s) de crise(s) foi restrita a mulheres com epilepsia focal. Enquanto o controle de crises satisfatório antes da gestação, especialmente quando de longa duração, exerce um efeito protetor para a subsequente piora durante a gestação, a ocorrência de crises frequentes antes da gestação foi associada à piora no controle das crises em até 50% de todas as pacientes. Outros fatores de risco potenciais, incluindo perfis metabólico e hormonal, estresse psicológico, distúrbios de sono e, acima de tudo, ingestão irregular das DAE, precisam ser explorados de forma mais sistemática em novas pesquisas.

Crises epilépticas podem ocorrer durante o trabalho de parto ou o período puerperal imediato, ou seja, nas primeiras 24 h após o parto; este fato foi verificado em 66 de 2.628 casos (2,5%)[2]. O risco parece ser maior quando o controle de crises durante a gestação é insatisfatório[24].

Aproximadamente 1,1% das mulheres com epilepsia apresentam estado de mal epiléptico na gestação (43 de 2.915 casos)[2], dado que concorda com outras revisões da literatura[20,21]. O EURAP Study Group (2006) relatou apenas um caso de morte intrauterina relacionada com estado de mal epiléptico e nenhum caso de mortalidade materna entre 36 casos de estado de mal epiléptico (incluindo 12 ocorrências de estado de mal convulsivos) durante a gestação.

MODIFICAÇÕES NA FARMACOCINÉTICA DAS DAE NA GESTAÇÃO

A gestação promove alterações fisiológicas importantes que influenciam significativamente a absorção, a distribuição, o metabolismo e a eliminação renal das DAE, o que promove alterações na concentração plasmática das mesmas, algumas vezes clinicamente significantes[16]. Na maioria dos casos, as concentrações plasmáticas das DAE diminuem durante a gestação, retornando prontamente aos níveis pré-gestacionais após o parto. As concentrações plasmáticas livres de DAE que se ligam altamente a proteínas plasmáticas como as de fenitoína, valproato e, um pouco menos, carbamazepina, geralmente diminuem menos do que as concentrações totais[31]. A fração livre destas DAE se eleva na gravidez, particularmente nas últimas oito semanas, provavelmente em decorrência da queda dos níveis de albumina sérica.

Em geral, as concentrações plasmáticas das DAE começam a declinar desde o primeiro trimestre da gestação. No terceiro trimestre, o declínio médio da fenitoína total é de 55-61%, o da fenitoína livre, 18-31%, o da carbamazepina total, 0-42% e o da livre, 0-28%; o do fenobarbital, 50-55%, 55% da primidona, 70% do fenobarbital derivado da primidona, 50% do valproato total e 0-29% do livre (as concentrações do valproato livre podem aumentar em até 25% por ocasião do parto, comparadas aos níveis pré-gestacionais)[28]. No entanto, é possível verificar variações individuais consideráveis nos números acima[28].

Entre as DAE novas, a lamotrigina foi a mais estudada. Sua alteração farmacocinética na gestação é dramática e suas concentrações plasmáticas, a despeito das consideráveis variações interindividuais, são reduzidas em até 68% durante a gestação. Como consequência desta alteração pode ocorrer aumento na frequência de crises[28]. A redução nos níveis plasmáticos de lamotrigina na gestação é atenuada de forma importante pela administração concomitante de valproato, um inibidor do metabolismo da lamotrigina[27]. Ainda, embora com níveis de evidência menores, a gestação é associada à redução nos níveis plasmáticos do derivado monoidróxido da oxcarbazepina[28] e, possivelmente, também do levetiracetam[28]. Não há informações disponíveis sobre as alterações farmacocinéticas de outras DAE de nova geração, como gabapentina, vigabatrina, pregabalina, tiagabina, topiramato e zonisamida[28].

Na prática clínica, as alterações farmacocinéticas das DAE podem ser avaliadas pela mensuração das concentrações plasmáticas antes, durante e após a gestação. Em geral, as dosagens das DAE não devem ser modificadas durante a gestação, a menos que ocorram alterações na resposta clínica como recorrência de crises, aumento na frequência de crises ou aparecimento de efeitos adversos. Contudo, os parâmetros laboratoriais podem guiar o ajustamento das doses em alguns casos. Por exemplo, a concentração plasmática ótima de cada uma das DAE pode ser estabelecida para cada paciente antes da concepção pela determinação do "valor terapêutico individualizado ótimo". Trata-se de um conceito baseado na verificação de níveis plasmáticos das DAE durante o seguimento da paciente antes do período gestacional. A constatação de uma redução plasmática das concentrações das DAE durante a gestação *a níveis associados previamente à ocorrência ou piora das crises* pode determinar um aumento na dosagem, especialmente no primeiro trimestre da gestação. Qualquer modificação na dosagem deve ser feita em bases individuais e os riscos e benefícios potenciais devem ser considerados. Na interpretação dos níveis de DAE altamente ligadas a proteínas plasmáticas (como a fenitoína e o valproato, 90% dos quais circulam ligados a proteínas plasmáticas) e na comparação dos mesmos com os "valores terapêuticos individualizados ótimos" deve ser considerada ainda a elevação da fração livre durante a gravidez[31,32]. Na gestação, pode haver redução na concentração plasmática total não acompanhada de redução da droga livre, ou seja, da fração farmacologicamente ativa. Na ausência de medidas diretas das concentrações da droga livre, é possível estimar as alterações na fração livre de fenitoína e valproato pelos níveis plasmáticos de albumina[15].

A frequência de monitorização plasmática das DAE durante a gestação dependerá das condições clínicas e do tipo de DAE usado. Deve-se recomendar monitorização mensal quando a paciente usa DAE que cursa com alterações maiores na gestação ou para aquelas com farmacocinética pouco previsível, como a lamotrigina, o fenobarbital derivado da primidona e, provavelmente, o levetiracetam e o derivado monoidróxido da oxcarbazepina. Se a dosagem tiver sido aumentada durante a gestação, a monitorização mais frequente pode ser importante nas três semanas que seguem o parto. Neste período há necessidade de monitorização até mesmo tão frequente quanto a cada 4-5 dias para DAE com meia-vida relativamente curta, como a lamotrigina, o levetiracetam e o derivado monoidróxido da oxcarbazepina.

CURSO DA GRAVIDEZ E PARTO DA MULHER COM EPILEPSIA

No passado se acreditava que as mulheres com epilepsia tinham maior risco de complicações obstétricas. No entanto, estudos mais recentes mostram que a incidência de complicações em mulheres com epilepsia é similar à da população em geral[18].

Parto vaginal deve ser recomendado a todas as mulheres. A dor, a privação de sono e a hiperventilação podem aumentar o risco de crises no parto e puerpério. O estresse e o cansaço podem também aumentar o risco de crises no puerpério, especialmente em mulheres com epilepsia mioclônica juvenil. A ocorrência de crises e estado de mal epiléptico durante o parto é rara e geralmente é associada à ocorrência de crises durante a gestação. Estes eventos podem causar hipóxia fetal e impedir a colaboração materna, que também pode ser reduzida, porém em menor magnitude, por crises parciais complexas prolongadas e frequentes. Nestas circunstâncias, deve-se optar por parto cesariano em caráter de urgência, mas sua indicação deve ser avaliada em bases individuais[4].

Não há indicações específicas para parto cesariano eletivo, sendo a única exceção para mulheres com epilepsia com crises frequentes e, assim, mais sujeitas ao risco de crises durante o trabalho de parto[18].

Não há contraindicação para a anestesia epidural em mulheres com epilepsia, seja no parto normal ou cesariano, e esta modalidade anestésica pode até mesmo reduzir o risco de crises por diminuir o estresse e a dor. Finalmente, não há contraindicações para o uso de prostaglandinas utilizadas localmente para indução do parto e interrupção voluntária da gestação.

RISCO DE MALFORMAÇÕES CONGÊNITAS

A incidência de malformações congênitas na prole de mulheres com epilepsia é de 3-10%, o que significa taxa duas ou três vezes maior do que a observada na população em geral (2-4%).

Crises epilépticas maternas não parecem aumentar o risco de malformações congênitas[11,19,31,32], embora existam algumas diferenças na literatura a este respeito[14]. A hipótese de que a epilepsia *per se* aumenta o risco de malformações congênitas foi originalmente proposta em um grande estudo americano e finlandês[22]. Embora alguns relatos subsequentes tenham sugerido aumento de risco de malformações em crianças nascidas de mães com epilepsia não tratadas com DAE ou em crianças de pais com epilepsia, uma metanálise recente concluiu que a epilepsia *per se* não acarreta aumento de risco[6]. No entanto, os achados desta metanálise devem ser interpretados com precaução pelos critérios utilizados nos estudos, pelo pequeno número de estudos nela avaliados e pequeno número de casos incluídos. Um estudo prospectivo maior não verificou qualquer diferença significante na ocorrência de malformações congênitas entre crianças de mulheres não tratadas e crianças expostas a DAE em monoterapia durante a gestação[13].

A associação entre exposição a DAE e aumento de risco de malformações congênitas é, no entanto, bem documentada. Uma suscetibilidade genética aos efeitos teratogênicos das DAE foi sugerida por vários estudos baseados em famílias, estudos de caso-controle em pacientes com fendas orais ou defeitos de tubo neural (DTN) e por estudos de coorte[2].

As malformações mais comuns em recém-nascidos expostos a DAE na vida intrauterina são as mesmas mais comumente observadas na população em geral, sendo representadas por doença cardíaca congênita, fendas orofaciais, hipospádias e defeitos de redução dos membros. Há evidência de que o risco de DTN é aumentado na prole exposta a valproato (1-2%) e, em menor extensão, a carbamazepina (0,5-1%)[2]. Um aumento de doença cardíaca congênita é relatado em proles expostas a barbitúricos. A associação entre doença cardíaca congênita e exposição a barbitúricos foi confirmada pelos dados do Registro Norte-Americano[8]; neste registro, quatro de 77 recém-nascidos expostos a monoterapia com fenobarbital tiveram malformação cardíaca congênita (5,2%). Finalmente, alguns estudos sugeriram que a exposição ao valproato aumenta o risco de hipogenesia ou agenesia de membros e hipospádias, e que o risco de fendas orofaciais é maior após exposição a barbitúricos[14] e lamotrigina[9]. Estes achados são baseados em evidências menos sólidas, mas devem ser mencionados dadas as suas implicações no diagnóstico pré-natal.

Após excluir da comparação casos expostos a valproato, a exposição a cada uma das seguintes DAE foi considerada associada a risco aumentado de malformações fetais: carbamazepina, primidona, fenobarbital e fenitoína. Além do valproato, o fenobarbital está entre as DAE que são mais associadas a malformações congênitas; em particular, valproato e fenobarbital foram as únicas DAE associadas a risco significativamente aumentado comparado à população geral no Registro Norte-Americano (risco de 6,5%, comparado a um risco estimado de 1,6% na população geral). Deve ser notado, contudo, que, naquele estudo, o número de exposições ao fenobarbital foi muito pequeno ($n = 77$)[8].

Atualmente muito se tem discutido o efeito teratogênico do valproato, droga que teria maior potencial teratogênico do que as outras DAE. Vários estudos relataram maior incidência de malformações congênitas em crianças expostas a valproato comparadas às expostas à carbamazepina[13], à lamotrigina[13], ou a outras DAE usadas em monoterapia. Estes resultados devem ser vistos com cautela, pois há outros trabalhos que não identificaram risco aumentado de malformações congênitas em crianças expostas a valproato em monoterapia ou em combinação quando comparado a outras DAE comumente prescritas. Estas discrepâncias devem ser decorrentes de fatores confundidores. Por exemplo, uma história familiar positiva de malformações congênitas é um fator de risco importante: em particular, o risco de recorrência de DTN em mulheres não expostas a DAE é de 3% a 8%[12], ou seja, é um risco consideravelmente mais elevado do que o da população em geral e também do que o observado em coortes expostas a valproato. Surpreendentemente, apenas alguns estudos mencionaram previamente a história familiar de malformações congênitas[11,13] e somente um deles, o Registro do Reino Unido, identificou um aumento no risco estatisticamente significante após exposição a valproato comparado à exposição a outras DAE usadas em monoterapia, com uma incidência de 6,2% de malformações congênitas com valproato ($n = 715$) em comparação com 2,2% com carbamazepina ($n = 927$)[13]. Embora este mesmo estudo tenha referido a tendência para menor incidência de malformações congênitas com lamotrigina (2,2%, n = 617) comparada a valproato, a taxa de malformações congênitas em crianças expostas a lamotrigina em doses iguais ou maiores do que 200 mg/dia (5,4%) foi semelhante à observada em crianças expostas a 600-1.000 mg/dia de valproato (6,1%). No entanto, valproato é a única DAE para a qual está determinada a correlação entre a dose e o risco de malformações congênitas, embora não em todos os estudos. O Registro Australiano[29] observou que a frequência de malformações foi muito maior nos RN de pacientes que receberam doses mais elevadas de valproato. Embora este dado ainda não seja definitivo, deve-se empregar a menor dose desta DAE capaz de controlar as crises epilépticas. Esta prática, que deve ser empregada a todos os pacientes com epilepsia, é ainda mais verdadeira em relação às gestantes. As evidências sugerem que níveis séricos elevados de DAE favorecem a ocorrência de malformações fetais. Este fato é referido em relação a determinadas DAE, especialmente o valproato, sugerindo a necessidade de se fracionar a dose diária em maior número de tomadas ou então substituir apresentações convencionais por aquelas de liberação prolongada. Com estes artifícios evitam-se os picos séricos relacionados com a ingestão da medicação e que são responsáveis, pelo menos em parte, pela teratogenicidade de algumas medicações.

Recentemente, um único estudo referiu que há uma relação entre a dose e o risco de teratogenicidade de lamotrigina: de fato, no Registro do Reino Unido a dose de lamotrigina em gestações associadas a malformações fetais foi significativamente mais elevada do que a verificada em gestações sem malformações[13]. Ainda, um relato do Registro Norte-Americano sugeriu que a exposição pré-natal à lamotrigina pode ser associada a risco aumentado para fendas orofaciais[9].

A maioria dos estudos relatou maior risco de malformações congênitas em crianças nascidas de mães tratadas com politerapia comparadas às tratadas com monoterapia, com risco particularmente mais elevado entre crianças expostas a mais do que duas DAE[7,11]. Nem todos os estudos, no entanto, confirmaram este fato[18].

Em conclusão, a informação disponível atualmente indica que o risco de malformações congênitas é aumentado na prole de mulheres com epilepsia e que o aumento no risco pode ser atribuível às DAE. No entanto, há variação de 20 vezes na incidência de malformações congênitas entre os diferentes estudos[4], provavelmente decorrente de diferenças metodológicas nos mesmos. Há diferenças nas populações estudadas, nos critérios usados para identificar as anormalidades, nos critérios de exclusão e nos denominadores utilizados para calcular o risco das malformações. A variabilidade nas taxas de malformações é também relacionada com substanciais deficiências metodológicas[4,25], representadas especialmente por dificuldades para controlar os fatores de risco. Embora as evidências atualmente disponíveis sejam inconclusivas, vários achados sugerem que a exposição ao valproato e, possivelmente, também a barbitúricos, é associada a risco mais elevado de malformações congênitas do que a exposição à carbamazepina e outras DAE comumente utilizadas. Valproato é também a DAE para a qual a relação entre risco de malformação e dose administrada foi repetidamente demonstrada.

EFEITOS ADVERSOS SOBRE O CRESCIMENTO FETAL E O DESENVOLVIMENTO PÓS-NATAL

Os dados referentes ao risco de retardo no crescimento fetal após exposição a DAE não são concordantes, pelo menos em parte, devido a diferenças metodológicas. Em particular, as cifras são algumas vezes expressas como valores absolutos, outras vezes como relações entre valores absolutos e idade gestacional e, ainda, como frequências que se referem a padrões nacionais ou internacionais. Alguns estudos referiram risco aumentado para todos os parâmetros avaliados, outros apenas para o perímetro cefálico, e ainda outros não referiram diferenças em comparação à população em geral[29]. O risco de retardo no crescimento fetal é associado ao uso de fenitoína, fenobarbital, primidona, e carbamazepina[8]. Os relatos da correlação entre dose da DAE e crescimento fetal são escassos e limitados primariamente ao fenobarbital. O risco de retardo no crescimento fetal parece ser maior em pacientes em politerapia[2].

Os dados sobre desenvolvimento neuropsicomotor de crianças expostas a DAE durante a vida intrauterina são discordantes[1,4]. Inicialmente houve sugestão de que os filhos de mulheres com epilepsia tinham menor inteligência, porém estudos mais recentes não mostram déficits específicos. Poucos estudos longitudinais avaliaram os parâmetros neuropsicológicos maternos e muitos só examinaram as crianças nascidas de mães com epilepsia vários anos após o nascimento. Podem aqui ter ocorrido vários fatores de risco muito importantes. Nenhum estudo abordou a maioria destes fatores, tendo sido ignorados os fatores relacionados com a epilepsia, entre os quais como as crises epilépticas e os efeitos das DAE comprometem a habilidade das mães com epilepsia em cuidar de seus filhos. Há ainda dificuldades na definição dos parâmetros da normalidade. Por exemplo, quocientes intelectuais discretamente reduzidos, porém ainda dentro da faixa da normalidade, podem ter sido considerados patológicos por terem alcançado significância estatística quando comparados com controles internos e externos. Estas questões explicam por que alguns estudos encontraram risco aumentado para retardo no desenvolvimento psicomotor em crianças de mães com epilepsia, enquanto outros reportaram inteligência normal ou apenas um retardo transitório comparado com controles normais ou associação ao fato de terem nascido de pais com epilepsia, enquanto outros relataram distúrbios cognitivos em crianças com nível intelectual normal[2].

Embora alguns autores tenham sugerido que as disfunções cognitivas se correlacionam com o tipo de epilepsia e presença de crises maternas, os maiores fatores prognósticos são representados provavelmente pelo quociente intelectual materno e pelo nível educacional das mães com epilepsia[1]. Em estudos separados, a exposição materna a valproato, fenitoína, fenobarbital, carbamazepina e primidona foi associada a maior frequência de déficits cognitivos, mas há várias discrepâncias[2]. Ainda, a correlação entre o número de DAE tomadas na gestação e distúrbios cognitivos nas crianças foi sugerida por alguns autores, mas não por outros. O papel de fatores confundidores foi demonstrado claramente em estudos recentes que mostraram que a correlação entre prognósticos negativos e uso materno de DAE não mostrou correlação estatística após ajustamento para o nível de educação materna[2]. Finalmente, um grande estudo prospectivo americano referiu risco significativamente mais elevado de retardo mental em filhos de mulheres negras com epilepsia em comparação com crianças de mulheres brancas com epilepsia[5].

Muito poucos estudos abordaram o estado socioeconômico, o nível de educação paterna e fatores de risco perinatal. Um estudo australiano publicado em 2006 mostrou maior incidência de retardo mental em crianças de mães com epilepsia, a qual continuou significante após correção de vários fatores sociodemográficos. No entanto, o desenho deste estudo não permitiu a diferenciação dos efeitos da epilepsia dos efeitos da terapia ou de qualquer doença concomitante[2].

Entre as DAE potencialmente implicadas como causa de déficit cognitivo após exposição pré natal, o valproato tem sido o foco de estudos mais recentes, e vários estudos relataram maior déficit cognitivo em mães que tomaram valproato na gestação, mas esta associação ainda não foi suficientemente esclarecida.

DIAGNÓSTICO PRÉ-NATAL DE MALFORMAÇÕES FETAIS

Vários fatores influenciam a acurácia do diagnóstico pré-natal, incluindo o tipo de anormalidade fetal, a idade gestacional na época da avaliação, a qualidade dos aparelhos de ultrassom, a experiência do examinador e o tempo gasto na avaliação. A avaliação morfológica padronizada deve ser agendada entre a 19ª e a 21ª semana da gestação, e a anatomia fetal deve ser avaliada de acordo com os guias das sociedades de obstetrícia.

A avaliação de DTN por ultrassom transvaginal na 13ª semana da gestação permite a identificação de todos os casos de anencefalia e mielomeningocele, porém nesta idade gestacional a acurácia para o diagnóstico de espinha bífida é menor. Para o diagnóstico de espinha bífida, a associação de microcefalia e acavalgamento dos ossos frontais (sinal do limão) e obliteração da cisterna magna e curvatura dos hemisférios cerebelares (sinal da banana) tem sensibilidade diagnóstica de 98% dentro das 24 semanas de gestação[30].

Defeitos cardíacos são identificados pela sonografia em 40-50% dos casos e por ecocardiografia fetal em 80-90%. A ecocardiografia fetal deve ser realizada após a 20ª semana de gestação e sua sensibilidade diagnóstica depende do tipo de anomalia cardíaca[2]. Defeitos interventriculares são de difícil visibilização e os defeitos interatriais são ainda mais. O diagnóstico pré-natal de ducto arterioso patente não é possível, dada a situação fisiológica da circulação fetal e outros defeitos congênitos, como estenose da válvula semilunar e coarctação da aorta, que podem não se manifestar até o terceiro trimestre. O risco de defeitos cardíacos aumenta exponencialmente em relação à espessura da translucência nucal, a qual pode ser avaliada pelo ultrassom na gestação de 10-13 semanas. O risco de defeitos cardíacos é particularmente elevado quando a translucência nucal está acima do percentil 99 em fetos sem anomalias cromossômicas. Um exame cardíaco completo é recomendado até mesmo antes da 20ª semana em casos em risco.

Na maioria dos casos, fendas orofaciais podem ser detectadas pelo ultrassom bidimensional ao redor da 20ª semana de gestação. Especialistas são capazes de distinguir defeitos unilaterais de bilaterais e fenda labial isolada de fenda labial associada à fenda palatina. Embora a extensão ao palato posterior seja geralmente de difícil avaliação, ela é essencial em termos de implicações cirúrgicas e risco de complicações, comprometendo a deglutição, a sucção, a fala e a audição. Com um exame de ultrassom específico, a sensibilidade diagnóstica aumenta de 27% a 73%, com um incremento ulterior para 83% em avaliações feitas após a 20ª semana de gestação. Noventa e um por cento dos casos de lábio leporino e 46% dos de fenda palatina são diagnosticados usando-se a técnica de ultrassom bidimensional, enquanto a técnica tridimensional diagnostica 100% dos casos de lábio leporino e 90% dos de fenda palatina[2].

ÁCIDO FÓLICO E PROFILAXIA COM VITAMINA K

O ácido fólico é responsável pela síntese dos ácidos nucleicos, como o DNA e o RNA, substâncias que produzem proteínas e tecidos e são responsáveis pelo código genético. No processamento celular, o ácido fólico é uma coenzima na transferência de carbonos no metabolismo de ácidos nucleicos e aminoácidos, sendo necessário para a produção das hemácias e para a síntese de DNA e RNA, além de implementar o crescimento tecidual e o funcionamento celular.

Na população em geral, o uso de ácido fólico por pelo menos três meses antes da concepção reduz o risco de ocorrência e recorrência de DTN em até 50-70% e o risco de outras malformações congênitas em 10-20%. Não há evidências específicas de que o uso de ácido fólico reduza a ocorrência de DTN ou outras malformações na prole de mulheres com epilepsia[2].

Mulheres em idade fértil devem consumir 400 microgramas (mcg) de ácido fólico por dia. Nos EUA, desde 1992, o uso de 400 mcg diários de ácido fólico é recomendado para reduzir o risco de malformação fetal. Para mulheres que já tiveram uma criança com DTN a dose recomendada é de 4.000 mcg, começando um mês antes da concepção até o terceiro mês da gestação. Desde 1998, é recomendada a ingestão de 400 mcg/dia em alimentos fortificados ou suplementos, além do ácido fólico recebido na dieta. Embora, há mais de 30 anos, tenha sido postulado que grandes quantidades de ácido fólico promoveriam a diminuição do limiar convulsivógeno, este fato não foi comprovado e a suplementação com ácido fólico parece segura até a dose de 15 mg/dia.

Desde 1958, mais de 40 casos de doença hemorrágica precoce foram relatados em recém-nascidos de mães em uso de DAE indutoras enzimáticas[10]. A maioria das DAE induz o complexo enzimático CYP450, o que pode ocasionar deficiência de vitamina K no recém-nascido. Assim, o uso de DAE na gravidez pode resultar em coagulopatia e hemorragia cerebral no recém-nascido. Esta complicação, decorrente da deficiência dos fatores II, VII, IX e X, não é tão rara e tem mortalidade elevada, da ordem de 30%. A suplementação com vitamina K reduz os níveis de *proteína induzida pela ausência de vitamina K* (PIVKA), podendo corrigir a coagulopatia relacionada com a deficiência de vitamina K. Assim, *toda mãe com epilepsia deve receber vitamina K na dose de 20 mg/dia por via oral durante o último mês da gravidez.* A apresentação disponível no Brasil é a fitomenadiona (vitamina K1) Kanakion®, ampolas com 1 mL contendo 10 mg. Em geral, a dose preconizada de vitamina K é de 10 mg; como a biodisponibilidade sistêmica após administração oral é de 50%, com uma grande variabilidade individual, a dose de 20 mg diários provavelmente resultará em níveis séricos satisfatórios. Como a vitamina K1 não atravessa a barreira placentária, *a prevenção de doença hemorrágica do RN deve ser realizada com o Kanakion® pediátrico, apresentado em ampolas contendo 2 mg em 0,2 mL.* A via oral (VO) deve ser preferencialmente utilizada; o conteúdo da ampola (2 mg) deve ser aspirado com uma seringa e em seguida administrado diretamente à boca da criança. A mesma dose de 2 mg deve ser repetida entre o quarto e o sétimo dia. Recém-nascidos com fatores de risco especiais, como prematuridade, devem receber 1 mg por via endovenosa (EV), evitando a via intramuscular (IM) pelo risco de hematoma. Devido ao risco de hemorragia intracraniana, estes recém-nascidos devem ser cuidadosamente assistidos; alguns podem ainda apresentar síndrome de abstinência das DAE usadas pela mãe[3].

Estudos recentes têm questionado a necessidade de administração de vitamina K oral em mulheres no final da gestação[10], tendo em vista a administração de rotina da vitamina K ao recém-nascido.

PUERPÉRIO

Embora a amamentação seja frequentemente desencorajada na mulher com epilepsia em uso de DAE, esta recomendação não é justificada, pois a quantidade da DAE ingerida no leite materno é extremamente pequena e mais baixa do que a transferida ao feto através da placenta.

A relação entre a concentração leite-plasma materno da fenitoína, do valproato e da carbamazepina é menor do que 0,6, embora concentrações plasmáticas farmacologicamente relevantes tenham sido ocasionalmente relatadas em crianças amamentadas pelas mães em uso de DAE[26]. Como a etosuximida, o fenobarbital e a primidona são depurados muito lentamente pelo recém-nascido, estas DAE tendem a se acumular, embora de forma discreta[26]. Quando há sinais de sedação, é desejável avaliar a concentração plasmática destas DAE no lactente e, se necessário, recomendar o aleitamento misto. As mesmas considerações se aplicam à lamotrigina, que pode alcançar concentrações plasmáticas potencialmente suficientes para induzir efeitos farmacológicos nos lactentes. Há poucos dados quanto ao acúmulo de levetiracetam, topiramato e gabapentina em lactentes, mas os mesmos sugerem que os níveis plasmáticos destas DAE no bebê são geralmente muito baixos.

Por outro lado, o último trimestre da gravidez e o período puerperal são associados a importante fragmentação do sono materno, o que pode promover piora no controle das crises. No final da gravidez há aumento da latência de sono, mais despertares, redução do tempo total de sono e supressão do estágio 4. No final da gestação acredita-se que os picos noturnos de ocitocina que coincidem com o pico da atividade uterina possam contribuir para a insônia fisiológica do terceiro trimestre. O puerpério é associado à recuperação do estágio 4 e à redução da fase REM. Pela possibilidade de ocorrência de crises, a mulher deve amamentar sentada no chão e toda a família deve ser orientada quanto aos cuidados com o recém-nascido[3].

RECOMENDAÇÃO PARA O TRATAMENTO DE MULHERES COM EPILEPSIA QUANTO À GESTAÇÃO

Para as recomendações, a classificação das evidências do Comitê da Liga Italiana de Epilepsia[2] foi feita de acordo com os critérios a seguir.

Quadro 23.1 Classificação da evidência

Classe	Classificação
A	Estudos prospectivos de alta qualidade*
	Revisão sistemática (com homogeneidade estatística) de estudos classe A
B	Estudos prospectivos de boa qualidade e/ou históricos baseados na população
	Revisões sistemáticas (com homogeneidade estatística) de estudos classe B
C	Estudos prospectivos de qualidade média e/ou históricos baseados na população
	Revisões sistemáticas de estudos classe C
D	Estudos prospectivos de baixa qualidade e/ou históricos baseados na população
	Estudos retrospectivos com boa realização
	Revisões sistemáticas de estudos classe D
E	Estudos de pequenas coortes
	Séries de casos ou estudos descritivos
	Estudos retrospectivos de baixa qualidade
F	Conferências de consenso, recomendações de comitês de especialistas, opiniões de especialistas, opiniões de experiências clínicas; outra evidência

*Inclusão cega no estudo quanto ao desfecho; pelo menos nove meses antes do início da gestação (estudos de prognóstico da epilepsia), mães incluídas em um estudo prospectivo prévio classe A ou B.
Obs.: O autor usou não só a classificação das evidências, como também o nível de evidência e o nível de recomendação.

Quadro 23.2 Níveis de evidência (NE)

I	Mais de um estudo classe A e/ou revisão sistemática classe A
II-1	Evidência classe B e classe C com resultados consistentes e/ou um estudo classe A
II-2	Evidência classe B e classe C com resultados geralmente consistentes
III	Evidência classe C ou extrapolações de estudos classe B
IV	Evidência classe D ou classe E ou evidência classes A, B e C com resultados inconsistentes
V	Evidência classe F

Obs.: O autor usou não só a classificação das evidências, como também o nível de evidência e o nível de recomendação.

Quadro 23.3 Nível de recomendação (NR)

1	Tratamento ou procedimento fortemente recomendado
2	Tratamento ou procedimento recomendado
3	Não há evidência favorável ou contrária ao tratamento ou procedimento
4	Tratamento ou procedimento desaconselhado por ser inútil e/ou perigoso
5	Tratamento ou procedimento fortemente desaconselhado

Obs.: O autor usou não só a classificação das evidências, como também o nível de evidência e o nível de recomendação.

Mulheres em idade fértil com epilepsia de início recente

1. Usar ácido fólico, pois ele reduz o risco de algumas malformações fetais, como DTN na população em geral (NE V; NR 1). No entanto, não há evidências de que o uso de ácido fólico previna malformações congênitas induzidas pelas DAE (NE III). Não há consenso sobre a dose de ácido fólico a ser administrada; a dose de 5 mg/dia deve ser prescrita a mulheres tomando valproato e carbamazepina, pelo maior risco de DTN com estas duas DAE. Para aquelas usando outras DAE, o ácido fólico pode ser prescrito na dose de 0,4-0,5 mg/dia.

2. Dentro das limitações impostas pelo tipo de epilepsia, prescrever DAE com menor potencial teratogênico. Há evidências de que o uso de valproato carreia 1-2% de risco de DNT e a carbamazepina, 0,5-1% (NE II-2; NR 1). A menos que não haja alternativa, é importante evitar o uso de valproato em mulheres com história familiar positiva de DTN (NE V; NR 1). Barbitúricos carreiam risco elevado de malformações congênitas, particularmente malformações cardíacas, mas a evidência não é conclusiva (NE II-2; NR 1). Politerapia carreia maior risco de malformações congênitas (NE II-2; NR 1).

3. Informar a paciente que, apesar do risco aumentado de malformações fetais, mulheres com epilepsia têm mais de 90% de chance de ter filhos normais.

Mulheres com epilepsia que planejam engravidar

Ajustes no tratamento das mulheres com epilepsia devem ser realizados pelo menos *seis meses antes da concepção*. Avaliar risco-benefício da retirada de DAE das mulheres que estão sem crises há mais de dois anos e em todas as mulheres que têm apenas crises não convulsivas. Não se deve alterar o tratamento durante a gestação, pois crises epilépticas acarretam risco à gestante e ao feto.

1. O risco de malformações congênitas em filhos de mães com epilepsia tratadas com DAE é maior do que o da população em geral, mas mulheres com epilepsia têm mais de 90% de chance de ter filhos normais.
2. Usar ácido fólico, pois ele reduz o risco de algumas malformações fetais, como DTN, na população em geral (NE V; NR 1).
3. Se possível, trocar DAE em politerapia por monoterapia, pois politerapia é associada a maior risco de malformações congênitas (NE II-2; NR 1).
4. Verificar a concentração sérica das DAE e evitar níveis elevados, sempre que possível. Diminuir a medicação à menor dose necessária para o controle das crises. Se possível, deve-se identificar o "valor terapêutico individualizado ótimo".
5. Nenhuma das DAE é considerada segura na gestação. Valproato acarreta risco de DTN de 1-2% e carbamazepina, de 0,5-1% (NE II-2; NR 1). Fenobarbital é associado a malformações cardíacas (NE II-2; NR 1).
6. Esclarecer a paciente sobre os riscos potenciais.

Durante a gravidez

1. Evitar mudar a medicação, especialmente se a paciente está sem crises. A frequência de crises não se altera na gravidez em cerca de dois terços das mulheres (NE II; NR 2). Piora da frequência de crises é causada geralmente pelo uso irregular de DAE (NE II; NR 2).
2. Aumentar a dose da DAE somente se a adesão for satisfatória e houver piora das crises. Diminuição do nível sérico não justifica aumentar a dosagem, a menos que existam razões para se acreditar que a redução dos níveis plasmáticos das DAE acarrete risco significativo de recorrência das crises (NE V; NR 2).
3. Se for necessário o uso de valproato, preferir apresentações de liberação prolongada e, se possível, manter o nível sérico abaixo de 70 µg/mL.
4. Fracionar a dose diária da medicação em maior número de tomadas, evitando dose única, em especial do valproato. Quanto maiores os picos séricos das DAE, maior a concentração das mesmas no tecido embriônico.
5. Controle sérico mensal das DAE, particularmente quando há suspeita de falta de adesão ao tratamento (NE 5; NR 1).
6. Controle das crises epilépticas.
7. Monitorização fetal. A maioria das malformações congênitas graves poderá ser identificada pelo ultrassom, embora este não possibilite a detecção de todas as malformações possíveis. Ultrassons devem ser realizados na 10ª, 13ª, 20ª-22ª e 30ª-34ª semanas da gestação. Na semana 13, a medida da translucência nucal deve ser considerada um marcador de risco de doença cardíaca congênita (NR 3) e DTN deve ser investigado por ultrassonografia vaginal (NR 3). Na semana 18 deve-se avaliar toda a morfologia fetal (face, espinha e coração) (NR 3). Após a semana 20 um ecocardiograma cardíaco com Doppler colorido fetal deve ser realizado (NR 3).
8. Em mulheres tratadas com DAE indutoras hepáticas (carbamazepina, fenobarbital, fenitoína, primidona e oxcarbazepina), administrar 10 mg/dia de vitamina K no último mês da gestação (NE V; NR 3). A administração de 20 mg/dia de Kanakion® por via oral provavelmente corresponde à de 10 mg injetável.

9. A gestação deve ser considerada de risco e o acompanhamento deve ser realizado por equipe multidisciplinar em centros capacitados.

No parto e puerpério

1. Deve ser sempre realizado em hospitais capacitados, inclusive com berçários com experiência em gravidez de risco. Assegurar a tomada regular das DAE durante o período de parto e puerpério (NE V; NR 1). A indicação do tipo de parto deve ser a obstétrica. No entanto, parto cesariano deverá ser considerado em mulheres com crises convulsivas frequentes ou crises parciais complexas prolongadas que impeçam a colaboração no trabalho de parto (NE V; NR 2). Anestesia epidural pode ser administrada (NE V; NR 3). Não há contraindicação para o uso de prostaglandinas para a indução do trabalho de parto (NE V; NR 3).
2. Administração de vitamina K para o recém-nascido na dose de 2 mg. Repetir em uma semana.
3. Verificar a possibilidade de sedação ou síndrome de abstinência no recém-nascido. No caso de sedação, deve-se recomendar alimentação mista (NE II-1; NR 1).
4. Encorajar a amamentação dentro das possibilidades impostas pelas condições maternas, da criança e da DAE em uso (NE II-1; NR 1).
5. Orientar a mãe e a família a fim de evitar riscos à criança em seu transporte e manuseio no banho quando da ocorrência de crises maternas (NE V; NR 1). Evitar privação de sono materna estocando o leite materno no refrigerador, o qual deverá ser ministrado ao recém-nascido por um acompanhante durante a noite (NE 5; NR 1). Orientar a amamentação sentada, preferencialmente no chão.
6. Aferir os níveis plasmáticos maternos das DAE após o parto e nas semanas subsequentes (NE V; NR 2).
7. Em mães com crises frequentes e/ou déficits cognitivos é necessário encorajar a frequência da criança a escolas maternais, particularmente quando há indicação de que a mesma possa apresentar retardo no desenvolvimento neuropsicomotor em decorrência de fatores ambientais (NE V; NR 2).

REFERÊNCIAS

1. Adab N, Kini U, Vinten J et al. The longer term outcome of children born to mothers with epilepsy. J Neurol Neurosurg Psychiatry 2004; 75:1575-83.
2. Aguglia U, Barboni G, Battino D et al. Italian Consensus Conference on Epilepsy and Pregnancy, Labor and Puerperium. Epilepsia 2009; 50(Suppl 1):S7-S23.
3. Alves RSC. Puerpério, amamentação e sono na mulher com epilepsia. In: Yacubian EMT, editor. Epilepsia & Mulher. São Paulo, Editora Lemos, 2005. p. 79-81.
4. Barrett C, Richens A. Epilepsy and pregnancy: report of an Epilepsy Research Foundation Workshop. Epilepsy Res 2003; 52:147-87.
5. Camp BW, Broman SH, Nichols PL, Leff M. Maternal and neonatal risk factors for mental retardation: defining the 'at-risk' child. Early Hum Dev 1998; 50:159-73.
6. Fried S, Kozer E, Nulman I, Einarson TR, Koren G. Malformation rates in children of women with untreated epilepsy: a meta-analysis. Drug Saf 2004; 27:197-202.
7. Holmes LB, Harvey EA, Coull BA et al. The teratogenicity of anticonvulsant drugs. N Engl J Med 2001; 344:1132-8.

8. Holmes LB, Wyszynski DF, Lieberman E. The AED (antiepileptic drug) pregnancy registry: a 6-year experience. Arch Neurol 2004; 61:673-8.
9. Holmes LB, Wyszynski DF, Baldwin EJ, Habecker E, Glassman LH, Smith CR. Increased risk for non-syndromic cleft palate among infants exposed to lamotrigine during pregnancy. Birth Defects Res A Clin Mol Teratol 2006; 78:318.
10. Kaaja E, Kaaja R, Matila R, Hiilesmaa V. Enzyme-inducing antiepileptic drugs in pregnancy and the risk of bleeding in the neonate. Neurology 2002; 58:549-53.
11. Kaneko S, Battino D, Andermann E et al. Congenital malformations due to antiepileptic drugs. Epilepsy Res 1999; 33:145-58.
12. Mitchell LE, Adzick NS, Melchionne J, Pasquariello PS, Sutton LN, Whitehead AS. Spina bifida. Lancet 2004; 364:1885-95.
13. Morrow JI, Russell A, Guthrie E et al. Malformation risks of anti-epileptic drugs in pregnancy: a prospective study from the UK Epilepsy and Pregnancy Register. J Neurol Neurosurg Psychiatry 2006; 77:193-8.
14. Nakane Y, Okuma T, Takahashi R et al. Multi-institutional study on the teratogenicity and fetal toxicity of antiepileptic drugs: a report of a collaborative study group in Japan. Epilepsia 1980; 21:663-80.
15. Perucca E, Crema A. Plasma protein binding of drugs in pregnancy. Clin Pharmacokinet 1982; 7:336-52.
16. Perucca E. Drug metabolism in pregnancy, infancy and childhood. Pharmacol Ther 1987; 34:129-43.
17. Perucca E. Clinically relevant drug interactions with antiepileptic drugs. Br J Clin Pharmacol 2006; 61:246-55.
18. Richmond JR, Krishnamoorthy P, Andermann E, Benjamin A. Epilepsy and pregnancy: an obstetric perspective. Am J Obstet Gynecol 2004; 190:371-9.
19. Sabers A, Rogvi-Hansen B, Dam M et al. Pregnancy and epilepsy: a retrospective study of 151 pregnancies. Acta Neurol Scand 1998; 97:164-70.
20. Schmidt D. The effect of pregnancy on the course of epilepsy: a prospective study. In: Janz D, Dam M, Bossi L, Helge H, Richens A, Schmidt D (editores) Epilepsy, Pregnancy, and the Child. Raven Press, New York, 1982 a. p. 39-49.
21. Schmidt D. The effect of pregnancy on the natural history of epilepsy. In: Janz D, Dam M, Bossi L, Helge H, Richens A, Schmidt D (editores) Epilepsy, Pregnancy, and the Child. New York: Raven Press, 1982b. p. 3-14.
22. Shapiro S, Hartz SC, Siskind V et al. Anticonvulsants and parental epilepsy in the development of birth defects. Lancet 1976; 1:272-5.
23. Teramo K, Hiilesmaa V, Bardy A, Saarikoski S. Fetal heart rate during a maternal grand mal epileptic seizure. J Perinat Med 1979; 7:3-6.
24. The EURAP Study Group. Seizure control and treatment in pregnancy: observations from the EURAP epilepsy pregnancy registry. Neurology 2006; 66:354-60.
25. Tomson T, Perucca E, Battino D. Navigating toward fetal and maternal health: the challenge of treating epilepsy in pregnancy. Epilepsia 2004; 45:1171-775.
26. Tomson T. Gender aspects of pharmacokinetics of new and old AEDs: pregnancy and breast-feeding. Ther Drug Monit 2005; 27:718-21.
27. Tomson T, Luef G, Sabers A, Pittschieler S, Ohman I. Valproate effects on kinetics of lamotrigine in pregnancy and treatment with oral contraceptives. Neurology 2006; 67:1279-81.
28. Tomson T, Battino D. Pharmacokinetics and therapeutic drug monitoring of newer antiepileptic drugs during pregnancy and puerperium. Clin Pharmacokinet 2007; 46:209-19.
29. Vajda FJ, O'Brien TJ, Hitchcock RN, Graham J, Lander C. The Australian registry of anti-epileptic drugs in pregnancy: experience after 30 months. J Clin Neurosci 2003; 10:543-9.
30. Van den Hof MC, Nicolaides KH, Campbell J, Campbell S. Evaluation of the lemon and banana signs in one hundred thirty fetuses with open spina bifida. Am J Obstet Gynecol 1990; 162:322-7.
31. Yerby MS, Friel PN, McCormick K. Antiepileptic drug disposition during pregnancy. Neurology 1992 a; 42:12-6.
32. Yerby MS, Laevitt A, Erickson DM et al. Antiepileptics and the development of congenital anomalies. Neurology 1992 b; 42(4 Suppl. 5):132-40.

Capítulo 24

Trombofilia e Gestação

Leila Katz • Márcio Santos Costa

INTRODUÇÃO

A trombofilia descreve uma tendência aumentada ao desenvolvimento de tromboses, tanto arteriais quanto venosas e podem ser hereditárias ou adquiridas (Rodger et al., 2008-D; Walker et al., 2008-A). A prevalência combinada de todas essas trombofilias na população geral excede 5%[40,68].

Na gravidez, as alterações em alguns fatores de coagulação (resistência a proteína C a partir do segundo trimestre, diminuição da atividade da proteína S, alterações nos fatores II, VII, VII e X) acontecem a fim de garantir melhor coagulação no parto. O risco de tromboembolismo venoso é dessa forma aumentado fisiologicamente pela gestação e esse risco é potencializado quando se associa às trombofilias[40].

O risco de trombose venosa está aumentado cinco a seis vezes na gestação quando comparamos com mulheres não gestantes na mesma faixa etária. A frequência de tromboembolismo é semelhante nos três trimestres da gestação, porém três a dez vezes maior no puerpério. Trombofilia é identificada em cerca de 50% das mulheres que apresentam tromboembolismo[40].

Uma gestação, para ter sucesso, exige um adequado desenvolvimento da circulação placentária[68]. Infartos do leito placentário materno, deposição maciça de fibrina no espaço interviloso, vasculite crônica e vasculopatia trombótica fetal são lesões placentárias específicas associadas a resultados negativos fetais recorrentes e trombofilia. Tais achados levariam a desenvolvimento inadequado e disfunção placentária[32,40,63].

Perdas gestacionais precoces e tardias, pré-eclâmpsia, crescimento intrauterino restrito (CIUR) e descolamento prematuro de placenta normalmente inserida (DPPNI) têm sido atribuídos a insuficiência uteroplacentária. Esse grupo de complicações pode se cha-

Quadro 24.1 Prevalência estimada de trombofilias e risco de trombose venosa profunda

Desordem	Defeito	% da população em geral	Risco de TVP (OR)
Deficiência de antitrombina	Alteração na inativação da trombina e outras enzimas	0,07	10-20
Deficiência de proteína C	Alteração da inativação dos fatores V e VIII ativados	0,3	6-8
Deficiência de proteína S	Alteração da inativação dos fatores V e VIII ativados	0,2	2-6
Fator V de Leiden (heterozigótico)	Alteração da inativação do fator V ativado pela proteína C ativada	5-8	4-8
Fator V de Leiden (homozigótico)	Alteração da inativação do fator V ativado pela proteína C ativada	0,06	80
Mutação do gene da protrombina	Alteração da inativação do fator V ativado pela proteína C ativada	3	2-4
Hiper-homocisteinemia	Lesão endotelial e efeitos procoagulantes	5	2-3
MTHFR homozigótico	Alteração na remetilação da homocisteína	10-20	0,7-2*
SAAF	Alteração no funcionamento da proteína C, efeito procoagulante no endotélio, perda da anexina V	2	9
Resistência adquirida à proteína C ativada (sem FV de Leiden)	Alteração na atividade anticoagulante da proteína C ativada	8-11	2-4

TVP: trombose venosa profunda; *não significativa na maioria dos estudos.
(Adaptado de Kujovich, 2004-D).

mado de complicações da gestação mediadas pela placenta e teoricamente podem ser causadas por trombofilias hereditárias e adquiridas[68].

O Quadro 24.1 sumariza as prevalências estimadas de trombofilias na população e o risco de trombose venosa desses indivíduos.

TROMBOFILIAS HEREDITÁRIAS

As trombofilias hereditárias mais comuns são:
- Fator V de Leiden – é uma desordem genética caracterizada pela resposta anticoagulante alterada à proteína C ativada. A desordem ocorre devido a uma mutação no gene do fator V, causada pela mudança de um único aminoácido que destrói o sítio de clivagem da proteína C ativada. O fator V de Leiden mutante é inativado 10 vezes mais lentamente, persistindo mais tempo na circulação, o que aumenta a geração de trombina e leva a um estado de hipercoagulabilidade. A mutação na forma heterozigótica ocorre em 5 a 8% da população e está associada a um aumento de quatro a oito vezes no risco de trombose. A forma homozigótica ocorre de forma bem mais rara (um em cada 1.600 in-

divíduos), porém eleva o risco de tromboses em 80 vezes. É encontrada principalmente em brancos descendentes de europeus[40,77].

- Mutação G20210A da protrombina – uma substituição de um único nucleotídeo no gene da protrombina se associa a níveis plasmáticos elevados de protrombina, aumentando em duas a quatro vezes o risco de trombose venosa profunda. É encontrada em 2 a 3% da população, principalmente em brancos[40,77].
- Deficiência das proteínas C, E, S e E antitrombina – as deficiências dos anticoagulantes naturais proteína C, proteína S e antitrombina ocorrem raramente e têm prevalência combinada de 1 a 2% da população[40,77].
- hiper-homocisteinemia – a hiper-homocisteinemia resulta de defeitos ou deficiências das enzimas envolvidas no metabolismo da homocisteína ou da deficiência dos cofatores de seu metabolismo, sendo um fator de risco independente para trombose venosa profunda[40,77]. A doença genética mais associada a hiper-homocisteinemia é a mutação 677TT da MTHFR.
- Mutação 677TT DA MTHFR – uma mutação pontual (677TT) no gene da (MTHFR) resulta numa variante termolábil da enzima com atividade reduzida na remetilação da homocisteína. A homozigose para a mutação ocorre em 10 a 20% das pessoas e predispõe a hiper-homocisteinemia leve; a heterozigose ocorre em 46% da população em geral e não está associada à elevação dos níveis séricos de homocisteína[40,77].

TROMBOFILIAS HEREDITÁRIAS E GESTAÇÃO

Dos acidentes tromboembólicos que acontecem na gestação, 50% estão relacionados com trombofilias. Diversos estudos procuraram investigar o papel das trombofilias hereditárias com acidentes tromboembólicos na gestação. Limitações metodológicas tornaram difícil obter uma avaliação acurada do risco[5].

Uma revisão sistemática de nove estudos avaliou um risco de tromboembolismo na gestação em gestantes com trombofilias hereditárias. Todas as trombofilias hereditárias, exceto a homozigose para 677TT da MTHFR, aumentavam o risco de forma estatisticamente significativa. A associação mais forte ocorreu com a homozigose para a mutação do fator V de Leiden (OR = 34,4 IC 95% 9,8-120) e com a homozigose para a mutação G20210A da protrombina (OR = 26,4 IC 95% 1,2-559,2). As trombofilias mais comuns (heterozigose para a mutação do fator V de Leiden e heterozigose para mutação G20210A da protrombina) se associaram a riscos mais baixos. As deficiências de anticoagulantes naturais (deficiência da antitrombina, da proteína C e da proteína S) se associaram a moderado risco de acidentes tromboembólicos Os achados dessa metanálise confirmam que mulheres com trombofilias hereditárias têm risco aumentado para desenvolvimento de tromboembolismo na gestação. O risco absoluto, no entanto, é baixo[67].

Hiper-homocisteinemia está associada, em pessoas não gestantes, a um risco aumentado de tromboses. No entanto, a mutação homozigose para 677TT da MTHFR, a anormalidade genética mais associada à hiper-homocisteinemia, não parece se relacionar com um aumento do risco de tromboses sistêmicas em gestantes[5].

Estudos têm apontado as trombofilias como a principal causa de perdas gestacionais recorrentes[59]. Uma metanálise publicada em 2003, incluindo 31 estudos de coorte e caso-controle, envolvendo mais de 3.000 mulheres, encontrou que a mutação do fator V de Leiden se associou a perda gestacional precoce (OR = 2,01; IC 95% 1,13-3,58) e tardia

(7,83; 2,83-21,67), perda fetal recorrente e perda fetal tardia não recorrente (3,26; 1,82-5,83)[64].

Um estudo caso-controle foi realizado com o objetivo de avaliar a associação de trombofilias e morte fetal. Os autores encontraram associação de trombofilias a morte fetal apenas na presença de CIUR. Uma prevalência significativamente maior de trombofilia foi vista em mulheres que pariram fetos mortos com CIUR comparando com natimortos adequados para a idade gestacional (73% × 18,4%, $p < 0,0001$)[79].

Foi conduzido na Sérvia um estudo no qual pelo menos uma trombofilia hereditária foi encontrada em 54 (36,7%) das 147 mulheres com perda fetal, comparando-se com 11 (8,59%) das 128 controles ($p < 0,001$; OR 6,17; IC 95% 3,06-12,48). As trombofilias mais comuns foram a homozigose para 677TT da MTHFR, FV de Leiden e mutação G20210A da protrombina. A deficiência de anticoagulantes naturais ocorreu em 10 pacientes, sendo a deficiência de proteína S a mais frequente. Em relação à época em que a perda fetal ocorreu, trombofilia foi encontrada em 46 das 94 mulheres com perda fetal recorrente tardia (após 12 semanas) e em apenas oito de 53 com perdas fetais recorrentes precoces ($p = 0,001$)[52].

Num estudo de coorte retrospectivo que incluiu mulheres com perdas gestacionais recorrentes, 78% apresentavam uma ou mais trombofilias. A falta de associação encontrada por outros, segundo D'Uva et al., poderia ser explicada por diferenças nos critérios de inclusão e exclusão e nas etnias das populações estudadas[18].

A associação da mutação do fator V de Leiden a perdas fetais tem sido alvo de controvérsia. Estudos caso-controle encontraram uma prevalência elevada de fator V de Leiden em mulheres com perdas fetais recorrentes sem outras explicações (até 30%) quando comparada a prevalência de 1 a 10% nos controles (OR variando de 2-5)[6,24,48,66]. Apesar dos resultados consistentes, diversos outros estudos não encontraram associação[7,16,54].

A mutação G20210A da protrombina foi ligada a perda fetal em uma metanálise que mostra aumento do risco de perda gestacional precoce recorrente (2,56; IC 95% 1,04-0,29) e perda tardia não recorrente (2,30; IC 95% 1,09-4,87)[64]. Outros desfechos adversos (pré-eclâmpsia grave, CIUR, DPPNI, óbito fetal e neonatal) também foram associados à presença da mutação G20210A da protrombina em nulíparas[70]. Tal associação, no entanto, não foi encontrada em outros estudos[16,54].

Da mesma forma que as outras trombofilias, as deficiências de proteína C e S e antitrombina têm sido apontadas como causa de perdas fetais[18]. A profilaxia nas mulheres portadoras desses distúrbios com anticoagulantes reduziu, num estudo de coorte, o risco de nova perda fetal. A taxa de perda fetal foi em mulheres com a deficiência que usaram tromboprofilaxia *versus* 45% mulheres deficientes sem a profilaxia ($p = 0,001$). O risco relativo ajustado de perdas fetais em mulheres que receberam profilaxia em comparação com as que não receberam foi de 0,07 (IC 95% 0,001-0,7; $p = 0,02$)[25].

Na metanálise de Rey et al., a deficiência de proteína S conferiu um aumento de 15 vezes no risco de perda fetal. No entanto, a deficiência de proteína C e de antitrombina não tive associação a perda fetal no pequeno número de estudos incluídos[64].

Apesar da forte associação dos níveis de homocisteína e acidentes tromboembólicos, a associação da hiper-homocisteinemia a resultados negativos na gestação tem sido alvo de controvérsias. Alguns estudos relacionam os níveis de homocisteína sérica com perdas fetais[31,33,41,74], enquanto outros não[51,56]. Uma metanálise de estudos caso-controle publicada em 2000 encontrou um aumento de risco de perda fetal de 2,7 (1,4 a 5,2) em mulheres com níveis elevados de homocisteína[58].

Não existem evidências de que a heterozigose para a mutação 677TT da MTHFR seja um fator de risco para tromboses arteriais ou venosas ou complicações da gestação[7,40]. Poucos estudos sugerem que a homozigose para a mutação da 677TT da MTHFR aumente o risco de vasculopatia placentária e perda fetal[33,74]. A maioria não encontrou associação significativa[7,16,24,56], enquanto uma metanálise encontrou fraca associação da presença da mutação da 677TT da MTHFR homozigótica com o risco de perdas fetais precoces (OR = 1,4; IC 95% 1 a 2)[58]. Outra envolvendo 1.818 mulheres não encontrou associação a perdas fetais recorrentes precoces ou tardias[64].

Apesar de a pré-eclâmpsia envolver uma alteração de função placentária que poderia ser causada por trombofilias, a associação permanece controversa[40]. Enquanto alguns estudos sugerem a associação de trombofilias à presença de distúrbios hipertensivos na gestação, outros não conseguem demonstrá-la.

Em um estudo caso-controle envolvendo 808 mulheres brancas que desenvolveram pré-eclâmpsia e 808 controles (mulheres com gestações sem intercorrências) testadas para trombofilias foi encontrado um risco aumentado entre as mulheres que tinham pré-eclâmpsia grave de serem portadoras de trombofilias (OR = 4,9; IC 95% 3,5-6,9). Naquelas com pré-eclâmpsia leve, apenas o risco de serem portadoras de mutação G20210A da protrombina e o polimorfismo da MTHFR homozigótico estavam associados de forma significativa. Os autores encontraram ainda que as pacientes com trombofilia e pré-eclâmpsia grave tinham maior risco de apresentarem insuficiência renal aguda (IRA), coagulação intravascular disseminada (CIVD), DPPNI e morte perinatal quando comparadas a mulheres com pré-eclâmpsia sem trombofilias (Mello et al., 2005-B). A grande crítica a esse estudo, no entanto, se dá pelo fato de terem sido incluídas e analisadas de forma conjunta as trombofilias hereditárias e as adquiridas (SAAF), que provavelmente têm diferentes papéis e graus de associação a pré-eclâmpsia.

Contrapondo-se a esse resultado, um estudo caso-controle incluiu 176 controles e 108 mulheres que apresentavam uma das seguintes condições: pré-eclâmpsia grave, síndrome HELLP, hipertensão gestacional, CIUR, óbito fetal, DPPNI e CIVD. Mulheres portadoras de resistência a proteína C ativada apresentavam risco aumentado de DPPNI, porém nenhuma associação foi encontrada entre a pré-eclâmpsia e as mutações do fator V de Leiden ou da protrombina[42].

Um estudo de coorte envolvendo 216 mulheres com história de pré-eclâmpsia de início precoce, investigadas para trombofilias semanas após o parto, buscou determinar que tipos específicos de distúrbio (síndrome HELLP, pré-eclâmpsia grave, eclâmpsia e CIUR) se associavam às trombofilias. A prevalência de trombofilias foi de 36%. As trombofilias hereditárias se associaram à restrição CIUR, mas não ao tipo de doença materna, sugerindo um efeito na função placentária comum a todas as formas de hipertensão[29].

Facchinetti et al. conduziram um estudo de coorte incluindo 172 mulheres que haviam apresentado pré-eclâmpsia na gestação anterior e foram testadas para trombofilias hereditárias (presença da mutação no fator V de Leiden, da protrombina e do polimorfismo da MTHFR). Sessenta apresentavam alguma forma de trombofilia e 112 não (controles). Nessa casuística, a presença de trombofilia se associou a um aumento significativo no risco de recorrência de pré-eclâmpsia (46,7% × 25,9%; OR = 2,5; p = 0,01), que é ainda maior quando consideradas as mulheres com as formas graves de hipertensão (pré-eclâmpsia grave) (44,4% × 9,3%; OR = 7,35; p = 0,0005). Complicações como DPPNI, edema agudo de pulmão, coagulação intravascular disseminada e síndrome HELLP também foram mais comuns no grupo de mulheres com trombofilia. Realizando uma análise de regressão logística múltipla, os autores ainda encontraram que o único fator que predizia a recorrência de pré-eclâmpsia era a presença de trombofilia[22].

Muetze et al. buscaram avaliar a associação de trombofilias e síndrome HELLP. Comparando a presença da mutação do fator V de Leiden, da protrombina e o polimorfismo da MTHFR em 71 mulheres que apresentaram síndrome HELLP e 79 controles, a heterozigose para o fator V de Leiden foi significativamente mais comum em mulheres com síndrome HELLP. Não foi encontrada associação quando avaliadas as duas outras formas de trombofilia[55].

Quando analisada apenas a presença de mutação do fator V de Leiden, um estudo caso-controle envolvendo 248 casos de pré-eclâmpsia e 679 controles encontrou aumento de risco de pré-eclâmpsia grave, pré-eclâmpsia grave de início precoce e pré-eclâmpsia grave com CIUR, sem atingir, no entanto, significância estatística[34].

Uma metanálise publicada em 2005 avaliou a associação de trombofilias hereditárias e pré-eclâmpsia. Foram incluídos 31 estudos com 7.522 mulheres e os resultados sugeriram que a mutação do fator V de Leiden aumentou o risco de pré-eclâmpsia, o que não se observou com as demais trombofilias[46].

Por outro lado, outros autores não conseguiram confirmar a associação de trombofilias hereditárias com pré-eclâmpsia. O estudo de pré-eclâmpsia de Montreal é caso-controle e retirado de um estudo de coorte prospectivo multicêntrico. As mulheres incluídas foram investigadas em relação à presença de trombofilias hereditárias e acompanhadas até o final da gestação, sendo observada a ocorrência de distúrbios hipertensivos. A presença da mutação no fator V de Leiden, da protrombina e o polimorfismo da MTHFR homozigótico não foram mais frequentes em mulheres com pré-eclâmpsia quando em comparação com controles, seja quando avaliados individualmente (cada trombofilia) ou coletivamente (qualquer trombofilia)[38].

Nesse mesmo estudo os autores avaliaram os níveis séricos de homocisteína e alterações histopatológicas da placenta compatíveis com má perfusão. Não houve diferença entre os casos e os controles quanto ao nível de homocisteína sérica. Hipoperfusão placentária foi mais comum nas pacientes que apresentaram hipertensão do que nos controles. Não houve associação entre hipoperfusão placentária e trombofilia quando avaliadas individualmente (cada trombofilia) ou coletivamente (qualquer trombofilia)[38].

Os autores concluem que não existe evidência para dar suporte à hipótese de que as trombofilias estudadas tenham relação causal com a pré-eclâmpsia. Se a trombofilia atua como um cofator na patogênese da pré-eclâmpsia ou acelera seu curso, requer mais investigação[38].

Dados em relação à associação de trombofilias hereditárias e crescimento intrauterino restrito são limitados e conflitantes[40]. Um estudo prospectivo envolvendo 630 gestantes nulíparas com gestações saudáveis foi conduzido em Israel. Colheu-se sangue que foi testado para as trombofilias mais comuns, realizada dopplervelocimetria para avaliar o fluxo sanguíneo materno-fetal e acompanhadas até o parto. Trinta por cento das mulheres investigadas possuíam alguma trombofilia. Comparando-se mulheres com e sem trombofilia, não se encontraram diferenças em relação a alterações da dopplervelocimetria, pré-eclâmpsia e CIUR[71].

Uma revisão sistemática com metanálise realizada em 2005, incluindo 10 estudos caso-controle, avaliou a associação entre a mutação do fator V de Leiden e/ou a mutação G20210A da protrombina e a presença de CIUR. Os autores encontraram associação entre fator V de Leiden e CIUR (*odds ratio*, 2.7; 95% CI, 1,3-5,5) e mutação G20210A da protrombina e CIUR. Os autores ressaltam que os estudos incluídos eram pequenos e de qualidade variável e que são necessários grandes estudos prospectivos para se determinar tal associação[35].

Por outro lado, num estudo caso-controle envolvendo 493 de CIUR e 472 controles, foi realizada pesquisa de trombofilias hereditárias. As trombofilias não se associaram a risco aumentado de restrição de crescimento, de forma que os autores concluem que parece existir pouca ou nenhuma indicação de que as trombofilias hereditárias tenham efeito sobre a CIUR[36].

Em um estudo caso-controle desenhado para avaliar os casos de DPPNI em Nova Jersey, buscou-se a associação entre trombofilia materna (hereditária e SAAF) e o risco de DPPNI e CIUR. Observou-se que o DPPNI está relacionado com baixo peso ao nascer, porém principalmente com a prematuridade. A frequência de recém-nascidos pequenos para a idade gestacional (PIG) não diferiu quanto comparadas mulheres com e sem trombofilia[57]. O estudo de Nath et al., no entanto, envolveu mulheres com SAAF e mulheres com trombofilias hereditárias, o que pode ter trazido vieses aos resultados.

Numa metanálise mais recente, Facco et al. estimaram a associação entre as trombofilias hereditárias e a CIUR. Foram encontrados 12 estudos de coorte e quatro de caso-controle avaliando a associação entre mutação do fator V de Leiden e CIUR, 11 estudos caso-controle entre a mutação G20210A da protrombina e CIUR e 10 estudos caso-controle e dois estudos de coorte avaliando a associação da homozigose C677T da MTHFR e CIUR. Uma associação significativa foi encontrada entre mutação do fator V de Leiden e CIUR (OR 1,23, IC 95% 1,04-1,44), não havendo associação entre a presença da mutação G20210A da protrombina e CIUR. A associação da homozigose C677T da MTHFR e CIUR esteve presente quando avaliados apenas os estudos caso-controle, porém quando analisados conjuntamente com as coortes não havia associação. Os autores realizaram análises para avaliar a presença de vieses e concluíram que as associações positivas encontradas para a associação entre mutação do fator V de Leiden e da homozigose C677T da MTHFR e CIUR são resultados de vieses de publicação[23].

Uma revisão sistemática incluindo 79 estudos encontrou que as trombofilias estão associadas a um aumento no risco de desfechos desfavoráveis da gestação. O risco de cada defeito trombofílico foi calculado individualmente e as OR variaram de 1,4 a 6,25 para perda gestacional precoce; de 1,31 a 20,09 quando avaliada a perda gestacional tardia; no caso da pré-eclâmpsia, de 1,37 a 3,49; de 1,42 a 7,71 para DPPNI e de 1,24 a 2,92 quando observado o risco de CIUR[67].

Os autores chamam a atenção quanto a que limitações metodológicas tornaram difícil a obtenção de um quadro claro em relação aos riscos gerais e para o fato de que, apesar de existir aumento de risco relativo, o risco absoluto é pequeno. Além disso, não existem ensaios clínicos suficientes para se testarem as intervenções profiláticas. Dessa forma, até o presente momento, o rastreamento universal para trombofilias não pode ser justificado clinicamente[67].

Contrapondo-se então as evidências associando as trombofilias hereditárias e complicações da gestação mediadas pela placenta, alguns estudos não encontraram a presença de associação[7,16,54].

Analisando os estudos disponíveis que procuram relacionar as complicações da gestação mediadas pela placenta e as trombofilias quanto a força de associação, consistência da associação, relação temporal, especificidade, plausibilidade biológica, gradiente biológico, coerência, analogia e experimentação, não foram encontrados critérios suficientes para se estabelecer nexo causal entre as duas condições[68]. A maioria das publicações sobre o tema é constituída de estudos retrospectivos e envolve uma amostra insuficiente para estabelecer associação[26].

Além disso, a prevalência de trombofilias maternas e complicações na gestação é influenciada por fatores confundidores como etnia, gravidade da doença e método de avaliação laboratorial. As diferenças nas prevalências podem explicar as diferenças nos resultados dos estudos descritos na literatura[39]. Conclui-se que as trombofilias estão associadas às complicações da gestação mediadas pela placenta, porém sua contribuição causal provavelmente é fraca (Rodger et al., 2008-D).

Apesar de estudos apontarem associação entre as trombofilias hereditárias e complicações da gestação mediadas pela placenta, não existe prova de causa e feito[68]. Sua associação a resultados negativos em gestações, como restrição de crescimento intrauterino (CIUR), morte fetal, pré-eclâmpsia de início precoce e descolamento prematuro de placenta normalmente inserida (DPPNI), tem sido alvo de controvérsias[26,60,77].

TROMBOFILIAS ADQUIRIDAS – SAAF

A principal representante das trombofilias adquiridas é a síndrome do anticorpo antifosfolipídeo (SAAF), que é definida como a persistência de anticorpos antifosfolipídeos em pacientes com tromboses recorrentes, arteriais ou venosas, ou morbidades da gestação[45].

Pode ser classificada como primária, quando não está associada a outras doenças autoimunes, ou secundária, quando associada a outra doença autoimune[10,11]. As ações dos anticorpos antifosfolipídeos se dão por um ou mais dos três mecanismos: tromboses, interferência no balanço prostaciclina/tromboxano e adesão de moléculas em elementos trofoblásticos[11].

Os principais exames laboratoriais utilizados para o diagnóstico da SAAF são o anticoagulante lúpico (AL) e o anticorpo anticardiolipina (aCL). Outros anticorpos que reagem com fosfolipídeos, como o fosfatidilinositol, a fosfatidilserina e a fosfatidiletanolamina, têm sido relacionados à síndrome, mas sua associação requer confirmações mais sólidas. O anticorpo anti-β2 glicoproteína-I foi reconhecido como um cofator necessário para que o AL e o aCL atuem[11]. Aproximadamente 70% dos pacientes com diagnóstico definitivo de SAAF têm positividade para o AL e o aCL[10].

Os exames laboratoriais para o diagnóstico da SAAF sofrem um processo contínuo de refinamento, e a forma de diagnóstico tem sido alvo de debate[8,10]. Formas mais simples de diagnóstico têm sido aventadas levando-se em consideração a SAAF em pacientes clínicos. Dados de uma coorte prospectiva de mulheres europeias, das quais 109 eram gestantes com SAAF (73 puramente obstétricas sem associação a tromboses), mostraram que os aCL e AL foram positivos de forma isolada em 46% e 31% das mulheres, respectivamente. Anticorpo anti-β2 glicoproteína-I foi encontrado de forma isolada em três mulheres. Tais resultados mostram que todos os exames são importantes para o diagnóstico, não podendo ser excluídos da propedêutica laboratorial da SAAF em pacientes obstétricas[8].

Os critérios diagnósticos utilizados atualmente para o diagnóstico de SAAF são os de Sapporo modificados em 2006 pelo Consenso de Sydney.

A prevalência de SAAF varia de acordo com a população estudada e quão rígidos são os critérios para seu diagnóstico[11]. Os anticorpos antifosfolipídeos têm sido encontrados em mulheres com gestação normal, porém sua prevalência é baixa nessa situação (Carp, 2004-D). O AL foi encontrado em 0,2% e o aCL em 2% das gestantes normais[11].

Quadro 24.2 Sumário do Sydney Consensus Statement on Investigational Classification Criteria for the APS

A SAAF está presente quando existe pelo menos um dos critérios clínicos e um dos critérios laboratoriais.

Critérios clínicos

1. Tromboses vasculares:
Um ou mais episódios documentados de tromboses em artérias, veias ou pequenos vasos (exceto trombose venosa superficial), em qualquer órgão ou tecido.
A trombose deve ser confirmada por critérios objetivos e validados.
Na confirmação histopatológica, a trombose deve estar presente sem evidência significativa de inflamação na parede vascular.

2. Complicações da gestação
(a) Uma ou mais mortes inexplicadas de um feto morfologicamente normal com idade gestacional de 10 ou mais semanas, com morfologia fetal normal documentada ou por exame direto do feto,
OU
(b) Um ou mais partos prematuros de um neonato morfologicamente normal antes da 34ª semana por:
- Eclâmpsia ou pré-eclâmpsia grave definidas de acordo com critérios diagnósticos vigentes
- Sinais reconhecidos de insuficiência placentária

OU
(c) Três ou mais abortamentos espontâneos consecutivos inexplicados antes da 10ª semana, excluindo-se causas anatômicas maternas, anormalidades hormonais e causas cromossômicas maternas ou paternas. Em estudos populacionais, para pacientes que possuem mais de um tipo de complicação da gestação, investigadores sugerem fortemente que se estratifiquem os grupos de acordo com as classes a, b e c acima.

3. Critérios laboratoriais

1. Anticoagulante lúpico (AL) presente no plasma, em duas ou mais ocasiões, com pelo menos 12 semanas de intervalo, detectado de acordo com os *guidelines* da International Society on Thrombosis and Haemostasis. (Grandt et al., 1995)

2. Anticorpo anticardiolipina (aCL) – IgG e/ou IgM no soro ou plasma, presentes em titulações média ou alta (i.e., > 40 GPL ou MPL, ou > percentil 99), em duas ou mais ocasiões, com pelo menos 12 semanas de intervalo, detectadas pelo método padronizado de ELISA.

3. Anticorpo anti-β2 glicoproteína-I – IgG e/ou IgM em soro ou plasma (com titulação > que o percentil 99), presentes em duas ou mais ocasiões, com pelo menos 12 semanas de intervalo, detectadas pelo método padronizado de ELISA.

Os investigadores recomendam fortemente que, para classificar pacientes como portadoras de SAAF para estudos, elas devam pertencer a uma das classes abaixo:
I – Mais de um critério laboratorial presente (qualquer combinação);
IIa – AL apenas presente;
IIb – aCL apenas presente;
IIc – anticorpo anti-β2GPI apenas presente.

(Adaptado de Miyakis et al, 2006-D).

A clínica da SAAF é numerosa e variável. Pode afetar apenas a gestação ou ser acompanhada de outros fenômenos autoimunes e trombóticos. A maior parte das manifestações clínicas sistêmicas pode ser explicada pela vasculopatia e oclusão de pequenos vasos devido a agregação plaquetária e trombose. O paciente com SAAF pode apresentar trombose venosa profunda, trombose arterial, embolia pulmonar, ataques isquêmicos transitórios, acidente vascular cerebral e outras doenças causadas por oclusão vascular[11,73].

Apesar da natureza trombótica da SAAF, trombocitopenia está presente em uma parte dos pacientes, o que pode complicar e limitar o uso de terapia antitrombótica. Apesar da trombocitopenia, não se observa redução do risco de trombose no paciente com SAAF[45].

TROMBOFILIAS ADQUIRIDAS – SAAF E GESTAÇÃO

A SAAF pode se associar à gestação de duas formas:

- A mulher que tem diagnóstico de SAAF por manifestação clínica sistêmica de trombose engravida (fenótipo trombótico);
- Uma mulher sem qualquer clínica anterior de SAAF apresenta complicações obstétricas da SAAF (fenótipo obstétrico).

Essas duas situações clínicas podem ser bastante diferentes (Bramham et al., 2010-B).

Apesar de classicamente se atribuírem as perdas fetais da SAAF a tromboses e infartos placentários, muitas vezes não existe evidência de trombose decidual ou vasculopatia placentária, e sim de inflamação. Adicionalmente, a prevalência de trombose sistêmica é baixa entre mulheres com SAAF obstétrica, sugerindo uma patogênese alternativa[1]. Ainda assim, mulheres com SAAF sem história de tromboses provavelmente têm um risco maior de tromboembolismo que mulheres sem a trombofilia[5]. A frequência de complicações obstétricas, no entanto, é ainda mais alta em mulheres que têm o fenótipo trombótico do que naquelas que têm o perfil obstétrico[9].

Em mulheres com história de abortamento a prevalência de anticorpos antifosfolipídeos varia bastante[75]. A prevalência de aCL nessas mulheres variou de 4,6 a 50,7%, e de AL de 0 a 8,3%. Numa série de mulheres com história semelhante foram encontrados 15% de anticorpos antifosfolipídeos com anticorpo anti-β2 glicoproteína-I (Rai et al., 1995-B-a). Quando de abortamentos mais tardios, a prevalência chega a 30%[17].

As complicações obstétricas da SAAF são perdas gestacionais em qualquer estágio da gestação, disfunção placentária, crescimento intrauterino restrito (CIUR), pré-eclâmpsia e infertilidade[11,73].

Um estudo prospectivo comparou a frequência de SAAF em 112 mulheres com história de pré-eclâmpsia, eclâmpsia, abortamentos recorrentes, CIUR, óbito fetal ou DPPNI com 106 mulheres com gestações normais. O primeiro grupo apresentava uma prevalência de anticorpos antifosfolipídeos em 10-46,8% comparados com 8,49% no grupo, controle (Saha et al., 2009-B).

Perda gestacional é a principal complicação obstétrica da SAAF[1]. A perda gestacional recorrente é bem estabelecida como complicação da SAAF (Vinatier et al., 2001-D)[12,21,62,67,75].

Em um estudo prospectivo envolvendo 20 mulheres portadoras de anticorpos antifosfolipídicos e história de abortamentos recorrentes que recusaram tratamento e foram comparadas a 100 mulheres com abortamento recorrente que não apresentavam os anticorpos presentes, 90% das mulheres com SFA apresentaram recorrência da perda fetal em comparação com apenas 34% daquelas em que os anticorpos não estavam presentes[62].

Setecentos e quarenta e três mulheres com história de abortamentos espontâneos foram comparadas com 743 mulheres que provocaram abortamentos, pareadas por idade e número de gestações. A perda gestacional se associou de forma independente a positividade do AL (OR 2,6; IC 95% 1,1-6,0), níveis elevados de aCL IgM (OR 3,5; IC 95% 1,2-10,1) e contra a fosfatidiletanolamina (OR 4,7; IC 95% 1,9-12,1)[31].

Uma coorte de 1.000 pacientes com SAAF em 13 países europeus foi acompanhada de 1999 a 2004. Entre esses, 77 mulheres (9,4% das mulheres) tiveram uma ou mais gestações e 63 (81,8% das mulheres grávidas) evoluíram com um ou mais nascidos vivos. As complicações mais comuns foram abortamento precoce (17,1%) e parto pré-termo (35% dos nascidos vivos)[12].

Enquanto evidências sólidas ligam a SAAF a perdas fetais, menos consenso existe em relação às complicações da gestação mediadas pela placenta. Estudos têm sido publicados com resultados muitas vezes conflitantes[5,13].

Nas mulheres com diagnóstico de SAAF, a incidência de pré-eclâmpsia, pré-eclâmpsia de início precoce e DPPNI foi de 25%, 14,5% e 18,7%, respectivamente. A taxa de abortamentos e nascidos vivos foi de 25% e 64,5%, com ocorrência de óbito fetal em 10,4%. Morbidades fetais também foram mais comuns em mulheres com SAAF, observando-se CIUR em 27% e oligoidrâmnio em 33,3%. Todas essas complicações foram estatisticamente mais comuns nas pacientes com SAAF do que em controles[69]. Uma revisão sistemática incluindo 25 estudos, avaliando 7.167 mulheres, confirmou a associação[67]. Outros não encontram tal associação[30].

Os resultados conflitantes acerca da associação da SAAF e complicações da gestação mediadas pela placenta provavelmente se devem às pequenas amostras e à heterogeneidade dos estudos publicados[5].

A SAAF catastrófica é uma variante rara da SAAF definida como falha aguda de três ou mais tecidos, órgãos ou sistemas, causada predominantemente pela trombose de pequenas veias confirmada histologicamente. A SAAF catastrófica se desenvolve rapidamente e leva à morte em 50% dos casos[27].

ASSOCIAÇÕES DE TROMBOFILIAS

Como muitos dos fatores de risco hereditários e adquiridos para acidentes tromboembólicos são comuns na população em geral, frequentemente ocorrem juntos num mesmo indivíduo e o risco de trombose nesses casos é mais elevado[40]. De forma similar, o risco de complicações associadas e gestação é aumentado; quando diferentes defeitos trombofílicos se juntam numa mesma mulher, aumentam até nove a 12 vezes[2,3].

Resultados semelhantes foram encontrados por outros autores que observaram que a combinação de duas ou mais das trombofilias genéticas foi vista em 27,7% das mulheres que apresentavam perda fetal recorrente. A associação de trombofilias hereditárias e adquiridas (SAAF) foi observada em 54% dos casos[76].

CONDUTA

Um bom resultado obstétrico na SAAF resulta de um pré-natal com monitoramento obstétrico cuidadoso, adequado momento do parto e cuidadosa assistência neonatal. Uma equipe multidisciplinar (obstetra, reumatologista e neonatologista) é tão importante quanto o uso adequado do arsenal terapêutico disponível em se conseguir um bom resultado[73].

A conduta será dividida, para fins didáticos, em seções:

1. Aconselhamento.
2. Rastreamento.

3. Prevenção das complicações da gestação.
4. Via de parto.
5. Prevenção de tromboembolismo.

ACONSELHAMENTO

O aconselhamento pré-concepcional de mulheres com complicações da gestação mediadas pela placenta deve incluir uma discussão sobre a associação dessas com as trombofilias[68].

As mulheres que possuem marcadores laboratoriais para trombofilias hereditárias devem ser tranquilizadas quanto a que essas condições estão fracamente associadas às complicações da gestação mediadas pela placenta e são, na verdade, um dos diversos fatores que contribuem para sua ocorrência. Deve ser esclarecido que a trombofilia *pode* conferir uma chance maior de ocorrer tais complicações, assim como de tromboembolismo venoso, mas que não existe certeza de que vão ocorrer. O aumento de risco adicional atribuído a trombofilias hereditárias não é suficiente para desaconselhar ou modificar o manejo de uma gestação[68].

Em relação às mulheres com SAAF, esclarecimento sobre os riscos e sobre as opções de profilaxia deve ser feita. A mulher precisa entender que a possibilidade de complicações na gestação é algo palpável, no entanto a profilaxia pode modificar de forma bastante importante o prognóstico[21].

RASTREAMENTO

Trombofilias hereditárias estão presentes em até 20% de gestantes normais, sugerindo a presença de fatores adicionais necessários para o desenvolvimento de complicações. Pelo fato de a probabilidade do resultado de gravidez ser positivo ser muito alta, rastreamento rotineiro de todas as gestantes não está indicado[5,40,67]. Ainda não existe consenso em relação à população que deva ser rastreada, e decisões sobre quem vai ser testado e tratado devem ser baseadas na avaliação de risco/benefício individual[40].

O rastreamento seletivo de trombofilias baseado em história pessoal ou familiar de tromboembolismo é mais custo-efetivo que o rastreamento universal. Devido ao risco aumentado de acidentes tromboembólicos na gestação e no puerpério, o rastreamento seletivo de trombofilias está indicado às mulheres com história pessoal ou familiar de trombose[47].

A identificação de um defeito trombofílico hereditário tem implicações terapêuticas incertas, pois os benefícios da anticoagulação ainda são controversos. Até que estudos comprovem seus benefícios, a tromboprofilaxia deve ser considerada apenas em mulheres selecionadas com trombofilia e perdas fetais recorrentes após uma discussão de riscos e benefícios e da falta de evidências existentes[26,40].

Para mulheres com abortamentos precoces recorrentes (três ou mais) ou uma perda fetal tardia sem outra explicação, recomenda-se o rastreamento para SAAF, assim como para mulheres com pré-eclâmpsia grave recorrente ou CIUR[5].

PREVENÇÃO DAS COMPLICAÇÕES DA GESTAÇÃO

Em uma metanálise publicada inicialmente em 2005, na biblioteca Cochrane, Empson et al. avaliaram tratamentos administrados a mulheres portadoras de SAAF com história de abortamentos recorrentes[21]. Um número relativamente pequeno de ensaios clínicos randomizados foi encontrado, e avaliava algumas, mas não todas, formas de tratamento propostas para essa situação clínica. Foram utilizados na análise 13 estudos e 849 participantes foram identificados.

Das intervenções avaliadas, apenas a heparina não fracionada associada a aspirina reduziu a incidência de perda gestacional (RR = 0,46; IC 95% 0,29-0,71) quando comparada a aspirina isolada, o que representa uma redução de risco de 54%. A vantagem do tratamento com a heparina não fracionada se manteve quando avaliado o desfecho composto de perda gestacional ou restrição de crescimento intrauterino (CIUR) (RR = 0,57, IC 95% 0,39 a 0,83) e perda gestacional ou parto prematuro (RR = 0,65, IC 95% 0,47 a 0,91). Quando avaliada a HBPM combinada com aspirina (RR = 0,78; IC 95% 0,9 a 1,57) ou imunoglobulina intravenosa (RR = 0,37; IC 95% 0,12 a 1,16), não foi encontrado efeito estatisticamente significativo para redução do risco de abortamento, no entanto a tendência observada aponta para benefício das estratégias. Os estudos com HBPM não avaliaram o desfecho de CIUR. O risco de perda gestacional ou parto prematuro quando a HBPM combinada com aspirina foi comparada à aspirina isolada ou a imunoglobulina venosa é muito similar aos estudos com a heparina não fracionada, apesar de não atingirem significância estatística (RR = 0,70; IC 95% 0,39 a 1,29 e RR = 0,49; IC 95% 0,18 a 1,34, respectivamente). Não foram encontrados estudos comparando a heparina não fracionada com a HBPM. Quando os estudos com heparina não fracionada e HBPM são avaliados em conjunto, existe uma redução de 35% no risco de perda gestacional ou parto prematuro (RR = 0,65; IC 95% 0,49 a 0,86). Não houve diferença nos efeitos quando se utilizaram altas ou baixas doses de heparina não fracionada. Trombocitopenia não foi reportada ou não ocorreu, exceto em um estudo, sendo, nesse caso, leve em apenas duas participantes recebendo HPBM.

Os autores concluem que o uso de heparina não fracionada duas vezes por dia e aspirina em baixas doses parece ter benefício em mulheres com SAAF e perda gestacional recorrente não relacionada a outras causas. Os benefícios em participantes de baixo risco não são suficientes para recomendar seu uso. Pode existir benefício da HBPM, mas não existe evidência de sua equivalência à heparina não fracionada nessa situação clínica. Os autores chamam a atenção para que mais estudos avaliando tais intervenções são necessários[21].

Contrapondo-se aos estudos que recomendam o uso de heparina em mulheres com trombofilias e perda gestacional recorrente, um estudo denominado HepASA Trial, publicado em 2009, comparou o uso de HBPM associado a aspirina com a aspirina isolada em mulheres com perda gestacional recorrente e um dos seguintes: anticorpo anitfosfolipídeo positivo ou trombofilia hereditária ou anticorpo antinúcleo positivo. O desfecho primário investigado foi a obtenção de um nativivo e foi considerado desfecho, perda óssea. Oitenta e quatro mulheres foram randomizadas para cada grupo e após uma análise de ínterim foi observado que não existia diferença entre as taxas de nativivos entre os grupos, e o estudo foi então interrompido. Não houve diferença entre os grupos em relação à perda de massa óssea e os autores concluíram que o uso de HBPM associado à heparina não trouxe efeitos adicionais comparado ao uso de aspirina isolada nessa população[43].

Diferentemente da perda gestacional relacionada à SAAF, muito poucos ensaios clínicos foram conduzidos a fim de avaliar o efeito de HBPM em mulheres com trombofilias hereditárias e perdas gestacionais[68].

Apesar da falta de evidência consistente, vários profissionais optam por utilizar a medida potencialmente preventiva, que é o uso de anticoagulantes[14]. A HBPM tem sido adotada por muitos como parte do cuidado de rotina para mulheres com história de complicações da gestação mediadas pela placenta que possuem marcadores laboratoriais positivos para trombofilias. Alguns chegam a oferecer a HBPM para mulheres com complicações da gestação mediadas pela placenta sem trombofilia comprovada[68].

Leduc et al. realizaram um ensaio clínico envolvendo mulheres com trombofilia que tinham passado por complicações da gestação mediadas pela placenta (pré-eclâmpsia grave, CIUR, DPPNI ou óbito fetal) e randomizaram para uso de HBPM (dalteparina) isolada, ácido acetilsalicílico (AAS) isolado, ou as duas drogas associadas. Os resultados mostraram uma redução de 20% no risco de pré-eclâmpsia e de 30% no risco de CIUR no grupo em que foi utilizada a dalteparina associada ao AAS (Leduc et al., 2007-B).

Os potenciais benefícios da HBPM devem ser pesados contra os custos e potenciais riscos de sua administração profilática[68]. O uso prolongado de HBPM durante toda a gestação pode causar raras, porém graves, complicações, como trombocitopenia induzida pela gestação e sangramentos. Reações cutâneas também podem acontecer, podendo inclusive levar à suspensão de uso. Além disso, seu uso é inconveniente por implicar injeções diárias (no curso de 40 semanas seriam mais de 250 injeções) e custo alto[68].

Numa coorte retrospectiva de 53 gestantes assintomáticas portadoras de trombofilia, Warren et al. avaliaram 75 gestações. As mulheres tratadas com heparina tiveram uma taxa de nascidos vivos semelhante àquela das que não foram tratadas (86% × 82%; $p = 0,8$). Concluem os autores que o tratamento nessa situação deve ser considerado experimental[78].

Numa revisão sistemática da biblioteca Cochrane, Walker et al. não encontraram ensaios clínicos randomizados avaliando a heparina em trombofilias hereditárias ou adquiridas. Dessa forma, afirmam que mais estudos são necessários para se avaliar o efeito da heparina nos resultados de gestação em mulheres com trombofilias. Dois ensaios clínicos estão em curso e podem, em breve, trazer novas informações[77].

Mais recentemente, realizando uma revisão da literatura disponível acerca de anticoagulação em mulheres com trombofilias para prevenção de complicações da gestação mediadas pela placenta, Dao e Rodger encontraram pequenos ensaios clínicos com limitações metodológicas sugerindo que a profilaxia anteparto com anticoagulantes reduziria a perda fetal em mulheres com trombofilias hereditárias e adquiridas e história anterior de perda fetal. Não foram encontrados ensaios clínicos randomizados avaliando a anticoagulação profilática em mulheres com pré-eclâmpsia, CIUR ou DPPNI. Os autores reafirmam a limitação e a inadequação dos estudos atualmente disponíveis na literatura e concluem que mais estudos são necessários antes de se adotar anticoagulação pré-parto com o intuito de prevenir complicações da gestação mediadas pela placenta et al.[15].

Buscando avaliar os efeitos de heparina sobre a gestação de mulheres portadoras de trombofilias hereditárias e adquiridas, Walker et al. conduziram uma revisão sistemática que foi publicada pela biblioteca Cochrane. Os autores não encontraram ensaios clínicos randomizados publicados[77].

Em 2008, foi publicado um consenso pelo American College of Chest Physicians sobre tromboembolismo, trombofilia, terapia antitrombótica e gestação. Enquanto evidências definitivas sobre as condutas a serem tomadas não definidas, podemos adotar as recomendações desse consenso para nos guiar na prática clínica[5]:

PROFILAXIA DE COMPLICAÇÕES DA GESTAÇÃO

- Para gestantes com trombofilia sem episódios anteriores de tromboembolismo recomenda-se que a profilaxia farmacológica anteparto não seja adotada como rotina, de-

Quadro 24.3 Regimes e doses de tromboprofilaxia e anticoagulação

Heparina não fracionada profilática	5.000 U, SC, a cada 12 horas
Dose intermediária de heparina não fracionada	Dose ajustada de heparina não fracionada, SC, a cada 12 horas, até atingir um nível de anti-Xa de 0,1-0,3 U/mL
HBPM profilática	Dalteparina, 5.000 U, SC, a cada 24 horas* Enoxaparina, 40 mg, SC, a cada 24 horas*
Dose intermediária de HBPM	Dalteparina, 5.000 U, SC, a cada 12 horas* Enoxaparina, 40 mg, SC, a cada 12 horas*
Anticoagulantes pós-parto	Antagonistas da vitamina K, VO, por 4-6 semanas, comum INR alvo de 2-3, com sobreposição com HBPM ou heparina não fracionada enquanto INR < 2 Ou HBPM dose profilática, por 4-5 semanas

SC = subcutânea; VO = via oral; HBPM = heparina de baixo peso molecular.
*Doses podem precisar de modificações em pacientes com extremos de peso.
(Adaptado de Bates et al., 2008-D).

vendo-se realizar uma avaliação do risco individual e com isso adotar a conduta em conjunto com a paciente.

- Para mulheres com abortamentos precoces recorrentes (três ou mais) ou uma perda fetal tardia sem história de trombose, recomenda-se a administração anteparto de profilaxia com HBPM ou heparina não fracionada, em doses profiláticas, combinada com aspirina[5].

VIA DE PARTO NAS TROMBOFILIAS

Nas mulheres com trombofilia a indicação da via de parto é obstétrica. A operação cesariana aumenta o risco de acidentes tromboembólicos[28,72], por isso em mulheres com trombofilia, que já cursam com um risco aumentado desse evento[49], a preferência deve ser por um parto transpelviano. Devem-se restringir as cesáreas para situações de indicação precisa.

Foram analisados fatores de risco para a realização de cesarianas em mulheres com trombofilias. A prevalência de partos abdominais nessa população foi de 21% (18/86). Entre as mulheres submetidas à cesárea observaram-se menor idade gestacional no parto ($p = 0,019$), menor peso ao nascer ($p = 0,048$), maior incidência de parto pré-termo ($p < 0,001$), hipertensão gestacional ($p = 0,028$), CIUR/óbito fetal/DPPNI ($p = 0,065$) e frequência cardíaca fetal não tranquilizadora ($p < 0,001$) em comparação com aquelas que tiveram partos transpelvianos. Após uma análise de regressão logística múltipla, apenas frequência cardíaca fetal não tranquilizadora, peso fetal e apresentações anômalas permaneceram significativamente associados. Os autores concluem que a operação cesariana em mulheres com trombofilias estão associadas a causas obstétricas comuns, e a não riscos específicos dependentes da condição[4].

Observações clínicas e estudos comprovando modificação dos padrões de trabalho de parto normal e prolongado após o uso de heparina (Ekman-Ordeberg et al., 2009-B; Isma et al., 2009-B) têm despertado a teoria de que mulheres que apresentam trombofilias e fizeram uso de HBM tenham partos mais rápidos[20]. Estudos *in vitro* sugerem que o mecanismo seria o aumento da contratilidade miometrial e o aumento da secreção de interleucina 8 pelo fibroblasto cervical, mimetizando o amadurecimento cervical final *in vivo*[20].

Um estudo sueco observou que entre nulíparas houve uma redução significativa da frequência de prolongamento do primeiro estágio do trabalho de parto em mulheres que durante a gestação fizeram uso de HBPM, comparando-se com controles (4,1% × 8,5%, $p = 0{,}047$). Além disso, a duração do primeiro estágio do trabalho de parto foi uma hora menos naquelas que utilizaram HBPM (5,2 × 6,2 h, $p = 0{,}06$). Não houve qualquer diferença quando avaliadas mulheres que já haviam parido. O risco de prematuridade, hemorragia periparto e anemia pós-parto foi quase o dobro no grupo que usou HBPM (11,5% × 5,9% $p = 0{,}002$; 10,6% × 5,9% $p < 0{,}001$ e 12,9% × 8,7%, $p = 0{,}048$, respectivamente)[37].

Num estudo caso-controle, determinou-se retrospectivamente a duração do trabalho de parto em nulíparas tratadas anteriormente com HBPM (dalteparina) por tromboembolismo anterior, trombofilia ou trombose aguda durante a presente gestação. O tempo foi comparado com controles que não fizeram uso de anticoagulantes. Observou-se uma redução significativa na duração do trabalho e parto (30%) no grupo que fez uso da dalteparina, comparando-se com o grupo-controle. O total de partos instrumentais foi semelhante nos dois grupos, porém a indicação de parto instrumental por parto prolongado foi menor no grupo tratado com dalteparina[20]. Novos estudos precisam ser conduzidos para que evidências mais sólidas sejam construídas em relação a esse benefício do uso da HBPM durante a gestação, mantendo em mente os riscos associados.

PREVENÇÃO DO TROMBOEMBOLISMO

Com base no Consenso do American College of Chest Physicians[5]:

- Às gestantes e puérperas que tiverem indicação de prevenir ou tratar tromboembolismo sugere-se o uso de HBPM no lugar da heparina não fracionada.
- Em puérperas após cesárea de forma geral, deve-se, para definir a necessidade de utilização de profilaxia de tromboembolismo, realizar uma avaliação de risco.
- Quando não existe fator de risco adicional para tromboembolismo pacientes cesariadas a deambulação precoce como medida profilática para o tromboembolismo.
- Para mulheres com fator de risco adicional fora a gestação e a cesárea sugerem-se tromboprofilaxia farmacológica (HBPM preferencialmente, ou heparina não fracionada em doses profiláticas) ou profilaxia mecânica (meias de média compressão ou compressão pneumática intermitente), que devem ser mantidas durante a estadia hospitalar e suspensas na alta.
- Para mulheres com múltiplos fatores adicionais submetidas a cesárea (consideradas de alto risco para tromboembolismo) sugere-se a combinação de tromboprofilaxia farmacológica (HBPM preferencialmente, ou heparina não fracionada em doses profiláticas) e profilaxia mecânica (meias de média compressão ou compressão pneumática intermitente), que devem ser mantidas durante a estadia hospitalar e suspensas na alta.
- Para pacientes selecionadas de alto risco, nas quais os fatores de risco persistam após o parto, sugere-se estender a profilaxia por quatro a seis semanas após a alta hospitalar.
- A todas as gestantes com trombofilias, sem história anterior de tromboembolismo, recomenda-se que seja realizada uma avaliação individual de risco.

- Para gestantes portadoras de trombofilias (confirmadas laboratorialmente) com história de episódio anterior de trombose, que não estão em uso de anticoagulantes, recomenda-se um dos seguintes:
  - Profilaxia anteparto com HBPM (em dose profilática ou intermediária) e anticoagulantes pós-parto.
  - Profilaxia anteparto com heparina não fracionada (em dose profilática ou intermediária) e anticoagulantes pós-parto.
  - Vigilância clínica pré-natal e anticoagulantes pós-parto.
- Para mulheres de mais alto risco (portadoras de deficiência de antitrombina; SAAF; homozigose a mutação G20210A da protrombina; homozigose do polimorfismo da MTHFR e associação de heterozigose da mutação G20210A da protrombina e o polimorfismo da MTHFR) com história anterior de trombose, que não estão em uso de anticoagulantes, recomenda-se um dos seguintes:
  - Profilaxia anteparto com HBPM (em dose profilática ou intermediária) e anticoagulantes pós-parto;
  - Profilaxia anteparto com heparina não fracionada (em dose profilática ou intermediária) e anticoagulantes pós-parto.

REFERÊNCIAS

1. Alijotas-Reig J, Vilardell-Tarres M. Is obstetric antiphospholipid syndrome a primary nonthrombotic, proinflammatory, complement-mediated disorder related to antiphospholipid antibodies? Obstet Gynecol Surv 2010 Jan; 65(1):39-45.
2. Alonso A, Soto I, Urgellés MF, Corte JR, Rodríguez MJ, Pinto CR. Acquired and inherited thrombophilia in women with unexplained fetal losses. Am J Obstet Gynecol. 2002 Nov; 187(5):1337-42.
3. Androutsopoulos G, Mougiou A, Karakantza M, Sakellaropoulos G, Kourounis G, Decavalas G. Combined inherited thrombophilia and adverse pregnancy outcome. Clin Exp Obstet Gynecol 2007; 34(4):236-8.
4. Arodi A, Mazor M, Friger M, Smolin A, Bashiri A. Independent risk factors for cesarean section among women with thrombophilia. J Matern Fetal Neonatal Med 2009 Sep; 22(9):770-5.
5. Bates SM, Greer IA, Pabinger I, Sofaer S, Hirsh J; American College of Chest Physicians. Venous thromboembolism, thrombophilia, antithrombotic therapy, and pregnancy: American College of Chest Physicians Evidence-Based Clinical Practice Guidelines (8th Edition). Chest. 2008 Jun; 133(6 Suppl):844S-886S.
6. Biron-Andréani C, Bauters A, Le Cam-Duchez V et al., PROCARE-GEHT Group. Factor v Leiden homozygous genotype and pregnancy outcomes. Obstet Gynecol 2009 Dec; 114(6):1249-53.
7. Biswas A, Choudhry P, Mittal A, Meena A, Ranjan R, Choudhry VP, Saxena R. Recurrent abortions in Asian Indians: no role of factor V Leiden Hong Kong/Cambridge mutation and MTHFR polymorphism. Clin Appl Thromb Hemost. 2008 Jan; 14(1):102-4. Epub 2007 Dec 26.
8. Boffa MC, Boinot C, De Carolis S et al. Laboratory criteria of the obstetrical antiphospholipid syndrome. Data from a multicentric prospective European women cohort. Thromb Haemost 2009 Jul; 102(1):25-8.
9. Bramham K, Hunt BJ, Germain S, Calatayud I, Khamashta M, Bewley S, Nelson-Piercy C. Pregnancy outcome in different clinical phenotypes of antiphospholipid syndrome. Lupus 2010 Jan; 19(1):58-64. Epub 2009 Nov 6.
10. Branch DW, Khamashta MA. Antiphospholipid syndrome: obstetric diagnosis, management, and controversies. Obstet Gynecol 2003 Jun; 101(6):1333-44.
11. Carp HJ. Antiphospholipid syndrome in pregnancy. Curr Opin Obstet Gynecol 2004 Apr; 16(2):129-35.
12. Cervera R, Khamashta MA, Shoenfeld Y et al. Euro-Phospholipid Project Group (European Forum on Antiphospholipid Antibodies). Morbidity and mortality in the antiphospholipid syndrome during a 5-year period: a multicentre prospective study of 1000 patients. Ann Rheum Dis 2009 Sep;68 (9):1428-32. Epub 2008 Sep 18.

13. Clark EA, Silver RM, Branch DW. Do antiphospholipid antibodies cause preeclampsia and HELLP syndrome? Curr Rheumatol Rep 2007 Jun; 9(3):219-25.
14. Cleary-Goldman J, Bettes B, Robinson JN, Norwitz E, Schulkin J. Thrombophilia and the obstetric patient. Obstet Gynecol 2007 Sep; 110(3):669-74.
15. Dao V, Rodger M. Anticoagulants to prevent placenta-mediated pregnancy complications: a review of current evidence. Curr Opin Hematol 2009 Sep; 16(5):386-90.
16. Dilley A, Benito C, Hooper WC et al. Mutations in the factor V, prothrombin and MTHFR genes are not risk factors for recurrent fetal loss. J Matern Fetal Neonatal Med 2002 Mar; 11(3):176-82.
17. Drakeley AJ, Quenby S, Farquharson RG. Mid-trimester loss – appraisal of a screening protocol. Hum Reprod 1998 Jul; 13(7):1975-80.
18. D'Uva M, Di Micco P, Strina I et al. Etiology of hypercoagulable state in women with recurrent fetal loss without other causes of miscarriage from Southern Italy: new clinical target for antithrombotic therapy. Biologics 2008 Dec; 2(4):897-902.
19. Ekman-Ordeberg G, Hellgren M, Akerud A et al. Low molecular weight heparin stimulates myometrial contractility and cervical remodeling in vitro. Acta Obstet Gynecol Scand 2009; 88(9):984-9.
20. Ekman-Ordeberg G, Akerud A, Dubicke A, Malmström A, Hellgren M. Does low molecular weight heparin shorten term labor? Acta Obstet Gynecol Scand 2010; 89(1):147-50.
21. Empson Marianne B, Lassere Marissa, Craig Jonathan C, Scott James R. Prevention of recurrent miscarriage for women with antiphospholipid antibody or lupus anticoagulant. Cochrane Database of Systematic Reviews. In: The Cochrane Library, Issue 3, Art. No. CD002859. DOI: 10.1002/14651858.CD002859.pub2
22. Facchinetti F, Marozio L, Frusca T et al. Maternal thrombophilia and the risk of recurrence of preeclampsia. Am J Obstet Gynecol 2009 Jan; 200(1):46.e1-5. Epub 2008 Oct 9.
23. Facco F, You W, Grobman W. Genetic thrombophilias and intrauterine growth restriction: a meta-analysis. Obstet Gynecol 2009 Jun; 113(6):1206-16.
24. Foka ZJ, Lambropoulos AF, Saravelos H et al. Factor V leiden and prothrombin G20210A mutations, but not methylenetetrahydrofolate reductase C677T, are associated with recurrent miscarriages. Hum Reprod 2000 Feb; 15(2):458-62.
25. Folkeringa N, Brouwer JL, Korteweg FJ, Veeger NJ, Erwich JJ, Holm JP, van der Meer J. Reduction of high fetal loss rate by anticoagulant treatment during pregnancy in antithrombin, protein C or protein S deficient women. Br J Haematol 2007 Feb; 136(4):656-61.
26. Funai EF. Inherited thrombophilia and preeclampsia: is the evidence beginning to congeal? Am J Obstet Gynecol 2009 Feb; 200(2):121-2.
27. Furma czyk A, Komuda-Leszek E, Gadomska W, Windyga J, Durlik M. Catastrophic antiphospholipid syndrome. Pol Arch Med Wewn 2009 Jun; 119(6):427-30.
28. Gader AA, Haggaz AE, Adam I. Epidemiology of deep venous thrombosis during pregnancy and puerperium in Sudanese women. Vasc Health Risk Manag 2009; 5(1):85-7. Epub 2009 Apr 8.
29. Ganzevoort W, Rep A, De Vries JI, Bonsel GJ, Wolf H, Petra-Investigators FT. Relationship between thrombophilic disorders and type of severe early-onset hypertensive disorder of pregnancy. Hypertens Pregnancy 2007; 26(4):433-45.
30. Greer IA. Thrombophilia: implications for pregnancy outcome. Thromb Res 2003 Jan 25; 109 (2-3):73-81.
31. Gris JC, Perneger TV, Quéré I et al. Antiphospholipid/antiprotein antibodies, hemostasis-related autoantibodies, and plasma homocysteine as risk factors for a first early pregnancy loss: a matched case-control study. Blood 2003 Nov 15; 102(10):3504-13. Epub 2003 Jul 17.
32. Gogia N, Machin GA. Maternal thrombophilias are associated with specific placental lesions. Pediatr Dev Pathol 2008 Nov-Dec; 11(6):424.9.
33. Govindaiah V, Naushad SM, Prabhakara K, Krishna PC, Radha Rama Devi A. Association of parental hyperhomocysteinemia and C677T Methylene tetrahydrofolate reductase (MTHFR) polymorphism with recurrent pregnancy loss. Clin Biochem 2009 Mar; 42(4-5):380-6. Epub 2008 Dec 16.
34. Hiltunen LM, Laivuori H, Rautanen A et al. Blood group AB and factor V Leiden as risk factors for pre-eclampsia: a population-based nested case-control study. Thromb Res 2009 Jun; 124(2):167-73. Epub 2008 Dec 24.
35. Howley HE, Walker M, Rodger MA. A systematic review of the association between factor V Leiden or prothrombin gene variant and intrauterine growth restriction. Am J Obstet Gynecol 2005 Mar; 192(3):694-708.

36. Infante-Rivard C, Rivard GE, Guiguet M, Gauthier R. Thrombophilic polymorphisms and intrauterine growth restriction. Epidemiology 2005 May; 16(3):281-7.
37. Isma N, Svensson PJ, Lindblad B, Lindqvist PG. The effect of low molecular weight heparin (dalteparin) on duration and initiation of labour. J Thromb Thrombolysis 2009 Dec 1.
38. Kahn SR, Platt R, McNamara H et al. Inherited thrombophilia and preeclampsia within a multicenter cohort: the Montreal Preeclampsia Study. Am J Obstet Gynecol 2009 Feb; 200(2):151.e1-9; discussion e1-5. Epub 2008 Dec 13.
39. Kist WJ, Janssen NG, Kalk JJ, Hague WM, Dekker GA, de Vries JI. Thrombophilias and adverse pregnancy outcome - A confounded problem! Thromb Haemost 2008 Jan; 99(1):77-85.
40. Kujovich JL. Thrombophilia and pregnancy complications. Am J Obstet Gynecol 2004 Aug; 191(2):412-24.
41. Kumar KS, Govindaiah V, Naushad SE, Devi RR, Jyothy A. Plasma homocysteine levels correlated to interactions between folate status and methylene tetrahydrofolate reductase gene mutation in women with unexplained recurrent pregnancy loss. J Obstet Gynaecol 2003 Jan; 23(1):55-8.
42. Larciprete G, Gioia S, Angelucci PA et al. Single inherited thrombophilias and adverse pregnancy outcomes. J Obstet Gynaecol Res 2007 Aug; 33(4):423-30.
43. Laskin CA, Spitzer KA, Clark CA et al. Low molecular weight heparin and aspirin for recurrent pregnancy loss: results from the randomized, controlled HepASA Trial. J Rheumatol 2009 Feb; 36(2):279-87.
44. Leduc L, Dubois E, Takser L, Rey E, David M. Dalteparin and low-dose aspirin in the prevention of adverse obstetric outcomes in women with inherited thrombophilia. J Obstet Gynaecol Can 2007 Oct; 29(10):787-93.
45. Lim W. Antiphospholipid antibody syndrome. Hematology Am Soc Hematol Educ Program 2009:233-9.
46. Lin J, August P. Genetic thrombophilias and preeclampsia: a meta-analysis. Obstet Gynecol 2005 Jan; 105(1):182-92.
47. Lindhoff-Last E, Luxembourg B. Evidence-based indications for thrombophilia screening. Vasa 2008 Feb; 37(1):19-30.
48. Lissalde-Lavigne G, Fabbro-Peray P, Cochery-Nouvellon E et al. Factor V Leiden and prothrombin G20210A polymorphisms as risk factors for miscarriage during a first intended pregnancy: the matched case-control 'NOHA first' study. J Thromb Haemost 2005 Oct; 3(10):2178-84.
49. Liu S, Rouleau J, Joseph KS, Sauve R, Liston RM, Young D, Kramer MS; Maternal Health Study Group of the Canadian Perinatal Surveillance System. Epidemiology of pregnancy-associated venous thromboembolism: a population-based study in Canada. J Obstet Gynaecol Can 2009 Jul; 31(7):611-20.
50. Mello G, Parretti E, Marozio L et al. Thrombophilia is significantly associated with severe preeclampsia: results of a large-scale, case-controlled study. Hypertension 2005 Dec; 46(6):1270-4. Epub 2005 Oct 24.
51. Middeldorp S, van de Poel MH, Bank I et al. Unselected women with elevated levels of factor VIII:C or homocysteine are not at increased risk for obstetric complications. Thromb Haemost 2004 Oct; 92(4):787-90.
52. Mitic G, Kovac M, Povazan L et al. Inherited Thrombophilia is Associated With Pregnancy Losses That Occur After 12th Gestational Week in Serbian Population. Clin Appl Thromb Hemost 2009 Jun 10. [Epub ahead of print]
53. Miyakis S, Lockshin MD, Atsumi T, et al. International consensus statement on an update of the classification criteria for definite antiphospholipid syndrome (APS). J Thromb Haemost 2006; 4:295-306.
54. Mougiou A, Androutsopoulos G, Karakantza M, Theodori E, Decavalas G, Zoumbos N. Inherited thrombophilia screening in Greek women with recurrent fetal loss. Clin Exp Obstet Gynecol 2008; 35(3):172-4.
55. Muetze S, Leeners B, Ortlepp JR et al. Maternal factor V Leiden mutation is associated with HELLP syndrome in Caucasian women. Acta Obstet Gynecol Scand 2008; 87(6):635-42.
56. Nadir Y, Hoffman R, Brenner B. Association of homocysteine, vitamin B12, folic acid, and MTHFR C677T in patients with a thrombotic event or recurrent fetal loss. Ann Hematol 2007 Jan; 86(1):35-40. Epub 2006 Oct 17.
57. Nath CA, Ananth CV, DeMarco C, Vintzileos AM; New Jersey-Placental Abruption Study Investigators. Low birthweight in relation to placental abruption and maternal thrombophilia status. Am J Obstet Gynecol 2008 Mar; 198(3):293.e1-5. Epub 2008 Jan 14.
58. Nelen WL, Blom HJ, Steegers EA, den Heijer M, Eskes TK. Hyperhomocysteinemia and recurrent early pregnancy loss: a meta-analysis. Fertil Steril 2000 Dec; 74(6):1196-9.

59. Onderoglu L, Baykal C, Al RA, Demirtas E, Deren O, Gurgey A. High frequency of thrombophilic disorders in women with recurrent fetal miscarriage. Clin Exp Obstet Gynecol 2006; 33(1):50-4.
60. Pabinger I. Thrombophilia and its impact on pregnancy. Thromb Res 2009; 123 Suppl 3:S16-21.
61. Rai RS, Regan L, Clifford K et al. Antiphospholipid antibodies and beta 2-glycoprotein-I in 500 women with recurrent miscarriage: results of a comprehensive screening approach. Hum Reprod 1995 Aug; 10(8):2001-5.-a
62. Rai RS, Clifford K, Cohen H, Regan L. High prospective fetal loss rate in untreated pregnancies of women with recurrent miscarriage and antiphospholipid antibodies. Hum Reprod 1995 Dec; 10(12):3301-4.-b
63. Raspollini MR, Oliva E, Roberts DJ. Placental histopathologic features in patients with thrombophilic mutations. J Matern Fetal Neonatal Med 2007 Feb; 20(2):113-23.
64. Rey E, Kahn SR, David M, Shrier I. Thrombophilic disorders and fetal loss: a meta-analysis. Lancet 2003 Mar 15; 361(9361):901-8.
65. Rey E, Garneau P, David M et al. Dalteparin for the prevention of recurrence of placental-mediated complications of pregnancy in women without thrombophilia: a pilot randomized controlled trial. J Thromb Haemost 2009 Jan; 7(1):58-64.
66. Reznikoff-Etiévan MF, Cayol V, Carbonne B, Robert A, Coulet F, Milliez J. Factor V Leiden and G20210A prothrombin mutations are risk factors for very early recurrent miscarriage. BJOG 2001 Dec; 108(12):1251-4.
67. Robertson L, Wu O, Langhorne P et al. Thrombosis: Risk and Economic Assessment of Thrombophilia Screening (TREATS) Study. Thrombophilia in pregnancy: a systematic review. Br J Haematol 2006 Jan; 132(2):171-96.
68. Rodger MA, Paidas M, McLintock C, Middeldorp S, Kahn S, Martinelli I, Hague W, Rosene Montella K, Greer I. Inherited thrombophilia and pregnancy complications revisited. Obstet Gynecol 2008; 112:320-4.
69. Saha SP, Bhattacharjee N, Ganguli RP et al. Prevalence and significance of antiphospholipid antibodies in selected at-risk obstetrics cases: a comparative prospective study. J Obstet Gynaecol 2009 Oct; 29(7):614-8.
70. Said JM, Higgins JR, Moses EK, Walker SP, Borg AJ, Monagle PT, Brennecke SP. Inherited thrombophilia polymorphisms and pregnancy outcomes in nulliparous women. Obstet Gynecol 2010 Jan; 115(1):5-13.
71. Salomon O, Seligsohn U, Steinberg DM et al. The common prothrombotic factors in nulliparous women do not compromise blood flow in the feto-maternal circulation and are not associated with preeclampsia or intrauterine growth restriction. Am J Obstet Gynecol 2004 Dec; 191(6):2002-9.
72. Sharma S, Monga D. Venous thromboembolism during pregnancy and the post-partum period: incidence and risk factors in a large Victorian health service. Aust N Z J Obstet Gynaecol 2008 Feb; 48(1):44-9.
73. Tincani A, Bazzani C, Zingarelli S, Lojacono A. Lupus and the antiphospholipid syndrome in pregnancy and obstetrics: clinical characteristics, diagnosis, pathogenesis, and treatment. Semin Thromb Hemost 2008 Apr; 34(3):267-73.
74. Unfried G, Griesmacher A, Weismüller W, Nagele F, Huber JC, Tempfer CB. The C677T polymorphism of the methylenetetrahydrofolate reductase gene and idiopathic recurrent miscarriage. Obstet Gynecol 2002 Apr; 99(4):614-9.
75. Vinatier D, Dufour P, Cosson M, Houpeau JL. Antiphospholipid syndrome and recurrent miscarriages. Eur J Obstet Gynecol Reprod Biol 2001 May; 96(1):37-50.
76. Vora S, Shetty S, Ghosh K. Thrombophilic dimension of recurrent fetal loss in Indian patients. Blood Coagul Fibrinolysis 2008 Sep; 19(6):581-4.
77. Walker Mark C, Ferguson Sarah E, Allen Victoria M. Heparin for pregnant women with acquired or inherited thrombophilias. Cochrane Database of Systematic Reviews. In: The Cochrane Library, Issue 3, Art. No. CD003580. DOI: 10.1002/14651858.CD003580.pub2
78. Warren JE, Simonsen SE, Branch DW, Porter TF, Silver RM. Thromboprophylaxis and pregnancy outcomes in asymptomatic women with inherited thrombophilias. Am J Obstet Gynecol 2009 Mar; 200(3):281.e1-5. Epub 2008 Dec 27.
79. Weiner Z, Beck-Fruchter R, Weiss A, Hujirat Y, Shalev E, Shalev SA. Thrombophilia and stillbirth: possible connection by intrauterine growth restriction. BJOG 2004 Aug; 111(8):780-3.

Capítulo 25

Doenças Reumatológicas na Gestação

Renata Carneiro de Menezes • Glaucia Lins Guerra

As doenças reumatológicas acometem principalmente mulheres em idade reprodutiva e a gestação constitui um desafio importante para estas pacientes, devendo ser considerada como um período de alto risco durante o curso da doença.

O período gestacional compreende um estado imunológico altamente complexo, com frequente desencadeamento de enfermidades ou exacerbação de condições preexistentes. Alguns aspectos devem ser considerados na mulher jovem portadora de doença reumatológica: a fertilidade, a influência da doença e do seu tratamento no prognóstico da gestação e a influência da gestação sobre a atividade da doença.

A monitorização clínica, o tratamento adequado, o planejamento e a assistência multidisciplinar são fundamentais para se alcançar uma gestação exitosa.

Neste capítulo serão abordados tópicos e recomendações baseados em evidência referentes aos principais temas no manejo da gestação nas doenças reumatológicas como lúpus eritematoso sistêmico (LES), síndrome do anticorpo antifosfolipídeo (SAAF), vasculites, artrite reumatoide (AR), espondiloartrites, esclerodermia e dermatomiosite.

FERTILIDADE

As doenças reumatológicas geralmente não causam infertilidade. No entanto, pode ocorrer anovulação nos episódios de maior atividade da doença, associada a insuficiência renal, e durante o tratamento com ciclofosfamida[1].

A ciclofosfamida pode causar falência ovariana prematura, sendo a idade da paciente e a dose cumulativa da ciclofosfamida fatores de risco para o desenvolvimento de amenorreia[2]. Os anticorpos antifosfolipídeos (Ac AFL) podem comprometer o crescimento placentário e a implantação embrionária, podendo ser causa de abortamentos ou perdas fetais[3].

Quadro 25.1 Gestação de alto risco no LES

Complicação obstétrica prévia	Doença ativa
Nefrite lúpica	Alto grau de dano orgânico irreversível
Insuficiência renal	Terapia com CE em altas doses
Insuficiência cardíaca	Presença de AC anti-La/anti-Ro e/ou AFL
Hipertensão pulmonar	Presença de Ac AFL ou SAAF
Doença pulmonar intersticial	Idade > 40 anos ou gestações múltiplas

Quadro 25.2 Contraindicações à gestação em pacientes com LES

Hipertensão pulmonar grave (PSAP estimada > 50 mmHg ou sintomática)
Doença pulmonar restritiva grave (FVC < 1 litro)
Falência cardíaca
Insuficiência renal crônica (creatinina > 2,8 mg/dL)
Pré-eclampsia grave ou síndrome HELLP prévias apesar do uso de aspirina e heparina
Acidente vascular cerebral nos últimos seis meses
Exacerbação da doença lúpica grave nos últimos seis meses

PLANEJAMENTO DA GESTAÇÃO

Visto que os prognósticos materno e fetal são melhores quando a doença materna está em remissão, é necessário um planejamento adequado da gravidez e a avaliação dos riscos específicos para cada doença e suas potenciais complicações.

O grau de atividade de doença e a presença de dano orgânico irreversível devem ser determinados no LES. Autoanticorpos relacionados com complicações gestacionais específicas, como anti-Ro, anti-La e AFL (anticoagulante lúpico, anticardiolipina e anti-b2 glicoproteína I) devem ser solicitados.

Pacientes com doença ativa devem adiar a gestação até um período de remissão de pelo menos seis meses, especialmente em caso de envolvimento de sistemas nobres (renal, neurológico). Mulheres com LES com comprometimento importante, como hipertensão pulmonar sintomática, doença pulmonar restritiva, insuficiência cardíaca e/ou lesão renal crônica apresentam maior risco de complicações e piora durante e após a gestação e devem ser desencorajadas a engravidar[4]. Gestações prévias complicadas, doença renal, danos orgânicos ou articulares irreversíveis, presença de Ac AFL e tratamento com altas doses de corticosteroides (CE) são fatores de risco para um resultado adverso na gestação[5]. Pacientes com doença leve, consideradas de baixo risco para o desenvolvimento de complicações, podem ser acompanhadas por seu obstetra local, monitorizando o curso do LES; as de alto risco devem ser identificadas (Quadro 25.1) para que uma vigilância mais adequada possa ser planejada[4]. Em algumas situações (Quadro 25.2) a gestação deve ser desaconselhada[4].

Em relação à contracepção, as evidências atuais indicam que muitas pacientes podem ser consideradas boas candidatas à maioria dos métodos contraceptivos, incluindo os hormonais[6,7]. Devem-se, no entanto, fazer as seguintes considerações:

- O LES é por si só um fator de risco para tromboembolismo vascular e está muitas vezes associado a comorbidades como aterosclerose, hipertensão arterial e Ac AFL positivo, que elevam ainda mais este risco. O uso de contraceptivos contendo estrógeno e progesterona deve ser evitado em mulheres com Ac AFL positivo[6,9] devido ao risco mais elevado de trombose nesta população[8].
- Em pacientes com doença inativa ou estável, o uso de anticoncepcionais combinados, contendo baixas doses de estrógenos, os só com progesterona ou o uso de dispositivo intrauterino (DIU) são compatíveis com a doença, não causando exacerbação da mesma. Porém, devem-se considerar os riscos do uso do DIU na presença de trombocitopenia importante e infecções[7].
- Em geral, os benefícios da contracepção para muitas pacientes lúpicas tendem a superar os riscos de uma gestação não programada[6].

EFEITOS DA GESTAÇÃO NA DOENÇA REUMATOLÓGICA

Várias são as complicações maternas e fetais secundárias aos efeitos da interação entre gestação e doenças reumatológicas (Quadro 25.3).

LES

O predomínio de estrogênio na gestação está associado a perfil de citocinas Th2, essencial para a tolerância materna ao feto e manutenção da gravidez e, no LES, em que prevalece a imunidade Th2, a gravidez está relacionada com a ativação da doença[10].

A exacerbação do LES ocorre com maior frequência no período da gestação ou no puerpério em pacientes com doença ativa na concepção ou até um ano antes, e as manifestações mais frequentes são sintomas constitucionais e doenças articular, cutânea e renal[11].

Pacientes lúpicas apresentam maior risco de complicações obstétricas como pré-eclâmpsia, parto prematuro e aumento das taxas de cesariana, crescimento intrauterino restrito (CIUR), perda fetal, diabetes *mellitus* e hipertensão gestacional, hipertensão pulmonar, insuficiência renal, tromboembolismo e perda fetal quando em comparação com a população geral[12]. Complicações como acidente vascular cerebral (AVC), embolia pulmonar, trombose venosa profunda (TVP), infecções, sangramento e trombocitopenia também são mais frequentes[4,13].

A presença de nefrite lúpica ativa na concepção está associada a complicações como parto prematuro, perda fetal, hipertensão gestacional, pré-eclâmpsia, eclâmpsia, AVC, síndrome HELLP e morte materna[14]. Menor sobrevida fetal foi observada na atividade da nefrite lúpica, e na presença de Ac AFL ou SAAF, HAS e IR[15].

A distinção entre pré-eclâmpsia e nefrite lúpica é geralmente difícil[16] e alguns achados laboratoriais podem auxiliar nesta distinção:

- A nefrite lúpica está associada a proteinúria e/ou sedimento urinário ativo (hemácias, leucócitos e cilindros celulares), enquanto apenas proteinúria é vista na pré-eclâmpsia.
- A exacerbação do LES está geralmente associada a hipocomplementenemia e títulos elevados de Ac anti-DNA.
- Trombocitopenia, elevação de enzimas hepáticas e ácido úrico e redução da excreção renal de cálcio são mais proeminentes na pré-eclâmpsia, mas trombocitopenia pode estar associada a Ac AFL, púrpura trombocitopênica trombótica e trombocitopenia imune, que podem complicar a gestação em mulheres lúpicas.

Quadro 25.3 Principais complicações maternas e fetais associadas à gestação nas doenças reumatológicas.

Doença reumatológica	Complicações maternas	Complicações fetais
LES	Redução da fertilidade mais associada ao tratamento com ciclofosfamida	*Rash* devido à síndrome de lúpus neonatal
	Exacerbação durante a gestação e no pós-parto	Bloqueio cardíaco congênito
	Hipertensão, pré-eclâmpsia, HELLP	CIUR, perda fetal
	Risco aumentado de parto cesáreo	Parto prematuro
Síndrome de Sjögren	Exacerbação durante a gestação e no pós-parto	*Rash* devido à síndrome de lúpus neonatal
		Bloqueio cardíaco congênito
SAF	Trombose	CIUR
	Pré-eclâmpsia, eclâmpsia, HELLP	Perda fetal, prematuridade
	Trombocitopenia	Trombocitopenia neonatal
		Trombose neonatal (rara)
RA	Exacerbação e início da AR no pós-parto	
Esclerose sistêmica (esclerodermia)	Piora da hipertensão pulmonar	Perda fetal
	Hipertensão, crise renal esclerodérmica	Parto prematuro
	Exacerbação pós-parto	
Vasculites	Redução da fertilidade mais associada ao tratamento com ciclofosfamida	Perda fetal
	Exacerbação durante a gestação e no pós-parto	Parto prematuro
	Hipertensão, insuficiência renal, pré-eclâmpsia, mortalidade aumentada	Vasculite cutânea neonatal (rara)
Síndrome de Beçhet	Redução da fertilidade mais associada ao tratamento com ciclofosfamida	Perda fetal
	Trombose, exacerbação da doença	Parto prematuro

CIUR: crescimento intrauterino restrito; HELLP: hemólise, elevação de enzimas hepáticas, plaquetopenia.

A presença de Ac AFL eleva o risco de complicações maternas, como trombose, pré-eclâmpsia (especialmente se precoce e severa) e síndrome HELLP (hemólise, elevação de enzimas hepáticas e plaquetopenia) e fetais, como abortamento, prematuridade e CIUR[4,17].

Os neonatos de mulheres com anti-Ro e/ou anti-La positivos apresentam risco de desenvolver lúpus neonatal, com manifestações como *rashes* cutâneos, citopenias e/ou bloqueio cardíaco congênito (BCC)[3,4]. A incidência de BCC na presença de anti-Ro positivo é de cerca de 1-2%, com risco de recorrência dez vezes mais alto nas gestações subsequentes[18].

A atividade da doença deve ser monitorizada pelo menos uma vez a cada trimestre ou mais frequentemente se a doença esteve ativa nos seis meses antes da concepção[19]. Hemograma, pressão arterial (PA), creatinina, sumário de urina (SU), relação proteína/creatinina na urina, Ac AFL, anti-DNA, complementos C3, C4 e CH50 e avaliação clínica buscando sinais de LES são necessários durante a gestação[4,19]. A dopplervelocimetria permite avaliar com segurança o bem-estar fetal, evitando-se que estágios de asfixia grave sejam atingidos e possibilitando menor risco de complicações neonatais[20]. É recomendada em torno da 26ª[20] semana e repetida a cada quatro semanas. Caso a centralização seja detectada, aumenta-se a vigilância fetal e programa-se a antecipação do parto após o uso da corticoterapia para amadurecimento pulmonar fetal quando a idade gestacional for compatível com a viabilidade neonatal. Na ocorrência de diástole zero ou reversa, a antecipação exige mais urgência, mas deve ser sempre precedida pelo uso do corticoide antenatal e avaliação da idade gestacional e do peso fetal, pois não rara vezes a presença de diástole zero ou reversa está associada a prematuridade extrema, que inviabiliza qualquer programação de interrupção da gestação[20]. Em mulheres Ac anti-Ro positivas, recomenda-se a realização de ecocardiografia e ultrassom obstétrico pelo menos a cada duas semanas a partir da 16ª semana gestacional, com o objetivo de detectar anormalidades fetais precoces como contrações atriais ou derrame pericárdico, que podem preceder o bloqueio atrioventricular (BAV) completo e ser alvo de terapia preventiva[18].

Para gestantes lúpicas com Ac AFL positivo em títulos moderados a altos e sem SAF (AFL+/SAF-) recomenda-se o uso de aspirina em dose baixa com o objetivo de reduzir o risco de perda fetal e tromboembolismo[4,9,19,22] e de pré-eclâmpsia[23]. Outros fatores de risco para trombose vascular devem ser avaliados[9,22]. A terapia com hidroxicloroquina deve ser mantida durante toda a gestação, visto que a sua retirada pode agravar a atividade da doença[24,25].

SAF

A SAF é o fator de risco adquirido mais comum de trombofilia e a causa mais frequente de perda fetal mediada por anticorpos[26]. Geralmente manifesta-se pela primeira vez como tromboembolismo vascular ou perda gestacional recorrente, podendo ser difícil de se diagnosticar quando as complicações iniciais não são as clássicas. As manifestações vasculares incluem oclusão arterial e venosa, como TVP, embolia pulmonar, ataque isquêmico transitório (AIT), AVC, infarto do miocárdio (IM), entre outras. Trombocitopenia, anemia hemolítica, livedo reticular, complicações neurológicas, além de AVC, necrose avascular e SAF catastrófica também fazem parte das complicações clínicas. Complicações obstétricas maternas (perdas gestacionais, pré-eclâmpsia e eclâmpsia, síndrome HELLP, trombose materna) e neonatais (prematuridade, CIUR, trombose fetal ou neonatal) também podem estar associadas à SAF.

Os critérios de classificação para o diagnóstico da SAF requerem um critério clínico e um laboratorial[27]:

I. Critério laboratorial: positividade persistente (em pelo menos duas ocasiões, com intervalo de 12 semanas ou mais) da aCL IgG/M e/ou anti-b2GPI IgG/M e/ou AL. Este intervalo é importante para se evitar a inclusão de Ac AFL transitoriamente positivos, não patogênicos, que não se associam às manifestações clínicas da SAF[21].

II. Critério clínico:
   1. Trombose vascular: arterial, venosa ou de pequenos vasos, confirmada por imagem, ou estudo com Doppler ou histopatologia.
   2. Morbidade gestacional

A) ≥ 1 morte fetal inexplicada ≥ 10ª semana gestacional, morfologicamente normal;
B) ≥ 1 prematuridade de neonato ≤ 34ª semana gestacional, morfologicamente normal e devido a eclâmpsia, pré-eclâmpsia grave ou insuficiência placentária;
C) ≥ 3 abortamentos espontâneos consecutivos inexplicados < 10ª semana gestacional (excluindo-se anormalidades anatômicas ou hormonais maternas e causas cromossômicas).

Vários Ac podem estar associados à SAF: antifosfatidilserina, antifosfatidilinositol, antianexina V, antifosfatidilcolina, antifosfatidiletanolamina, antifosfatidilglicerol, antiprotrombina, anti-b2 glicoproteína I (anti-b2GPI), anticardiolipina (aCL) e anticoagulante lúpico (AL). Na prática diária, porém, apenas os três últimos são testados comumente[21].

TRATAMENTO DA SAF NA GESTAÇÃO

O tratamento da SAF deve ser individualizado de acordo com o tipo de manifestação causada pelo Ac AFL.

- Nas gestantes lúpicas com Ac AFL e história prévia de tromboembolismo vascular ou ≥ 1 perda fetal no segundo ou terceiro trimestre ou ≥ três perdas fetais no primeiro trimestre (AFL+/SAF+), a associação de heparina à aspirina durante a gestação reduz o risco de perda gestacional e trombose e deve ser considerada[9,22,28-31].
- Às pacientes SAF+ com manifestações obstétricas e sem história de tromboembolismo prévio recomenda-se o uso de heparina em dose profilática. Nos casos de tromboembolismo prévio, recomenda-se o uso de heparina em dose terapêutica plena[22,29,30,32].
- As pacientes que não preenchem o critério de três ou mais abortamentos de repetição devem usar aspirina em baixa dose isoladamente. Caso venham a apresentar abortamento mesmo em uso de aspirina, a opção de associação de heparina profilática durante o primeiro trimestre deve ser oferecida[33].
- Em pacientes SAF+ que apresentem tromboembolismo durante o uso de heparina ou com história de AVC prévio devem-se considerar o aumento da sua dose e o retorno da warfarina[34], mantendo-se o INR em torno de 2,5. Seu uso deve ser evitado no primeiro trimestre da gestação devido ao seu potencial teratogênico e substituído pela heparina duas semanas antes do parto, para permitir o seu *clearance* materno e fetal[21].
- O puerpério também é um período de alto risco para complicações tromboembólicas e a profilaxia com heparina deve ser mantida até quatro a seis semanas após o parto[35]. As pacientes com história prévia de trombose podem retornar a sua anticoagulação plena usual dentro de dois a três dias após o parto.

A terapia com heparina deve ser suspensa no período periparto, para minimizar os riscos de hemorragia. A Sociedade Americana de Anestesia recomenda que, devido ao risco de hematoma com a anestesia epidural, o uso de HBPM deve ser suspenso de 12 a 24 horas antes do procedimento. Porém o uso profilático da heparina não fracionada não é uma contraindicação para a realização de anestesia locorregional[45].

Artrite reumatoide (AR)

A maioria das pacientes com AR apresenta uma melhora da atividade da doença durante a gestação. No período pós-parto, é comum que ocorra exacerbação, sendo também um período de maior início da AR[36,37]. Deve-se assegurar a remissão da doença, ou o mais próximo a isto, antes da concepção, para evitar exacerbação importante quando as medicações contraindicadas na gestação forem suspensas.

Exacerbações periparto podem ser tratadas com infiltração de corticosteroides (CE) intra-articular, CE sistêmico, preferencialmente em dose < 20 mg/dia de prednisolona ou anti-inflamatórios não hormonais (AINHs)[19]. O planejamento medicamentoso pós-parto deve ser realizado para prevenir exacerbações e permitir o aleitamento materno. Pacientes com artrite importante de quadril têm indicação de cesariana.

Esclerose sistêmica (ES)

A ES é uma doença rara, não vista com frequência em pacientes gestantes. A taxa de mortalidade fetal não difere da população geral, mas pode haver maior taxa de abortamento e pior prognóstico gestacional, com prematuridade e neonatos pequenos para a idade gestacional (PIG). A forma difusa rapidamente progressiva apresenta maior risco de complicações cardiopulmonares e renais durante a gestação[38]. A função sexual pode estar comprometida devido ao fenômeno de Raynaud, dispareunia com estreitamento vaginal e úlceras. Devemos diferenciar crise renal esclerodérmica de pré-eclâmpsia ou síndrome hemolíticourêmica, o que pode ser difícil. O uso de inibidores da enzima conversora da angiotensina (IECA), apesar de normalmente contraindicado na gestação, é essencial no controle da hipertensão e na redução da mortalidade associados à primeira[38].

Outras doenças do tecido conjuntivo (DTC)

A literatura é escassa em relação à gestação em DTC como dermatomiosite e polimiosite. A fraqueza muscular compromete a gravidez e o trabalho de parto. Como em outras doenças reumatológicas, as pacientes devem ser encorajadas a alcançar a inatividade ou ao menos estabilidade da doença para a concepção, e as medicações contraindicadas na gestação devem ser substituídas antes da concepção. Pacientes com síndrome de Sjögren podem apresentar risco elevado de perda fetal. Monitorização para BCC e lúpus neonatal é particularmente importante para as gestantes com anti-La e anti-Ro positivos. Vasculite ativa durante a gestação é rara e deve ser tratada com base em cada caso[39].

Drogas reumatológicas utilizadas na gestação e aleitamento

Pacientes com doenças reumatológicas autoimunes frequentemente necessitam de terapia imunossupressora a longo prazo durante a gestação e o aleitamento.

O estagiamento da droga de acordo com o de risco estabelecido pela U.S. Food and Drug Administration (FDA) é algumas vezes contraditório em relação a nossa prática, em parte porque os estudos em modelos animais podem não ser diretamente aplicáveis a humanos. Com a intenção de criar um formato consistente para informação sobre os riscos e benefícios destes medicamentos, a FDA está propondo a criação de regras[40] que eliminariam as atuais categorias A, B, C, D e X (Quadro 25.4)[41].

Recomendações para o uso de drogas anti-inflamatórias e imunossupressoras durante a gestação e o aleitamento com foco em pacientes com doenças reumatológicas foram recentemente publicadas[42]. O nível de evidência para as recomendações vão de I a IV:

Quadro 25.4 Definição das categorias de risco da FDA

Categoria da FDA	Classificação
A	Estudos controlados não demonstram risco
B	Sem evidência de risco em humanos
C	Risco não pode ser descartado
D	Evidência positiva de risco
X	Contraindicado na gestação

I. Estudos experimentais ou observacionais de melhor consistência (prospectivos ou metanálises).
II. Estudos experimentais ou observacionais de menor consistência (caso-controle ou coorte, retrospectivos amplos).
III. Retrospectivos restritos, relatos de casos, estudos não controlados.
IV. Opinião desprovida de avaliação crítica, baseada em consensos, estudos não cegos, descritivos tipo série de casos ou opinião de *experts*. Quatro categorias de drogas são apresentadas: AINHs, CE, imunosupressores e agentes biológicos.

AINHs

- Os AINHs convencionais não são teratogênicos e podem ser usados com segurança durante os 1º e 2º trimestres da gestação (I).
- Após a 20ª semana, todos os AINHs podem causar constrição do ducto arterioso e comprometimento da função renal fetal, e devem ser evitados, exceto o ácido acetilsalicílico (AAS), que pode ser usado em dose de até 100 mg/kg (I).
- Não há consenso sobre quando suspender a aspirina antes do parto. Alguns aconselham a descontinuar a terapia uma semana antes de um parto planejado com anestesia peridural (IV). Outros não a suspendem em pacienets com SAF, por serem os benefícios do AAS superiores ao risco pequeno de hematoma relacionado com anestesia epidural (II).
- Os inibidores seletivos da cicloxigenase (COX)-2 devem ser evitados na gestação (IV), pela ausência de dados seguros sobre seu uso neste período e pelos efeitos nos desenvolvimentos cardiovascular e renal fetais.
- Amamentar imediatamente antes da tomada pode ajudar a minimizar a exposição da criança ao AINH.

Corticosteroides

Agem rápido, reduzindo a atividade de doença na gestação. São indicados para pacientes com AR, LES, vasculites e miosites. A passagem do CE através da placenta se dá em quantidade variável de acordo a sua estrutura (ex.: prednisona em concentrações menores; beta e dexametasona em maiores, pois são menos metabolizadas pela placenta). A enzima 11-β-hidroxiesteroide desidrogenase na placenta converte o cortisol em formas relativamente inativas, deixando não mais que 10% da droga ativa alcançar o feto. Doses de prednisona de 10 a 80 mg/dia resultaram em concentrações no leite de 5-25% dos níveis séricos maternos[43]; numa dose materna de 80mg/dia, o lactente ingeriria apenas 10 mg/kg, o que corresponde a < 10% da sua produção endógena de cortisol.

- Indicações maternas: prednisona, prednisolona e metilprednisolona.
- CE fluorados para tratamento antenatal: betametasona, se disponível, deve ser preferida à dexametasona (II).
- CE não parece aumentar o risco de anormalidades congênitas noticiadas em humanos (II).
- O aleitamento é permitido com doses moderadas de CE (II). Se doses > 40 mg/dia de prednisona, considerar intervalo de 4 h entre a dose e o aleitamento (IV).

DMARDs (*disease-modifying anti-rheumatic drugs*)

HIDROXICLOROQUINA E CLOROQUINA

São consideradas seguras durante a gestação, sem nenhuma malformação inesperada ou casos de toxicidade neurológica, auditiva ou ocular. Suspensão da cloroquina durante a gestação pode resultar em exacerbação do LES.

- Quando indicada, deve ser mantida durante a gestação e o aleitamento (II).
- Ambas são compatíveis com o aleitamento (IV).

SULFASSALAZINA (SSZ)

- É improvável que a continuação da SSZ durante a gestação cause dano fetal (II).
- Suplementação de ácido fólico é necessária antes e durante a gestação (I).
- Para prevenir a neutropenia no RN, a dose materna de SSZ não deve exceder 2 g/dia (IV).
- Infertilidade masculina é revertida após a descontinuação da droga. Deve-se suspender a SSZ três meses antes da concepção (IV).
- O aleitamento é permitido (IV).

LEFLUNOMIDA

- Contraindicada durante a gestação. Recomenda-se contracepção para ambos, homens e mulheres, durante a terapia (IV).
- No planejamento da gestação, a leflunomida deve ser descontinuada. Como o seu metabólito ativo é encontrado no plasma até 2 anos após a descontinuação, a colestiramina deve ser dada para aumentar a eliminação até que níveis plasmáticos sejam indetectáveis (IV).
- Não há dados sobre sua excreção no leite materno, logo o aleitamento não é recomendado (IV).

AZATIOPRINA

- Quando indicada, pode ser usada durante a gestação em dose de até 2 mg/kg/dia (II).

- Não há consenso sobre o aleitamento, não sendo recomendado devido ao risco teórico de imunossupressão, carcinogênese e crescimento restrito (IV).

METOTREXATO
- Contraindicado durante a gestação, devendo ser prescrito para mulheres férteis apenas em uso de contraceptivo eficaz (III).
- Deve ser suspenso profilaticamente três meses antes de gestação planejada (IV).
- Suplementação de ácido fólico é necessária antes e durante a gestação (I).
- Não se sabe se uma dose semanal do MTX tem alguma significância para o aleitamento. Devido a riscos teóricos, o aleitamento não é recomendado (IV).

CICLOFOSFAMIDA
- É teratogênica em humanos (III).
- É gonadotóxica em mulheres e homens (II).
- A concepção deve ser adiada para três meses após o término da terapia (IV).
- O aleitamento não é recomendado (IV).

CICLOSPORINA
- Pode ser mantida durante a gestação na menor dose efetiva (I).
- Controlar PA e função renal maternas durante a terapia (II).
- Não há consenso sobre o aleitamento, não sendo recomendado devido a riscos teóricos (IV).

MICOFENOLATO DE MOFETIL (MMF)
- Contraindicado durante a gestação, devendo ser prescrito para mulheres férteis apenas em uso de contraceptivo eficaz (III).
- Devido à circulação êntero-hepática e meia-vida longa, deve ser suspenso pelo menos seis semanas antes do planejamento da concepção (IV).
- Não há dados sobre sua excreção no leite materno, logo o aleitamento não é recomendado (IV).

Agentes biológicos

Até o momento não há evidência de associação dos anti-TNF-α com embriotoxicidade, teratogenicidade ou aumento de perda gestacional.
- Não devem ser continuados durante a gestação devido à falta de maiores informações (IV).
- O aleitamento não é recomendado, visto que seus efeitos na criança não são conhecidos (IV).

Uma recente publicação classifica os anti-TNF como categoria B e os demais como C[44].

Quadro 25.5 Efeitos das drogas utilizadas em reumatologia na gestação humana

Droga	Categoria de risco FDA	Passagem transplacentária	Teratogenicidade	Efeitos adversos fetais/neonatais
Prednisona	C	Sim	Alterações do palato	Rotura prematura das membranas, DM gestacional, hipertensão materna
AINHs	B (D após 32 semanas)	Sim	Não	Seguro até 32 semanas. Fechamento prematuro do ducto arterioso
Sulfassalazina	B	Sim	Não	----
Cloroquina/ Hidroxicloroquina	C	Sim	Não	Efeito teórico em olho e ouvido, mas não visto
Ciclosporina	C	Sim	Sim	Alterações imunes transitórias
Micofenolato de Mofetil	C	Sim	?	Relatadas múltiplas anomalias
Ciclofosfamida	D	Sim	Sim	Anomalias cromossômicas, citopenia
Azatioprina	D	Sim	Não	Anomalias congênitas esporádicas, alterações imunes transitórias
Metotrexato	X	Sim	Sim	Citopenia
Leflunomida	X	?	?	?
Anti-TNF alfa	B	Sim	Não	?
Anakinra	B	Não	Não	?
Rituximab, Abatacept	C	Não	Não	?

REFERÊNCIAS

1. Costa M, Colia D. Treating infertility in autoimmune patients. Rheumatology 2008; 47 Suppl 3:iii38-41.
2. Boumpas DT, Austin HA 3rd, Vaughan EM, Yarboro CH, Klippel JH, Balow JE. Risk for sustained amenorrhea in patients with systemic lupus erythematosus receiving intermittent pulse cyclophosphamide therapy. Ann Intern Med 1993; 119(5):366-9.
3. Carp HJ, Shoenfeld Y. Anti-phospholipid antibodies and infertility. Clin Rev Allergy Immunol 2007; 32:159-61.
4. Ruiz-Aristorza G, Khamashta M A. Managing lupus patients during pregnancy. Best Practice & Research Clinical Rheumatology 2009; 23:575-82.
5. Andrade R, Sanchez ML, Alarcon GS, et al. Adverse pregnancy outcomes in women with systemic lupus erythematosus from a multiethnic US cohort: LUMINA (LVI). Clin Exp Rheumatol 2008; 26:268-74.
6. Culwell KR, Curtis KM, Cravioto MC. Safety of Contraceptive Method Use Among Women With Systemic Lupus Erythematosus. A Systematic Review. Obstetrics & Gynecology 2009; 114:2(1).

7. Sánchez-Guerrero J, Uribe AG, Jiménez-Santana Mestanza-Peralta M, Lara-Reyes P, Seuc AH, et al. A trial of contraceptive methods in women with systemic lupus erythematosus. N Engl J Med 2005; 353:2539-49.
8. Venous thromboembolic disease and combined oral contraceptives: results of international multicentre case-control study: WHO Collaborative Study of Cardiovascular Disease and Steroid Hormone Contraception. Lancet 1995; 346:1575-82.
9. G Bertsias, J P A Ioannidis, J Boletis et al. EULAR recommendations for the management of systemic lupus erythematosus. Report of a Task Force of the EULAR Standing Committee for International Clinical Studies Including Therapeutics. Ann Rheum Dis. 2008; 67:195-205.
10. Szyper-Kravitz M, Zandman-Goddard G, Lahita RG, Shoenfeld Y: The neuroendocrine-immune interactions in systemic lupus erythematosus: A basis for understanding disease pathogenesis and complexity. Rheum Dis Clin N Am 2005; 31:161-75.
11. Ruiz-Irastorza G, Lima F, Alves J et al. Increased rate of lupus flare during pregnancy and the puerperium: a prospective study of 78 pregnancies. Br J Rheumatol 1996; 35(2):133-8.
12. Clowse MEB, Jamison M, Myesr E, James AH. A national study of the complications of lupus in pregnancy. Am J Obstet Gynecol 2008; 199:127. e1-6.
13. Wagner SJ, Craici L, Reed D et al. Maternal and foetal outcomes in pregnant patients with active lupus nephritis. Lupus 2009; 18:342-7.
14. Chakravarty EF, Colón I, Langen ES, et al. Factors that predict prematurity and preeclampsia in pregnancies that are complicated by systemic lupus erythematosus. Am J Obstet Gynecol 2005; 192:1897-904.
15. Klumb EM, Barros LMS, Romeiro L, Jesús NR, Levy RA, Albuquerque EMN. Impacto da Nefrite sobre os resultados gestacionais de mulheres com Lupus Eritematoso Sistêmico. Rev Bras Reumatol 2005; 45(3):107-13.
16. UpToDate, 2009.
17. Carp HJA, Meroni PL, Shoenfeld Y. Autoantibodies as predictors of pregnancy complications. Rheumatology 2008; 47(Suppl):iii6-iii8.
18. Brucato A. Prevention of congenital heart block in children of SSA-positive Mothers. Rheumatology 2008; 47 Suppl 3: iii35-37.
19. Keeling SO & Oswald AE. Pregnancy and rheumatic disease: "by the book" or "by the doc". Clin Rheumatol 2009; 28:1-9.
20. Jesús NR, Levy RA. Lupus Eritematoso Sistêmico e Avaliação do Bem-Estar Fetal pela Dopplervelocimetria. Rev Bras Reumatol 2005; 45(3):164-8.
21. Giles I, Rahman A. How to manage patients with systemic lupus erythematosus who are also antiphospholipid antibody positive. Best Practice & Research Clinical Rheumatology 2009; 23:525.37.
22. Khamastha MA, Bertolaccini ML, Ostensen M. Antiphospholipid syndrome. In: Bijlsma JWJ & Co-editors. Eular Compendium on Rheumatic Diseases. BMJ Publishing Group Ltd. London. 2009.
23. Askie LM, Duley L, Henderson-Smart DJ, Stewart LA on behalf of the PARIS Collaborative Group. Antiplatelet agents for prevention of pre-eclampsia: a meta-analysis of individual patient data. Lancet 2007; 369:1791-8.
24. Clowse M, Magder L, Witter F, Petri M. Hydroxychloroquine in lupus pregnancy. Arthritis Rheum 2006; 54:3640-7.
25. Levy R, Vilela V, Cataldo M, et al. Hydroxychloroquine (HCQ) in lupus pregnancy: double-blind and placebo-controlled study. Lupus 2001; 10:401-4.
26. Levine JS, Branch DW, Rauch J. The antiphospholipid syndrome. N Engl J Med 2002; 346:752-63
27. Miyakis S, Lockshin MD, Atsumi T, et al. International consensus statement on an update of the classification criteria for definite antiphospholipid syndrome (APS). J Thromb Haemost 2006; 4:295-306.
28. Empson M, Lassere M, Craig J, Scott J. Prevention of recurrent miscarriage for women with antiphospholipid antibody or lupus anticoagulant. Cochrane Database Syst Rev 2005:CD002859.
29. The American College of Obstetricians and Gynecologists. Antiphospholipid syndrome. Washington, DC: 2006 Compendium of Selected Publications, 2006.
30. Witter FR. Management of the High-Risk Lupus Pregnant Patient. Rheum Dis Clin N Am 2007; 33:253-65.

31. Rai R, Cohen H, Dave M, Regan L. Randomised controlled trial of aspirin and aspirin plus heparin in pregnant women with recurrent miscarriage associated with phospholipid antibodies (or antiphospholipid antibodies). BMJ 1997 Jan 25; 314(7076):253-7.
32. Ruiz-Irastorza G, Khamashta MA. The treatment of antiphospholipid syndrome: A harmonic contrast. Best Practice & research Clinical Rheumatology 2007; 21(6):1079-92.
33. Lima F, Khamashta MA, Buchanan NM, Kerslake S, Hunt BJ, Hugles GR. A study of sixty pregnancies in patients with the antiphospholipid syndrome. Clin Exp Rheumatol 1996; 14:131-6.
34. Hunt BJ, Khamashta M, Lakasing L, et al. Thromboprophylaxis in antiphospholipid syndrome pregnancies with previous cerebral arterial thrombotic events: is warfarin preferable? Thromb Haemost 1998 May; 79(5):1060-1.
35. Ruiz-Irastorza G, Khamashta MA. Management of thrombosis in antiphospholipid syndrome and systemic lupus erythematosus in pregnancy. Ann N Y Acad Sci 2005; 1051:606-12.
36. Iijima T, Tada H, Hidaka Y, et al. Prediction of postpartum onset of rheumatoid arthritis. Ann Rheum Dis 1998; 57:460-3.
37. Barrett JH, Brennan P, Fiddler M, Silman AJ. Does rheumatoid arthritis remit during pregnancy and relapse postpartum? Results from a nationwide study in the United Kingdom performed prospectively from late pregnancy. Arthritis Rheum 1999; 42:1219-27.
38. Miniati I, Guiducci S, Mecacci F, Mello G, Matucci-Cerinic M. Pregnancy in systemic sclerosis. Rheumatology 2008; 47:iii16-iii18.
39. Doria A, Bajocchi G, Tonon M, Salvarani C. Pre-pregnancy counselling of patients with vasculitis. Rheumatology 2008; 47:iii13-iii15.
40. http://www.fda.gov/NewsEvents/Newsroom/PressAnnouncements/2008/ucm11690. htm (acesso em 07/12/2009).
41. http://www.perinatology.com/exposures/Drugs/FDACategories.htm (acesso em 07/12/2009).
42. Ostensen M, Khamashta M, Lockshin M et al. Anti-inflammatory and immunosuppressive drugs and reproduction. Arthritis Res Ther 2006; 8(3):209-28.
43. Öst L, Wettrell G, Bjorkhem I, Rane A: Prednisolone excretion in human milk. J Pediatrics 1985; 106:1008-11.
44. Vinet E, Pineau C, Gordon C et al. Biologic Therapy and Pregnancy Outcomes in Women With Rheumatic Diseases. Arthritis & Rheumatism (Arthritis Care & Research) 2009; 61(5):587-92.
45. Gibson PS & Powrie R . Anticoagulants and Pregnancy: When are the safe? Cleveland Clinic Journal Medicine 2009; 76(2) 113-27.

Capítulo 26

Síndrome Metabólica na Gestação

Gustavo Jose Caldas Pinto Costa • Ana Maria Feitosa Pôrto

INTRODUÇÃO

As mulheres dos tempos atuais em idade potencial de engravidar diferem bastante, em relação ao peso, daquelas das décadas de 1980 e 1990. Atualmente a obesidade é mais prevalente do que no passado[1]. O fato de muitas deixarem para engravidar em uma idade mais avançada aumenta as chances de já apresentarem doenças preexistentes como diabetes e hipertensão ou a síndrome metabólica no momento da gestação.

A síndrome metabólica tem sido utilizada para identificar pacientes que venham a apresentar um risco aumentado para doenças cardiovasculares e diabetes, embora não exista um consenso entre as várias sociedades médicas sobre os critérios necessários para uma única definição. Contudo, a síndrome metabólica tem como pontos principais a obesidade abdominal e a resistência à insulina (Quadro 26.1). De fato, a gravidez normal é um estado de resistência à insulina provavelmente pelo aumento dos hormônios placentários, incluindo o lactogênio placentário e possivelmente a progesterona e o estrógeno.

Durante a gestação a gordura é preferencialmente depositada nas regiões femoral e abdominal[5]. A distribuição da gordura difere em mulheres já obesas antes da gestação. Mulheres obesas experimentam maior variabilidade no ganho de peso e tendem a ter maior deposição de gordura abdominal após o parto, quando comparadas com mulheres com índice de massa corporal (IMC) menor[6].

A obesidade materna está associada a complicações?

A obesidade materna está associada a um risco aumentado de complicações metabólicas no período mais avançado da gestação, como pré-eclâmpsia e diabetes gestacional[7].

Quadro 26.1 Síndrome metabólica

WHO (2)	NCEP ATPIII (3)	IDF (4)
DMT2 ou IG ou IGJ ou resistência à insulina ou mais dois dos seguintes itens: • IMC > 30 kg/m² ou RCQ > 0,85 • HDL < 40 mg/dL • TG ≥ 150 mg/dL • PA ≥ 140 × 90 mmHg ou uso de medicação para HAS • Microalbuminúria > 20 pg/min • Relação albumina/creatinina > 30 mg/g	**≥ três dos seguintes itens:** • CA ≥ 88 cm • CHDL < 50 mg/dL • TG ≥ 150 mg/dL • PA ≥ 135 x/90 mmHg ou uso de medicação para HAS	**Obesidade central definida como CA acima da etnicidade – específica (80 cm no Brasil) e ≥ 2 dos seguintes itens:** • TG ≥ 150 mg/dL • CHDL < 50 mg/dL • Glicemia de jejum ≥ 100 mg/dL ou diagnóstico prévio de DMT2 • PA ≥ 135 × 90 mmHg ou uso de medicação para HAS

DMT2 = Diabetes Mellitus Tipo2 ; IG = Intolerante à Glicose; IGJ = Intolerante à Glicose em Jejum; IMC = Índice de Massa Corporal; RCQ = Relação Cintura Quadril; HAS = Hipertensão Arterial Sistêmica; CA = Cintura Abdominal; PA = Pressão Arterial.

Mulheres obesas, com IMC entre 30-34,9 ou com obesidade importante (IMC ≥ 35) apresentam, respectivamente, de 2,5 a 3,2 vezes mais probabilidade de desenvolver hipertensão na gestação do que mulheres não obesas[8]. De forma similar, a pré-eclâmpsia foi 1,6 a 3,3 maior em obesas e pacientes com obesidade mórbida[9].

RECOMENDAÇÃO: A obesidade materna está associada a risco aumentado de complicações durante a gestação, como diabetes gestacional e pré-eclâmpsia (A).

Qual a recomendação para o ganho de peso na gestação?

As complicações obstétricas estão geralmente relacionadas com a obesidade materna antes da gestação do que o ganho de peso excessivo das mulheres sem obesidade que se tornaram obesas durante a gestação[7].

As recomendações para o ganho de peso na gestação estão publicadas desde 1990 pelo Instituto de Medicina Americano[10]. Contudo, recentemente, em 2009, este mesmo instituto publicou as novas recomendações para o ganho de peso na gestação, pois as mulheres atualmente apresentam-se com aumento de peso mais significativo do que há 20 anos[11]. No Quadro 26.2, a nova recomendação do ganho de peso na gestação.

Quadro 26.2 Classificação pelo ganho de peso

IMC antes da gestação	IMC (kg/m²)	Ganho peso total (kg)	Taxas de ganho de peso no 2º e 3º trim. (kg/semanas)
Baixo peso	< 18,5	12,5 – 18	0,5
Peso normal	18,5 – 24,9	11,5 – 16	0,4
Sobrepeso	25,0 – 29,9	7,0 – 11,5	0,3
Obesa (incluindo todas as classes)	≥ 30	5,9	0,2

Adaptado da Ref. 11.

O ganho real de gordura na gestação é variável dependendo do *status* metabólico das mulheres antes da gestação e de outras variáveis como dieta e atividade física.

Um fator importante a ser considerado é que muitas das mulheres que apresentam manifestações da síndrome metabólica deveriam ter uma avaliação mais detalhada antes de uma gestação. Mulheres com síndrome metabólica apresentam risco aumentado para pré-eclâmpsia, e a obtenção de uma função renal antes da gestação e proteinúria pode ajudar a distinguir a hipertensão arterial crônica de uma hipertensão arterial associada à gravidez (pré-eclâmpsia)[7]. De forma similar, testes para avaliar a função hepática previamente à gestação podem ajudar a diferenciar entre uma esteatose hepática e uma manifestação mais acentuada da pré-eclâmpsia[12].

RECOMENDAÇÃO: O ganho de peso na gestação deve ser proporcional ao peso anterior a ela, para evitar o risco de complicações (B).

Weiss et al.[9] descreveram a incidência de macrossomia fetal (peso ao nascer ≥ 4k g) de 8,3% no grupo de mulheres não obesas, 13,3% nas mulheres obesas e 14,6% naquelas com obesidade mórbida. De fato, na América do Norte e Europa tem ocorrido um aumento do peso ao nascimento ou grande para a idade gestacional. Fatores como redução no uso de tabaco pelas gestantes, aumento da incidência do diabetes e elevação do IMC das mulheres têm sido implicados[13]. Além do mais, o ganho de peso materno observado durante a gestação correlacionou-se positivamente com o peso da feto ao nascer[14].

RECOMENDAÇÃO: A obesidade materna é um fator de risco para a macrossomia (A).

A obesidade materna é um fator de risco para aborto e anormalidades fetais?

A mulher obesa apresenta risco aumentado de problemas obstétricos mesmo na fase precoce da gestação. Existe um risco elevado de aborto precoce e aborto recorrente quando em comparação com mulheres de peso normal (controles) antes da gestação[15]. Mulheres obesas que engravidaram por fertilização *in vitro* apresentavam uma taxa de aborto em seis semanas de 22% contra 12% quando comparadas com as mulheres magras ou com peso adequado[16]. O risco de aborto espontâneo foi 1,7 maior no primeiro grupo. Portanto, em mulheres obesas, deve-se considerar a perda de peso antes de engravidar para tentar reduzir estes riscos.

Anormalidades fetais têm sido observadas com maior frequência em filhos de mulheres obesas[17] que apresentam um risco aumentado de defeitos do tubo neural (razão de chance [RC] 1,8, 95% intervalo de confiança [IC] 1,1-3), especialmente espinha bífida (RC 2,6, 95% IC 1,5-4,5) e outras anormalidades com encurtamento de membros inferiores e fenda palatina. Outras anormalidades têm sido descritas em mulheres obesas[18], como defeitos cardíacos (RC 1,18, 95% 1,09-1,27) e onfalocele (RC 3,3, 95% 1-10,3).

Devido aos tipos de anormalidades fetais encontrados geralmente em mulheres com pré-diabetes gestacional, alguns autores têm especulado que algumas destas pacientes têm um diabetes não diagnosticado[19]. A obesidade e o diabetes compartilham as mesmas anormalidades metabólicas, incluídas a resistência insulínica e a hiperglicemia.

RECOMENDAÇÃO: A obesidade materna está associado a risco aumentado de anormalidades estruturais, embora o aumento do risco absoluto seja relativamente pequeno (B).

Existem medicações que previnam a pré-eclâmpsia em mulheres obesas?

O uso de antioxidantes possui teoricamente benefícios na prevenção da pré-eclâmpsia, uma vez que nas mulheres obesas existe um aumento do estresse oxidativo. Contudo dois estudos randomizados e controlados não demostraram nenhum benefício dos antioxidantes (vitamina C 1 g/dia e 400 UI de vitamina E) na redução da pré-eclâmpsia no grupo tratado comparado com o grupo placebo-controlado[20,21].

RECOMENDAÇÃO: Mulheres obesas com pré-eclâmpsia não se beneficiam do uso de antioxidantes preventivamente (A).

Mulheres obesas são mais propensas a desenvolver diabetes gestacional, uma vez que apresentam uma diminuição na sensibilidade à insulina, quando em comparação com mulheres não obesas. Weiss et al.[19] demonstraram que o risco de desenvolver diabetes foi 2,6 vezes maior nos indivíduos obesos e de quatro vezes maior em mulheres com obesidade mórbida. Portanto, em mulheres obesas deveríamos considerar o rastreamento para diabetes gestacional mais precocemente, e não esperar até 24 a 28 semanas de gestação pelo método padrão de rastreamento.

RECOMENDAÇÃO: Quanto maior o peso, maior o risco de desenvolver diabetes gestacional (A). Este rastreamento para diabetes gestacional deveria iniciar-se mais precocemente (C).

Podemos usar medicamentos para síndrome metabólica durante a gestação?

Em mulheres gestantes é importante saber que as tiazolinedionas (TZDs), pioglitazona e rosiglitazona são classificadas como medicamentos na gestação como categoria C, associadas a retardo de crescimento fetal do meio para o final da gestação em modelos animais. Em contraste, metformina é classificada como categoria B[22]. Apesar da ausência de dados contraditórios, a segurança da metformina na gestação ainda não está bem estabelecida. A metanálise de oito estudos com o uso da metformina e malformações concluiu que não existem evidências de aumento de malformações[23].

É possível que o uso da metformina durante a gestação venha a reduzir o risco de desenvolvimento do diabetes gestacional e outras complicações associadas à sindrome metabólica. Glueck et al. acompanharam mulheres com síndrome de ovários policísticos (SOP) utilizando metformina e dieta, resultando em menor número de diabetes gestacional[24]. Em resumo, existem poucos dados para sugerir que a metformina venha a ser perigosa durante a gestação.

RECOMENDAÇÃO: Embora dados observacionais sugiram que a metformina possa potencialmente reduzir o risco da diabetes gestacional e outras complicações associadas à resistência à insulina, até o presente momento o uso rotineiro da metformina para prevenção das morbidades não está recomendado (B).

Devemos suplementar a mulher obesa com ácido fólico?

A obesidade materna tem sido associada a deficiência nutricional, especialmente do ácido fólico[25], contudo o papel protetor do ácido fólico em reduzir o risco de defeito do tubo neural não tem sido observado de forma tão consistente em mulheres obesas[26]. É importante observar que muitas das anormalidades congênitas implicadas tenham o tempo e a resposta ao ácido fólico similares, sugerindo uma etiologia comum de base.

RECOMENDAÇÃO: Não há consenso de que a suplementação do ácido fólico para mulheres obesas antes da gestação ou no início dela venha a reduzir anormalidades fetais (C).

Quais as recomendações para as mulheres que realizaram cirurgia bariátrica antes da gestação?

Devido ao papel limitado da mudança dos hábitos de vida (exercícios regulares e dieta) e aos medicamentos no tratamento da obesidade, em especial na obesidade mórbida, muitas mulheres obesas em idade reprodutiva estão procurando a cirurgia bariátrica como alternativa ao tratamento. Atualmente a cirurgia bariátrica está indicada a mulheres com IMC de 35 associado a comorbidades ou IMC acima de 40[27].

Embora não existam dados disponíveis considerando estudos prospectivos randomizados e seguimento em longo prazo de filhos de mãe obesas que fizeram previamente à gestação a cirurgia bariátrica, o American College of Obstetricians and Gynecologists (ACOG)[28] fez as seguintes recomendações:

1. pacientes com banda gástrica ajustável por laparoscopia, em idade fértil, devem ser alertadas para o risco de ficarem grávidas logo após a rápida perda de peso e deveriam, portanto, utilizar métodos anticoncepcionais apropriados e evitar a gravidez no período de perda de peso rápida (12 a 18 meses) após a cirurgia, até estabilizarem o peso e que não estivessem em estado catabólico (B).
2. todas as mulheres deveriam ter uma suplementação adequada de folato, cálcio e vitamina B12 após a cirurgia bariátrica, pois eles diminuem o risco de deficiência nutricional subclínica (B).

Tem sido descrito um risco aumentado da síndrome metabólica (obesidade, hipertensão, resistência à insulina e dislipidemia) em crianças e adolescentes grandes para a idade gestacional ou macrossômicos[29]. O aumento da prevalência da obesidade na adolescência está relacionado com risco aumentado da síndrome metabólica. Cerca de 50 a 90% dos adolescentes com diabetes do tipo 2 têm um IMC maior do que 27[30]. Assim, a epidemia da obesidade e o subsequente risco de diabetes e seus componentes da síndrome metabólica podem começar no útero com macrossomia e adiposidade.

RECOMENDAÇÃO: O aumento da prevalência da síndrome metabólica/obesidade nas crianças e adolescente tem sido mais observado em mães com excesso ponderal durante a gestação do que em mães com o peso normal (B).

REFERÊNCIAS

1. World Health Organization. Obesity: preventing and managing a global epidemic. World Health Organ Tech Rep Ser 2000; 894(1-4).
2. Alberti KG, Zimmet PZ. Definition, diagnosis and classification of diabetes mellitus and its complications. Part 1: diagnosis and classification of diabetes mellitus provisional report of the WHO consultation. Diabet Med 1998; 15:539-53.
3. Grundy SM, Cleeman JI, Daniels SR et al. Diagnosis and management of the metabolic syndrome: An American Heart Association/National Heart, Lung and Blood Institute scientific statement. Circulation 2005; 112(2735-52).
4. Zimmet PZ, Magliano D, Matsuzawa R, Alberti KG, Shaw J. The metabolic syndrome: a global public health problem and a new definition. J Atheroscler Thromb 2005; 12:292-300.

5. Sidebottom AC, Brown JE, Jacobs DR JR. Pregnancy-related changes in body fat. Eur J Obstet Gynecol Reprod Biol 2001; 94:216-23.
6. Soltani H, Fraser RB. A longitudinal study of maternal anthropometric changes in normal weight, overweight, and obese women during pregnancy and postparturm. Br J Nutr 2000; 84:95-101.
7. Catalano MP. Management of obesity in pregnancy. Obstet Gynecol 2007; 109(2):419-33.
8. Rodie VA, Freeman DJ, Sattar N, Greer IA. Pre-eclampsia and cardiovascular disease: metabolic syndrome of pregnancy? Atherosclerosis 2004; 175:189-202.
9. Weiss JL, Malone FD, Emig D, Ball RH, Nyberg DA, Comstock CH. Obesity, obstetric complications and cesarean delivery rate: a population based screening study. Am J Obstet Gynecol 2004; 190:1091-7.
10. Institute of Medicine, Nutricional status and weight gain. In: Nutrition during pregnancy. Washington, DC: Nacional Academies Press, 1990:27-233.
11. Guidelines CtRIPW, Medicine Io, Council NR, summary E, pregnancy Wgd, guidelines Rt. In: AL RKaY, editor. Weigh Gain During Pregnancy: Reemaning the Guidelines. Washington, DC: National Academies Press, 2009.
12. Utzschneider KM, Kahn SE. The role of insulin resistance in non-alcoholic fatty liver disease. J Clin Endocrinol Metab 2006; 91:4753-61.
13. Surkan PJ, Hsieh CC, Johansson AL, Dickman PW, Cnattingius S. Reasons for increasing trends in large for gestacional age births. Obstet Gynecol 2004; 104:720-6.
14. Abrams BF, Laros RK. Am J Obstet Gynecol. Am J Obstet Gynecol 1986; 154:503-9.
15. Lashen H, Fear K, Sturdee DW. Obesity is associated with increased first trimester and recurrent miscarriage: matched case-control study. Hum Reprod 2004; 19:1644-6.
16. Fedorcsak P, Storeng R, Dale PO, Tanbo T, Abyholm T. Obesity is a risk for early pregnancy loss after IVF or ICSI. Acta Obstet Gynecol Scand 2000; 79:43-8.
17. Waller DK, Mills JL, Simpson JL, Cunningham GC, Conley MR, Lassman ML, et al. Are obese women at higher risk for producing malformed offspring ? Am J Obstet Gynecol 1994; 170:541-8.
18. Walkins MI, Rasmussen SA, Honeru MA, Botto LD, Moore CA. Maternal obesity and infant heart defects. Obes Res 2003; 11:1065-71.
19. Stothard KJ, Tennant PWG, Bell R, Rankin J. Maternal Overweight and Obesity and Risk of Congenital Anomalies. JAMA 2009; 301:636-46.
20. Rumbold AR, Crowther CA, Haslam RR, Dekker GA, Robinson JS. ACTS Study Group. Vitamins C and E and the risks of preeclampsia and perinatal complications. N Engl J Med 2006; 354:1796-806.
21. Poston L, Briley AL, Seed PT, Kelly FJ, Shennan AH. The Vitamins in Pre-eclampsia (VIP) trial consortium. Vitamina C and Vitamina E in pregnant Women at risk for pre-eclampsia (VIP Trial): randomized placebo controlled trial. Lancet. 2006; 367:1145-54.
22. Petitti DB. Combinantion estrogen-progestin oral contraceptives. N Engl J Med 2003; 349:1443-50
23. Gilbert C, Valois M, Koren G. Pregnancy outcome after first-trimester exposure to metformin: a meta-analysis. Fertil Steril 2006; 86:658-63
24. Glueck CJ, Goldenberg P, Wang P, Loftspring M, Sherman A. Metformin during pregnancy reduce insulin, insulin resistence, insulin secretio, weight, testosterone and development of gestacional diabetes: Prospostecite longitudinal assessement of women with polycystic ovary syndrome from preconception throughout pregnancy. Hum Reprod 2004; 19:415-9.
25. Casanueva E, Drijanski A, Fernández-Gaxiola AC, Meza C, Pfeffer F. Folate deficiency is associated with obesity and anemia in Mexican urban women. Nutr Res 2000; 20(10):1389-94.
26. Werler MM, Louik C, Shapiro S, Mitchell AA. Prepregnant weight in relation to risk of neural tube defects. JAMA 1996; 275(14):1089-92.
27. American Society of Bariatric Surgery [ASBS]. Rationale for the surgical Treatment of morbid obesity. 1998.
28. Obesity in pregnancy, ACOG Comittee Opinion. American College of Obstreticians and Gynecologist. Obstet Gynecol 2005; 106:895-9.
29. Oken E, Gillman MW. Fetal origins of obesity. Obes Res 2003; 11:496-506.
30. Mokdad AH, Ford ES, Bowman BA, Nelson DE, Engelmau MM, Vinicor F et al. Diabetes trends in the U.S. 1990-1998. Diabetes Care 2000; 23:1278-83.

Capítulo 27

Indução do Trabalho de Parto

Gláucia Lins Guerra • José Guilherme Cecatti

A indução do trabalho de parto corresponde ao procedimento de utilização de métodos que favorecem o amadurecimento cervical e o aparecimento de contrações uterinas para o desencadeamento do trabalho de parto com a finalidade de antecipá-lo por alguma razão materna ou fetal, ou, ainda, eletivamente, por vontade ou conveniência da mulher ou do profissional. Mundialmente a prevalência de indução varia entre as regiões e os países, desde 7,5% a 39%[11,15,21,23,39,42,50,59,65].

A indução do trabalho de parto tem aumentado em algumas regiões, porém ainda é um procedimento subutilizado em outras. Existem indicações clínicas definidas e outras que são questionáveis. O crescente aumento em algumas regiões se deveu, principalmente, às induções eletivas, e estas deveriam ser desestimuladas por aumentar o risco de cesariana. Na América Latina a prevalência da indução do trabalho de parto de 11,4% ainda é baixa comparada com regiões mais desenvolvidas. E o estímulo às induções talvez contribuísse para diminuir a elevada taxa de cesariana, principalmente no Brasil, onde a taxa de cesariana oscila em torno de 40% (SUS), e com isso melhorar a qualidade dos programas de assistência materna e perinatal e seus resultados, adequando e vigiando a indicação de sua utilização, bem como monitorando seus eventuais efeitos adversos.

Quando devo indicar uma indução do trabalho de parto?

A indução do trabalho de parto, como qualquer outra intervenção, pode apresentar efeitos indesejáveis, só devendo ser indicada quando os benefícios para mãe e feto superarem os riscos de espera pelo início espontâneo do trabalho de parto[11]. De qualquer forma, esse procedimento deve ser explicado, discutido e ponderado com a mulher, seu companheiro e familiares antes de ser iniciado, ressaltando-se suas indicações, métodos, tempo necessário e ainda os possíveis efeitos adversos a ele associados (A).

Quais as principais indicações da indução do trabalho de parto?

As principais indicações estabelecidas pelo Royal College of Obstetricians and Gynecologists (RCOG) e pelo American College of Obstetricians and Gynecologists (ACOG) são: doenças hipertensivas da gestação, gestação pós-termo, ruptura prematura das membranas, corioamnionite, diabetes na gestação, restrição do crescimento fetal, isoimunização, óbito fetal e outras doenças clínicas maternas descompensadas. A indução eletiva por solicitação materna é aceita pelos dois colégios, porém em idades gestacionais diferentes: o RCOG apenas com 41 semanas e com colo favorável, e o ACOG a partir das 39 semanas, desde que confirmada a maturidade pulmonar fetal[11,51] (B).

Quais as contraindicações para a indução do trabalho de parto?

As contraindicações podem ser divididas em absolutas (placenta prévia, *vasa prévia*, situação transversa, prolapso de cordão com feto vivo, cesárea anterior clássica ou de repetição, sofrimento fetal agudo, obstrução do canal de parto e herpes genital em atividade) e relativas (gestação múltipla, polidrâmnio, doença cardíaca materna, grande multiparidade, apresentação pélvica e apresentação fetal alta sugerindo desproporção fetopélvica)[51].

Qual o benefício da indução do trabalho de parto em comparação com a cesariana eletiva?

A resposta a esta pergunta ainda é controversa. A cesariana, quando bem indicada, tem o objetivo de salvar a vida da mãe e/ou do feto. Porém, não se deve esquecer de que esta cirurgia está associada a maior morbidade materna e perinatal, desde dificuldade na extração fetal, quando realizada de forma eletiva sem trabalho de parto, maior risco de hemorragia transoperatória com maior necessidade de transfusão sanguínea e às vezes, também, maior necessidade de histerectomia puerperal, além de maior risco de embolia pulmonar[33,37,46,59,64] (B).

O risco da prematuridade iatrogênica inerente à cesariana não deve ser minimizado, pois tem contribuído para o aumento da morbidade e mortalidade neonatais, com reflexo inclusive na mortalidade infantil[40-42,57,62] (B).

Diante de gestações de risco, uma atitude ativa, com indução do trabalho de parto, quando em comparação com a conduta expectante, reduz a taxa de cesariana sem comprometer os resultados maternos e perinatais[47,48,65] (B).

As condições do colo uterino interferem na escolha do método da indução?

A avaliação das condições do colo uterino é uma condição indispensável que deve preceder a indução do trabalho de parto. Na maioria dos serviços, esta avaliação é feita utilizando-se o escore de Bishop (EB), que analisa as condições da cérvice e a altura da apresentação, criando um escore cujo resultado pode variar de zero a 13 pontos[5]. Um escore de Bishop menor que 6 é preditor de risco para a não obtenção de parto vaginal, necessitando do uso prévio de outros métodos para modificação ou preparo da cérvice[21,32,61,65]. Outra forma de avaliação do colo uterino é pela ultrassonografia, embora uma revisão sistemática não tenha mostrado haver superioridade deste novo método, quando comparado com o EB, em prever a possibilidade de parto vaginal[27] (A).

Como devo fazer a indução do trabalho de parto e qual droga devo utilizar?

Após o esclarecimento da gestante sobre a necessidade de antecipação do parto e qual método poderá ser utilizado, solicita-se o seu consentimento e será iniciado o processo de indução. De qualquer forma, antes da indução do trabalho de parto propriamente dita, vários procedimentos são recomendados, incluindo a determinação exata da idade gestacional, confirmação da situação e apresentação fetal, adequação da bacia materna, avaliação do grau de maturação cervical, integridade de membranas, checar que não existem contraindicações ao procedimento, ter documentada a avaliação da vitalidade fetal (excetuando-se evidentemente os casos de indução por óbito fetal) e a concordância da gestante e/ou do seu companheiro acerca do procedimento. Gestante com colo favorável, isto é, um escore de Bishop maior ou igual a 9, deverá ter iniciada a indução do trabalho de parto com ocitocina (B). Com um escore de Bishop entre 6 e 8, discute-se se é mais recomendado melhorar as condições do colo com outro método, por exemplo, misoprostol, ou ir direto para o uso da ocitocina. Já para colo com escore de Bishop igual ou menor a 5 recomenda-se o preparo do colo com misoprostol ou sonda de Folley. (B)

Quais os métodos disponíveis para o preparo ou modificação do colo uterino para iniciar o processo de indução do trabalho de parto?

Existem vários métodos disponíveis para o preparo do colo: mecânicos e farmacológicos. Os métodos mecânicos (laminárias, cateter com balão e descolamento das membranas) foram os primeiros utilizados para provocar modificações no colo uterino pelo estiramento mecânico da cérvice, e também secundariamente pelas contrações uterinas provocadas pela liberação local de prostaglandinas[8]. São métodos geralmente baratos, de fácil manuseio e com poucos efeitos colaterais, principalmente em relação à hiperestimulação uterina provocada pelas prostaglandinas. O cateter com balão, comparado com placebo, parece reduzir a taxa de cesariana em 24 horas, com mínimos efeitos colaterais[8,58]. Dessa forma, a utilização da sonda de Folley para preparo de colo é uma boa alternativa, principalmente em mulheres com cicatriz de cesárea anterior (A).

O descolamento das membranas é outro método mecânico simples e barato que pode ser utilizado para a indução do parto, embora provoque desconforto, sangramento e contrações irregulares. Até o momento não existem evidências de que o uso rotineiro desta manobra a partir de 38 semanas de gestação resulte em benefício real para as gestantes[8].

O misoprostol pode ser usado para preparo do colo, com a recomendação de uma dosagem inicial de 25 µg a cada 6 horas por 24 horas[52,63] (A). A mesma dosagem e intervalo também têm sido recomendados pelo Ministério da Saúde do Brasil (MS, 2001). O uso do misoprostol com intervalo menor que 6 horas deve ser evitado, sobretudo quando se utiliza a via vaginal, para evitar a superdosagem e suas consequências, como a síndrome de hiperestimulação uterina. O misoprostol via vaginal permanece com níveis sanguíneos mais estáveis por maior tempo[63] (B). O tempo de uso sugerido por Faúndes et al.[19] para a indução ou preparo de colo é de 25 mcg, via vaginal às 7, 13 e 19 horas, com descanso à noite e repetição do processo no dia seguinte. Não havendo resposta a esse esquema, deve ser reavaliada a possibilidade de um descanso e reiniciado o processo de indução ou utilizar outro método se a causa que determinou a indução ainda permite conduta expectante. Caso contrário, interrupção por cesariana pode ser indicada (D).

Qual a droga mais utilizada para a indução do trabalho de parto?

A ocitocina continua sendo, mundialmente, a droga mais utilizada para a indução do trabalho de parto, sendo frequentemente associada à amniotomia para acelerar o processo da parturição. Embora na prática clínica seja bastante utilizada, os resultados de uma revisão sistemática indicam que não existe evidência suficiente para que seja recomendada como droga de primeira escolha. São necessários mais ensaios clínicos comparando ocitocina isolada, ou associada à amniotomia ou ambos os métodos comparados com outras drogas. Os revisores desta metanálise encontraram maior incidência de parto instrumental e hemorragia pós-parto no grupo da ocitocina e amniotomia quando em comparação com o misoprostol (A). No grupo da ocitocina associada à amniotomia *versus* conduta expectante não encontraram diferença na taxa de cesariana e nos resultados neonatais adversos, como morbidade neonatal grave e morte neonatal, embora as mulheres relatassem um grau maior de satisfação no grupo expectante do que quando utilizaram ocitocina e amniotomia[31] (A). A ocitocina mostrou-se mais efetiva em conseguir o parto vaginal em 24 horas em mulheres com colo desfavorável quando em comparação com a conduta expectante. E também mostrou-se mais efetiva na presença de rotura das membranas, não importando se espontânea ou artificial, com mais partos vaginais dentro de 24 horas quando em comparação com a conduta expectante[36] (A). A utilização imediata de ocitocina após amniorrexe espontânea, em mulheres com gestação de termo, em comparação com a conduta expectante, apresentou um intervalo de tempo menor entre a amniorrexe e o parto e as mulheres ficaram mais satisfeitas[53] (A). Embora seja uma droga bastante efetiva, deve ser utilizada com cautela. Seu uso inadvertido, em dose excessiva, pode ocasionar hiperestimulação uterina com todas as suas complicações, com comprometimento da vitalidade fetal e da saúde materna, inclusive com risco de ruptura uterina[23] (B). Entretanto, o comprometimento da vitalidade fetal não foi observado por Wei et al., (2009) em uma revisão sistemática com metanálise, embora tenha apresentado maior risco de hiperestimulação uterina (A). Na tentativa de tornar mais seguro o uso da ocitocina, Hayes e Weinstein[26] propõem um protocolo para o seu uso: solução salina normal (1.000 mL) com 10 unidades internacionais (duas ampolas) de ocitocina. A dose inicial deverá ser de 2 miliunidades por minuto, numa velocidade de infusão de 12 mL por hora. O aumento da dose deve ser de 2 miliunidades por minuto (12 mL por hora) a cada 45 minutos, até se atingir uma dinâmica uterina adequada de trabalho de parto. A dose máxima não deve ultrapassar 16 miliunidades por minuto (96 mL por hora). O ideal é que a ocitocina seja infundida em bomba de infusão contínua (BIC).

Qual a taxa de parto normal após a indução do trabalho de parto?

A taxa de sucesso para o parto vaginal depende de vários fatores, sendo o principal a condição do colo uterino. Vários estudos observacionais sobre a indução do trabalho de parto em nulíparas com colo desfavorável mostram aumento da taxa de cesariana[32,61,65].

Outros fatores que também contribuíram com o aumento da taxa de cesariana foram: nuliparidade, idade materna maior que 30 anos, sobrepeso ou obesidade, macrossomia e corioamnionite[49,54,61]. A multiparidade seria um fator de proteção para cesariana na indução do trabalho de parto[18,29], embora outros autores relatem que, independentemente de ser nulípara ou multípara e mesmo com colo favorável, a indução do trabalho de parto aumente a taxa de cesariana[3,65]. A taxa de parto vaginal referida na América Latina foi acima de 70% e ainda é maior em outros países[23,29,49,54,61].

Quais os cuidados necessários na indução do trabalho de parto?

A indução do trabalho de parto deve ser conduzida com bastante cuidado, usando doses adequadas e seguras das drogas indutoras. A vigilância da vitalidade fetal é fundamental durante todo o período da indução. Existem relatos de maior número de parto vaginal instrumental, maior necessidade de analgesia peridural, mais hemorragia pós-parto, necessitando de mais transfusão sanguínea, e maior permanência hospitalar[8,12,18,55,61] (B). Tem sido relatado também o maior risco de histerectomia durante o trabalho de parto, provocado pelo uso inadequado do misoprostol[4,6] (B). Porém, independentemente do uso de misoprostol, a indução do trabalho de parto tem sido associada a maior risco de ruptura uterina[23,24] (B). Os estudos divergem em relação ao risco de embolia de líquido amniótico após a indução do trabalho de parto. Kramer et al.[38], no Canadá, relatam quase o dobro do risco (*odds ratio* [OR]) 1,8 (intervalo de confiança [IC] a 95% 1,3-2,7) de embolia do líquido amniótico com a indução do trabalho de parto (B), enquanto Abenhaim et al. (2009), nos EUA, não confirmaram esse risco (OR) 1,5 (IC 95% 0,9-1,3)[14] (B).

Quando se deve indicar uma indução eletiva?

A indução eletiva, sem uma razão médica, tem sido associada ao dobro ou triplo do risco de cesariana e deve ser desestimulada[2,8,58]. As induções eletivas implicam mais gastos para o sistema de saúde[2,35]. Guerra et al.[23] desaconselham a indução eletiva, pois a indução eletiva na América Latina esteve associada a um risco cinco vezes maior de histerectomia, o que é uma situação muito grave, considerando que não existia razão médica para o procedimento (B).

A indução do trabalho de parto interfere nos resultados perinatais?

A interferência da indução do trabalho de parto nos resultados perinatais é controversa. A preocupação com a prematuridade e a mortalidade neonatal gerada pelas induções do trabalho de parto, com indicações questionáveis e com idade gestacional erroneamente estimada, tem sido relatada ao longo dos anos[7,20,44]. Nesse sentido, Wax et al.[62] estudaram a doença da membrana hialina associada ao parto eletivo de recém-nascidos saudáveis de termo, relatando uma necessidade média de quatro dias de ventilação respiratória assistida. Atualmente, com o acesso facilitado à ultrassonografia em idade gestacional precoce na maioria dos serviços, não mais se justifica a prematuridade iatrogênica[22] (B). Portanto, as induções sem indicação médica só devem ser realizadas antes de 39 semanas se comprovada a maturidade pulmonar fetal[22] (C). Para Hartman e King (2001), a antecipação do parto no termo sem uma razão médica é uma conduta maléfica e esta seria uma situação de se estar "complicando o descomplicado" (D).

Alguns autores não encontraram diferença em relação aos escores de Apgar no quinto minuto e à admissão do neonato em unidade de terapia intensiva na indução do parto, em comparação com aqueles neonatos que tiveram seu nascimento com início espontâneo, e relatam que alguma diferença porventura encontrada está associada às condições patológicas que geraram as induções[18,65] (B). Por outro lado, outros estudos têm associado a indução do trabalho de parto a menores escores de Apgare à maior necessidade de admissão do neonato à unidade de terapia intensiva[12,61] (B).

É benéfico induzir o parto de um feto suspeito de macrossomia com o objetivo de reduzir a taxa de cesariana?

Uma das indicações relativas de indução é no caso de fetos suspeitos de macrossomia, porém estudos mais recentes mostraram que a conduta expectante, comparada com a indução do trabalho de parto, reduz a taxa de cesariana sem comprometer o resultado perinatal[52,66] (A).

Quando devemos induzir uma gestação pós-termo?

As gestações pós-termo têm maior risco para a ocorrência de óbito fetal. A política de indução do trabalho de parto rotineiramente a partir de 41 semanas de gestação é uma prática recomendada[11,52] (A). Entretanto, alguns estudos mais recentes relatam não ter encontrado diferença na taxa de cesariana, parto vaginal operatório e nos resultados neonatais. O risco absoluto de morte perinatal é muito baixo. Assim, ainda que valha a recomendação de indução do trabalho de parto para todas as gestações atingindo 41 semanas, pode ser oferecida à gestante a opção de aguardar o início espontâneo do trabalho de parto até 42 semanas de gestação, desde que seja acompanhada da vigilância da vitalidade fetal, considerando que o risco é muito baixo[25,28] (A).

REFERÊNCIAS

1. Abdel-Aleem H. Buccal or sublingual misoprostol for cervical ripening and induction of labour: RHL commentary (last revised: 15 December 2006). The WHO Reproductive Health Library; Geneva: World Health Organization.
2. Bailit JL, Downs SM, Thorp JM. Reducing the caesarean delivery risk in eletive inductions of labour: a decision analysis. Paediat Perinatal Epidemiol 2002; 16:90-6.
3. Batista L, Chung JH, Lagrew DC, Wing DA. Complications of labor induction among multiparous women in a community-based hospital system. Am J Obstet Gynecol 2007; 197:241.e1-241.e7.
4. Bennett BB. Uterine rupture during induction of labor at term with intravaginal misoprostol. Obstet Gynecol 1997; 89(5 Pt 2):832-3.
5. Bishop EH. Pelvic scoring for elective induction. Obstet Gynecol 1964; 24:266-8.
6. Blanchette HA, Nayak S, Erasmus S. Comparison of the safety and efficacy of intravaginal misoprostol (prostaglandin E1) with those of dinoprostone (prostaglandin E2) for cervical ripening and induction of labor in a community hospital. Am J Obstet Gynecol 1999; 180(6 Pt 1):1551-9.
7. Bonham D. Perinatal Mortality Survey. BMJ 1962; 2(5317):1463-5.
8. Boulvain M, Marcoux S, Bureau M, Fortier M, Fraser W. Risks of induction of labour in uncomplicated term pregnancies. Paediat Perinatal Epidemiol 2001; 15:131-9.
9. Boulvain M, Stan C, Irion O. Membrane sweeping for induction of labour (Cochrane Review). In: The Cochrane Library, Issue 2, 2008. Oxford: Update Software.
10. Brasil. Ministério da Saúde. Indução do parto. In: Parto, aborto e puerpério. Assistência humanizada à mulher. Brasília: Ministério da Saúde, 2001.

11. Calder AA, Lawrence BB, Cookson R, Crowley, Danielian P, Farebrother A, et al. Guideline of Induction of labour. Royal College of Obstetricians and Gynaecologists. London: RCOG Press, 2001. Acessado em 13/06/2008 in http://www.rcog.org.uk/ resources/public/pdf/rcog _induction_of_labour.pdf
12. Cammu H, Martens G, Ruyssinck G, Amy JJ. Outcome after labor induction in nulliparous women: A matched cohort study. Am J Obstet Gynecol 2002; 186:240-4.
13. Cole RA, Howie PW, Macnaughton MC. Elective induction of labour. A randomised prospective trial. Lancet 1975: 1(7910):767-70.
14. Conde-Agudelo A, Romero R. Amniotic Fluid Embolism: an evidenced based review. Am J Obstet Gynecol 2009; 2001:445 e1-13.
15. Coonrod DV, Bay RC, Kishi GY. The epidemiology of labor induction: Arizona, 1997. Am J Obstet Gynecol 2000; 182:1355-62.
16. Delaney T, Young DC. Spontaneous versus induced labor after a previous cesarean delivery. Obstet Gynecol 2003; 102(1):39-44.
17. Dodd JM, Crowther CA. Elective repeat caesarean section versus induction of labour for women with previous caesarean birth. Cochrane Database Syst Rev 2006; (4):CD004906.
18. Dublin S, Lydon-Rochelle M, Kaplan RC, Watts DH, Critchlow CW. Maternal and neonatal outcomes after induction of labor without an identified indication. Am J Obstet Gynecol 2000; 183:986-94.
19. Faúndes A, Cecatti JG, Agudelo AC, Escobedo J, Rizzi R, Tavara L, Velazco A. Uso de misoprostol em obstetrícia e ginecologia. FLASOG, 2007.
20. Flaksman RJ, Vollman JH, Benfield DG. Iatrogenic prematurity due to elective termination of the uncomplicated pregnancy: a major perinatal health care problem. Am J Obstet Gynecol 1978; 132:885-8.
21. Goffinet F, Dreyfus M, Carbonne B, Magnin G, Cabrol D. Enquête des pratiques de maturation du col et de déclenchement du travail en France. J Gynecol Obstet Biol Reprod 2003; 32:638-46.
22. Grobman WA. Elective induction: when? Ever? Clin Obstet Gynecol 2007; 50:537-46.
23. Guerra G, Cecatti J, Souza J, Faúndes A, Morais S, Gümezoglu A, Parpinelli M, Passini R,.Carroli G. Organization 2005 Global Survey on Maternal and Perinatal Health Research Group. Factors and outcomes associated with the induction of labour in Latin America. BJOG 2009; 116:1762-72.
24. Guerra GV, Cecatti JG, Souza JP et al. Elective induction versus spontaneous labour in Latin America (Aceito e aguardando publicação).
25. Gülmezoglu AM, Crowther CA, Middleton P. Induction of labour for improving birth outcomes for women at or beyond term (Cochrane Review). In: The Cochrane Library, Isue 4, 2007. Oxford: Update.
26. Hayes EJ, Weinstein L. Improving patient safety and uniformity of care bay a standardized regimen for the use of oxytocin. Am J Obstet Gynecol 2008; 198:622.e1-622.e7.
27. Hatfield AS, Sanches-Ramos L, Kaunitz AM. Sonographic cervical assessment to predict the success of labor induction: a systematic review with metaanalysis. Am J Obstet Gynecol 2007; 197(2):186-92.
28. Heimstead R, Skogvoll E, Mattsson LA, Johansen OJ, Eik-Nes SH, Salvesen KA. Induction of labour or serial antenatal fetal monitoring in postterm pregnancy. A Randomized Controlled Trial. Obstet Gynecol 2007; 109(3):609-17.
29. Heingberg EM, Wood RA, Chambers RB. Elective induction of labor in multiparous women. Does it increase the risk of cesarean section? J Reprod Med 2002; 47:399-403.
30. Hoffman MK, Vahratian A, Sciscione AC, Troendle JF, Zhang J. Comparison of labor progression between induced and noninduced multiparous women. Obstet Gynecol 2006; 107:1029-34.
31. Howarth Graham, Botha Danie J. Amniotomy plus intravenous oxytocin for induction of labour. Cochrane Database of Systematic Reviews. In: The Cochrane Library, Issue 3, Art. No. CD003250. DOI: 10.1002/14651858.CD003250.pub3
32. Johnson DP, Davis NR, Brown AJ. Risk of cesarean delivery after induction at term in nulliparous women with an unfavorable cervix. Am J Obstet Gynecol 2003; 188:1565-9.
33. Kacmar J, Bhimani L, Boyd M, Shah-Hosseini R, Peipert J. Route of delivery as a risk factor for emergent peripartum hysterectomy: a case-control study. Obstet Gynecol 2003; 102(1):141-5.

34. Kaczmarczyk M, Sparén P, Terry P, Cnattingius S. Risk factors for uterine rupture and neonatal consequences of uterine rupture: a population-based study of successive pregnancies in Sweden. BJOG 2007; 114(10):1208-14.
35. Kaufman KE, Bailit JL, Grobman W. Elective inductions: An analysis of economic and health consequences. Am J Obstet Gynecol 2002; 187:858-63.
36. Kelly Anthony J, Tan Brenda P. Intravenous oxytocin alone for cervical ripening and induction of labour. Cochrane Database of Systematic Reviews. In: The Cochrane Library, Issue 3, Art. No. CD003246. DOI: 10.1002/14651858.CD003246.pub3
37. Knight M, Kurinczuk JJ, Spark P, Brocklehurst P. United Kingdom Obstetric Surveillance System Steering Committee. Cesarean delivery and peripartum hysterectomy. Obstet Gynecol 2008; 111(1):97-105.
38. Kramer MS, Rouleau J, Baskett TF, Joseph KS. Amniotic-fluid embolism and medical induction of labour: a retrospective, population-based cohort study. Lancet 2006; 368(9545):1444-8.
39. Lydon-Rochelle MT, Cárdenas V, Nelson JC, Holt VL, Gardella C, Easterling TR. Induction of Labor in the Absence of Standard Medical Indications. Medical Care 2007; 45(6):505-12.
40. MacDorman MF, Declercq E, Menacker F, Malloy MH. Infant and neonatal mortality for primary cesarean and vaginal births to women with 'no indications risk', United States, 1998-2001 Birth Cohorts. Birth 2006; 33(3):175-82.
41. MacDorman MF, Declercq E, Menacker F, Malloy MH. Neonatal mortality for primary cesarean and vaginal births to low-risk women: aplication of an 'Intention-to-Treat' model. Birth 2008; 35(1):3-8.
42. MacDorman MF, Mathews TJ, Joyce AM, Malloy MH. Trends and Characteristics of induced labour in the United States, 1989-98. Paediat Perinatal Epidemiol 2002; 16:263-73.
43. Macer JA, Macer CL, Chan LS. Elective induction versus spontaneous labor: A retrospective study of complications and outcome. Am J Obstet Gynecol 1992; 166:1690-7.
44. Magowan BA, Bain M, Juszczak E, McInneny K. Neonatal mortality amongst Scottish preterm singleton births (1985-1994). BJOG 1998; 105(9):1005-10.
45. Max JR, Herson V, Carignan E, Mather J, Ingardia CJ. Contribution of elective delivery to severe respiratory distress at term. Am J Perinatol 2002; 19(2):81-6.
46. Mozurkewich EL, Hutton EK. Elective repeat cesarean delivery versus trial of labor: a meta-analysis of the literature from 1989 to 1999. Am J Obstet Gynecol 2000; 183(5):1187-97.
47. Nicholson JM, Kellar LC, Cronholm PF, Macones GA. Active management of risk in pregnancy at term in na urban population: An association between a higher induction of labor rate and lower cesarean delivery rate. Am J Obstet Gynecol 2004; 191:1516-28.
48. Nicholson JM, Yeager DL, Macone G. A preventive approach to obstetric care in a rural hospital: association between higher rates of preventive labor induction and lower rates of cesarean delivery. Ann Fam Med 2007; 5(4):310-9.
49. Prysak M, Castronova FC. Elective induction versus spontaneous labor: A case- control analysis of safety and efficacy. Obstet Gynecol 1998; 92:47-52.
50. Robson S, Pridmore B, Dodd J. Outcomes of induced labour. Aust NZ J Obstet Gynecol 1997; 37:16-9.
51. Sanchez-Ramos L. Induction of labor. Obstet Gynecol Clin N Am 2005; 32:181-200.
52. Sanchez-Ramos L, Bernstein S, Kaunitz AM. Expectant management versus labor induction for suspected fetal macrossomia: A Systematic Review. Obstet Gynecol 2002; 100(5):997-1002.
53. Selo-Ojeme DO, Pisal P, Lawal O, Rogers C, Shah C, Sinha S. A randomised controlled trial of amniotomy and immediate oxytocin infusion versus amniotomy and delayed oxytocin infusion for induction of labour at term. Arch Gynecol Obstet 2009; 279(6):813-20
54. Seyb ST, Berka RJ, Socol ML, Dooley SL. Risk of cesarean delivery with elective induction of labor at term in nulliparous women. Obstet Gynecol 1999; 94(4):600-7.
55. Sheiner E, Sarid L, Levy A, Seidman DS, Hallak M. Obstetric risk factors and outcome of pregnancies complicated with early postpartum hemorrhage: a population-based study. J Matern Fetal Neonatal Med 2005; 18(3):149-54.
56. Sue-A-Quan AK, Hannah ME, Cohen MM, Liston RM. Effect of labour induction on rates of stillbirth and cesarean section in post-term pregnancies. CMAJ 1999; 160:1145-49.

57. Tracy SK, Tracy MB, Sullivan E. Admission of term infants to neonatal intensive care: a population-based study. Birth 2007; 34(4):301-07.
58. Vahratian A, Zhang J, Troendle JF, Sciscione AC, Hoffman MK. Labor progression and risk of cesarean delivery in electively induced nulliparas. Obstet Gynecol 2005; 105(4):698-704.
59. Villar J, Valladares E, Wojdyla D, Zavaleta N, Carroli G, Velazco A, et al. Cesarean delivery rates and pregnancy outcomes: the 2005 WHO global survey on maternal and perinatal health in Latin America. Lancet 2006; 367(9525):1819-28.
60. Villar J, Carroli G, Zavaleta N, Donner A, Wojdyla D, Faundes A, et al. Maternal and neonatal individual risks and benefits associated with caesarean delivery: multicentre prospective study. BMJ 2007; 335(7628):1025-35.
61. Vrouenraets FP, Roumen FJ, Dehing CJ, van den Akker ES, Aarts MJ, Scheve EJ. Bishop score and risk of cesarean delivery after induction of labor in nulliparous women. Obstet Gynecol 2005; 105(4):690-7.
62. Wax JR, Herson V, Carignan E, Mather J, Ingardia CJ. Contribution of elective delivery to severe respiratory distress at term. Am J Perinatol 2002; 19(2):81-6.
63. Weeks A, Alfirevic Z, Faundes A, Hofmeyer GJ, Safar P, Wing D. Misoprostol for induction of labor with a live fetus. Int J Gynecol Obstet 2007; 99:S193-S197.
64. Whiteman MK, Kuklina E, Hillis SD, Jamieson DJ, Meikle SF, Posner SF, et al. Incidence and determinants of peripartum hysterectomy. Obstet Gynecol 2006; 108(6):1486-92.
65. Yeast JD, Jones A, Poskin M. Induction of labor and the relationship to cesarean delivery: A review of 7001 consecutive inductions. Am J Obstet Gynecol 1999; 180(3): part 1:628-633.
66. Zamorski MA, Biggs WS. Management of suspected fetal macrosmia. Am Fam Physician 2001; 63:302-6.

CAPÍTULO 28

Cesariana: Riscos e Benefícios

Isabela Cristina Coutinho de Albuquerque Neiva Coelho

Ana Neves Bezerra Cavalcanti

INTRODUÇÃO

Cesárea ou cesariana é definida como a retirada do feto por meio de incisões realizadas na parede abdominal (laparotomia) e na parede uterina (histerotomia). Esta definição não inclui a remoção do feto da cavidade abdominal em casos de ruptura uterina ou prenhez abdominal[1].

É realizada nas situações em que a evolução para parto vaginal não é possível ou acarrete prejuízo à integridade física da mãe e do bebê. Embora sua contribuição seja de inestimável valor para a evolução da medicina, alerta-se para os riscos de indicação indiscriminada em uma época em que as técnicas semiológicas, aliadas à tecnologia, estão sendo mais bem utilizadas para se acompanhar a gestação, desde a concepção até seus momentos finais[2-4].

INCIDÊNCIA

A secção cesárea é um dos procedimentos cirúrgicos mais frequentemente realizados no mundo, responsável por 5% a 20% de todos os partos. Dependendo do país envolvido e da facilidade da execução de cesárea, pode contribuir para cerca de 70% de todos os nascimentos em determinados locais[5].

Observa-se aumento global nas taxas de cesárea, apesar de a Organização Mundial da Saúde (OMS) admitir como aceitável, no máximo, 15% nos serviços públicos[6]. O percentual de cesárea nos Estados Unidos da América (EUA) tem aumentado substancialmente nos últimos anos, passando de 20,7%, em 1996, para 31,1% em 2006, sendo o procedimento cirúrgico mais realizado, com mais de 1,3 milhão de mulheres submetidas à cesárea anualmente[7]. Entre 1989 e 1996 a taxa total de cesárea apresentou uma diminuição resultante do decréscimo da indicação da primeira cesárea, bem como um aumento na realização de parto vaginal após uma cesárea prévia (VBAC). Mas, a partir de 1996, percebeu-se um aumento rápido e constante nas indicações de cesárea, principalmente entre as primigestas e mulheres com cesáreas prévias[8].

O declínio do parto operatório vaginal e da realização de parto em apresentação pélvica ou de gestações múltiplas por via vaginal também é fator contribuinte para esse preocupante aumento nas taxas de cesárea[9]. Outras justificativas para explicar este fenômeno seriam atribuídas a diversos fatores, como a utilização da monitorização eletrônica fetal contínua, o aumento da utilização da indução de trabalho de parto, bem como um fator de grande importância, que é o médico-legal[10] (B).

Na América Latina as estimativas variam, conforme os hospitais selecionados. De acordo com os dados do DATASUS 2008[11], a taxa de cesárea no Brasil, no ano de 2006, foi de 45,94%, enquanto a da região Nordeste foi de 35,6%. No nosso serviço, por se tratar de um hospital terciário, observamos uma taxa de cesárea de aproximadamente 40%. Nos hospitais privados as taxas excedem 75%[12].

SITUAÇÃO ATUAL

Médicos e profissionais envolvidos com políticas de saúde se empenham na tentativa de esclarecer se estas elevadas taxas são aceitáveis. Muitos estudos têm identificado vários fatores contribuintes para a escolha pela cesárea. As razões maternas incluem medo do parto, medo da dor, dos danos perineais, conveniência, segurança do parto, estresse ou ansiedade, além do medo dos exames vaginais. Por parte do obstetra são observados como razões para a indicação da cesárea o medo que a paciente apresenta do parto e da dor associada a ele, das possíveis lesões perineais, dos riscos e danos fetais, medo da incontinência, ressaltando, principalmente, a conveniência ao se realizar uma cesárea, e o medo de processo judicial. O aumento da solicitação materna para a realização da primeira cesárea e pressões socioculturais e litigiosas para evitar qualquer possível dano associado ao parto devem ser colocados na balança contra as conhecidas complicações associadas à cesárea, considerando os elevados custos do procedimento cirúrgico, bem como o impacto em gestações futuras[13].

A cesárea, originalmente, era considerada um procedimento utilizado nas situações em que o parto vaginal não seria possível sem danos para a mãe ou para o feto (nas situações de complicações obstétricas ou doenças maternas). Posteriormente, muitos fatores, como a redução do risco materno, em decorrência dos avanços anestésicos, conhecimento e utilização de antibióticos profiláticos, bem como avanços nas técnicas cirúrgicas, realização de cesáreas eletivas nas apresentações pélvicas ou em casos de cesárea anterior, podem ter contribuído para modificar a prática obstétrica e a escolha da mulher em relação ao seu tipo de parto, aumentando a taxa de cesáreas eletivas[14].

Em decorrência da afirmação de Cragin em 1916 de que "uma vez cesárea, sempre cesárea" e da difusão dessa cultura de se realizar cesárea em mulheres que foram submetidas previamente a esse procedimento[15], percebe-se uma tendência a se indicar mais cesáreas nesta situação, apesar de existirem estudos recentes demonstrando não haver evidências científicas que sustentem essa prática[8].

Apesar de todo o conhecimento atual e das recomendações de se realizar prova de trabalho de parto em mulheres submetidas previamente à cesárea, vem ocorrendo um aumento progressivo da frequência de "primeiras" cesáreas, bem como das cirurgias de repetição[16].

A taxa desejada de cesárea ainda tem sido motivo de muita controvérsia em virtude da elevação de seus índices através dos anos. A principal medida a ser adotada, com o objetivo de diminuir as suas elevadas taxas, é reduzir a taxa da primeira cesárea para 15% nas pacientes de baixo risco, com gestação única, a termo e com apresentação cefálica[10].

Entre as indicações de cesárea mais frequentes em nosso serviço destacam-se a desproporção cefalopélvica, distocia de colo ou progressão, oligoidrâmnio grave, síndromes hipertensivas da gravidez, apresentações anômalas, sofrimento fetal (agudo e crônico), gestações gemelares, malformações fetais e cesárea anterior[17].

Existem evidências científicas de que a cesárea representa a melhor opção em muitas situações de risco. Contudo, estas indicações representam apenas um pequeno percentual, considerando o aumento nos partos por via alta. Muitas das indicações de cesárea merecem especulação a respeito de sua real indicação ou vantagem na sua realização em detrimento do parto normal. Por exemplo, tem sido sugerido que a cesárea poderia reduzir a frequência de disfunção do assoalho pélvico e proteger contra a paralisia cerebral no neonato. No entanto, nenhuma dessas associações foi ainda validada cientificamente[18].

Como cada vez mais mulheres estão sendo submetidas à cesárea, novos conceitos têm surgido sobre os riscos e benefícios, tanto a curto quanto em longo prazo. Em especial placenta acreta e ruptura uterina após tentativa de VBAC podem ser vistas com maior regularidade, aumentando o risco da mulher em gestações futuras. A ausência de evidências científicas quantificando os riscos e benefícios da cesárea *versus* parto vaginal tem levado a um enigma, em determinadas situações, confundindo tanto as gestantes, quanto os seus médicos assistentes[18].

Desta forma, neste capítulo discutiremos a respeito dos riscos e benefícios atribuídos à realização da cesárea com base em evidências científicas.

INDICAÇÕES

Em determinadas situações a cesárea é a via de parto de escolha. Estas indicações podem ser absolutas ou relativas e devem representar cerca de 10 a 15% de todos os partos, segundo a OMS. A maioria das indicações de cesárea é relativa e deve ser considerado o equilíbrio entre os riscos e benefícios para a mãe e o concepto.

Existem situações nas quais se acredita que a cesárea seja a melhor via de parto, porém, na maior parte delas, não há evidências científicas consistentes de que seja a melhor opção, como em casos de gestações gemelares, cesárea anterior e a maioria dos casos de malformações fetais. Por outro lado, existem evidências científicas de boa qualidade sugerindo que a cesárea seja a via de parto de eleição, como nos casos em que o feto esteja em apresentação córmica, placenta prévia e descolamento prematuro da placenta normoinserida.

Em algumas outras condições específicas opta-se pela cesárea, como vasa prévia, placenta acreta, infecção pelo HIV (quando a carga viral encontra-se maior que 1.000 ou é desconhecida), infecção ativa por herpes genital e prolapso de cordão, frequência cardíaca fetal não tranquilizadora ou mecônio na presença de acidose fetal, distensão segmentar (a depender da altura da apresentação. Em alguns casos, opta-se pelo fórceps).

Algumas indicações largamente utilizadas para a realização de cesárea, mas que precisam de melhor avaliação e precisão diagnóstica durante o trabalho de parto, são a desproporção cefalopélvica e distocia de progressão. Outras indicações que ainda são objeto de discussão são a apresentação pélvica e a cesárea anterior.

Não há evidências sobre o benefício da cesárea ou indução do parto nos casos de centralização fetal. Infecções por hepatites (B ou C) não constituem indicações para a realização de cesárea.

Apesar de ser uma prática comum em nosso meio, algumas condições utilizadas como indicações para a cesárea não são por si motivo para tal prática: pré-eclâmpsia, diabetes, oligoidrâmnio isolado, circular de cordão, gestação prolongada, ruptura prematura das membranas, maturidade placentária precoce, baixo peso ou pequeno para a idade gestacional (isoladamente).

Dessa forma, a decisão para a realização de cesárea deve obedecer a critérios e ser discutida com a parturiente e seus familiares. Devem ser discutidas as indicações, os riscos e benefícios associados ao procedimento, além das consequências que aquela cirurgia poderá trazer para o futuro obstétrico da paciente.

BENEFÍCIOS

Os benefícios da cesárea estão presentes nas indicações absolutas e relativas.

ALTERAÇÕES GENITURINÁRIAS

A gravidez ou o parto podem afetar o trato geniturinário por meio de alterações anatômicas, injúrias da inervação ou lesões traumáticas. Os efeitos do parto são frequentemente globais, incluindo alterações da continência urinária ou anal e sustentação do assoalho pélvico. Mais de um terço das mulheres na pré-menopausa e cerca da metade na pós-menopausa experimentam algum tipo de desordem do assoalho pélvico no decorrer da sua vida[19].

Apesar de o parto ou a gravidez sempre serem implicados como antecedentes dessas desordens, é difícil a sua comprovação, porque os sintomas frequentemente ocorrem numa fase remota ao parto. Ainda não está claro na literatura atual se estas alterações são secundárias ao tipo de parto ou simplesmente decorrentes da própria gravidez[19].

Esta controvérsia estimula o debate sobre se deveria ou não ser oferecida às mulheres a cesárea eletiva para evitar o desenvolvimento de subsequente disfunção do assoalho pélvico.

Incontinência urinária de esforço

Não há ensaios clínicos randomizados comparando a cesárea eletiva com o parto vaginal nas apresentações cefálicas com o objetivo de determinar a função do assoalho pélvico pós-parto em termos de incontinência urinária ou anal e função sexual.

Estudos epidemiológicos têm sido conduzidos para avaliar se existe uma relação entre o tipo de parto e o desenvolvimento de incontinência urinária. Um destes maiores estudos foi realizado na Noruega, conhecido como Epidemiology of Incontinence in the Country of Nord-Trondelag (EPINCONT)[20], que investigou 15.307 mulheres sobre a presença e a gravidade da incontinência urinária. Os autores observaram que, entre as mulheres que apresentaram incontinência urinária, 10,1% eram nulíparas, 15,9% foram submetidas à cesárea e 21% tinham tido apenas partos vaginais. Quando estratificaram a incontinência urinária por grupos de idade, observou-se uma atenuação desse efeito protetor conferido à cesárea. No grupo de mulheres com 50 anos, a incontinência urinária foi observada em 28,6% das mulheres com cesárea prévia, comparadas com 30% daquelas submetidas a partos vaginais com taxas semelhantes de incontinência urinária moderada ou grave (14,3% versus 14,2%, respectivamente).

Num outro estudo observacional realizado por Conolly et al.[21], avaliando 3.205 mulheres com o objetivo de determinar a associação entre o número de gestações e o tipo de parto com subsequentes sintomas urinários, os autores encontraram que mulheres que tinham tido pelo menos um parto vaginal foram significantemente mais suscetíveis a apresentarem sintomas de incontinência urinária moderados ou graves, em relação àquelas que nunca estiveram gestantes ou que foram submetidas apenas à cesárea. O efeito foi mais pronunciado em mulheres entre 30 e 39 anos. Como observado em outros estudos, após os 40 anos de idade, o efeito do tipo de parto foi anulado. Nesta amostra, com uma média de 49,2 anos, não houve diferença nos sintomas moderados ou graves entre as mulheres que tiveram somente cesárea comparadas com as que nunca engravidaram.

A maioria da literatura sugere um efeito protetor da cesárea eletiva em relação ao desenvolvimento de incontinência urinária de esforço, pelo menos em curto prazo. As mulheres que consideram a cesárea eletiva para evitar a incontinência urinária deveriam ser apropriadamente aconselhadas, tendo em vista que tal abordagem não elimina este risco[22].

Incontinência anal

É mais prevalente em mulheres e comumente atribuída ao parto, principalmente naquelas que apresentam lacerações de esfíncter anal durante o parto. Apesar da realização do reparo do esfíncter anal, 20 a 50% das mulheres apresentam perda involuntária de fezes ou flatos[23].

A indicação de cesárea eletiva com o intuito de prevenir lacerações do esfíncter anal não protege contra esse risco, uma vez que podem ocorrer sintomas de incontinência em mulheres após cesárea planejada, sem trabalho de parto, provavelmente em decorrência de injúria neuropática[23].

Um estudo de coorte publicado em 2007 com o objetivo de comparar a prevalência das incontinências entre mulheres submetidas à cesárea versus parto vaginal incluiu 495 mulheres, tendo observado um aumento na frequência de incontinência gasosa (p = 0,01) e urgência fecal (p = 0,048) entre as mulheres que foram submetidas ao parto vaginal. Ao se realizar análise de regressão logística multivariada, o tipo de parto não teve associação significativa a sintomas de incontinência, a não ser incontinência gasosa entre as mulheres que tiveram lesões do esfíncter anal durante o parto (odds ratio [OR] 3,1; intervalo de confiança [IC] 95% 1,5-8,9)[24].

Outro estudo de prevalência (coorte prospectiva) mostrou uma prevalência de incontinência fecal de 7,7% em mulheres submetidas à cesárea sem trabalho de parto, 8,2% em partos vaginais sem lesão de esfíncter anal e 17% entre as que tiveram parto vaginal complicado por lesão de esfíncter anal[25] (B).

Uma revisão sistemática publicada em 2008 teve como objetivo avaliar a associação do modo de parto ao aumento dos sintomas de incontinência anal. Dezoito estudos foram envolvidos com 12.237 participantes. As mulheres que tiveram qualquer tipo de parto vaginal apresentaram maior risco de incontinência anal, seja do tipo sólido, líquido ou de gases, quando comparadas às mulheres submetidas à cesárea. O risco aumentou de acordo com o modo de parto, duplicando o risco quando o fórceps foi utilizado (OR 2,01; IC95% 1,47-2,74) a um terço quando o parto ocorreu espontaneamente (OR 1,32; IC95% 1,04-1,68). O parto instrumental também resultou em mais sintomas de incontinência anal quando comparado com o parto vaginal espontâneo (OR 1,47, IC95% 1,22-1,78). Isso foi estatisticamente significativo para o parto a fórceps isolado (OR 1,5, IC 95% 1,19-1,89, p = 0,0006), mas não para a utilização de extrator a vácuo (OR 1,31, 95% CI 0,97-1,77, p = 0,08). Quando os sintomas de incontinência isolada sólida ou líquida foram determinados, houve uma tendência ao aumento do risco, porém sem significância estatística. Dessa forma, os autores concluíram que os sintomas de incontinência anal no primeiro ano pós-parto estão associados ao modo de parto[26].

Disfunção sexual

Poucas evidências mostram o efeito do tipo de parto na função sexual. A sexualidade no pós-parto pode ser afetada por uma série de fatores, entre eles trauma perineal, neuropatia do pudendo, ressecamento vaginal que acompanha a lactação, e até mesmo alterações na dinâmica da família, pela presença de um recém-nascido. Em decorrência da falta de instrumentos bem desenhados para avaliar a função sexual feminina, esta avaliação tem sido conduzida por questionários. Um decréscimo na atividade sexual tem sido observado entre as mulheres que experimentam laceração do esfíncter anal durante o parto[27] (B).

Outros estudos também foram publicados na tentativa de explicar a disfunção sexual e o tipo de parto. Entretanto, não houve diferença na incidência de insatisfação sexual[22].

RISCOS

Como a relativa segurança do procedimento é um importante fator a contribuir no aumento das taxas de cesárea, as suas indicações deveriam se restringir a oferecer o melhor à saúde da mulher e do seu filho, considerando-se o contexto geral. A intervenção e o controle do Estado devem ser intensos, impondo sérias normas restritivas para amenizar o abuso da indicação desta cirurgia[28].

Apesar de serem consideradas pouco frequentes, existem muitas complicações observadas nos períodos intraoperatório e puerperal, bem como nas gestações subsequentes.

Os riscos da cesárea para o recém-nascido podem ser de dois tipos: a interrupção prematura da gestação por um engano no cálculo da idade gestacional, especialmente naqueles casos em que se marca a data (geralmente por conveniência da gestante ou de seus familiares, e, até mesmo, do médico assistente); o outro tipo de complicação é a síndrome do desconforto respiratório do recém-nascido (SDRN), daqueles nascidos por cesárea, quando comparados com os nascidos de parto vaginal, mesmo que ambos estejam a termo. Os dados disponíveis sugerem que o risco de prematuridade não é apenas uma hipótese, mas um risco real para a cesárea sem indicação médica[29].

Entre os riscos maternos, podemos citar o aumento nas taxas de morbidade e mortalidade maternas (inclusive com risco aumentado de infecção e hemorragia), lacerações de vísceras, acidentes e complicações anestésicas, aspirações, embolia pulmonar, além de uma recuperação mais difícil para a mulher, podendo levar a um maior tempo de separação entre a mãe e seu filho, retardando o seu contato e o início da amamentação, tão importante em nosso meio[3,29] (B).

Há um maior número de readmissões hospitalares após cesáreas do que após parto vaginal[30] (B).

Citaremos algumas complicações associadas à cesárea.

Infecção do sítio cirúrgico e endometrite

Infecção do sítio cirúrgico (ISC) é a segunda causa mais comum de infecção hospitalar após as infecções do trato urinário, responsável por aproximadamente 17% de todas as infecções adquiridas no hospital, levando a aumento nos custos e resultados adversos em pacientes internados[31]. A incidência de infecção varia de acordo com o cirurgião, com o hospital, de um procedimento cirúrgico para outro, e, o mais importante, de paciente para paciente[32] (B).

Mulheres submetidas à cesárea têm um risco cinco a 20 vezes maior para infecção, quando comparadas àquelas que têm um parto normal[33], sendo estimadas taxas de infecção que podem variar entre 7% e 20%, dependendo de variáveis demográficas e obstétricas[34] (B).

As morbidades infecciosas que consistem primariamente em infecção de sítio cirúrgico e endometrite continuam representando as principais causas de complicações no pós-operatório de cesárea, sendo motivo de preocupação mundial, uma vez que esta é a cirurgia mais comumente realizada em alguns países. Resulta não somente no aumento do tempo de permanência hospitalar, como também na elevação dos custos com cuidados em saúde[35].

Não é incomum que a paciente que desenvolva endometrite pós-parto coincidentemente apresente também uma infecção da incisão abdominal (infecção do sítio cirúrgico)[36].

Inúmeros fatores têm sido associados a um risco aumentado de infecção: idade avançada, cesárea de emergência, trabalho de parto e sua duração, longa duração da cirurgia, ruptura das membranas e sua duração, resposta imune alterada, ausência de profilaxia antimicrobiana, inadequada esterilização dos instrumentos, *status* socioeconômico da mulher, número de visitas ao pré-natal, exames vaginais durante o trabalho de parto e monitorização fetal interna, infecção do trato urinário, anemia, perda sanguínea, obesidade, diabetes, anestesia geral, habilidade do cirurgião e técnica operatória empregada[37] (B).

As infecções associadas à cesárea são comumente polimicrobianas, visto que a principal fonte de microrganismos é o trato genital, especialmente se as membranas ovulares estiverem rotas. A antibioticoprofilaxia pode reduzir a incidência de morbidade infecciosa pós-cesárea em aproximadamente 75%[38] tanto em cesáreas eletivas quanto em cesáreas de emergência[39]. As cefalosporinas de primeira geração são os antibióticos mais comumente utilizados e são usualmente administradas após o clampeamento do cordão umbilical. Não parece haver benefícios com o uso de antibióticos de largo espectro, nem com a administração de doses adicionais de antibióticos no pós-operatório[40] (A).

Para determinar, diante da melhor evidência científica disponível, se a utilização de antibioticoprofilaxia comparada com placebo ou nenhum tratamento entre mulheres submetidas à cesárea reduziria a incidência de morbidade febril puerperal, infecção de ferida, endometrite, infecção de trato urinário ou qualquer outra complicação infecciosa séria, tal como bacteremia, choque séptico, tromboflebite séptica, fasceíte necrotizante e morte, foi realizada uma metanálise em 2002 e revisada em 2009, disponível na Biblioteca Cochrane[41].

Nesta metanálise foram incluídos 81 ensaios clínicos randomizados, em que 2.037 mulheres foram submetidas à cesárea eletiva e 2.132 à cesárea de emergência. A redução do risco de endometrite com o uso de antibiótico foi semelhante entre os grupos. O risco relativo (RR) no grupo da cesárea eletiva foi 0,38 (IC95% 0,22-0,64) e no grupo de cesárea de emergência foi 0,39 (IC95% 0,34-0,46). Infecção de ferida operatória também foi reduzida entre as pacientes que fizeram uso de antibiótico profilático, seja no grupo de cesárea eletiva (RR 0,73; IC95% 0,53-0,99) ou no de cesárea de emergência (RR 0,36; IC95% 0,26-0,51). Diante desses resultados pode-se concluir que uma política de profilaxia antibiótica deve ser implantada para as todas as mulheres submetidas à cesariana[41] (A).

Outra metanálise foi realizada com o objetivo de avaliar o regime antibiótico mais efetivo para a profilaxia de morbidade febril puerperal em mulheres submetidas à cesariana (eletiva ou de urgência), concluindo que tanto a ampicilina quanto as cefalosporinas de primeira geração têm similar eficácia na redução da endometrite pós-operatória. Não parece haver benefícios adicionais na utilização de um agente de maior espectro ou um regime de múltiplas doses, existindo, ainda, necessidade de um ensaio clínico randomizado apropriadamente desenhado para testar o tempo ideal de sua administração[40] (A).

Morbimortalidade materna

Estudos observacionais têm encontrado que as taxas de mortalidade materna em mulheres submetidas à cesárea são de duas a oito vezes mais elevadas do que as que têm um parto vaginal. A doença de base que requer uma cesárea não justifica todo esse aumento do risco de morte materna relacionada com o procedimento, uma vez que o risco parece permanecer após alguns ajustes e exclusões[42] (B).

Vários estudos têm mostrado associação entre cesárea e elevadas taxas de morbidade materna grave, incluindo hemorragia que requer hemotransfusão, histerectomia e ruptura uterina; admissão em unidades de terapia intensiva; readmissão hospitalar no período pós-parto, problemas em gestações posteriores (por exemplo, fertilidade reduzida, prenhez ectópica, abortamentos, placenta prévia); complicações de cesárea de repetição e aumento dos custos cumulativos[43] (B).

No entanto, muitos dos estudos perdem sua relevância por limitações em seu desenho de estudo, amostra insuficiente para um adequado poder estatístico, além de apresentarem fatores confundidores que influenciam os resultados. O maior ensaio clínico controlado de cesárea planejada *versus* parto vaginal planejado, em casos de apresentação pélvica, não encontrou diferença estatisticamente significante na mortalidade nem na morbidade materna grave[44] (A).

Complicações fetais e neonatais

Vários estudos têm observado que a indicação eletiva de cesárea se associa ao aumento do risco de morbidade respiratória em recém-nascidos, embora as metodologias utilizadas entre os estudos, bem como as diferenças observadas entre eles, dificultem a interpretação da causalidade e a magnitude desta associação[14].

Uma das maiores alterações que o recém-nascido tem que enfrentar logo ao nascimento é fazer a rápida transição entre os pulmões repletos de líquido para pulmões cheios de ar. Morbidades respiratórias resultantes da falha nesta capacidade de adaptação não são incomuns e podem ser particularmente problemáticas em situações de cesárea eletiva, sem ter havido a exposição ao trabalho de parto. O aumento nas taxas de cesárea nos EUA e no restante do mundo tem um significante impacto na saúde pública decorrente das morbidades associadas a este subgrupo[45].

Enquanto a cesárea eletiva pode reduzir a ocorrência de asfixia ao nascimento, trauma, aspiração de mecônio, pode levar a aumento do risco de desconforto respiratório secundário a taquipneia transitória do recém-nascido (TTRN), deficiência de surfactante, hipertensão pulmonar e doença respiratória grave, levando a um aumento no número de oxigenoterapia, ventilação mecânica e morte[45].

Eventos fisiológicos que ocorrem nas últimas semanas da gestação que estão associados ao trabalho de parto são acompanhados por alteração no ambiente hormonal do feto e sua mãe, resultando em preparação deste feto para a transição neonatal[45].

A idade gestacional no momento da cesárea eletiva é um fator de grande relevância para as morbidades respiratórias do recém-nascido, sendo o risco de doença pulmonar nos RN de termo inversamente proporcional à idade gestacional, observando-se maior número de doenças respiratórias nos neonatos de 37 semanas, comparados com menores taxas nos recém-nascidos a partir de 40 semanas[14] (B).

Num estudo prospectivo de coorte com o objetivo avaliar as lesões fetais associadas à cesárea que envolveu 37.110 nascimentos, observou-se que as lesões mais comuns foram. laceração de pele (11,3%), seguida por céfalo-hematoma (7,3%), fratura de clavícula (2,4%), paralisia facial (0,3%), lesão do plexo braquial (0,2%), fratura de crânio (0,2%), fratura de ossos longos (0,2%), hemorragia intracraniana (0,5%), entre outras[46] (B).

Não estão disponíveis na literatura ensaios clínicos randomizados, com o objetivo de avaliar as complicações neonatais associadas à cesárea.

É importante ressaltar que algumas das complicações fetais estão relacionadas com os fatores que implicam a indicação da cesárea, mas que há uma necessidade imperiosa de se evitarem as cesáreas desnecessárias.

Elevadas taxas de cesárea não indicam necessariamente boa qualidade nos cuidados da saúde materna e/ou fetal. As instituições que apresentam essas taxas elevadas deveriam detalhar rigorosamente os fatores relacionados com o procedimento, bem como as suas indicações.

REFERÊNCIAS

1. Cunningham FG, Macdonald PC, Gant NF, Leveno KJ, Gilstrap LC. Williams Obstetrics. 21nd Edition. Ed. Appleton & Lange. Stamford, Connecticut, 2000.
2. Ramos JGL, Martins-Costa S, Vettorazzi-Stuczynsky J, Brietzke E. Morte materna em hospital terciário do Rio Grande do Sul: um estudo de 20 anos. Rev Bras Ginecol Obstet 2003; 25(6):431-6.
3. Telini DMTZ. Cesáreas e partos normais em gestantes com baixo risco obstétrico: características maternas e repercussões neonatais [tese]. Campinas: Universidade Estadual de Campinas. Faculdade de Ciências Médicas, 2000.
4. Villar J, Valladares E, Wojdyla D, Zavaleta N, Carroli G, Velazco A, et al. Caesarean delivery rates and pregnancy outcomes: the 2005 WHO global survey on maternal and perinatal health in Latin America. Lancet 2006; 367 (9525):1819-29.
5. Lomas J, Enkin M. Variations in operative delivery rates. In: Chalmers I, Enkin M, Keirse MJNC. Effective Care in Pregnancy and Childbirth. Oxford: Oxford University Press, 1989.

6. World Health Organization. Appropriate technology for birth. Lancet 1985; 2:436-7.
7. Hamilton BE, Martin JA, Ventura SJ. Births: preliminary data for 2006. National vital statistics reports, vol. 56 no 7. Hyattsville (MD): National Center for Health Statistics, 2007.
8. MacDorman MF, Menacker F, Declercq E. Cesarean Birth in the United States: Epidemiology, Trends, and Outcomes. Clin Perinatol 2008; 35:293-307.
9. Morales KJ, Gordon MC, Bates GW Jr. Postcesarean delivery adhesions associated with delay delivery of infant. Am J Obstet Gynecol 2007; 196:e1-6.
10. Leeman L, Leeman R. A Native American Community with a 7% Cesarean Delivery Rate: Does Case Mix, Ethnicity, or Labor Management Explain the Low Rate? Ann Fam Med 2003;1:36-43
11. DATASUS. Ministério da Saúde. Indicadores de cobertura-IDB 2008 Brasil: Proporção de partos cesáreos http://tabnet.datasus.gov.br/cgi/tabcgi.exe?idb2008/f08.def. 18 de dezembro de 2009.
12. Kilsztjan S, Carmo MS, Machado LC Jr, et al. Caesarean sections and maternal mortality in São Paulo. Eur J Obstet Gynecol Reprod Biol 2007; 132:64-9.
13. Wylie BJ; Mirza FG. Cesarean delivery in the developing world. Clin Perinatol 2008; 35: 571-82, xii.
14. Hansen AK. Risk of respiratory morbidity in term infants delivered by elective caesarean section: cohort study. BMJ, 2008; 336:85-7.
15. Barros FC, Vaughan JP, Victora CG. Why so many caesarean sections? The need for a further policy change in Brazil. Health Policy Plan 1986; 1:19-29.
16. Porreco RP. High cesarean section rate: a new perspective. Obstet Gynecol 1985; 65:307-11.
17. Coutinho IC, Ramos de Amorim MM, Katz L, Bandeira de Ferraz AA. Uterine exteriorization compared with in situ repair at cesarean delivery: a randomized controlled trial. Obstet Gynecol 2008; 111:639-47.
18. Jain L, Ramachandrappa A ; Wapner R. Clin Perinatol 2008; 35: 373-93.
19. Rogers RG, Leeman LL. Postpartum Genitourinary Changes. Urol Clin N Am 2007; 34:13-21.
20. Rortveit G, Daltveit AK, Hannestad YS, et al. Urinary incontinence after vaginal delivery of cesarean section. N Engl J Med 2003; 348:900-7.
21. Connolly TJ, Litman HJ, Tennstedt SL, et al. The effect of mode of delivery, parity, and birth weight on risk of urinary incontinence. Int Urogynecol J 2007; 18:1033-42.
22. Wohlrab KJ, Rardin CR. Impact of route of delivery on continence and sexual function. Clin Perinatol 2008; 35:583-90.
23. Leeman L. Prenatal Counseling Regarding Cesarean Delivery. Obstet Gynecol Clin N Am 2008; 35:473-95.
24. Altman D, Ekström Å, Forsgren C, et al. Symptoms of anal and urinary incontinence following cesarean section or spontaneous vaginal delivery. Am J Obstet Gynecol 2007; 197:512.e1-512.e7.
25. Borello-France D, Burgio KL, Richter HE, et al. Fecal and urinary incontinence in primiparous women. Obstet Gynecol 2006; 108:863-72.
26. Pretlove SJ, Thompson PJ, Toozs-Hobson PM, et al. Does the mode of delivery predispose women to anal incontinence in the first year postpartum? A comparative systematic review. BJOG 2008; 115:421-34.
27. Brubaker L, Handa VL, Bradley CS, et al. Sexual function 6 months after first delivery. Obstet Gynecol 2008; 111:1040-4.
28. van Roosmalen J. Caesarean birth rates worldwide. A search for determinants. Trop Geogr Med 1995; 47:19-22.
29. Faúndes A , Cecatti JG. A operação Cesárea no Brasil. Incidência, tendências, causas, conseqüências e propostas de ação. Faculdade de Ciências Médicas da Universidade Estadual de Campinas, 1991.
30. Liu S, Heaman M, Joseph GF, et al. Risk of maternal postpartum readmission associated with mode of delivery. Obstet Gynecol 2005; 105:836-42.
31. Perencevich EN, Sands KE, Cosgrove SE, Guadagnoli E, Meara E, Platt R. Health and Economic Impacto of Surgical Site Infections Diagnosed after Hospital Discharge. Emerging Infectious Diseases 2003; 9:196-203.
32. Nichols RL. Preventing Surgical Site Infections: A Surgeon's Perspective. Emerging Infectious Diseases 2001; 7:220-4.
33. Henderson E, Love EJ. Incidence of hospital-acquired infections associated with caesarean section. J Hosp Infect 1995; 29:245-55.

34. Ramsey PS, White AM, Guinn DA et al. Subcutaneous tissue reapproximation, alone or in combination with drain, in obese women undergoing cesarean delivery. Obstet Gynecol 2005; 105:967-73.
35. Sullivan SA, Smith T, Chang E, Hulsey T, Vandorsten JP, Soper D. Administration of cefazolin prior to skin incision is superior to cefazolin at cord clamping in prevention postcesarean infectious morbidity: a randomized, controlled trial. Am J Obstet Gynecol 2007; 196:455.e1-455.e.5.
36. Faro S. Postpartum Endometritis. Clin in Perinatol 2005; 32:803-14.
37. French Linda, Smaill Fiona M. Antibiotic regimens for endometritis after delivery. Cochrane Database of Systematic Reviews. In: The Cochrane Library, Issue 3, 2009 Art. No. CD001067. DOI: 10.1002/14651858.CD001067.pub2.
38. Chelmow D, Ruehli MS, Huang E. Prophylactic use of antibiotics for nonlaboring patients undergoing cesarean delivery with intact membranes: a meta-analysis. Am J Obstet Gynecol 2001; 184:656-61.
39. Mohamed K. A double-blind randomized controlled trial on the use of prophylactic antibiotics in patients undergoing elective cesarean section. Br J Obstet Gynecol 1988; 95:689-92.
40. Hopkins Laura, Smaill Fiona M. Antibiotic prophylaxis regimens and drugs for cesarean section. Cochrane Database of Systematic Reviews. In: The Cochrane Library, Issue 3, 2009 Art. No. CD001136. DOI: 10.1002/14651858.CD001136.pub2.
41. Hofmeyr G Justus, Smaill Fiona M. Antibiotic prophylaxis for cesarean section. Cochrane Database of Systematic Reviews. In: The Cochrane Library, Issue 3, 2009 Art. No. CD000933. DOI: 10.1002/14651858.CD000933.pub2.
42. Bewley S, Cockburn J. The unfacts of 'request' cesarean section.BJOG 2002; 109:597-605.
43. Armson BA. Is planned cesarean childbirth a safe alternative? CMAJ 2007; 176:475-6.
44. Hannah M, Whyte H, Hannah W, et al; the Term Breech Trial Collaborative Group. Maternal outcomes at 2 years after planned cesarean section versus planned vaginal birth for breech presentation at term: the international randomized Term Breech Trial. Am J Obstet Gynecol 2004; 191:917-27.
45. Ramachandrappa A, Jain L. Elective cesarean section: Its impacto n neonatal respiratory outcome. Clin Perinatol 2008; 35:373-93.
46. Alexander JM et al. Fetal injury associated with cesarean delivery. Obstet Gynecol 2006; 108:885-90.

Índice Remissivo

5-hidroxitriptamina, 17

A
Abortamento espontâneo, 207
Acidente vascular cerebral, 301
Ácido úrico, 217
Acidose, 219
Acompanhamento
- pré-natal
- - alterado, fluxograma, 193
- - normal, fluxograma, 192
Aconselhamento
- pré-concepcional, 319
- pré-natal, 319
Acupuntura, 16
Addison, anemia perniciosa de, 12
Agalactiae, 154
Agenesia renal, 265
Agentes biológicos, 412
Alcalose metabólica, 15
Aleitamento, drogas reumatológicas utilizadas no, 409
Alteração(ões)
- do volume do líquido amniótico, 158
- dopplervelocimétricas, 93
- geniturinárias, 436
Amamentação, 60
Amniocentese, 44, 210
- imagem guiada por ultrassonografia, 210

Amnioinfusão, papel nos casos de oligoidramnia, 163
Amniorrexe prematura
- anamnese, 148
- complicações, 147
- conceito, 145
- corioamnionite, 154
- diagnóstico, 148
- etiologia, 145
- exame físico, 148
- fator(es)
- - de risco, 146
- - fetais, 147
- - maternos, 146
- - uteroplacentários, 146
- idade gestacional > 34 semanas, 153
- importância, 145
- intervenções terapêuticas, 152
- profilaxia para o estreptococo do grupo B, 154
Amnioscopia, 101
Analgesia de parto, 243
Anatomia fetal, estudo da, elementos essenciais, 72
Anemia(s)
- aplásica, 8
- causada por
- - hemorragia aguda, 8
- - inflamação, 8

- falciforme, 8
- - complicações pulmonares em portadoras de, 350
- ferropriva, 8
- - consequências para a gestação, 9
- hereditárias, 8
- hipoplásica, 8
- hipóxia causada pela, 9
- megaloblástica, 8
- - na gestação, 11
- - causada por deficiência de vitamina B12, 12
- na gestação, 7-14
- - causa, 7
- perniciosa
- - da gravidez, 11
- - de Addison, 12
- por hemorragia aguda, pode haver?, 11
- que grau necessita de tratamento e como fazê-lo?, 9
- sideroblástica, 12
Anencefalia, 140, 265
Anomalias
- congênitas em conceptos de mães diabéticas, 265
- renais, 265
Antibioticoterapia, 122
Anticonvulsivantes de ação rápida, 236

Antidepressivos, quais podem ser utilizados durante a gravidez?, 360
Antiinflamatórios não hormonais(AINHs), 409, 410
Antirretrovirais contraindicados na gestação, 60
Apagamento, 145
Arritmias cardíacas na gravidez, 314
Artéria(s)
- cerebral
-- média fetal, dopplervelocimetria da, 90
- umbilical(is)
-- dopplervelocimetria da, 88
- uterina(s), 83
-- dopplervelocimetria da, 84
Artralgias, 42
Artrite reumatoide, 403, 408
"Asa de borboleta", radiografia com padrão em, 327
Asma
- brônquica, 329
- crise do adulto, algoritmo de tratamento, 334
- gravidade da, classificação, 330
- paciente com, nível de controle do, 331
Ataque isquêmico transitório, 407
Atendimento ao paciente, dúvida no, 1
Atresias, 265
Atrofia ótica, 312
Avidez IgG, 44
Azatioprina, 411
AZT, preparação do, 61

B
Baciloscopia, 342
Bacteriúria assintomática
- esquemas de tratamento, 21
– prevalência, 20

Batimentos cardíacos fetais, 100
Benzodiazepínicos que podem ser usados na gravidez e lactação, 364
Betametasona, 105
- *versus* dexametasona, 106
Biblioteca
- Cochrane, 74
- de Saúde Reprodutiva, 20
Biometria fetal, 191
Biopróteses, 310
Bolsão vertical, 159
"Bombinha", 333
Bradizoítos, 25

C
Calafrios, 21
Carboidratos, intolerância aos, 254
Cardiomegalia, 265
Cardiomiopatia periparto, 315
Cardiopatia(s)
- congênitas
-- cianóticas, 304
-- com *shunt*, 301
-- gravidez e, 300
- de barreira, 301
- na gestação, 299-321
-- considerações fisiológicas, 300
Cardioversão elétrica, 314
Cell-free, 15
Centralização fetal, 91
Cerclagem cervical, 124
Cesariana
- benefícios, 436
- incidência, 433
- indicações, 435
- riscos e benefícios, 433-443
- situação atual, 434
Ciclofosfamida, 412
Ciclosporina, 412
Cilindrúria, 219
Circunferência
- abdominal, 75, 189
- cefálica, 75
Cistite, 21

Citomegalovírus
- medidas terapêuticas, 46
- na gestação, diagnóstico de, 45
- resposta fetal à infecção, 45
- testes diagnósticos, 44
Citotrofoblasto extravilositário, 83
Classificação
- de White, 258, 260
- do diabetes na gestação, 260
- funcional da New York Heart Association, 319
Cloroquina, 411
Coagulação intravascular disseminada, 328
Coagulopatia, 219
Coarctação da aorta, 265, 301, 302
Comprimento
- cabeça-nádegas, 75
- céfalo-nádegas, 188
- do fêmur, 75
Concentração de hemoglobina corpuscular média, 8
Conteúdo vaginal, cristalização do, 149
Contratilidade uterina, inibição da, 152
Controle glicêmico, 266
Cordão umbilical, 73
- coagulação a *laser*, 200
Cordocentese, 211
Corioamnionite, 154
Corticoide
- ação do, mecanismo de, 103
- antenatal, benefícios do, 105
- farmacologia do, 105
Corticoterapia
- antenatal
-- histórico, 102
-- idade gestacional para administração da, 104
-- indicações, 103
-- situações especiais, 104
- para aceleração da maturidade pulmonar, 275
Cranberry, 23

Crescimento
- fetal
- - avaliação, fluxograma de, 192
- - propedêutica do, 183-194
- - restrição de, 167-182
- intrauterino
- - restrição de
- - - diagnóstico, 173
- - - etiologia, 170
- - - fatores de risco materno, 171
Cretinismo endêmico, 286
Crise(s)
- dolorosa vaso-oclusiva, 350
- falciformes, 12
Cristalização do conteúdo vaginal, 149
Cultura para micobactéria, 344
Curva(s)
- de altura uterina para a idade gestacional, 184
- de crescimento uterino, 183
- de Liley, 211
- de normalidade do índice do líquido amniótico, 161
- de Rosso, 185
- do índice de massa corporal pela idade gestacional, 186
- glicêmica, 258

D
Daraprim, 32
Defeito(s)
- do septo ventricular, 265
- do tubo neural, 265
Deficiência(s)
- de folato, 11
- de sulfatase placentária, 140
- de vitamina B12, 12
Depressão pós-parto, 357
- como se dá o tratamento farmacológico, 361
Derrame pleural, 346
Descolamento prematuro de placenta, 383
Desidratação, 15

Desidrogenase lática, alteração da, 43
Desordem(ns)
- específicas da gestação, 325
- gastrointestinais, 16
- geniturinárias, 16
- metabólicas, 16
- neurológicas, 16
Desproporção cefalopélvica, 140
Detemir, 271
Diabetes
- classificação, 252
- clínico, 254
- - propedêutica complementar, 266
- complicações associadas ao, 263
- critérios diagnósticos, 254
- gestação e, 251-284
- gestacional, 253
- - propedêutica básica, 267
- - recomendações para rastreamento e diagnóstico e, 257
- - risco de diabetes clínico em mulheres com, 258
- *mellitus*, 251
- na gestação
- - efeitos do, 259
- - fatores de risco, 256
- - rastreamento, 254
- secundário, 253
- tipo
- - 1, 252
- - 2, 252
Diâmetro
- biparietal, 75, 188
- transverso do cerebelo, 189
Diástole
- reversa, 88
- zero, 88
Dipslide, 20
Disforia pós-parto, 356
Disfunção sexual, 438
Dispneia fisiológica da gestação, 324
Distócia de ombros, 140

Distúrbio(s)
- do líquido amniótico, 157-166
DIU (Dispositivo intrauterino), 61
Diuréticos, 232
DMARDs (*disease-modifying anti-rheumatic drugs*), 411
DNA fetal, 15
Doença(s)
- cardíaca isquêmica, 314
- cardiovascular, 263
- da tireoide
- - mulheres de risco para, 291
- - na gestação, 285-298
- do adulto com raízes na infância, 174
- do tecido conjuntivo, 409
- falciforme, 12
- hemolítica perinatal, 207-214
- - fisiopatologia, 207
- - propedêutica
- - - fetal invasiva, 210
- - - fetal não invasiva, 209
- - - materna, 200
- pulmonar obstrutiva crônica, 339
- reumática na gravidez, 306
- reumatológicas na gestação, 403-415
- - efeitos, 405
- S-b-talassemia, 12
- SC, 12
- trofoblástica gestacional, 15, 327
- vascular obstrutiva pulmonar, 301
Dopplerfluxometria das artérias uterinas, 266
Dopplervelocimetria
- de artéria(s)
- - cerebral média fetal, 90
- - umbilical, 88, 89
- - uterinas, 84
- - - em gestações de alto risco, 86
- - - em gestações de baixo risco, 85
- do ducto venoso, 93

- obstétrica, 81
- - circulação materna, placentária e fetal, 83
- - histórico, 82
- precoce de artérias uterinas, 87

Dor(es)
- lombar, 21
- persistente em hipocôndrio, 219

Dose de resgate, 108
Droga(s) (v.tb. Medicamentos)
- antiasmáticas na gravidez, 332
- antiepilépitcas na gestação, 369, 370
- reumatológicas utilizadas na gestação e aleitamento, 409
- utilizadas em reumatologia na gestação humana, 413

Ducto venoso, dopplervelocimetria do, 93
Duplicação ureteral, 265
Dúvida
- diagnóstica, 3
- no atendimento do paciente, 1

E

Eclâmpsia
- atendimento, princípios básicos do, 234
- classificação prognóstica, 238
- iminência de, 219
- tardia, 241
- tratamento, 234

Ecocardiogafia fetal, principais indicações, 77
Edema pulmonar, 219
- associado à pré-eclâmpsia, 326
- cardiogênico, 325
- hidrostático, 325
- padrão reticular, 327
- tocolítico, 326

Elemento-chave, 2
Embolia
- por líquido amniótico, 328
- pulmonar, incidência de sinais e sintomas, 335

Emergência hipertensiva, tratamento, 229
Endocardite
- bacteriana, profilaxia, 316
- infecciosa, prevenção, 318

Endometrite, 439
Ensaio imunossorvente ligado à enzima, 29
Epigastralgia, 219
Epilepsia
- mulher com, curso da gravidez e parto da, 372
- na gestação, 369-382
- - ácido fólico, 376
- - curso clínico, 369
- - diagnóstico pré-natal de malformações fetais, 376
- - efeitos adversos sobre o crescimento fetal, 374
- - profilaxia com vitamina K, 376
- - puerpério, 377
- - risco de malformações congênitas, 372

Escherichia coli, 20
Esclerose sistêmica, 409
Espiramicina, 32
Espiroquetemia, 38
Estabilizadores do humor na gestação, 363

Estado(s)
- nutricional da gestante, avaliação, 187
- pré-diabéticos, 253, 254

Estática fetal, 70
Estenose
- aórtica, 303
- mitral, 306
- pulmonar, 303

Estreptococos do grupo B, profilaxia, 125, 154
Evidência(s)
- científica(s)
- - atuais, 78
- - por tipo de estudo, nível de, 4

- em decisões clínicas, aplicando, 1-6
- força de, 3
- prática clínica baseada em, 3

Exame(s)
- de escarro, 342
- especular, 148
- ultrassonográfico (v.tb. Ultrassonografia)
- - época da realização do, 68

Exsanguineotransfusão intrauterina, 213

F

Fator V de Leiden, 384
FEBRASGO (Federação Brasileira das Sociedades de Ginecologia e Obstetrícia), 35
Febre, 21
Fenitoína, utilização, 236
Ferro
- demanda na gestação, 8
- injetável, quando utilizar, 10
- suplemento de rotina, 10

Fertilidade, 403
Fetos
- macrossômicos, 7
- pequenos, 7

Fibrose cística, 348
Folato, deficiência de, 11
Força de evidência, 3
FTA-ABS (*fluorescence treponemal antibody-absorption*), 39
Fundo uterino, altura de, 183, 186

G

Ganho ponderal materno, 184
Gemelar arcádico, 200
Gemelaridade, 195-205
Gemelidade, via de parto, 203
Gengibre, 16
Gestação(ões)
- alterações fisiológicas respiratórias na, 323
- anemia na, 7-14
- - megaloblástica na, 11

- antirretroviris contraindicados na, 60
- cardiopatias na, 299-321
- de alto risco
- - dopplervelocimetria das artérias uterinas nas, 86
- - no lúpus eritematoso sistêmico, 404
- - ultrassonografia em, 64
- de baixo risco
- - dopplervelocimetria das artérias uterinas nas, 85
- demanda de ferro na, 8
- diabetes e, 251-284
- dispneia fisiológica da, 324
- doença(s)
- - da tireoide na, 285-298
- - reumatológicas na, 403-415
- drogas antiepilépticas na, 369
- epilepsia na, 369-382
- - curso clínico da, 369
- estabilizadores do humor na, 363
- gemelares, classificação, 196
- hipotensores na, 246
- HIV e, 53-62
- infecção do trato urinário na, 19-24
- insuficiência respiratória aguda, diagnóstico diferencial, 351
- interrupção da, 213
- medicamentos na, definição da FDA, 341
- múltiplas, 7, 15
- - assistência pré-natal em, 201
- - complicações, 197
- - malformações congênitas em, 200
- - redução seletiva em, 201
- pneumopatias na, 323-353
- prevenção da infecção por *Toxoplasma gondii* na, 33
- primeira, 15
- prolongada, 139-143
- - complicações, 140
- - conduta, 140
- - fatores predisponentes, 140

- - incidência, 139
- radiologia e, 325
- síndrome(s)
- - metabólica na, 417-422
- - hipertensivas na, diagnóstico diferencial, 221
- terapia antirretroviral, 58
- transtornos psíquicos na, 355-368
- trombofilia e, 383-402
- únicas, 7
Gestante
- cardiopata, recomendações para prevenção de tromboembolismo, 308
- com oligoidramnia sem ruptura prematura de membrana, 162
- com polidramnia, como conduzir, 163
- com toxoplasmose aguda, tratamento, 31
- diabética, assistência ao parto na, 276
- estado nutricional da, avaliação do, 187
- infectada pelo HIV, 60
Glicemia de jejum, 254
Gravidez (*v.tb.* Gestação)
- anemia perniciosa da, 11
- anticoagulação, principais indicações cardíacas de, 308
- arritmias cardíacas na, 314
- diabetogênica, 251
- doença reumática na, 306
- drogas antiasmáticas na, 332
- hipertensão na, 215-250
- hipertireoidismo e, 291
- hipotireoidismo e, 286
- insuficiência cardíaca na, 312
- pressão arterial na, critérios para verificação, 218
- quais antidepressivos podem ser usados durante a, 360
- transtornos psiquiátricos e, 356

H
Hábitos alimentares, 16
Helicobacter pylori, infecção crônica por, 16
HELLP, 47
- síndrome, 217
Hemácias fetais, 207
Hematócrito, valores de, 8
Hematoma subcapsular, 243
Hemodiluição, 7
Hemoptise franca, 342
Hemorragia(s)
- aguda, 11
- excessiva, 11
- feto-materna, 207
- peri-intraventricular, 215
Heparinas, 312
Hepatite(s), 47-50
- A, 47
- - interpretação dos resultados sorológicos, 48
- B, 48
- - interpretação
- - - dos marcadores sorológicos, 48
- - - dos resultados sorológicos, 49
- C, 50
Hidratação, 124
Hidrocloroquina, 411
Hidronefrose, 265
Hiperbilirrubinemia fetal, risco de, 21
Hiperêmese gravídica, 15-18
- diagnóstico diferencial, 16
- etiologia, 15
- fisiopatologia, 15
- terapia medicamentosa, 17
- tratamento, 16
- - medicamentoso, 17
Hipersegmentação dos neutrófilos, 11
Hipertensão
- arterial
- - crônica, 216, 217
- - pulmonar, 301
- gestacional, 217
- na gravidez, 215-250

- - classificação, 216
- - conduta, 227
- - critérios diagnósticos, 218
- - diagnóstico diferencial, 220
- - etiopatogenia, 220
- - fisiopatologia, 222
- - prevenção, 224
- - prognóstico, 248
- - rastreamento, 223
- - terapia anticonvulsivante, 228
- pulmonar primária, 305
- transitória, 217
Hipertireoidismo
- considerações clínicas e recomendações, 294
- gravidez e, 291
- sobre a gestação, repercussões do, 291
Hiperuricemia, 217
Hipocalemia, 15
Hipofisite linfocítica, 286
Hipoglicemia, 140
- formas, 273
- neonatal, 264
Hipoglicemiantes orais, 272
Hipotensores na gestação, 246
Hipotermia, 140
Hipotireoidismo
- clínico, 286
- considerações e recomendações, 290
- gravidez e, 286
- sobre a gestação, repercussões, 287
- subclínico, 286
- terciário, 286
Hipóxia causada pela anemia, 9
HIV
- gestação e, 53-62
- - assistência pré-natal
- - - na primeira consulta, 57
- - - nas consultas subsequentes, 58
- - diagnóstico, 55
- - fatores de risco, 54
- - terapia antirretroviral, 58

- - toxicidade das drogas antirretrovirais, 59
- transmissão vertical do, 53

I
Idade gestacional
- determinação da, 70, 190
- índice de líquido amniótico, valores de acordo com a, 75
- para administração da corticoterapia antenatal, 104
IgA, 29
IgE, 29
IgG, 29
IgM, 29
Imunofluorescência indireta, 29
Incontinência
- anal, 437
- urinária de esforço, 436
Índice(s)
- de líquido amniótico, 74, 159
- - curva de normalidade do, 161
- - valores de acordo com a idade gestacional, 75
- de massa corporal, 185
- de pulsatilidade, 82
- - da artéria umbilical, 89
- de resistência, 82
- dopplervelocimétricos, 82
- Doppler, 83
- hematimétricos, 8
Indução do trabalho de parto, 423-431
Infância, doenças do adulto com raízes na, 174
Infecção(ões)
- crônica por Helico*bacter pylori*, 16
- do sítio cirúrgico, 439
- do trato urinário, na gestação, 19-24
- embrionária, 178
- perinatais, diagnóstico e conduta, 25-51
- urinária, 20

Inspeção valvar, 148
Insuficiência
- aórtica, 309
- cardíaca na gravidez, 312
- mitral, 309
- respiratória aguda na gestação, diagnóstico diferencial, 351
Insulina
- aspart, 271
- glargina, 271
- glulisina, 271
- infusão contínua de, 272
- lispro, 270
- simples, 277
Insulinoterapia, 270
Internação, critérios, 274
Intervalo de confiança, 140
Intolerância(s)
- aos carboidratos, 254
- medicamentosas, 16

J
Johnson, regra de, 186

K
Klebsiella pneumoniae, 20, 22

L
Leflunomida, 411
Lesões cardíacas preexistentes, risco relativo das, 317
Linfócitos *natural killers*, 15, 46
Líquido amniótico
- avaliação do, 101
- circulação do, 157
- composição, 157
- distúrbios do, 157-166
- embolia por, 328
- índice de, 74
- mensuração do, 74
- significado do, 157
- volume do, 74, 191
- - alterações do, 158
- - classificação do, 160
Lítio, gestante usando, 363
Lúpus eritematoso sistêmico, 403, 405
- gestação de alto risco no, 404

M
Má adaptação placentária, 178
MacDonald, regra de, 100
Macrossomia fetal, 264
Mães diabéticas, anomalias congênitas em conceptos de, 265
Malformações congênitas em gestações múltiplas, 200
Marcador(es)
- clínicos, 118
- laboratoriais, 118
Massa eritrocitária, 7
Maturação pulmonar fetal, 116
- na prematuridade tardia, 132
Maturidade
- fetal, 99-110
- - avaliação, 100
- - - histórico da, 100
- - betametasona *versus* dexametasona, 106
- - corticoide, benefícios do, 105
- - corticoterapia antenatal, 102
- - - observações importantes associadas, 109
- - - situações especiais, 104
- - dose(s)
- - - de resgate, 108
- - - múltiplas *versus* dose única, 107
- - indicações da corticoterapia, 103
- - índice gestacional, 104
- - mecanismo de ação do corticoide, 103
- - ultrassonografia, 102
- pulmonar fetal, 99
- - corticoterapia para aceleração da, 121, 233
- - na prematuridade tardia, corticoterapia para aceleração, 133
- - pesquisa, 274
Meclizine, 17
Mecônio, 157
Medicação antiemética, 17

Medicamentos na gestação, definição da FDA, 341
Medicina baseada em evidências, filososia da, 1
Metástases pulmonares, 328
Métodos invasivos, 149
Metotrexato, 412
Mialgias, 42
Micofenolato de mofetil, 412
Microcefalia, 265
Microglobulina placentária do tipo alfa 1, 150
Migração trofoblástica, 84
Miocardiopatia *peripartum*, 326
MODY (*Maturity onset diabetes of the young*), 253
Morbidade na prematuridade, 118
Morbimortalidade materna, 440
Mortalidade das cardiopatias na gravidez, 300
Morte unifetal, 201
Mosaicismo, 178

N
National Workshop on Toxoplasmosis: Preventing Congenital Toxoplasmosis, 34
Náuseas, 15, 21
Nefropatia, 262
Neoplasia maligna, 8
Neuropatia, 262
Neutrófilos, hipersegmentação dos, 11
Nitrito, teste de, 20
Nível de evidência científica por tipo de estudo, 4
Normograma de Rosso, 185
Nutrição, 201

O
Obesidade materna, 417
Obstetrícia, ultrassonografia em, recomendações, 79
Oligoidrâmnio, 74, 158

Oligúria, 219
- tratametno, 236
Ondansetron, 17
Opacidade arredondada, imagem, 347
Ossificação, núcleos de, 192
Ossos longos, 190
Oxinoco, 23

P
P.I.C.O, 2
- perguntas estruturadas a partir do, 3
Palavras-chave, 2
Parto
- analgesia de, 243
- controle metabólico no, 277
- indução
- - com misoprostol, contraindicações, 141
- - do trabalho de, 423-431
- pré-termo, 111
- prematuro
- - assistência ao, 129
- - impacto econômico do, 112
- - inibição do trabalho de, 202
- prematuro, trabalho de, 111
- transpelviano, 240
- via de, consenso brasileiro, 60
Perda de peso, 15
Perfil
- biofísico fetal, 76
- glicêmico, 268
Peso
- fetal, estimativa de, 186, 191
- perda de, 15
- total, ganho de, estimativa, 188
pH vaginal, medida do, 149
Pico
- de fluxo expiratório, 330
- sistólico da artéria médica em função da idade gestacional, 209
Pielonefrite, 21
- esquemas de tratamento, 22
Piridoxina, 17
Pirimetamina, 32

Placa basal, medida da, 73
Placenta, descolamento prematuro de, 383
Placentação monocoriônica, 200
Placentomegalia, 73
Plaquetopenia, 43
Pneumonia
- bacteriana comunitária, 340
- - tratamento empírico, 341
- "cruzada", 343
Pneumopatias na gestação, 323-353
Polidrâmnio, 74, 159
Prática clínica
- baseada em evidências, 3
- reflexiva, 3
Pré-eclâmpsia, 83
- atípica, critérios diagnósticos, 218
- etiopatogenia, 221
- fisiopatologia, 222
- grave, 219, 227
- leve, 219, 227
- prevenção, estratégias, 225
- superposta, 217
Prematuridade
- antibioticoterapia, 122
- assistência ao parto prematuro, 129
- cerclagem cervical, 124
- classificação, 113
- definição, 111
- fatores de risco, 114
- fisiopatologia, 114
- hidratação, 124
- importância, 111
- incidência, 112
- maturação pulmonar fetal, 116
- morbidade na, 118
- predição, 118
- prevenção, 120
- profilaxia dos estreptococos do grupo B, 125
- progesterona, 123
- resultados adversos relacionados com a, 117

- tardia, 129
- - corticoterapia para aceleração da maturidade pulmonar fetal, 133
- - maturação pulmonar fetal na, 132
- - resultados adversos relacionados com, 131
- tocólise, 127
Pressão arterial na gravidez, critérios para verificação, 218
Primíparas, 7
Primiparidade, 140
Progesterona, 123
Prolapsos valvares, 310
Proteinúria, 217
Prótese(s)
- biológica, 310
- mecânicas, 311
Proteus mirabilis, 22
Provas imunoenzimáticas, 29
Psicose puerperal, 357
Puerpério, 61
- assistência ao, 278
- transtornos psíquicos no, 355-368
Pulmão vicariante, radiografia, 344
Pulsatilidade, índice de, 82

Q
Questão clínica, como estruturar a, 2

R
Radiologia e gestação, 325
Radioterapia, 101
Rapid Plasma Reagin, 39
Recém-nascido com suspeita de toxoplasmose congênita, 33
Regra(s)
- de Johnson, 186
- de MacDonald, 100
Relações dopplervelocimétricas, 92
Resistência, índice de, 82

Restrição de crescimento fetal, 167-182
- classificação, 168
- com oligoidrâmnio, 179
- complicações perinatais, 172
- conceito, 167
- conduta, 174
- diagnóstico, 170
- doenças do adulto com raízes na infância, 174
- etiologia, 169
- fatores de risco, 169
- incidência, 168
Retinopatia, 261
Reumatologia na gestação humana, drogas utilizadas, 413
Risco(s)
- de hiperbilirrubinemia fetal, 21
- relativo, 140
Rovamicina, 32
Rubéola, 41
- sorologia para, 42
Rubivirus, 41
Ruptura prematura das membranas, 145
- complicações associadas à, 147
- fluxograma para, 155

S
Saturação da transferrina, 12
Screening pré-natal, 32
Sífilis
- diagnóstico, 39
- etiologia, 37
- formas clínicas, 38
- prevalência, 37
- rastreio de, testes usados para, 39
- transmissão, 38
- tratamento, 40
Síndrome(s)
- antifosfolípide catastrófica, 244
- da rubéola congênita, 41
- de Down, 15

- de Eisenmenger, 301, 305
- de Marfan, 304
- de regressão caudal, 265
- de Sheehan, 286
- de transfusão feto-fetal, 198
- do anticorpo antifosfolipídeo, 390, 407
- - sumário do Sydney Consensus Statment, 391
- - tratamento, 408
- do cólon esquerdo pequeno, 265
- do desconforto respiratório do recém-nascido, 99
- HELLP, 217
- - classificação, 241
- - conduta, 242
- - critérios diagnósticos, 220
- - recuperação pós-parto na, estratégias para acelerar, 244
- hemólise, 47
- hipertensivas
- - conduta pós-parto nas, 247
- - na gestação, diagnóstico diferencial, 221
- - metabólica na gestação, 417-422
- talassêmicas, 12
- torácica aguda, 350
Sistema de Informações e Agravos de Notificação, 38
Suco de *cranberry*, 23
Sulfassalazina, 411
Sulfato de magnésio, 228, 235
Sulfonilureias, 278

T
Talassemias, 8
Taquicardias supraventriculares, 314
Taquipneia transitória do recém-nascido, 441
Taquizoíto, 25
Taxa de filtração glomerular, 19
Tecido conjuntivo, doenças do, 409

Terapia(s)
- alternativas e medicamentosas, associações entre, 16
- anti-hipertensiva, 232
Teste(s)
– de Coombs, 208
- de D-dímer, 335
- de Iannetta, 149
- de Kittrich, 149
- de Mantoux, 342
- de nitrito, 20
- do azul de Nilo, 149
- do corante de Sabin-Feldman, 29
- Luiz Carlos Santos, 149
- oral de tolerância à glicose, 256
- para rastreio de sífilis, 39
- sorológicos, 28
- tuberculínico, 342
- VDRL, 39
Tetraciclina, 21
Tetralogia de Fallot, 304
Tireoide, doenças da, na gestação, 285-298
Tireoidite de Hashimoto, 286
Tocólise, 127
Togaviridae, 41
Toxoplasma gondii, 25
- forma
- - cística, 25
- - proliferativa, 25
- infecção pelo, 27
- oocisto, 25
Toxoplasmose
- agente etiológico, 25
- aguda, tratamento da gestante com, 31
- congênita, 28
- - incidência, 27
- - - no Brasil, 28
- - prevenção, 34
- - recém-nascido com suspeita ou diagnóstico de, tratamento, 33
- diagnóstico
- - da infecção

- - - fetal, 30
- - - materna, 29
- - - no período neonatal, 31
- epidemiologia, 26
- modo de transmissão, 25
- prevenção, 33
- quadro clínico na gestante, 28
- recém-adquirida, perfil sorológico, 29
- repercussões perinatais, 28
- transmissão materno-fetal, 26
Trabalho de parto, indução do, 423-431
Transferrina
- receptor de, 8
- saturação da, 12
Transfundir, quando, 11
Transfusão
- intracardíaca, 213
- intraperitoneal, 212
- intravascular, 212
Translucência nucal, 69
Transtornos psíquicos na gestação e puerpério, 355-368
Treponema pallidum Haemagglutination Assay, 39
Treponema pallidum, 37
Tríade clássica de Virchow, 335
Trissomia do cromossomo 21, 15
Tromboembolismo
- na gestante cardiopata, recomendações para prevenção, 308
- prevenção do, 398
- venoso, 333
Trombofilia(s)
- adquiridas, 390, 392
- associações de, 393
- hereditárias, 384
- - gestação e, 385
- prevalência, 384
- vias de parto nas, 397
Trombose venosa profunda
- algoritmo para diagnóstico, 336
- evidências

- - da prevenção, 338
- - do tratamento, 337
- risco de, 384
Tuberculoma, 344
- tratamento, 346
Tuberculose
- disseminação brongênica de, radiografia, 343
- em atividade, imagem de hemitórax, 343
- pleural, 342, 344
- pulmonar, 342
- - forma pós-primária, 345

U
Ultrassonografia
- 4D, 77
- básica ou padrão, 66
- de primeiro trimestre, 67, 68
- - principais indicações, 69
- de rotina, 70
- - principais indicações, 71
- detalhada, 66
- em gestação de alto risco, 64
- - classificação, 66
- - histórico, 65
- - indicações, 67
- em obstetrícia, recomendações, 79
- específica, 76
- especializada, 66, 76
- - mensurações realizadas, 78
- - principais indicações, 67
- limitada, 66
- morfológica, 66
- na maturidade fetal, 102
- obstétrica, 70
- tridimensional, 77
United States Preventive Services Tasks Force, 20

V
Vaccinium macrocarpon, 23
Vacina tríplice viral, 43

Valor(es)
- de hematócrito, 8
- preditivo, 86
Valvopatias reumáticas, 306
Vasodilatação sistêmica, 19
Viabilidade fetal, 177
Virchow, tríade clássica de, 335
Vitalidade fetal
- avaliação da, 63-97, 274, 275
- propedêutica, 232
Vitamina(s)
- B12, deficiência de, 12
- B6, 17
Volume
- corpuscular médio, 8
- plasmático, 7
Vômitos, 15, 21

Z
Zofran, 17